心 电 图 高 阶

Advanced ECG

（第 2 版）

注　意

医学在不断进步。由于新的研究与临床经验不断扩展着我们的知识，我们在遵守标准安全预防措施的同时，也有必要在治疗和用药方面做出适当的变动。建议读者核对每种药品的生产厂家所提供的最新产品信息，确认药物的推荐剂量、服用方法、持续时间及相关禁忌证。根据自己的经验和患者的病情决定每一位患者的服药剂量和最佳治疗方法是经治医生的责任。不论是出版商还是著作者，对于因本出版物引起的任何个人或财产的损伤和（或）损失，均不承担任何责任。

出版者

心电图高阶

Advanced ECG

（第 2 版）

原　著　Brendan P. Phibbs
主　译　王　焱　黄卫斌
主　审　洪　江　陈开红
译　者　(以姓氏笔画为序)

孔爱玲　王　焱　叶　涛　刘文辉
刘　磊　巩　燕　吴岳平　张媛媛
李枚娟　李　琳　汪　芳　肖国胜
芮　磊　陈开红　陈建东　陈　超
周法光　郑剑涛　姚光辉　洪　江
洪鹭荣　胡兆霆　倪玉华　黄卫斌
曾昭萍　韩超楠　蔡彬妮

北京大学医学出版社

图书在版编目(CIP)数据

心电图高阶：第2版 /（美）菲布斯（Phibbs, B. P.）著；
王焱，黄卫斌译. —北京：北京大学医学出版社，2008

书名原文：Advanced ECG

ISBN 978-7-81116-497-8

Ⅰ. 心… Ⅱ. ①菲… ②王… ③黄… Ⅲ. 心电图—诊断
Ⅳ. R540.4

中国版本图书馆CIP数据核字(2008) 第168784号

北京市版权局著作权合同登记号：图字：01-2008-5451
Advanced ECG
Brendan P. Phibbs
ISBN-13：978-1-4160-2402-6
ISBN-10：1-4160-2402-6

978-981-272-071-9
981-272-071-5
Elsevier (Singapore) Pet Ltd.
3 Killiney Road, #08-01 Winsland House I, Singapore 239519
Tel: (65)6349-0200, Fax: (65)6733-1817
First Published 2009
2009年初版

心电图高阶

主　　译： 王　焱　黄卫斌
出版发行： 北京大学医学出版社（电话：010-82802230）
地　　址：（100191）北京市海淀区学院路38号 北京大学医学部院内
网　　址： http://www.pumpress.com.cn
E - mail： booksale@bjmu.edu.cn
印　　刷： 北京瑞达方舟印务有限公司
经　　销： 新华书店
责任编辑： 仲西瑶　**责任校对：** 金彤文　**责任印制：** 张京生
开　　本： 889mm × 1194mm　1/16　**印张：** 19　**字数：** 435千字
版　　次： 2009年1月第1版　2010年9月第2次印刷
书　　号： ISBN 978-7-81116-497-8
定　　价： 79.00元

译者前言

心电图的基础教程之类的参考书层出不穷，国内外均较为多见。但广大心电图工作者、爱好者仍常常感到不解渴，在临床工作中对一些心电图的分析仍力不从心。心电图解读水平尚需进一步提高。本书正好提供了这样的教材。全书分二十余个专题，分别对心电图的疑难问题深入浅出地进行了分析，尤其是详述了心电图解析思路，使读者能真正掌握心电图的临床诊断工具。

本书的译校者多是来自临床一线的中青年心电图专家，既有深厚的心电图功底，又有较高的外语水平。对他们的辛勤笔耕，我们表示深深的感谢。尤其感谢洪江、陈开红两位教授在百忙之中审阅了全书，提出了许多中肯意见。

感谢北京大学医学出版社王凤廷副社长对本书出版的支持，也感谢畅晓燕、仲西瑶老师辛苦、细致的编辑工作。

王　焱　黄卫斌
2008 年国庆
于厦门大学附属中山医院

第一版著者前言

如果你是在美国培训的内科医生，那么你被欺骗了，你被疏忽了。你应该感到愤慨。

心电图是一门关乎生死的基本技术，在你的职业生涯中它让你做出很多痛心的抉择，而你在住院医师培训期和主治医师培训期却从未接受过正规的心电图培训。上级医师希望你们可以通过书本知识及临床实践中逐渐掌握解读心电图的技能。

我是怎么知道的呢？我在美国心脏病协会的心电图解读委员会任职过好几届，也曾调查过从波士顿到旧金山的所有教学医院。80%的教学医院没有在住院医师或者主治医师培训中组织过心电图和心律失常的培训。

当我给住院医师和主治医师开讲座时，常常能听到相同的抱怨："为什么不让我们多学习些这方面的知识？我们真的需要了解心电图啊！"

好的，你们是对的。你们当然需要了解这方面的知识。这就是编写本书的初衷。这本书是根据我和在图森市的退伍军人医院的培训同行所制定的编写指南完成的。

这本书不会使你在初级阶段的学习花费过多的时间：假定你已经掌握了各个导联的形成以及P波的识别。这是一本为了要进入临床的工作而准备的书。实际上，我保证你会在内科学考试中见到本书中第一张心律失常的图解。

在临床生涯中，你并不是先由简单的病例开始，进而是复杂的病例的。在急诊室或冠心病监护病房值班的第一个夜晚就可能会遇到一些难以置信的复杂心律失常，如宽QRS波、窄QRS波、异常的房室传导和各种差传。此时你必须会分析心电图并且快速作出处理。我很诚实地告诉你，这本书将会帮助你做到。我这样说是基于这些年来我用这本书里的方法和图片来培训学生、住院医生和同事的反馈结果。

关于本书的语言，用词都很简单。当读到"快速房室结通道易于逆传"而不是"快速房室结通道优先逆行传导"时不要觉得奇怪。这两种表述的意思实际上是一样的。但是本书精心选择了简单的语言，尽量避免使用那些难懂的语句。

心电图是一种完美的、相当简单的、完全符合逻辑的诊断方法。与其他心脏病学的诊断方法相比，它更能提供实用的信息。

好好学吧！

祝你成功！

Brendan P. Phibbs

第二版著者前言

亲爱的、尊敬的同事们，我保证你们可以理解本书所述的全部内容。在我的职业生涯中，我花费了很多时间去研究怎样把心电图的内容简单化，力求用简单的语言来解释心电图。例如：

在多数文章中出现的“除极化冲动前向传播”，在本书中被描述为“激动波下传”；

在多数文章中出现的“快通道优先进行逆行性传导”，在本书中则被描述为“快通道易于逆传”；

诸如此类。

我认为所有解读心电图的精要都要尽可能用简单的、清晰的语言表述，而本书正是致力于此。（18 世纪的 Richard Sheridan 曾言，“不费劲的写作导致艰涩的阅读。”而本书的宗旨则恰与之相反。）

我在本书第一版前言所提及的事实在如今的美国仍很普遍：心脏科医生和内科医生在未能接受充分的心电图训练之前就匆匆地走向临床岗位。全美的医学教育期望年轻医生凭借潜移默化或者直觉去掌握对心电图的解读技能，而许多大型医学中心并没有向医生提供足够的、规范的心电图培训。（至少每月举行一两次的会议集训，你所在的培训中心是否举办了?）

人们经常在出现冲动形成和传导异常时就进行电生理检查。90%的情况是在浪费时间，因为一幅简单的心电图可以解决所有的问题。例如：

- 良性的宽 QRS 波心动过速不会威胁生命，可以通过心电图进行识别，并且能立即制定出治疗方案并评估预后。
- 如何判断病人是否需要安置心脏起搏器？此时需要的仅仅是一幅心电图。所有类型的心脏传导阻滞都可以凭借心电图做出诊断，并准确地做出决定病人是否需要心脏起搏，而完全不需要进行电生理检查。
- 窄 QRS 波心动过速的机制和治疗是怎样的?
- 心房颤动可以伴快速心室率吗？是预激吗?
- 是左束支传导阻滞伴心肌梗死吗？（是的，某些情况仅凭心电图就能做出诊断!）
- 完全性房室分离——良性的还是足以威胁生命?

所有诸如此类的鉴别依据（甚至更多）都可以从心电图上获得并准确诊断。

我的一些学生曾认为他们在临床实践中应该从简单的心电图入手，然而当他们首次在急诊室值班，面对病人令人炫目的复杂心律失常，需要他们即刻做出性命攸关的决定时，往往会被吓倒。所以，你需要从现在就开始准备!

尤其注意！决不要依赖电脑打出的报告。心电图计算机分析程序是医学和法医学的绝境。我曾分析过许多程序，发现任何稍为复杂的异常都会让电脑无以应对。

心电图是一种精巧的、最基本的、完全符合逻辑的诊断工具。与其他心脏检查方法相比，心电图会为我们提供更实用的重要信息。

因此，好好掌握！

Slain leath!（爱尔兰语，意为祝你健康长寿，也表示祝你成功！）

Brendan P. Phibbs, MD

目　录

1

窦性心律:两种良性变异

游走性起搏点

起搏点游走属于窦性心律的一种变异，对机体完全没有危害。其 P 波的形态可发生逐搏变化，但心搏间期并不随之发生变化。虽然 P 波的形态各异，但是心律仍保持规整，无脱落现象。有时 P 波可以由直立变为倒置，然后又变为直立（图 1–1）。通过简单的观察即可区分游走性心律与异位心律。前者没有期前收缩，节律不发生改变，仅仅是形态的变化。

能够正确识别此心电图特点非常重要，因为有时会被误认为有临床意义的心律失常（曾有教科书甚至认为这是病窦综合征!）。

P 波形态的特殊变化是窦性冲动在窦房结周围“游走”的结果。P 波深倒置提示起搏点接近房室结的上方，后者常常被称为“冠状结”。

曾有心脏科医生将其误判为多源性房性心动过速（房速），后者是有临床意义的心律失常。这是不可原谅的！多源性房速时可见短阵源于多个心房不同部位的期前收缩（详见后文）。而游走性起搏点——再重复一次——节律是规整的，仅仅是 P 波形态的变化。

窦性 P 波形态随心率变化

当心率增快时，窦性 P 波有时会变得较高尖，形态较陡直。而当心率减慢时，又会恢复原来的圆钝形态（图 1–2）。这又是一种完全没有临床意义的窦性 P 波变异的表现；不要将其与异位性房性心律相混淆。

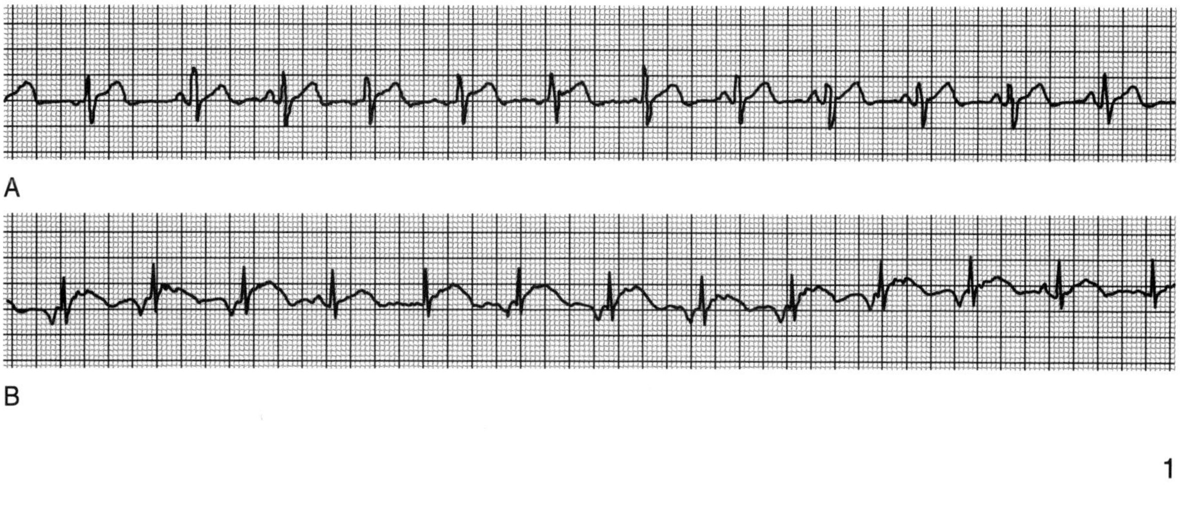

图 1–1
A 和 B 为游走性起搏点的 2 个示例。在每个节律条图上，P 波形态由直立变为倒置，然后又变为直立，而节律没有发生改变。后者是鉴别游走性起搏点与真正的异位心律的关键所在。

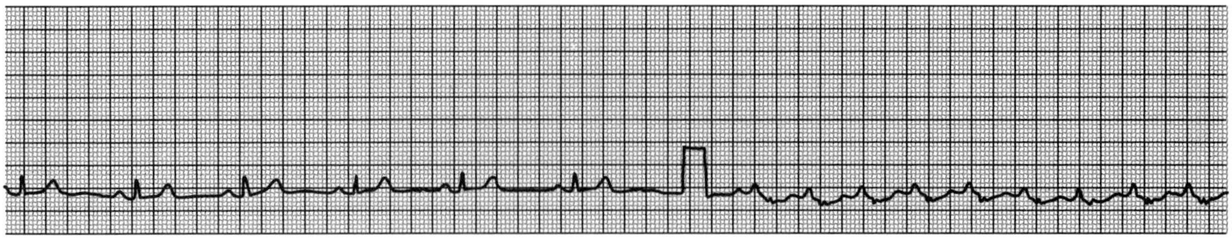

图 1–2

心电事件记录器记录的心电图。图中显示窦性心律从左侧的 59 次 / 分变化为右侧的 110 次 / 分。注意 P 波振幅显著增加。(图中间的 R 波振幅消失与心率无关，是由于患者打开记录器时体位的变化而导致。)

窦性心律不齐

触诊脉搏；深吸一口气然后呼气。当呼气时脉搏可能会减慢。这是窦房结发放冲动的正常变异，与呼吸周期有关（图 1–3）。这种变化有时会很明显，尤其是在年轻人，但对人体是无害的。

有临床意义的窦房结功能障碍见第 15 章，病窦综合征。

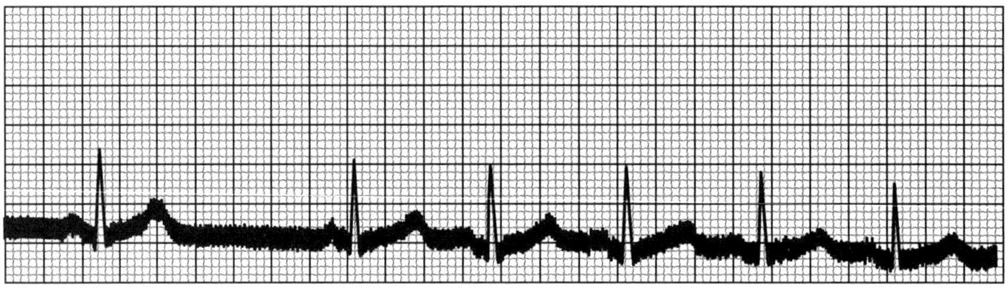

图 1–3

窦性心律不齐。有时呼吸性心率变异可以非常显著，正如本图所示，但这种心电图改变对人体是无害的。某些罕见形式的窦性心律不齐也可与呼吸周期无关。

2

异位搏动和持续性异位心律：自主心律和阵发性心动过速的机制

如果你是一位内科医生或心脏专科医生，迟早会发现你在进行一场心电图能力测试。它可能是内科执业医生考试或心血管医生考试、美国心脏病学会能力测试或医院心电图能力测试的一部分。不管怎样，你肯定会遇到如图 2–1 中出现的问题。答案是显然易见的吗？请继续读下去。

在分析异位心脏搏动或持续性异位心律时，你需要具备两种能力。首先，会判断异位兴奋灶的起源点，是位于心房、交界区还是心室？大多数情况下，会很容易诊断，但其中也存在陷阱。

其次，必须确定异位起搏点发放冲动的机制。异位心搏和异位心律总是由下列两种机制之一引起：折返或自律性。确定其发生机制非常重要，因为其治疗和预后完全不同；幸运的是，通常鉴别较容易。

判断异位搏动的起源

你可能已经了解如何判断异位搏动的起源，但本书仍有几条好的建议。

心房异位搏动

你需要记住 3 点。首先，如果异位搏动起源于心房，其 P 波的形态与窦性 P 波的形态不同，差异或大或小，但总是能辨别出来（图 2–2）。

其次，房性异位搏动的 PR 间期一般为 0.12s 或更长，不会短于 0.12s，且通常比窦性心律时的 PR 间期长。换而言之，从窦房结至房室结的通道是从心房至心室的最有效通道。如果激动起源于窦房结之外的心房的其他部位，通常需要比窦性激动到达并通过房室结的时间长。

图 2–1

下壁心肌梗死 18 小时后的心电图表现。血压 130/80mmHg，患者无疼痛，各种生命体征是正常的。选择下列治疗的一种：(1) 利多卡因；(2) 异丙肾上腺素；(3) 阿托品；(4) 起搏器；(5) 无需治疗。

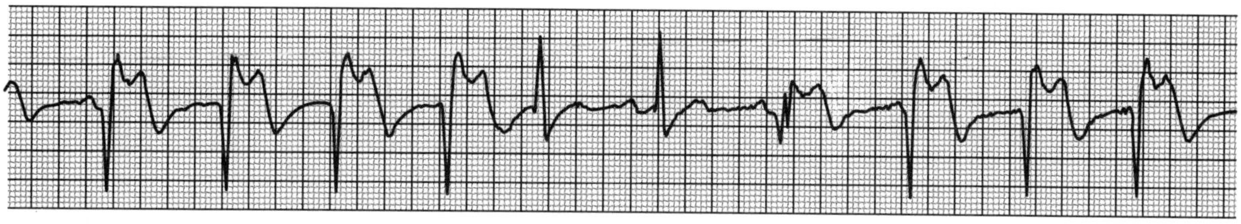

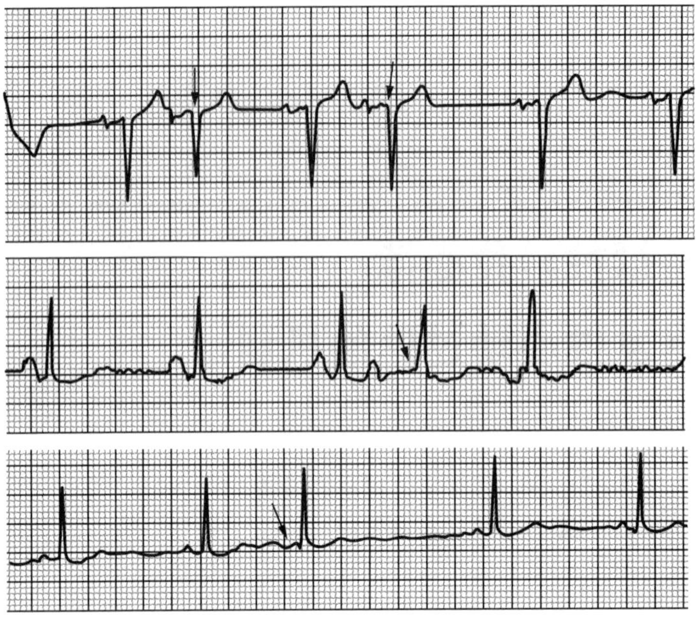

图 2–2
多源性房性期前收缩。注意 P 波形态的差异——有时差异明显，有时差异很小，但总是与窦性 P 波不同。

最后，起源于心房某个部位的激动会产生该部位特定的 P 波。这对多源性房性心动过速的诊断很重要（图 2–3）。

以上是小的要点，但对分析复杂心律失常很重要。

交界性心搏

多数起源于交界区的激动可以向下传导到达心室，逆向传导到达心房。因此，会出现窄 QRS 波伴有逆向 P 波。逆向 P 波可以在 QRS 波之前、之中或之后（图 2–4）。心房波和心室波的关系取决于前向传导至心室和逆向传导至心房的传导速度。

如果逆向冲动在向下冲动激动心室之前激动心房，P 波会恰在 QRS 波之前。PR 间期短于 0.12s。短而固定的 PR 间期（<0.12s）提示是交界性心搏（图 2–4A）。

此时，你也许会说：“等一等！预激综合征呢？也是短而固定的 PR 间期。”问得好。二者区别在于交界性心搏的 P 波是“逆向”的形态——与窦性心律的 P 波完全不同，且通常在下壁导联是倒置的。而预激综合征表现为正常窦性 P 波伴短 PR 间期。

如果逆向冲动激动心房与向下冲动激动心室同时发生，则看不见 P 波，此时 P 波隐藏在 QRS 波内。因此，窄 QRS 波前没有 P 波一定是交界性心搏（图 2-4B）。如果逆向冲动在向下冲动激动心室之后激动心房，则逆向 P 波在 QRS

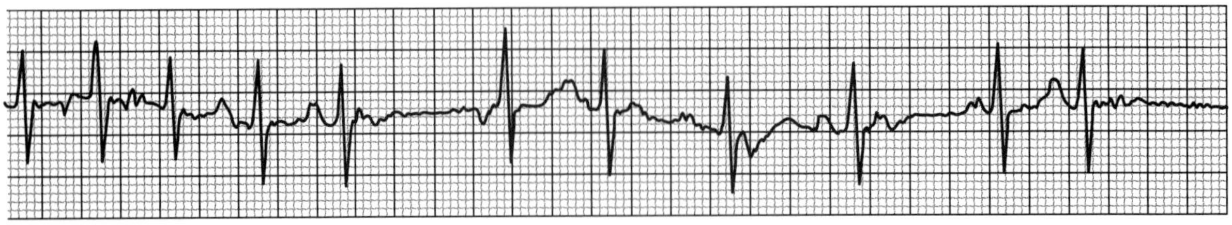

图 2–3
多源性房性心律。P 波的形态很重要。从异位性 P 波的形态可以发现至少存在 4 种不同的心房起源点。

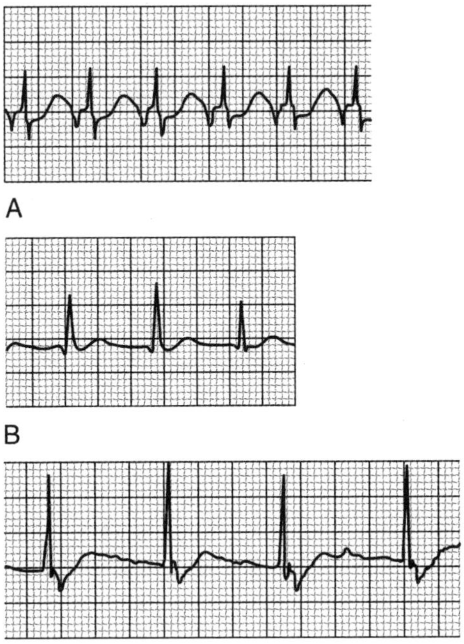

图 2–4
交界性心律。逆行 P 波可以出现在交界性 QRS 波之前（A）、之中（B）或之后（C）。

波之后（图 2–4C）。

奇怪且难以解释的事实：理论上，交界性心搏的 QRS 波应该与窦性心搏的 QRS 波形态完全一样；毕竟，这两种冲动均沿着同一个心室通道下传。然而，有时交界性心搏的 QRS 波的形态与窦性心搏的 QRS 波形态不同。目前其机制尚不清楚，可能由于交界性心搏通过相对较远的路线进入束支系统。即使 QRS 波形态不同，该心搏仍然是交界性的（图 2–5）。

室性异位搏动

宽大畸形的 QRS–T 波，且之前没有 P 波，毫无疑问是室性异位搏动。交界性和室性异位搏动之间存在关键的区别；掌握该区别，将有助于在急诊室鉴别宽 QRS 波心动过速时少走弯路。交界区性心动过速时，交界性冲动逆传到心房，且抑制窦房结发放冲动。心室和心房由同一个兴奋点激动：交界区。而大约半数的室性异位心搏，无论是单个出现或是心动过速时，均不能逆传通过房室结。窦房结不受影响，继续发放冲动。在一个心搏中，心房和心室是分离的，窦房结激动心房而异位冲动激动心室。在图 2–6 中，可见窦性 P 波埋在室性期前收缩（室早）近 T 波的末端。

由于窦性冲动不受室早的影响，下一个窦性冲动按期发放，因此出现“完全性代偿间歇”，即间歇等于窦性间期的 2 倍。大约半数的室早与窦性 P 波是

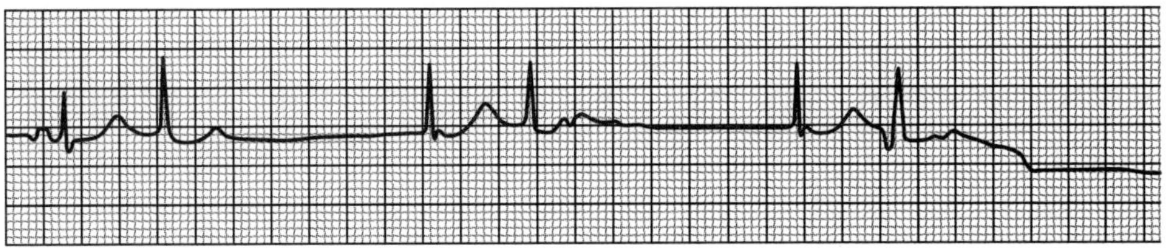

图 2–5
该心电图上可见到很多交界性搏动。多数 QRS 波的形态与窦性 QRS 波的形态不同。第一个心搏后的所有心搏均是交界性心搏，QRS 波较高，形态与窦性心搏不同（交界性心搏没有 S 波）。有时差异比该图还要明显。

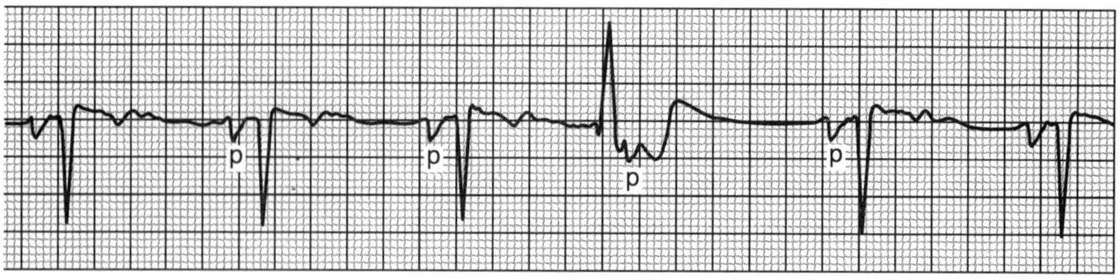

图 2–6
室性异位心搏与窦性 P 波分离。因而，从室早之前的 P 波开始与其后的 P 波之间的间期是正常窦性 P 波间期的 2 倍，代偿间歇完全。

分离的，因此在宽 QRS 波心动过速时见到分离的 P 波，应诊断为室性心动过速（室速）。记住该简单的技巧，本章后面将会用到。

另外一半的室早可以逆传到心房，如同交界性心搏，除非心房激动波总是出现在 QRS 波之后（图 2–7）。

如果异位搏动起源于心室的心内膜下，在成人，其 QRS 波一定宽于 0.12s——有时更宽一点，但不会少于 0.12s。此现象十分奇怪。过去关于“窄”室早有许多猜测，后来证实是“分支”性心搏，后者起源于束支系统的分支，因此传导得更快一点。本章后文将讨论束支性室早和束支性心动过速。

确定异位心搏的机制

折返

在心电监护病房（CCU），可发现很多有室早的心电图。仔细观察（图 2–8），注意室早与窦性心搏的固定间期。异位心搏与其前窦性心搏的“耦联”间期固定，没有变化。心电图上大约 98%的心搏可以见到这种耦联关系，不论异位心搏是房性的，交界性的或是室性的。

如果这种耦联关系存在 5 次或 6 次以上，这绝对不是偶然的。在窦性心搏和异位心搏之间一定存在某种因果联系。可能是窦性冲动的通道“触发”了异位搏动。

现在我们知道了其发生原理，称为折返（图 2–9）。产生折返的条件是在浦肯野纤维的某部分发生了单向阻滞（图 2–9A），（单向阻滞十分常见，本章后

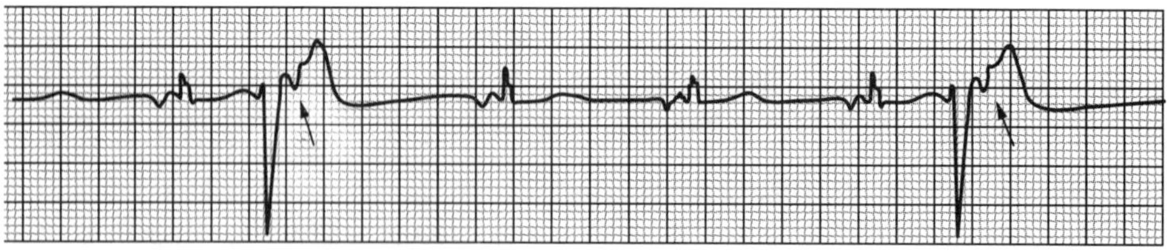

图 2–7
室性异位心搏伴逆行 P 波。

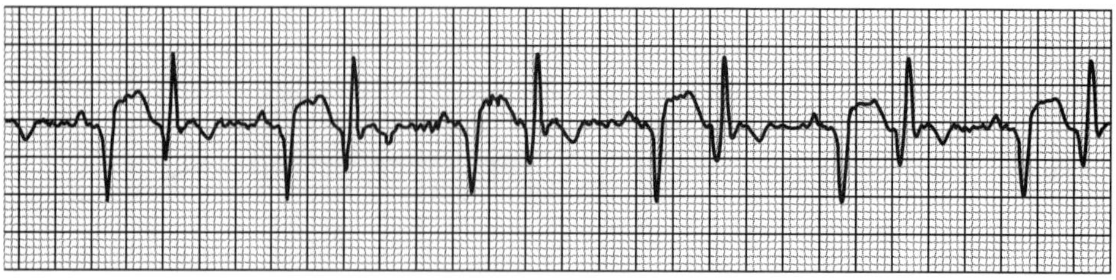

图 2–8
折返性室性异位心搏。注意其与前面的窦性心搏之间的间期是固定的。

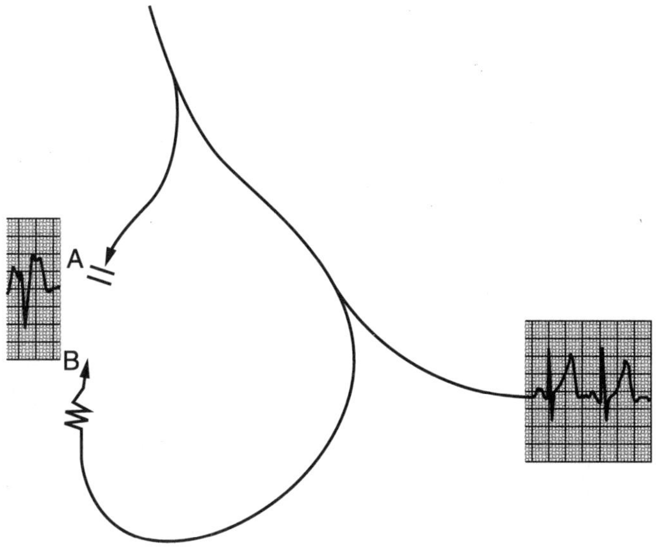

图 2–9
折返示意图。

面有典型的例子）因此一定存在传导非常缓慢的区域（图 2–9B）。因为单向阻滞，在某一小部分区域中，冲动没有正常向下传导。因而，这部分传导组织没有被激动，仍然处于可兴奋期。心腔的大部分组织保持正常的冲动，传导速度很快，约 4m/s。然而，由于存在缓慢传导区，使得在心脏其他部分冲动结束后，发起冲动（“折返”）并激动传导系统被阻滞的区域，产生了异位搏动。因此，异位搏动实际上是由窦性冲动的通道引起的，所以两种心搏耦联在一起。窦性冲动就像推动的一个小风车轮，每走过一圈之后以固定的间期发放冲动。不论折返性异位搏动是房性的、交界性的还是室性的，都可以看到此现象。

每次折返可以产生一个异位心搏。如果折返激动不断地、规则地发放冲动，折返环就可产生阵发性心动过速。折返性异位心搏属于异常心搏，有时会给患者带来危险（图 2–10）。

自律性异位搏动

远在生命进化之初，上帝就赋予人体心脏一套“防止衰竭”的安全系统。如果窦房结发生衰竭（确实可以衰竭），则由其他起搏点激动心搏，防止生命快速灭亡。

幸运的是，心脏散在着成百上千个“储备”起搏点，主要位于房室结、交界区和心室。这些微小的起搏点位于心内膜下（图 2–11）。与窦房结细胞一样，它们可以产生电位，发放冲动。它们可以发放一个冲动，也可以持续发放冲动产生持续性异位心律。这些持续性心律称为“自主”心律：交界性或室性自主心律。患者心律通常在正常范围的低限至高限之间。

自主心律有以下几种类型。由于临床意义不同，对各种类型的自主心律的

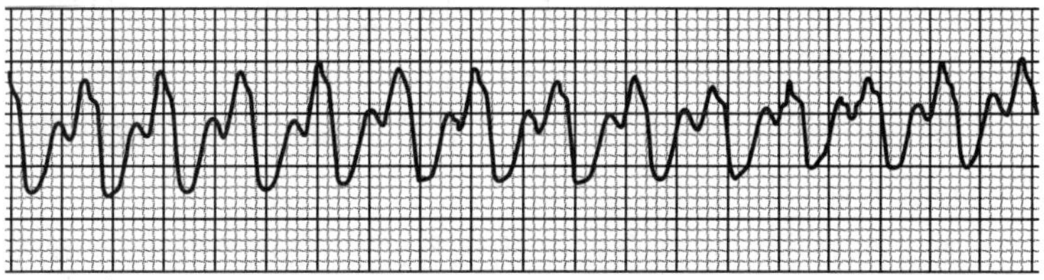

图 2–10
阵发性室性心动过速，为折返性心律。

图 2-11

自律性异位兴奋灶。A. 正常窦性冲动抑制了异位兴奋灶；B. 由于某种因素正常激动的冲动被阻止，在某一固定的间期后，自律性兴奋灶被“释放”，开始发放冲动，激动心搏。

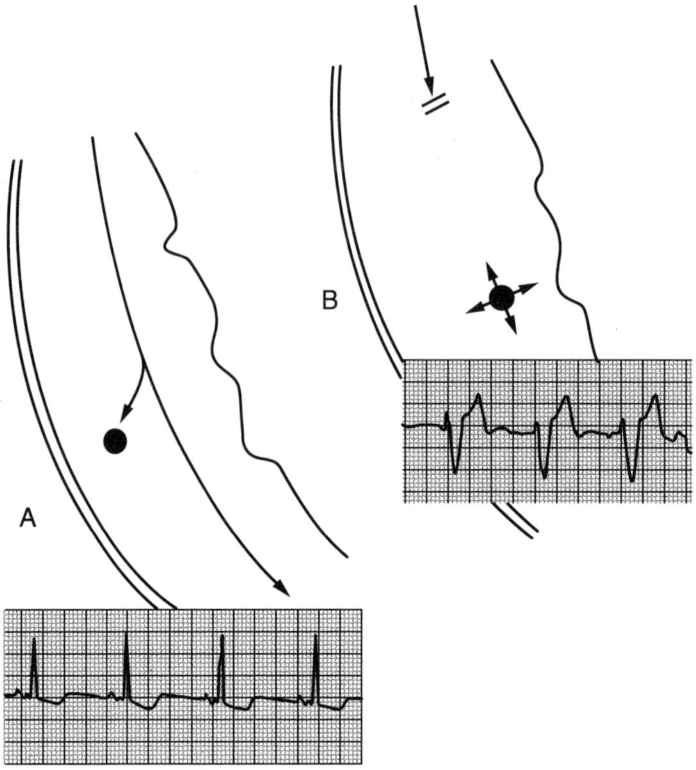

鉴别非常重要。

自主性-按需型。这可能是自主兴奋灶的作用方式。当心率降低到某一临界值后的一定的间期内，正常冲动不能发出，则由异位兴奋灶代替发放冲动。

正常情况下，自主性异位兴奋灶被正常的冲动所抑制。换言之，即异位自主性起搏点被正常的冲动“击晕了”。当正常冲动不能发出时，异位起搏点则从窦房结冲动的支配中逃脱出来（逸搏）。在异位兴奋灶发放冲动前的间期称为异位起搏点的逸搏间期。

再次重复一次，这些自主兴奋灶仅在正常冲动不能发出时发放冲动。其通常可以挽救生命。

此类型的自主心律可以分为交界性或室性（图 2-12）。在某些书中常错误地描述室性自主心律一般比交界性自主心律慢。事实上，两种类型的自主心律在频率范围上有重叠，没有本质上的差别。

如果，出现缓慢性自主性心律时，应该思考寻找病因。心脏阻滞？病窦？任何时候出现自主心律时一定要寻找原因。

按需型自主心律加速：加速性自主心律。由于某些原因，按需型自主心律起搏点出现冲动过激，即在非必需时发放冲动。想象一位过度热心的保镖在你仅仅处于被人群包围而不需要抢救时冲出去救你。或者想象恒温计设置太高，使得房间已经很热时炉子仍然在燃烧。更精确一点，想象按需起搏器设置为当心率降低到 80 次 / 分以下时发放脉冲。这些加速性按需起搏点的问题是在发放冲动前没有等待足够长的时间-其逸搏间期太短了。期前收缩后出现正常的间歇或窦性心律轻度缓慢时，这些自律性兴奋灶就会发放冲动，并在一定时间内控制心脏节律（图 2-13）。

加速性自主心律也会发挥积极作用。当正常传导出现障碍时，如房室阻

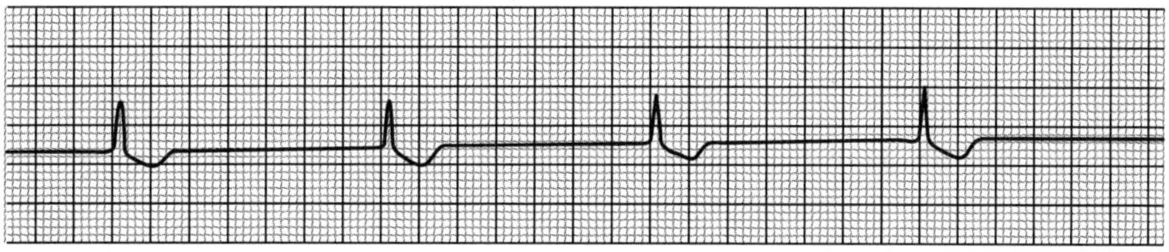
A

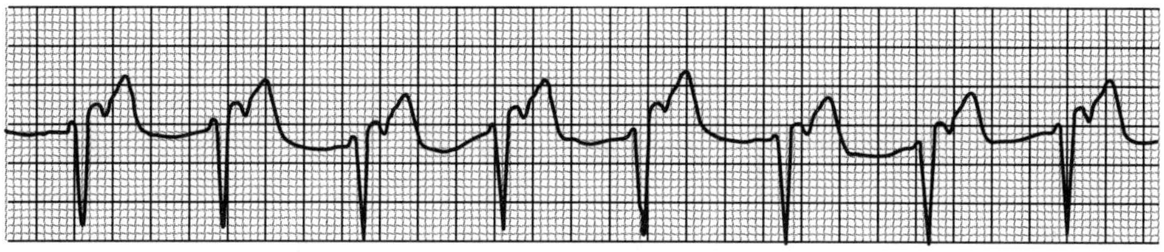
B

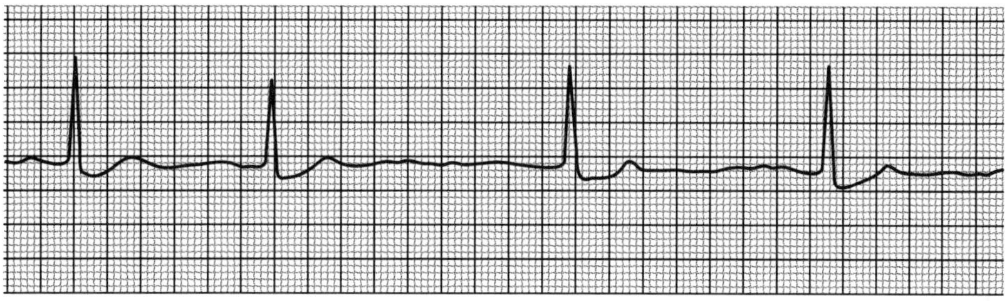
C

图 2-12
A.交界性自主心律，(50次/分)。无心房激动的表现，所以很显然自主心律发生的原因是窦房结功能障碍。也许是病窦？ B.室性自主心律，注意逆行P波。异位激动通过逆传激动心房，因此抑制了窦性激动。注意逆行P波。心房在心室后收缩，并冲击已经关闭了的房室瓣，可能会出现静脉反流至肺静脉和体循环静脉，从而出现眩晕、晕厥甚至衰竭。这也是起搏器综合征的发生机制，当应用单腔心室起搏器时，可能会出现该情况。现在这种起搏器已经罕见，但室性自主心律的发生，该问题又被提及。对于血流动力学不稳定的患者，用阿托品提高窦性心律，若不成功，用临时起搏电极起搏心房(疗效非常好)。C.窦性停搏后出现交界性自主心律，约30次/分。窦性停搏是由于患者恶心引起的，后者具有较强的迷走神经兴奋作用。此时交界性自主心律对维持血流动力学稳定有重要作用。

滞，逸搏心律会以“加速”的方式发放冲动，使心率维持在55～110次/分之间。当发生加速性自主心律时，一定要寻找原因。是否正常节律是因为存在严重障碍而导致自主性心律发生逸搏？或者因为“过度兴奋”的异位兴奋灶影响了正常的节律？无论哪种情况，多数的加速性自主心律对身体无害——如果不是有益的情况——无需治疗。

现在回到图2-1，并标记正确答案——当然是“无需治疗”。如果你知道每年有多少考生对这道题回答错误，你会非常惊讶！

在罕见情况下，血流动力学不稳定的患者，持续性加速性自主心律时对身体健康不利，因为心脏失去了心房的辅助泵作用。对于这些患者可以通过药物或起搏治疗消除期前收缩或加速窦性心率，以去除引发加速性自主心律的短暂停搏。极少数病例需要这样的治疗。

自律性心动过速。罕见情况下，自律性兴奋灶发放冲动的频率可以达到心动过速的范围（≥130次/分）。自律性心动过速可分为房性、交界性或室性。这些相对罕见的心律失常有其特点，将在后面的章节一一阐述。

自律性并行心律。自主心律另一种类型是并行心律。并行心律的起源点是心内膜下的某个部位的微小组织，如同一个完全独立的起搏器，其以自身的频率发放冲动。当冲动恰巧发生于两个心搏之间时（此时组织脱离了不应期，可以接受刺激），就可以产生心搏。

并行心律起搏点的一个奇特现象是在其周围存在“保护阻滞”或单向阻滞的区域，起搏点不受正常冲动的影响（图2-14）。这些并行节律点如同“无政府主义者”，以自身的频率发放冲动，若有机会则夺获心脏的节律。

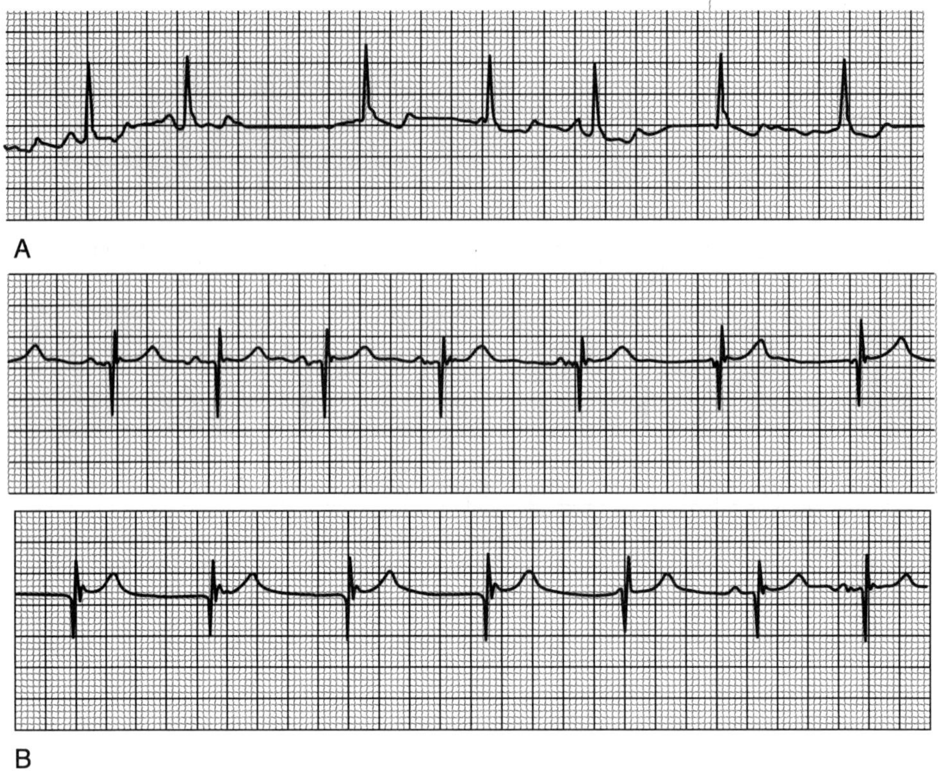

图 2–13
A.加速性交界性自主心律。偶有窦性心搏与交界性自主心律的节律点竞争，频率为 75 次 / 分。注意一旦窦性心律出现轻度的间歇，交界性兴奋灶就会“逸搏”，激动心脏。这并不是有益的，但也不会对身体带来伤害。B.前 5 个心搏是窦性心搏，之后是窦性停搏，交界性兴奋灶逸搏，并以 65 次 / 分的频率发放冲动，频率轻度增快从而阻止了窦性冲动。最后 2 个心搏是窦房结再次夺获了心律。该心律对身体无害，无需治疗。

并行心搏与折返性心搏和自律性按需型心搏不同，前者与前一个窦性心搏没有关联。窦性心搏与异位心搏之间的间期变化很大（图 2–15）。这是并行节律起搏点发放冲动的特征之一。

识别并行心律的另一种方法：由于并行节律点不断地以自身的节律发放冲动，其心搏出现的间歇总是其基础频率的倍数。即如果将并行心搏之间的间期分解成最小公约数，则后者代表了并行节律点的基础频率。

并行心律较少见。当正常节律点出现障碍时，若并行节律点恰巧发放冲动，可起到一定的保护作用。但这是偶然的。

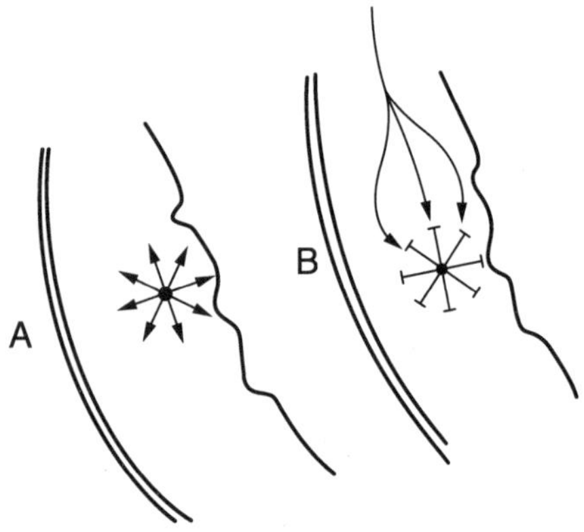

图 2–14
并行心律。A 图显示并行心律的起搏点。其以自身的频率发放冲动，与正常的心动周期无关。B 图显示在并行心律起搏点的周围存在保护性阻滞。正常激动波不能使异位兴奋灶除极，但当周围组织脱离不应期后，兴奋灶的冲动可以传出。

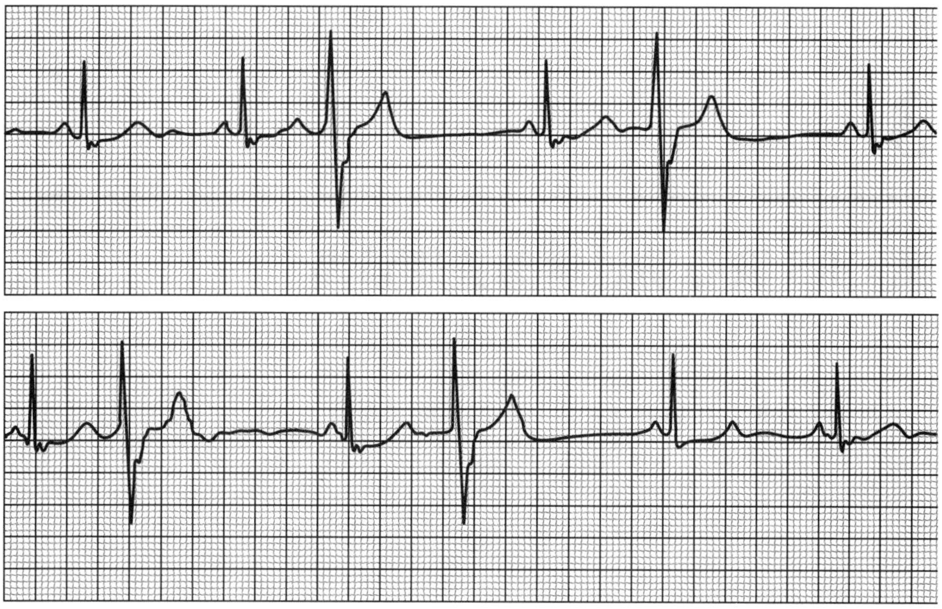

图 2–15
室性并行心律。心室异位搏动与其前面的窦性搏动无固定的关系，前者以自身的固定节律出现。

简而言之，异位心搏的发生机制分为以下几种情况：

1. 折返：总是异常的，有时会给患者带来危险。阵发性心动过速通常是持续性折返的结果。
2. 按需型自主心律：生理性的，通常是挽救生命的反应，交界性和室性自主心律，如同一个按需型起搏器。频率在正常低限，40～60 次/分。
3. 按需型自主心律加速（加速性自主心律）：自律兴奋灶在正常至正常高限的频率范围内发放冲动。通常其并非必需的，如同按需型起搏器设置太高，干扰了正常的心脏节律。频率为正常高限，60～110 次/分。
4. 自律性心动过速：罕见，有其独特的临床特点，自律点可以位于心房、交界区或心室，以心动过速范围（130 次/分或以上）发放冲动。
5. 自律性并行心律：是一种独立的自主心律，不受心脏正常激动的影响。与传导的心搏没有固定的关系。并行心律出现的间期是并行心律点基础频率的倍数。起搏点可以位于心房、交界区或心室。当正常的冲动出现障碍时，而恰巧其发放冲动时，可能起到一定的挽救作用。但这是偶然的。频率在低限至高限之间，40～110 次/分。

3

宽 QRS 波心动过速的鉴别诊断

凌晨 2 点钟，在急诊室，放在你面前的是如图 3-1 所示的心电图。看到的是连续的宽 QRS 波，没有明显的 P 波，心率 180 次 / 分。你的脑海中闪现出两个可能的诊断：

1. 室性心动过速
2. 交界性心动过速合并束支阻滞

二者的预后和治疗是截然不同的，甚至是生与死的差别。

你需要掌握基本的理论知识，再结合一些独特的心电图技巧来处理这个问题。首先要掌握以下几个概念：

1. 束支阻滞
2. 频率依赖性束支阻滞
3. 房室分离
4. 融合波
5. 夺获

束支阻滞

这个问题常被讨论得过于复杂，其实很简单：V_1 导联是区分束支阻滞的主要导联，特点主要包括以下三个方面：

1. 若一个室上性的搏动产生的 QRS 波≥0.12s，则肯定存在一侧束支阻滞。
2. 若 V_1 导联包含有一个宽的 S 波，则存在左束支阻滞（图 3–2）。
3. 若 V_1 导联包含有宽大的终末 R 波，则存在右束支阻滞（图 3–3）。

右束支阻滞时，在 V_1 导联，开始可以是一个小 r 波，之后是宽而高的 R 波（rR'），或一个单纯的 R 波或 qR 波型。关键一点是在 QRS 波的后 2/3 包含有一个宽大的 R 波。简而言之，在阻滞的心室区域出现宽大的 R 波，那么在正常激动的束支传导区域就会有一个宽大的 S 波出现。

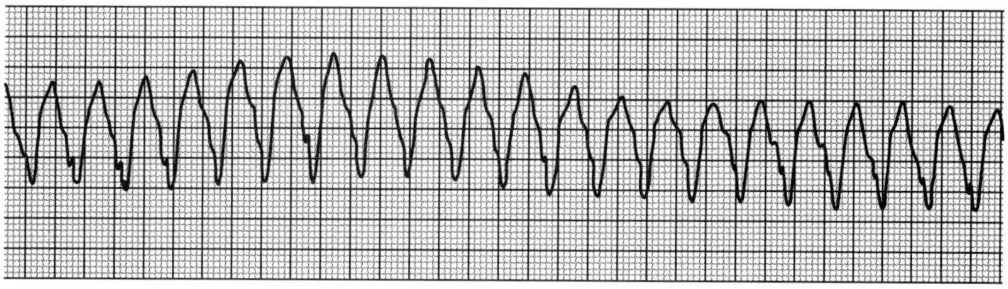

图 3–1

宽 QRS 波心动过速。是室性心动过速还是交界性心动过速伴束支阻滞？仅根据这幅心电图，还不能做出诊断。

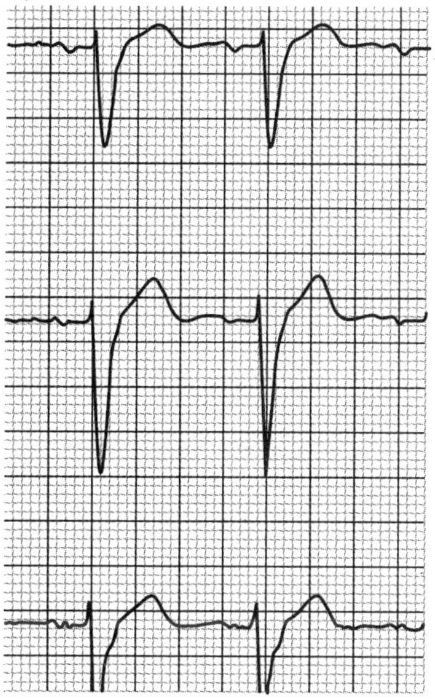

图 3–2

左束支阻滞。在 V_1 导联可见宽大的 S 波，整个 QRS 波时限≥0.12s。

（有些关于该类型心电图的描述过于复杂，如向量、平均电动势、界面等。但是你完全可以放心地忽略这些，只需要看 V_1 导联，应用上述鉴别要点，你就可以做到胸有成竹。）

频率依赖性束支阻滞

这是短暂性差异性传导最简单的形式。记住，这里的差异性传导是指“偏离正常的传导形式或径路”；束支阻滞是心室差异性传导的极端形式。频率依赖性束支阻滞的意思是一侧束支的不应期延长，即每次传导都需要更长的时间来恢复。如果下一次传导在此“疲劳”的束支恢复之前到达，由于该束支不能传导，心电图上表现出束支阻滞图形。

图 3–4 显示了频率依赖性束支阻滞的特点。图 A 的心率变化很明显；但在图 B，前 3 个心脏搏动在心率为 73 次 / 分时正常传导，而当心率变为 75 次 / 分时出现束支阻滞图形。正如所看到的，正常传导时的心率和出现频率依赖性束支阻滞时的心率可以只有很小的差别。

奇特的现象：图 3–5 是患者在运动平板试验记录的心电图。在图 3–5 上面的心电图中可以看到心率在 90 次 / 分时是正常传导。当心率达到 100 次 / 分时

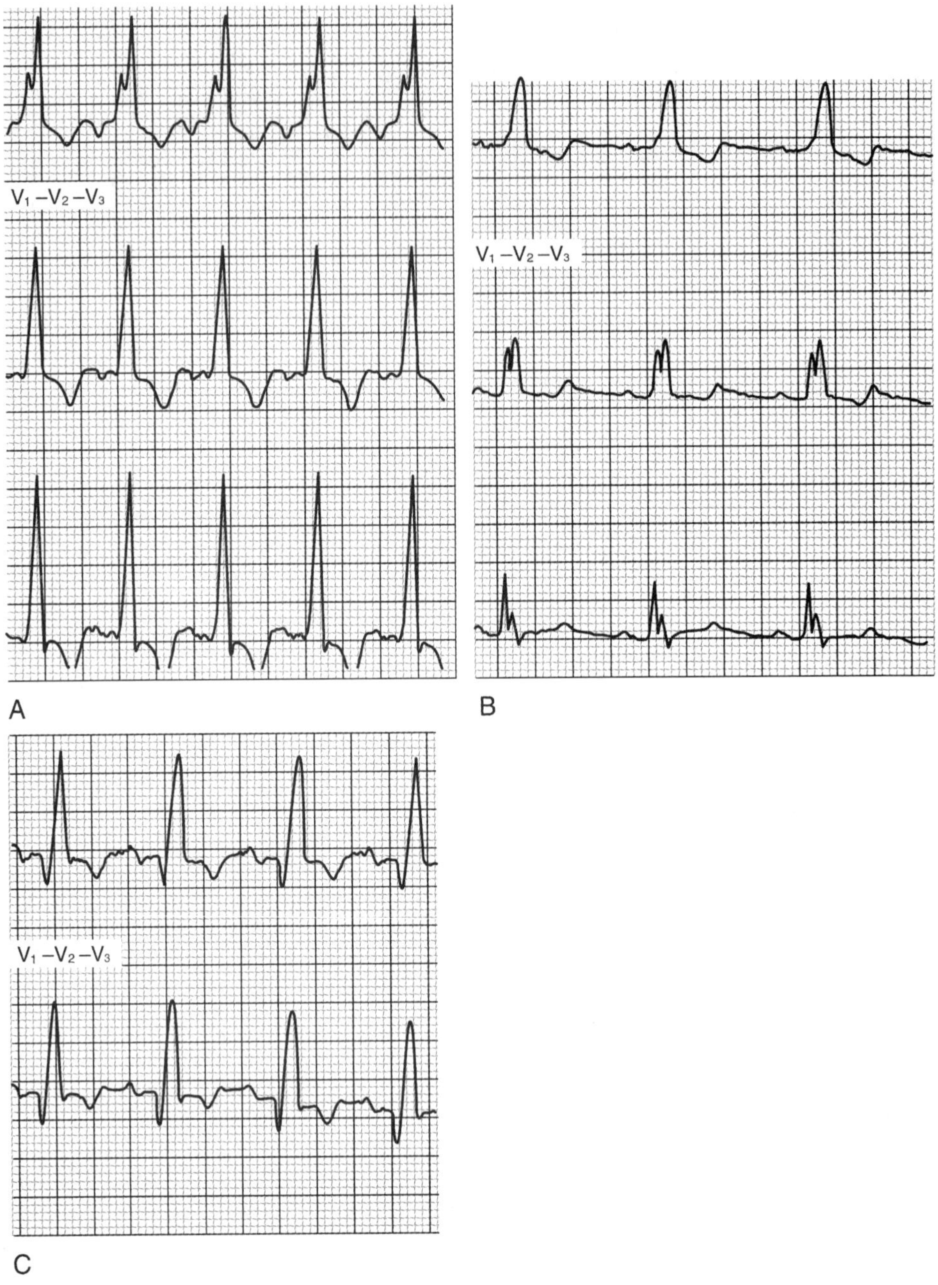

图 3–3
右束支阻滞时 V_1 导联的不同表现形式。A.经典的 rR' 波形； B.单一 R 波； C.因患者有前壁心肌梗死，故出现了 qR 波。宽大的终末 R 波是诊断右束支阻滞的重要依据。

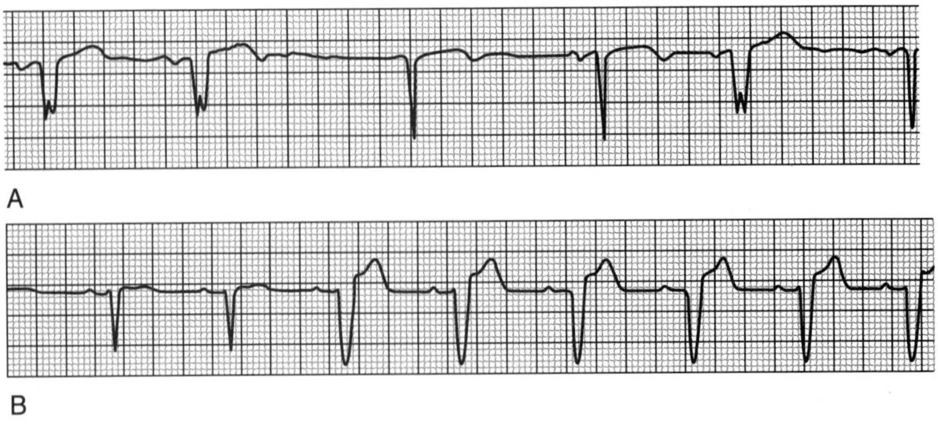

图 3–4
A.当心率突然从 62 次 / 分降为 43 次 / 分时，束支阻滞消失。而当心率达到 68 次 / 分时，束支阻滞则又再次出现，随后当心率降为 54 次 / 分时，束支阻滞又消失。B.频率依赖性束支阻滞。

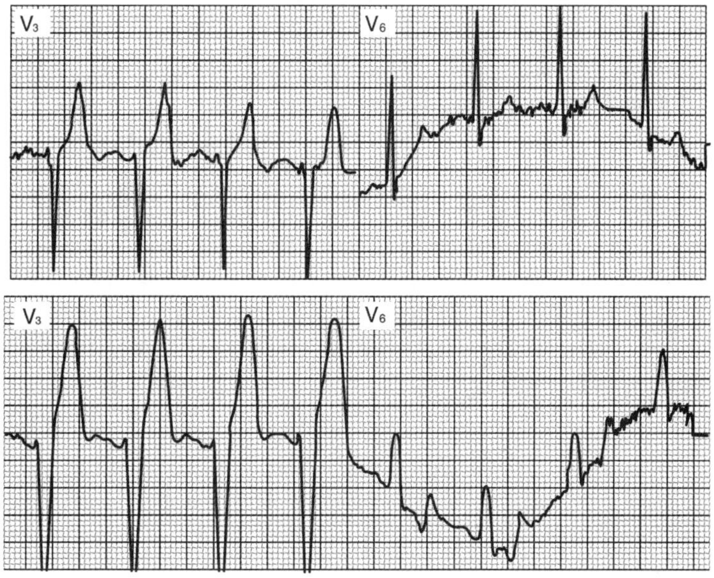

图 3–5
频率依赖性束支阻滞矛盾性持续。

患者出现了频率依赖性左束支阻滞，试验被迫终止。但在下图中可以看到当心率为 90 次 / 分时仍表现为左束支阻滞图形。由于某种原因，从束支阻滞恢复到正常传导时的心率要比先前转变为束支阻滞时的心率要慢。

图 3–6 是频率依赖性束支阻滞随着窦性心率的微小变化而出现和消失的典型图形。差异性传导在一个异位室性搏动后出现间歇时消失。正常心搏（N）的心率为 65 次 / 分。在上图中，第一个差异性传导（A）出现在 R–R 间期相当于心率为 75 次 / 分时。在下图中，在心率为 71 次 / 分时差异性传导依然持续存在。当在为辨别宽 QRS 波和窄 QRS 波感到困惑时，应该想到“临界”频率依赖性差异性传导，后者可以在心率发生很小改变时出现或消失。

综上所述，以上是分析间歇性宽 QRS 波心动过速时的第一步。频率很快的宽大的 QRS 波合并频率较慢的正常波群时，应考虑频率依赖性差异性传导。另一方面，如果宽 QRS 波的频率比窄QRS 波的频率慢时，则不要考虑频率依赖性差异性传导。该宽大的搏动肯定是室性的（图 3–7）。

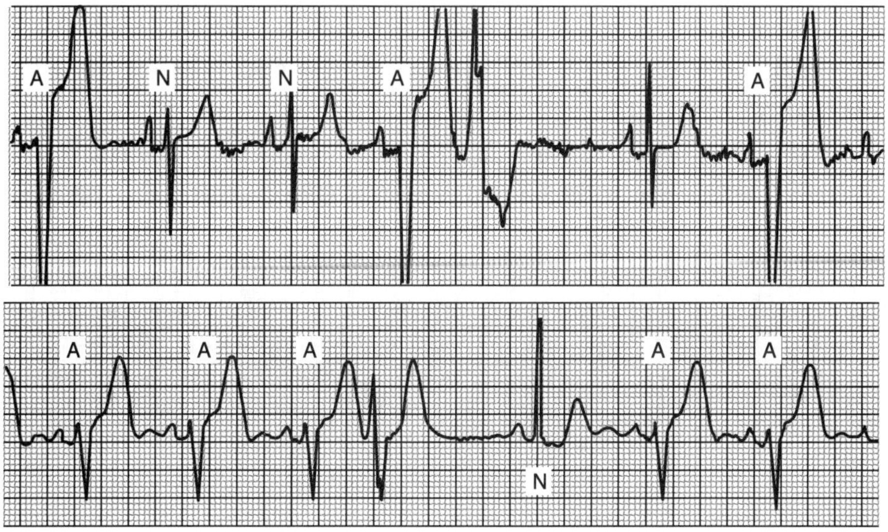

图 3–6
频率依赖性束支阻滞。A：差异性传导；N：正常心搏。注意心率的很小变化即可导致差异性传导的出现。

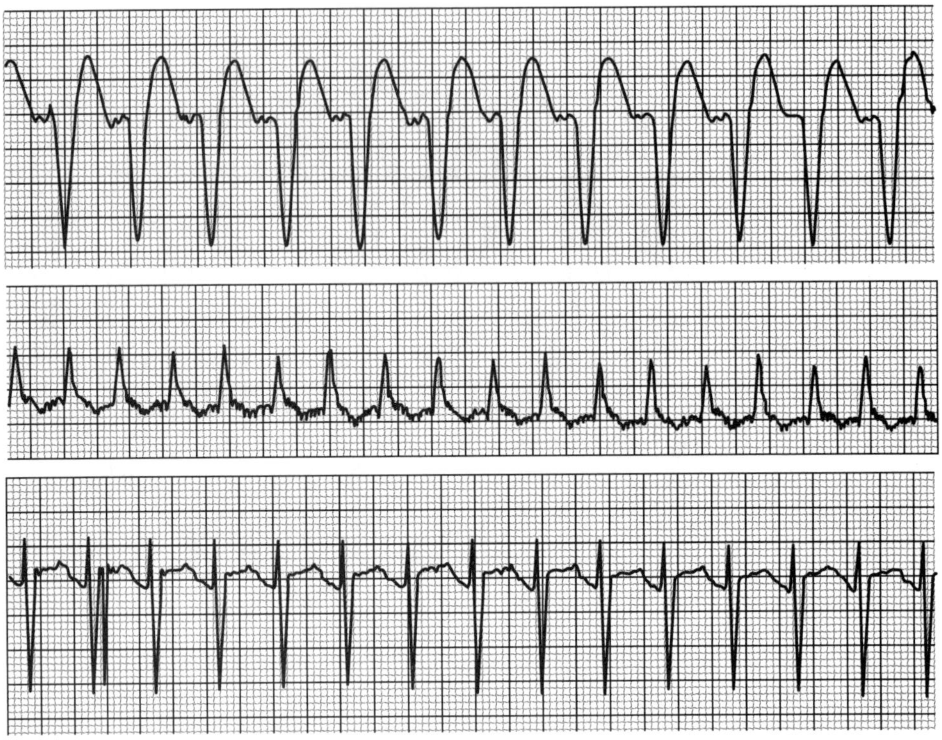

图 3–7

本图为同一患者相隔数分钟记录的心电图。上图为宽 QRS 波，心率为 140 次 / 分。下图为窄 QRS 波，心率为 150 次 / 分。你不能判断上图是频率依赖性差异性传导；它们一定是室性的。

房室分离

所谓房室分离，是指心房由心房的起搏点控制（通常是窦房结），而心室则由位于交界区或心室的异位起搏点控制；心房活动与心室活动无关。这对诊断宽 QRS 波心动过速很重要，因为 50%的室性心动过速是与自主窦律分离的。在室性波群中可以辨认出插在其中的自主 P 波。

在少数情况下，交界性心动过速可没有房室分离。异位起搏点位于心房的边缘，冲动可以逆传至心房使窦房结除极。

这里有一条单向相关性：如果在宽 QRS 波心动过速图形中看到分离的窦性节律，则该心动过速为室性的（准确率约为 98%）。但是如果没有看到房室分离，该心动过速仍有可能是室性的。约 50%的室性心动过速没有房室分离。

有时分离的 P 波会很明显，而有时则并非如此。如图 3–8 所示，P 波很尖，可以用“双峰”描述。你可以用量尺沿着宽 QRS 波测量 P 波，就会发现很明显的尖锐 P 波。

当然，并非总是这么简单。如《圣经》中所描述的：“豹子会改变身上的斑点吗?”显然不会。看图 3–9，这是一个宽 QRS 波心动过速。T 波形状在不

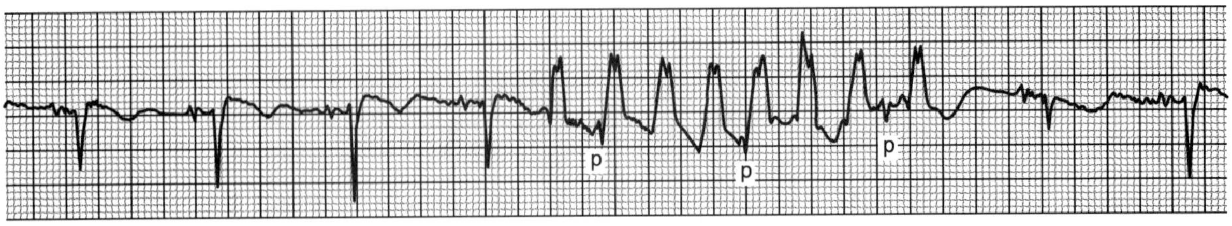

图 3–8

分离的窦性 P 波插在一短阵室速中。

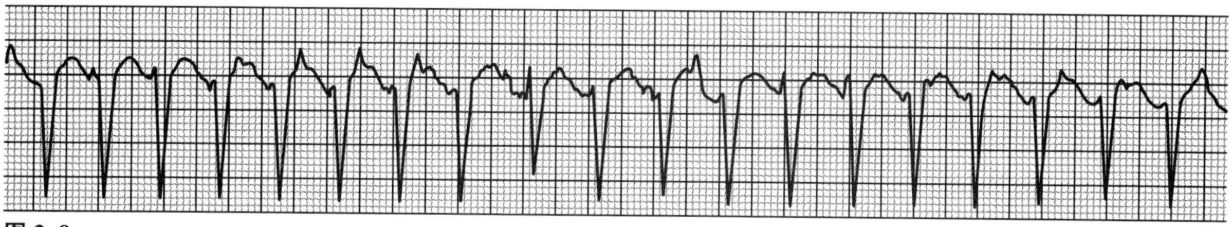

图 3–9

宽 QRS 波心动过速。注意 T 波形态的显著变化。有时会看到很清楚的波峰，这便是明显的分离的 P 波。这种心动过速很有可能是室性的。

断地改变。要知道豹子是不会改变它身上的斑点的，而 T 波原本是不会改变它的形状的。并且在心率固定时，QT 间期一般也是固定的。

在图 3–9 中，T 波形状随着心率不断地改变，QT 间期看起来变化也很大。这只有一种可能的解释：存在房室分离，不断变化的 T 波意味着有分离的 P 波插入其中。在宽 QRS 波心动过速图形中学习辨认 T 波以及注意 QT 间期发生的改变，可以帮助你识别房室分离并作出准确的诊断。

融合波

在给内科医生们讲心律失常时，我常常问他们是否愿意听我讲讲融合波。通常会有很多人举起手。

融合波是心室来源的宽 QRS 波的标志。通常亦被称为“Dressler 搏动”，用来纪念第一个描述该搏动的人。图 3–10 显示了其发生机制。

融合波出现的同时，必定存在房室分离，即心房必须是独立搏动。在图 3–10A 中，可以看到在 a 处窦房结发放正常冲动。该冲动经心房传导，在经房室结下传时，心室异位兴奋灶在 b 处发放冲动。这两个冲动在心室某处相遇或“融合”，从而出现 B 图中所示的融合波（c）。

B 图中 QRS 波是混合波形，其形态处于正常窦性 QRS 波和室性异位灶搏动波之间。注意 C 标记的波形轮廓像异位搏动，只不过波形较窄。室性异位搏

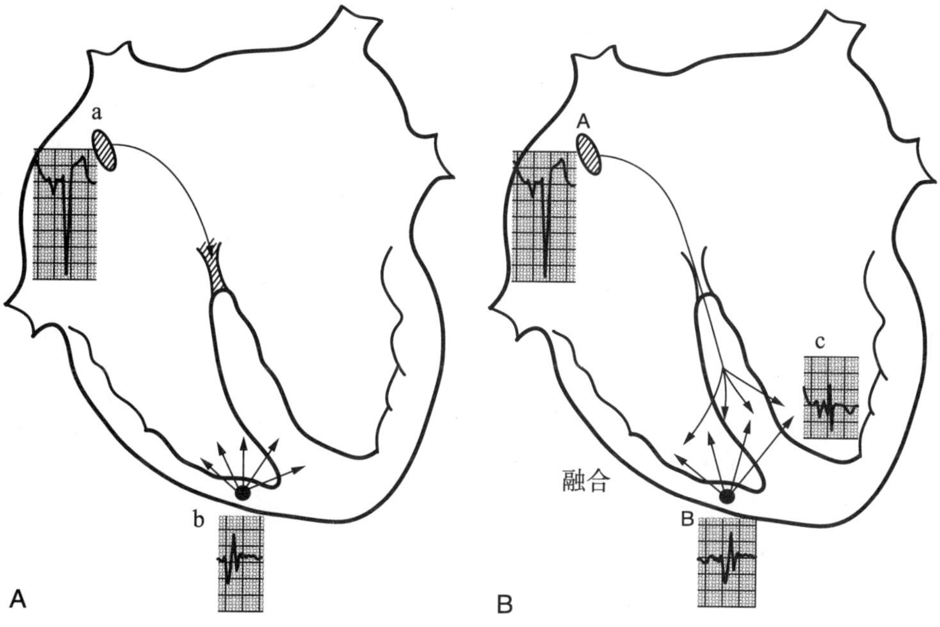

图 3–10

A.融合波的开始；B.融合波。窦性冲动（a）和室性异位冲动（b）在心室“碰撞”或融合，产生了混合波形（c）。

动在某种程度上被侵入的窦房结冲动"正常化"了。融合波发生时，室性异位兴奋灶必须在窦房结冲动仍然在房室结处时发放冲动。因此，PR 间期总是短于正常窦性搏动的 PR 间期。

小结：融合波的特征是其 PR 间期较窦性搏动的 PR 间期短。QRS 波形态介于窦性搏动的 QRS 波和室性异位搏动的 QRS 波之间。

融合波有点像稍微增宽变形的窦性搏动，或是有点像稍微变窄的正常化了的室早。这主要取决于哪种冲动在心室里传导较远。图 3-11 至图 3-14 都是融合波的图例。仔细研习，这将是你在 CCU 很多紧急情况下用到的基本技能。

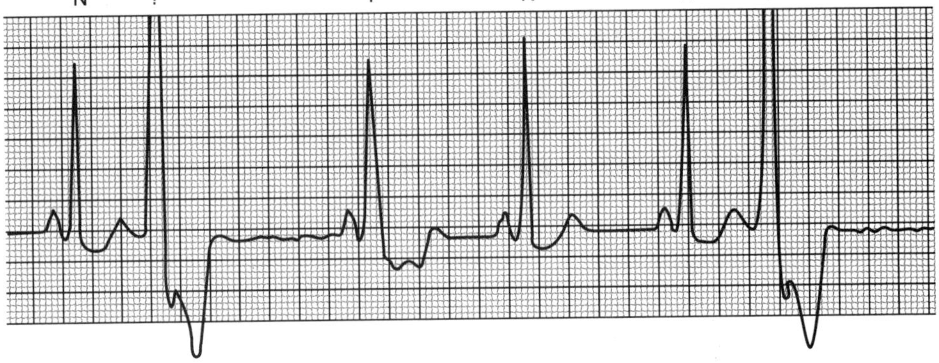

图 3–11
标记 N 的是正常窦性搏动。标问号的可能是室性的，或是交界区搏动伴差异性传导。标 F 提供了诊断线索。其 PR 间期较短，QRS 波形介于窦性搏动与宽 QRS 波之间。显然，这是融合波，而宽 QRS 波一定是室性的。

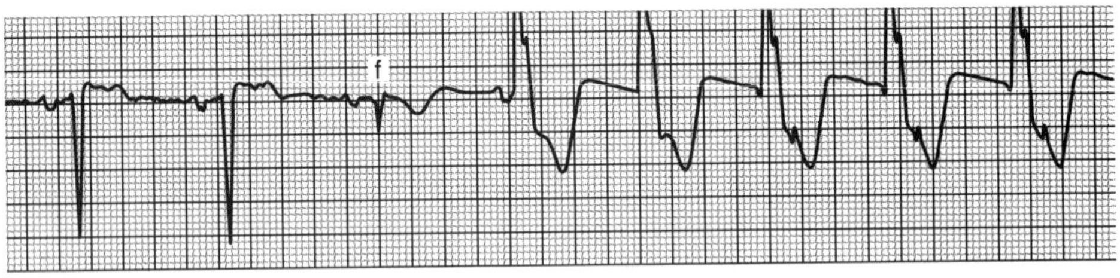

图 3–12
在上一章中你看到过这张图。再次列出来是因为这是融合波（f）的一个很好的例子。显然，标问号的搏动是室性的。

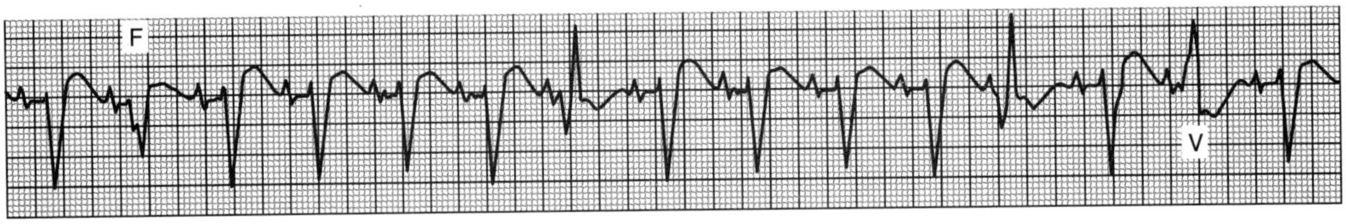

图 3–13
正常窦性节律伴偶发的宽 QRS 波（V）。F 处是一个明显的融合波。第 9 个和第 14 个搏动也是融合波。

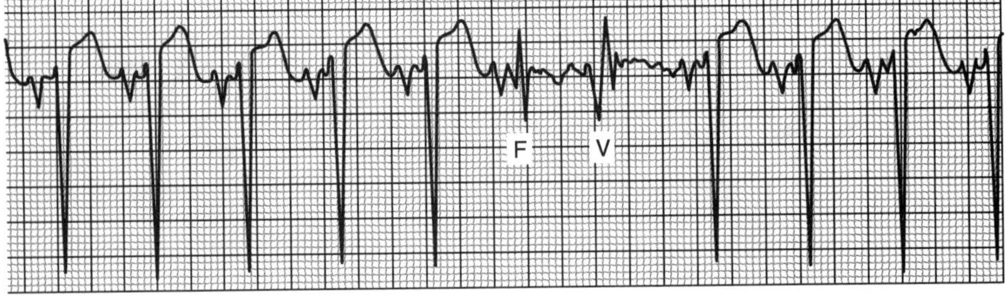

图 3–14
窦性心律。F 处是一明显的融合波。

夺获

融合波代表了窦房结部分夺获心律。有时窦性冲动“潜行”于室性心动过速之中，并贯穿于整个心室传导系统，确切地说是在室性心律失常中间出现了正常的窦性搏动。当然，夺获出现的同时，必定要有分离的窦性节律。

当看到夺获搏动时，同样可以用鉴别频率依赖性差异性传导的逻辑来分析。如果在宽 QRS 波中出现了与宽 QRS 波的 RR 间期相等的正常的窄 QRS 波，就可以排除因频率依赖性差异性传导所导致的宽 QRS 波心动过速了。

图 3–15 显示了室性心动过速的所有精确诊断标准。图中有短阵的宽 QRS 波，再仔细点，就会发现分离的窦性 P 波穿插于宽 QRS 波的节律之中。标记 C 的搏动就是夺获。夺获搏动中的 QRS 波形态正常，即使其 RR 间期与宽 QRS 波的 RR 间期相等。标记 f 的搏动很显然是融合波，其 PR 间期较短，并且 QRS 波形态呈过渡型。

根据所有上述信息，就可以对室性心动过速作出绝对可靠的诊断。同样，你可以尝试阅读图 3–16。

上述所列标准只适用于室性心动过速的诊断。然而在室性心动过速的患者中，上述情况的出现频率不超过 50%（有学者认为只有 35%～45%）。即使以上标准一个也不符合，也不能排除室性心动过速的可能。在室性心动过速中，至少有一半病例的异位冲动会逆传至房室结和心房。如果没有房室分离，则不会出现夺获或融合波。此时我们该如何确立诊断？

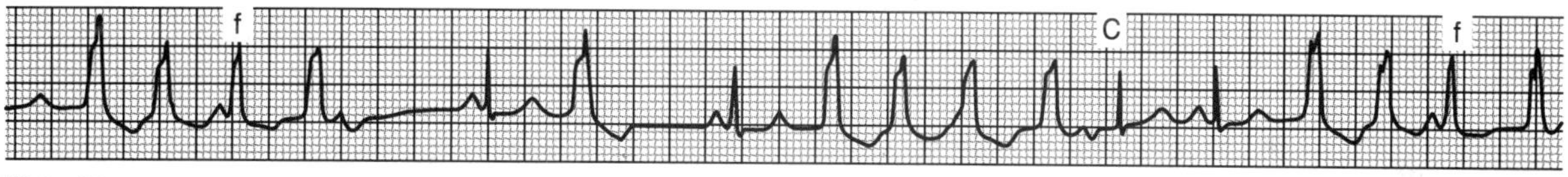

图 3–15

窦性心律被连续四个室速中断。图中可以看到分离的窦性 P 波和融合波（f）穿插于心动过速之中，以及一个正常 QRS 波的夺获搏动（C）。本图显示了所有室性心动过速的精确诊断标准。

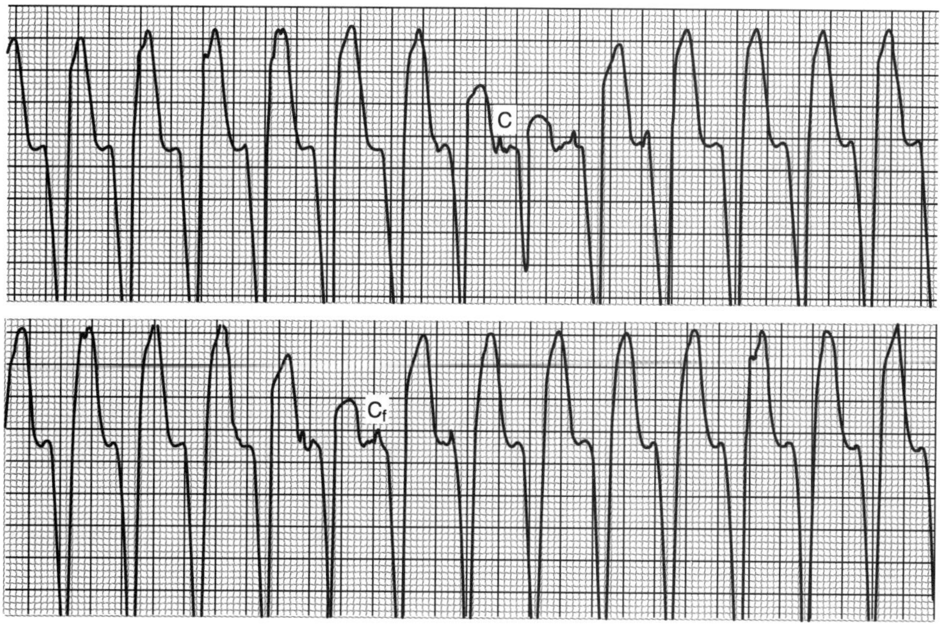

图 3–16

室性心动过速伴有分离的窦性 P 波，可见融合波的夺获（C_f）以及正常 QRS 波的夺获（C）。

关于这个问题，读者们可能会问："QRS 波的形态是怎样的？难道不可以通过 QRS 波的形态鉴别室性搏动和差异性传导吗？这方面的内容你肯定听说过很多。"早在 20 世纪 60 年代，Marriott 首次尝试通过识别 QRS 波的形态来鉴别室性异位搏动和室上性搏动伴差异性传导。之后，很多学者包括 Wellens、Lie、Akhtar、Brugada 和 Josephson 等等，都研究了这一方法的可能性。

确实，根据 QRS 波的形态特征，判断宽 QRS 波心动过速是室性的准确率约为 98%：

1. 宽 QRS 波：时限>0.15s
2. 胸导联同向一致性，QRS 波全部正向或负向，无 R/S 波群
3. 电轴极度偏移（见附录 II 关于电轴的测量）
4. V_6 导联深 S 波。
5. R/S 波群中从 R 波到 S 波底部的间期延长（>100m/s）
6. 当 V_1 导联中出现宽 S 波时，S 波最低点附近有凹迹。

从图 3-17 至图 3-19 中可以看到上述特征。

然而，差异性传导时 QRS 波的形态是怎样的呢？令人沮丧的是，在室速和交界性心动过速伴差异性传导之间，QRS 波形态特征有很多重叠。如果没有出现上述特征，并且 V_1 导联中的 R 波包含三种组分（rsR'），那么宽 QRS 波可

图 3-17
室速的 QRS 波形态。室性搏动约 0.16s。(注意频发的融合波)。

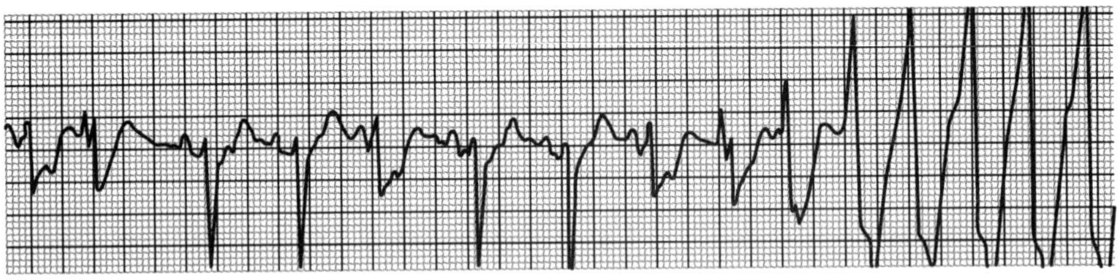

图 3-18
室速。R 波起始到 S 波底部的间期为 0.16s (室性异位波群的 Brugada 征)。

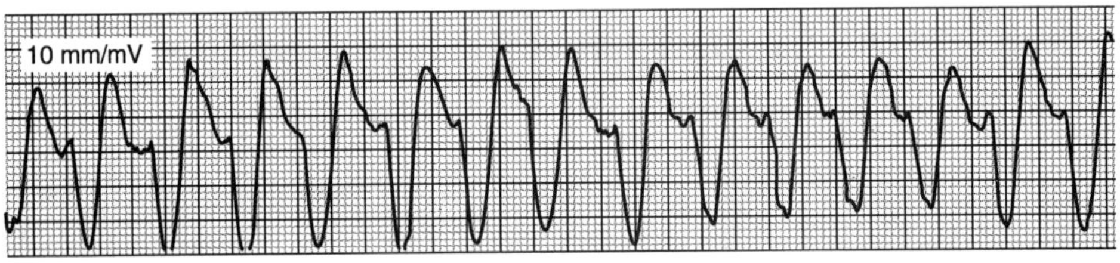

图 3-19
室速，V_1 导联。注意 S 波最低点前出现的顿挫，这是室速的诊断证据(Josephson 征)。注意这些搏动看起来要比常见的室速窄。部分 QRS 波"埋入"了基线中，其实际宽度为 0.12s。

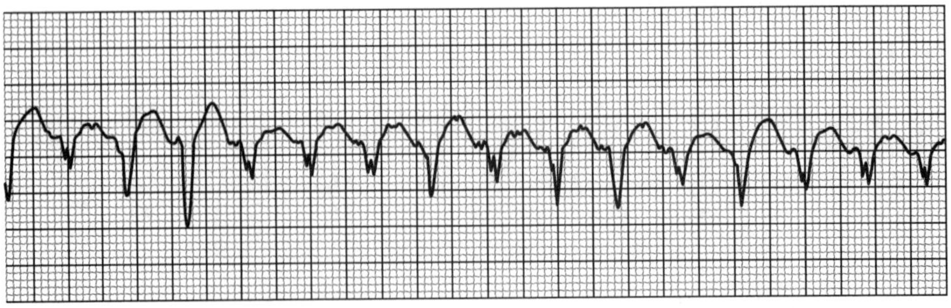

能（不足 80%）是由差异性传导引起的。但是没有特异性的 QRS 波形态特点可以让你有把握地说该宽 QRS 波心动过速是由差异性传导引起的。对于一个可能关乎生死的决定来讲，80%的概率还不够好。通常你可以有把握地考虑室速的诊断，但却不能有把握地将其排除。因此本章最后将附有总结性的述评。

差异性传导的误区

室性心动过速是一种危险的心律失常，常常提示有严重的器质性心脏疾病。相反，交界性心动过速伴或不伴有差异性传导相对来说是良性的，常常发生于相对正常的个体。因此很多研究试图根据 QRS 波形态来鉴别两者。急诊科和重症监护室的医生在看到宽 QRS 波心动过速后，常喃喃自语 " 像差传 "，并给予可能致命的治疗。随后心室纤颤（室颤）、死亡等医疗事故诉讼便接踵而来。这是很危险、很可悲的一个趋势。

所以一定要按照以下步骤来处理：

1. 室上性心动过速的治疗包括维拉帕米，洋地黄和苯肾上腺素。如果心动过速实际上是室性的，那么上述任何一种治疗都可能是致命的。

2. 另一方面，如果心动过速是交界性的，用来治疗室速的药物（利多卡因，普鲁卡因胺和胺碘酮）不会造成任何危害。相反，普鲁卡因胺或胺碘酮还可以有效终止交界性心动过速。

3. 前面列出的很多标准，有助于判断宽 QRS 波心动过速是否是室性的。这些标准特异度高，但是敏感度差。很多情况下室速（大约有一半）并不符合这些标准，所以只能作出这样的诊断“宽QRS 波心动过速，可能为室速”。

4. 另一方面，现在还没有一个标准能让你很有把握地说此宽 QRS 波心动过速是由差异性传导而不是室速引起的。换句话说，这是单向关联。然而，很多临床医生和学者并没有意识到这一点。（我的很多同事是很优秀的观察者，却不是很好的逻辑学家）。

现在只有一种情况可以肯定诊断为差异性传导。如果在心电图中发现有窦性节律及束支阻滞，并且宽 QRS 波心动过速的图形与患者在窦律时的束支阻滞图形相同时你可以很有把握地诊断为差传。

下面是在处理宽 QRS 波心动过速时较合理的步骤：

首先，尝试颈动脉窦按摩、潜水反射或 Valsalva 动作进行迷走神经刺激。如果心动过速停止，可以肯定是室上性心动过速。

其次，如果迷走神经刺激无效，尝试腺苷。如果心动过速停止，也可以肯定是室上性心动过速。

最后，如果上述方法均无效，且无既往心电图比较，并且你重视你的患者的生命的话，按照室速处理！

4

室上性心动过速

室上性心动过速分为以下 6 种类型：

1. 房室结折返性心动过速——阵发性室上性心动过速的最常见病因
2. 房室结交互性心动过速——“交互”是指旁路与房室结形成折返环路
3. 自律性或“非阵发性”交界性心动过速
4. 儿童异位性房性心动过速（相对罕见）
5. 窦房结折返性心动过速——最少见
6. 多源性房性心动过速

房室结折返性心动过速或房室结双径路折返

仅在十年前我们才了解这种最常见的心律失常的发生机制。图 4–1 很好地揭示了其病理生理学机制（这还不是我收集的最好心电图，我们是从退伍军人医院的废纸篓里将其翻出来的，但它的确是关于房室结双径路的一个很好且很少见的例子，所以在这里引用）。你会发现有两种不同的、界限清楚的 PR 间期，一种延长（0.48s），另一种正常（0.20s）。在无明显诱因的情况下这两种

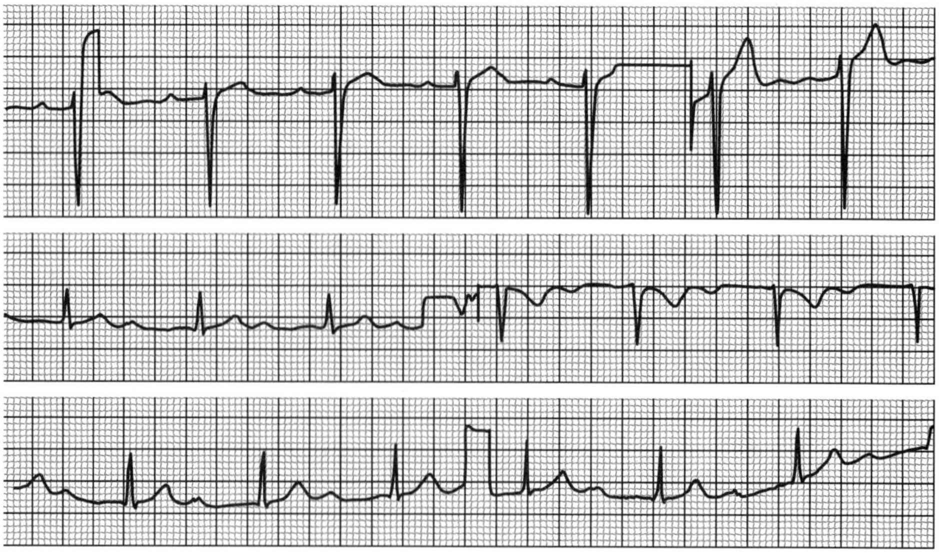

图 4–1
房室结双径路。在上图中，PR 间期为 0.20s。在中图中，PR 间期突然延长至 0.48s。这两个间期反复不规律地出现，即使心率没有变化。显然在房室结区存在两条独立的径路，一个是快径路，另一个是慢径路。（Tracing courtesy of Dr. Samuel Goldfein.）

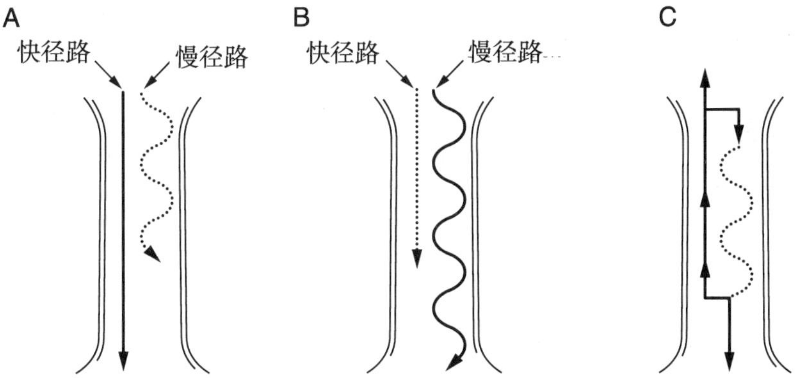

图 4–2

房室结折返性心动过速的发生机制。30%的患者存在慢径路和快径路。通常冲动经快径路下传（A），有时经慢径路下传（B）。冲动进入快径路，部分折返回心房，另一部分则继续下传激动心室。在房室结上部，返回的冲动在很少一部分心房组织内传导后立即转向慢径路开始下传，从而形成了环路（C）。当然，返回的冲动也向心房发送冲动，产生逆行 P 波；这是典型的慢快型折返。折返环路也可以反向运行，为快慢型折返。

PR 间期无规律地交替出现。

像这样的心电图是房室结双径路的最早证据。唯一可以解释 PR 间期随意改变的理由是存在两个完全相互分离的房室结径路。也就是说，当一个冲动从其中一条径路下传时，另一条径路不受影响。侵入性电生理检查结果显示很多人有房室结双径路，而在体表心电图中却没有显示。

慢径路的不应期短，快径路的不应期长。图 4–2 显示了其发生机制。通常，冲动经快径路传导，有时会经慢径路传导——常为房性期前收缩（房早）。此时慢径路的电活动沿房室结下传，而快径路已从上一个传导中完全恢复并准备进行下一个传导。正如一位学者所说“快径路显示出优先逆行传导”。也就是说，慢径路的一部分冲动可以进入快径路，折返并沿房室结上传。在房室结上方，一小部分冲动进入心房组织，其余则重返慢径路下传。

因此，在房室结形成了折返环路。当然，此折返环中断了原冲动向心室的前向传导以及向心房的逆行传导（图 4–3）。有时，冲动会沿快径路下传，并沿慢径路逆传，从而在房室结区形成了“慢快型”或者“快慢型”的折返环。

图 4–3 显示了其发生过程。第 5 个搏动是房早，这是很经典的折返的开始。在之后最初的几个搏动中，逆行 P 波与 QRS 波的关系不断发生着变化，这主要取决于上下传导的速度。在本图的最后，逆行 P 波与 QRS 波的关系变得平稳并且固定。这是典型的房室结折返性心动过速（AVNRT）的开始。

图 4–4 至图 4–6 都是此类心律失常的例子。在急诊室或重症监护室看到的室上性心动过速中，它们占大于 90%的比例。逆行 P 波可以出现在 QRS 波前、中或后，这取决于冲动逆传至心房和下传至心室的相对传导速度。心率一般很

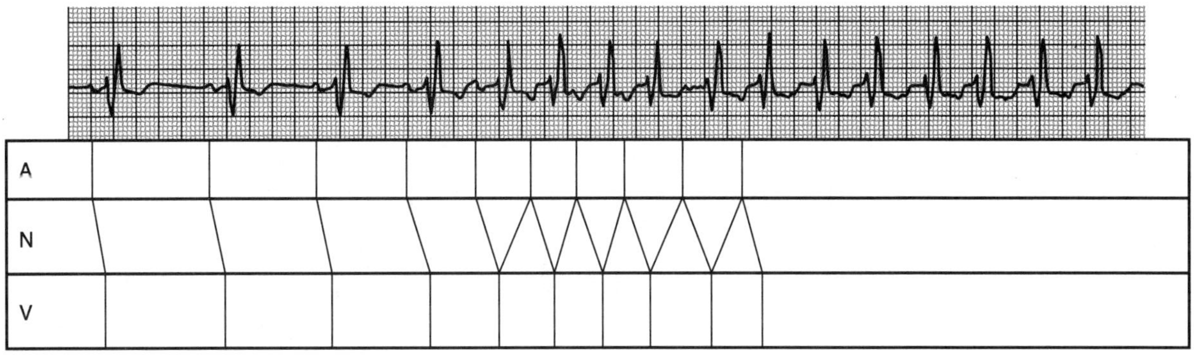

图 4–3

典型的房室结折返性心动过速示意图。

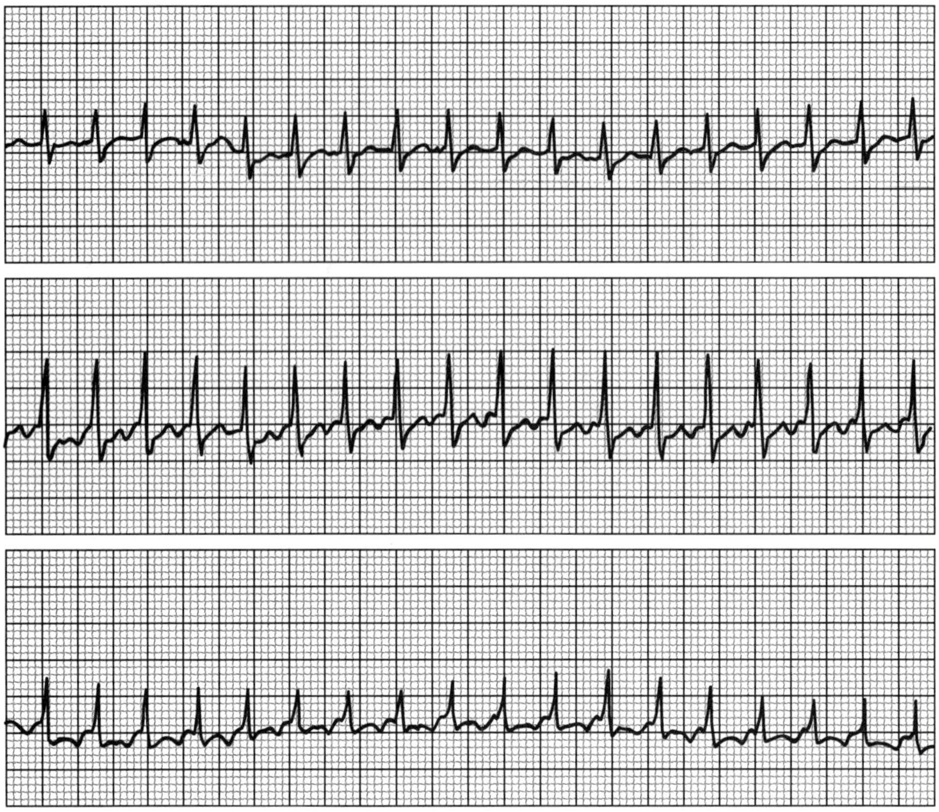

图 4–4
房室结折返性心动过速，心率 214 次 / 分。注意下面两个导联的逆行 P 波。

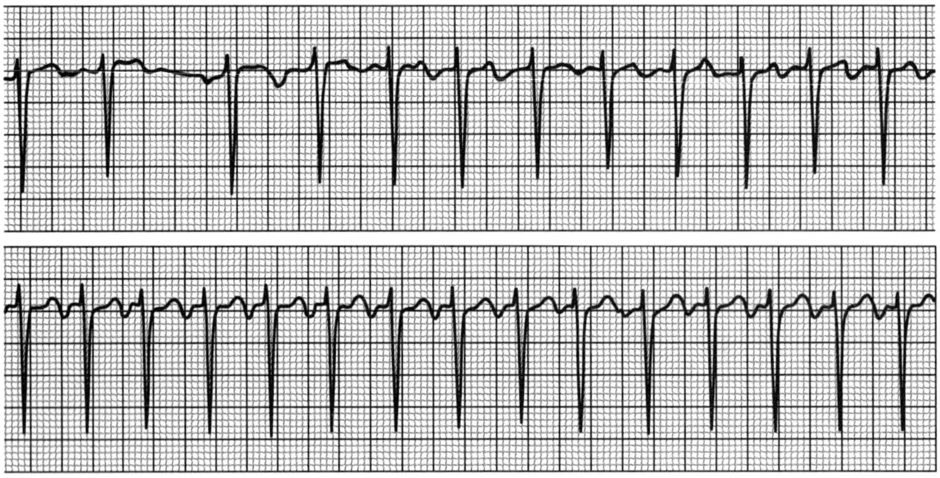

图 4–5
房室结折返性心动过速的起始。该图记录了一个房早触发的心动过速（上图中第 4 个搏动）。在上图中还可以看到，当心率加快时 P 波和 QRS 波的关系也发生了变化。在下图中，逆行 P 波和 QRS 波的关系开始固定。在这种心动过速中取代 PR 间期的是“RP 间期”。该图的 RP 间期很长。

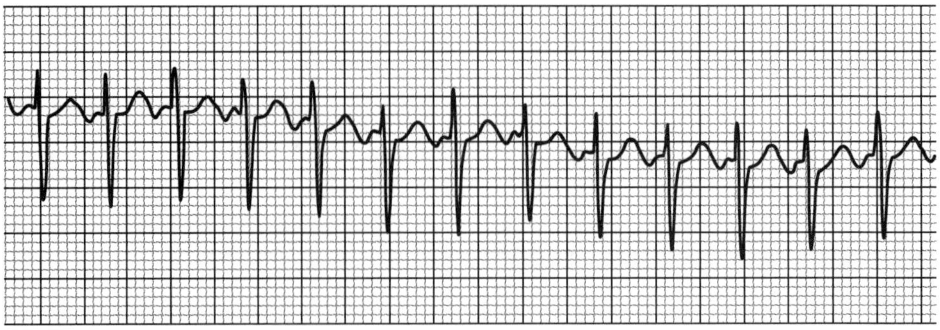

图 4–6
典型的房室结折返性心动过速，心率 187 次 / 分。

快，范围在 150～250 次 / 分之间。

因为这是房室结性心律，所以所有抑制房室结传导的干预措施均会中断折返环，终止心动过速。迷走神经刺激、腺苷、洋地黄、钙通道阻滞剂、β 受体阻滞剂和奎尼丁都是有效的。合理的处理是先进行迷走神经刺激，如颈动脉窦按摩、潜水反射或 Valsalva 动作等。其次可用腺苷。通常以上处理可以终止 90%以上的心动过速。记住，这些干预可以立刻完全终止心律失常。如果心率下降随后又增快，那么你所处理的并不是 AVNRT。寻找其他机制和原因。AVNRT 通常会产生心房内的逆行性传导，但很少出现房室分离。洋地黄中毒不会引起 AVNRT。

房室结交互性心动过速："预激"型心动过速（房室折返性心动过速）

图 4–7 揭示了这一简单机制。首先存在一条旁路——某种类型的预激。一个冲动从房室结下传，经旁路逆传，形成自行持续的折返环路。冲动也可沿另一方向传导，经旁路下传，再经房室结逆传。（详细内容可参阅预激一章，在这里只作简单介绍，以便保持条理清晰完整。）

如果冲动经旁路传导，QRS 波常表现为特异的形态，即 Wolff–Parkinson–White（WPW）传导，诊断比较简单（图 4–8）。另一方面，如果冲动从房室结下传，QRS 波正常，那么就很难确定是否有旁路了。有一条线索可能有助于分析：冲动经旁路折返回至心房，并且是在前向性冲动到达心室之后，因此在 QRS 波后出现逆行 P 波。这至少可以提示旁路的存在（图 4–9）。

其心率也与 AVNRT 相似，该心律失常是突发突止的。换言之，这是阵发性心动过速。

因为房室结是折返环路的一部分，所以所有抑制房室结传导的干预都可以终止该心律失常，与 AVNRT 相同。迷走神经刺激、腺苷和抑制房室结的药物均有效。此外，抑制旁路传导的药物（如普鲁卡因胺和奎尼丁）也能终止心律失常。

附注：你肯定听说过存在预激时要慎用抑制房室结的药物如洋地黄。这仅在心房颤动（房颤）或心房扑动（房扑）伴有旁路时适用。若是单纯的阵发性心动过速，你可以抑制环路中的任一途径来终止心动过速。心动过速会突然终止，呈"全或无"现象，与 AVNRT 相似。

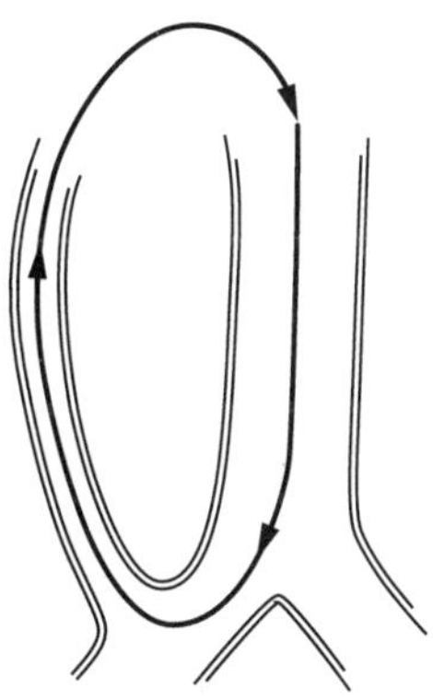

图 4–7

旁路参与的房室交互折返示意图。在这种情况下，冲动沿房室结下传，然后经旁路逆传。当然也可以反方向运行。

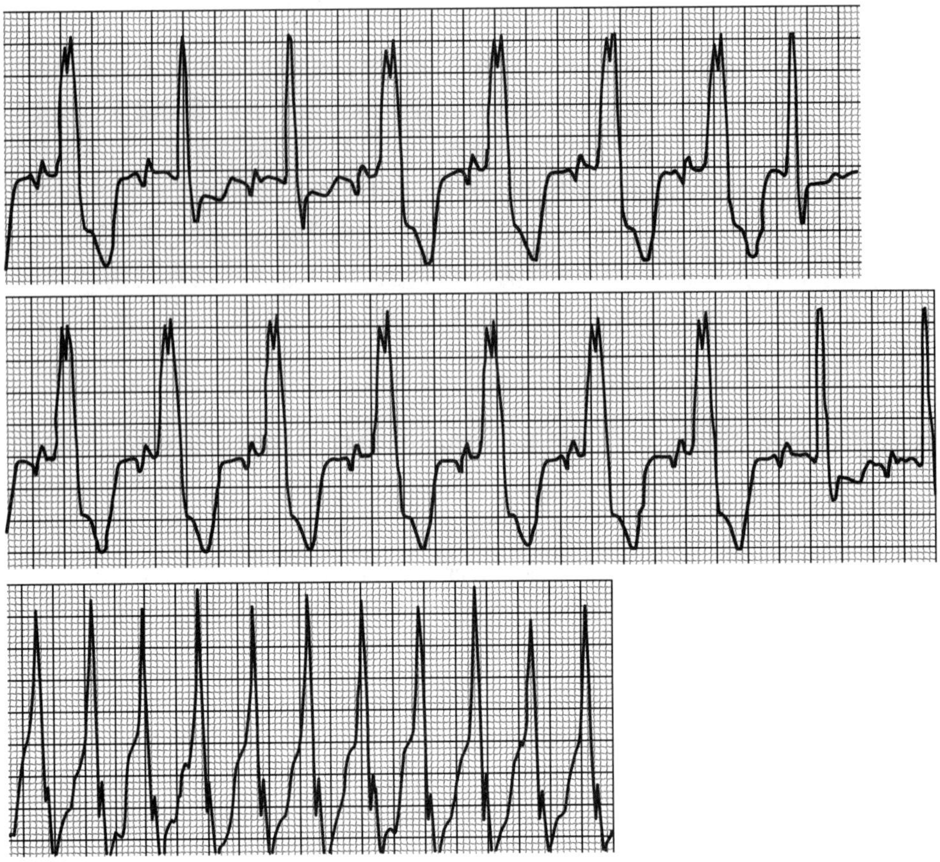

图 4–8
伴典型预激波的交互性心动过速。上面的两条图显示了间歇性 WPW 预激，偶尔出现正常搏动（最上面的图中的第 2 和第 3 个搏动是正常的）。最上面一条图中的第 2 个搏动的 PR 间期是 0.22s，其 QRS 波是窄的。上面的两条图中的其他大多数搏动都显示较短的 PR 间期（0.13s），伴很宽的 QRS 波——典型的 WPW 波改变。在最下面的图中出现了心动过速，心率 160 次 / 分，有相同的宽 QRS 波，只是形态因心率较快而稍有改变。

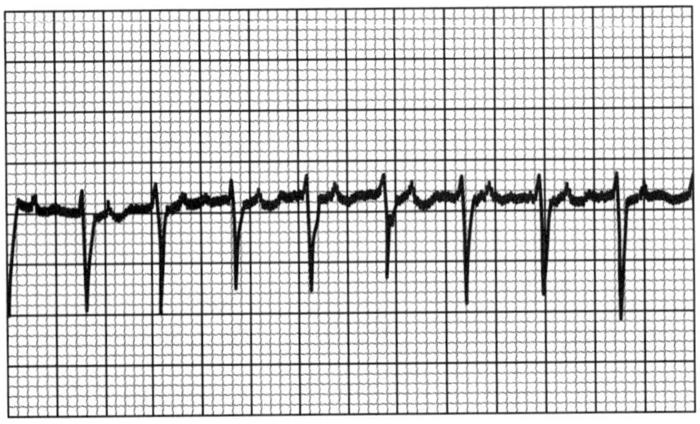

图 4–9
“顺传”型房室折返性心动过速，是指冲动沿房室结下传，并沿旁路逆传。逆行 P 波位于 QRS 波之后提示为房室折返性心动过速。

与 AVNRT 相似，此心律失常不存在房室分离；事实上逆行冲动总是使窦房结除极。这种心律失常是自发性的；不是洋地黄中毒性心律失常。此心律失常更好的缩写应该是 AVPET，即房室结预激性心动过速（AV nodal preexcitation tachycardia）。虽然目前还没有人提出，但看起来很合理，不仅具有描述性，发音还很简单，不是吗？

自律性或“非阵发性”交界性心动过速

该心律失常比较简单；唯一问题是其命名很混乱。

有时位于房室交界区的自律兴奋灶能以“加速”的模式发放冲动。心率可以慢至 70 次 / 分或快达 130 次 / 分。根据心率（大于或小于 100 次 / 分）分为

“加速性交界性心律”和“自律性交界性心动过速”。但是，它们全部归为自律性交界性心动过速。怎么可以称心率为 70 次 / 分或 80 次 / 分为“心动过速”呢？这个问题提得好。答案通常是这样的：如果假定自律性交界性心律是慢的，则心率在 70 次 / 分或以上可称之为“相对”的心动过速！

采用名词非阵发性是因为这种心律失常没有阵发性心动过速突发突止的特点，它们可以逐渐地出现或终止。

有几个特点可以帮助鉴别自律性交界性心动过速和 AVNRT 及 AVPET：

1. 自律性交界性心动过速常常与窦性心律分离（图 4–10）。通常可以看到分离的窦性 P 波“穿插”在交界性心律中，偶尔夺获一个搏动。
2. 这种心律失常的心率要比阵发性心动过速的心率慢得多（图 4–11 和图 4–12）。
3. 往往是逐渐发生，通常没有症状。
4. 自律性心动过速常常由洋地黄中毒引起。唯一的治疗措施是停药。

儿童异位性房性心动过速

这种心律失常相对罕见，是由心房的异位兴奋灶放电引起的。与 AVNRT 不同，在这种心律失常中，房室结仅作为一个被动的传导者，在根本上与其发

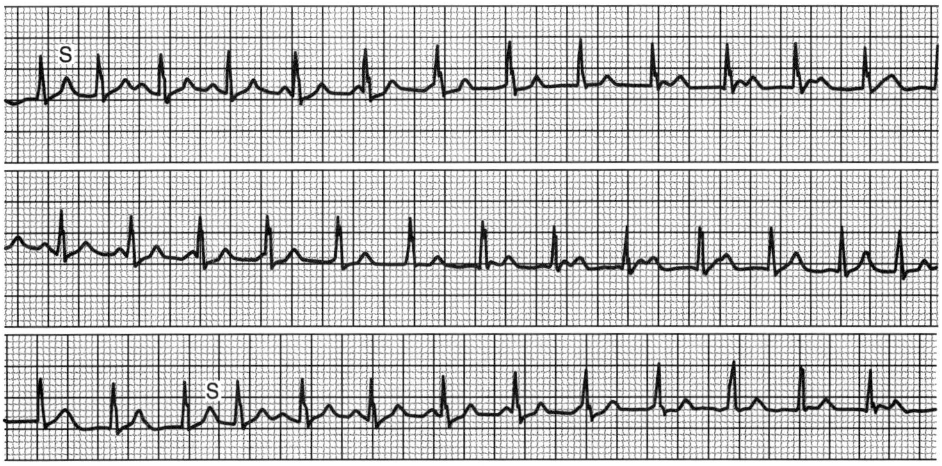

图 4–10
自律性交界性心动过速与窦性心律分离。交界性心动过速的频率是 128 次 / 分。独立的窦性 P 波连续地穿插在心动过速图形中。有时，会看到提前出现的 QRS 波，提示窦房结“夺获”了一个搏动（S）。如上图中的第 2 个搏动，可见窦性P 波隐藏在前面的 T 波中。这种房室分离在 AVNRT 或 AVPET 中很罕见，但是在自律性交界性心动过速中很常见——这是一个很重要的不同点！

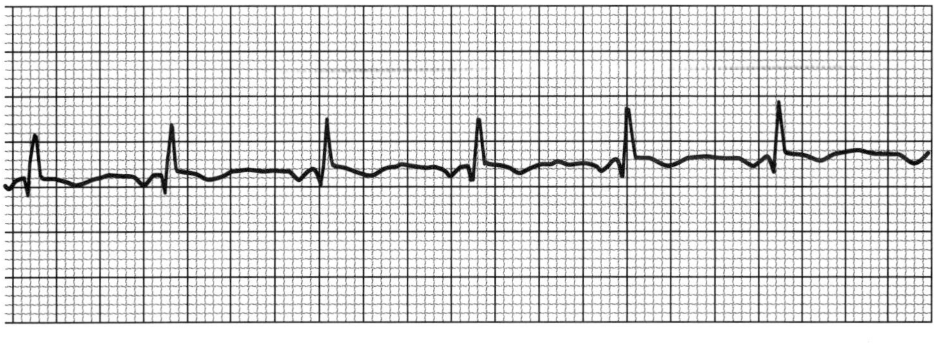

图 4–11
加速性交界性心律，心率 88 次 / 分。又称为自律性交界性心动过速，虽然其心率并不在心动过速的范围。

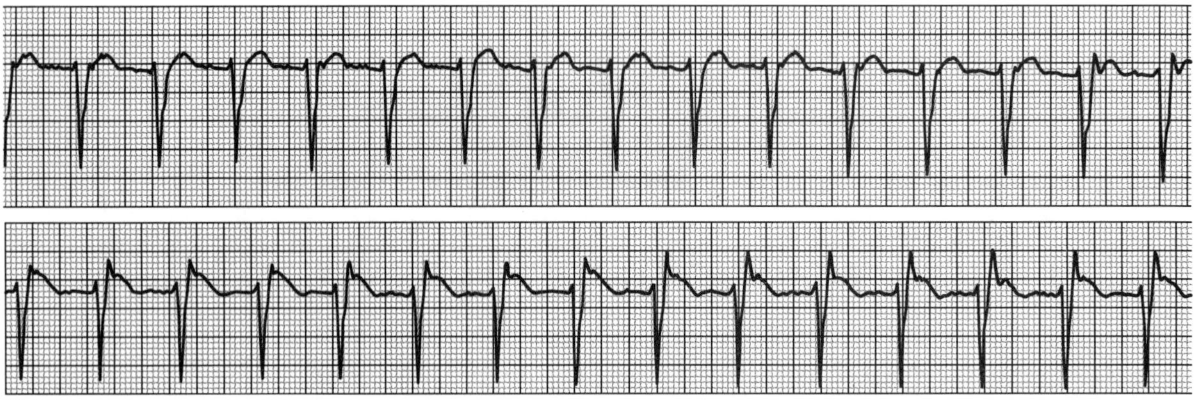

图 4–12

自律性交界性心动过速，心率 102 次 / 分。出现在右边的两图末端的大而尖的变形即是窦性 P 波。该患者恰巧有严重的心房肥大，监护仪显示 P 波宽大畸形。可见房室分离，这在此类心律失常中很常见。

生机制无关。其发生机制可能是心房某部位存在一个很小的折返环路或者是心房异位兴奋灶的单纯加速。

其心电图特点是有清晰的形态固定的 P 波，并与窦性 P 波明显不同，PR 间期大于或等于窦性 PR 间期（图 4–13 至图 4–15）。心率通常在 130～160 次 / 分之间，稍慢于 AVNRT 或 AVPET。

这种心律失常发病往往较早并常持续到成年期。虽然并不危险，但是可严重影响生活质量。有时可以通过药物控制，但常常需要进行消融治疗。

窦房结折返性心动过速

这在室上性心动过速中是最罕见的。心电图表现为心率突然增快，但是 P 波形态和正常窦性 P 波相同（图 4–16）。其机制可能是由于窦房结参与了微折返环，可以突然发作或终止，与其他折返性心动过速相同。心率稍慢于

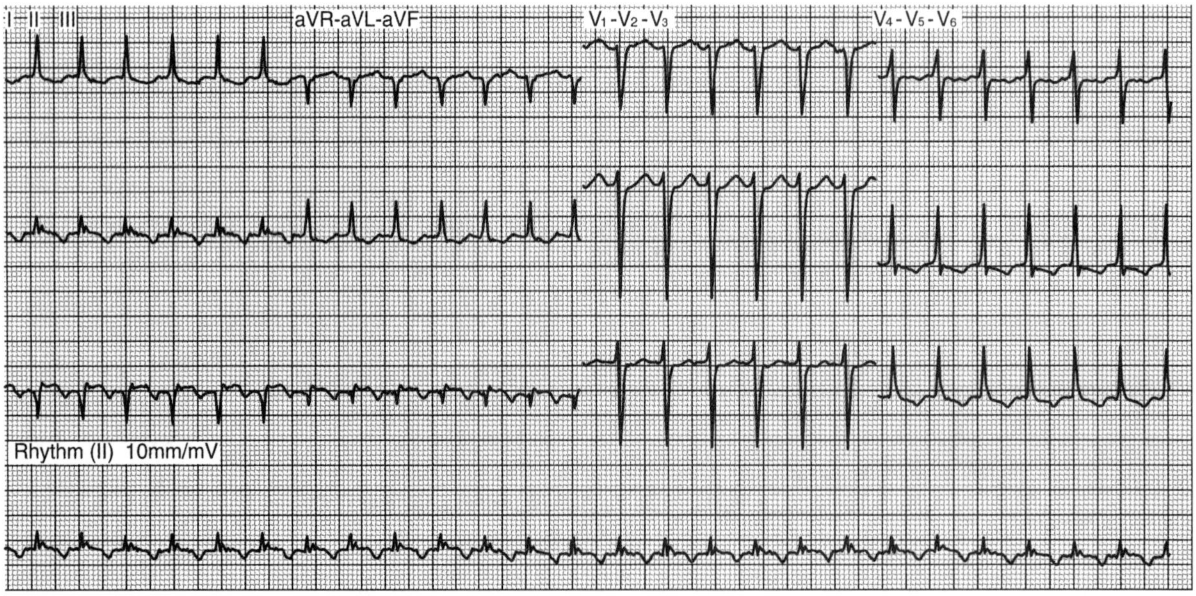

图 4–13

异位性房性心动过速。可以看到清晰但宽大畸形的 P 波，PR 间期正常。

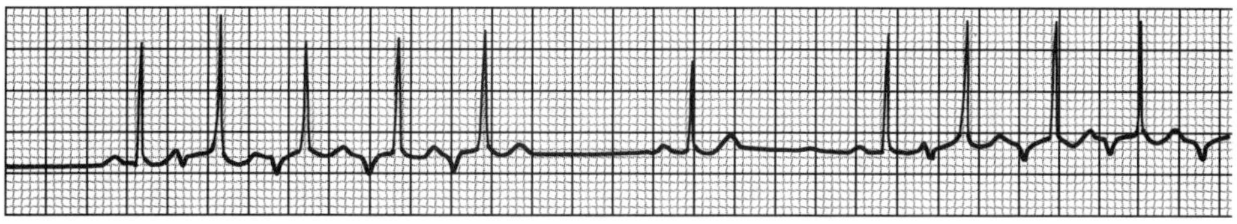

图 4–14

短阵异位性房性心动过速。注意窦性 P 波和异位兴奋灶的 P 波在形态上的巨大差异。

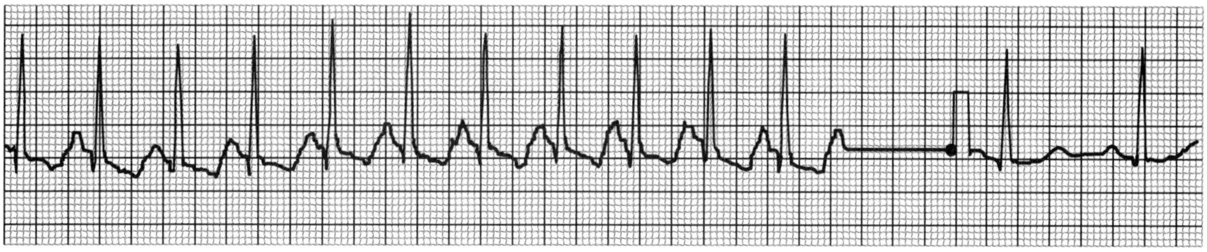

图 4–15

短阵异位性房性心动过速的终止。其心率相对较慢（128 次 / 分），异位 P 波明显不同于窦性 P 波，这是特征性的表现。

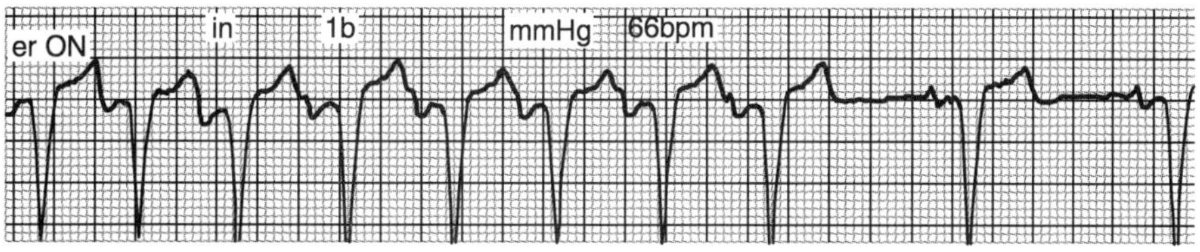

图 4–16

窦房结折返性心动过速。突发突止，P 波及 PR 间期与窦性搏动的相同。

AVNRT 和 AVPET，在 130～160 次 / 分之间。

窦房结折返性心动过速是突发突止的，这可以与单纯窦性心动过速相鉴别，后者通常是逐渐增快、逐渐减慢的。除非合并房室结病变，一般心动过速时的 PR 间期与窦性 PR 间期相同。

药物治疗通常有效。这种心动过速不是由洋地黄中毒引起的，但是相关文献很少。

多源性房性心动过速

这是由单一的特殊原因引起的心动过速。

心电图表现为一系列快速的房性异位搏动，P 波形态变化很大（图 4-17 和图 4–18）。记住，在第 2 章曾强调房性异位病灶会产生一种独特的、特征性的 P 波，即当看到 P 波形态各异时，很明显，有很多异位兴奋灶在发放冲动。

要诊断多源性房性心动过速（MAT），你必须证明快速的房性异位搏动来自于多个病灶，意味着有一系列至少 3 个或更多的异位搏动。而单个房早，即使它们来自多个不同的病灶，也与 MAT 不同。如图 4–17 和图 4–18 所示 MAT 往往表现为长度不等的短搏动，其结果往往是导致完全没有规律的心律，从而很容易与房颤混淆。所以一定要注意观察多种形态的 P 波！

这是一种因缺氧引起的心律失常，其治疗当然是用氧气。常规的抗心律失常药物如洋地黄无效。我们曾经静脉应用镁剂治疗，与对照组相比，有一大半的病例获得了令人振奋的结果。当然，这还需要进一步的研究。

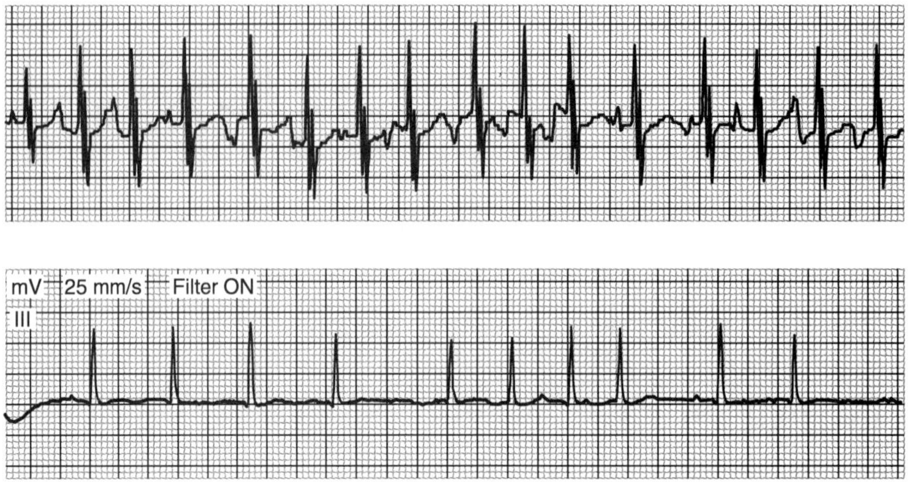

图 4-17
多源性房性心动过速（上图）。下图显示经 O_2 和镁剂治疗后恢复为窦性心律，但仍可见随机的心房多个病灶的异位搏动。

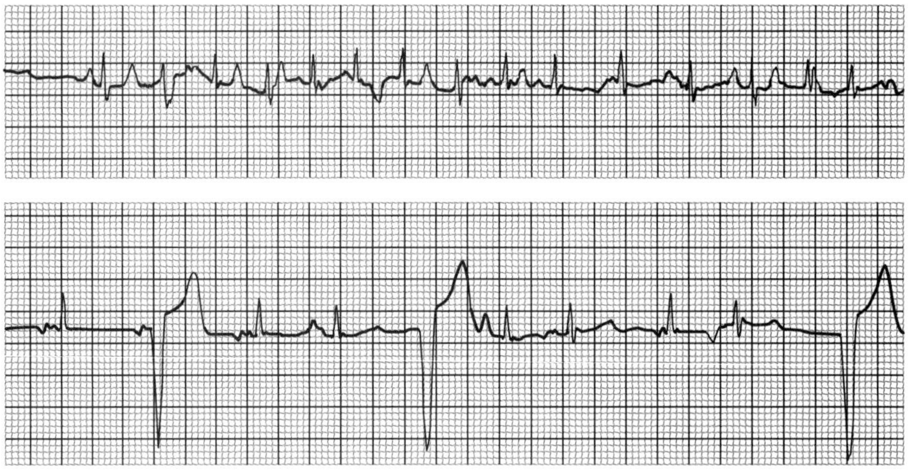

图 4-18
多源性房性心动过速（上图）。下图显示经 O_2 和镁剂治疗后，心率减慢，可见多灶性单个心房、交界区和心室的异位搏动。

伴有阻滞的阵发性房性心动过速

这是一种有特殊临床意义的心律失常。有 90%的病例是由洋地黄中毒引起的。这种心律失常与这里所列举的快速型心律失常有很多不同的地方，具体内容详见第 16 章，洋地黄中毒相关的心律失常。

5

各种室内传导异常

我们已经了解简单的束支传导阻滞，而认识其他类型的室内传导延迟也很重要。对任何一位心脏科医生而言，掌握各种室内传导异常绝对必要。

在这一章中，将学习如何识别以下 6 种情况：

1. 正常室间隔性 Q 波。（室间隔性 Q 波在一些传导障碍中是非常重要的，对其进行描述并与心肌梗死的病理性 Q 波相区别，是很有意义的。）
2. 不完全性束支阻滞
3. 间歇性束支阻滞
4. 正常化融合波
5. 分支阻滞（半束支阻滞）、双分支阻滞及三分支阻滞
6. 非特异性室内阻滞

要掌握以上内容看起来很可怕，但这是日常工作的必备技能。正常化融合波及间歇性束支阻滞并不罕见，会经常出现在急诊室及重症监护病房。我们必须能够识别这些心电图表现。

室间隔性 Q 波

当冲动从心房传到心室时，室间隔左侧的激动要略早于右侧，这样就会形成一个由左向右的小向量（图 5–1）。于是，在朝向左侧室间隔导联（aVL、V_5、V_6）会记录到一个初始的负向波，有时也会出现在下壁导联（Ⅱ、Ⅲ、aVF）。在正常心脏中这一 Q 波较窄，时限不超过 0.02 s。

图 5–2 至图 5–4 记录了正常室间隔性 Q 波的所有变异。牢记，Q 波的宽度是鉴别其是生理性（室间隔）或病理性（坏死性）的重要依据。过去一直强调的是 Q 波深度，而经过仔细的病理关联分析提示 Q 波宽度才是至关重要的因素。（我曾见过一些将正常间隔性 Q 波误诊为病理性 Q 波的可悲错误，所以在这要强调一下。）

不完全性束支阻滞

有时候你看到的心电图很像左束支或者右束支阻滞，唯一的区别在于 QRS 波的宽度要比真正束支阻滞窄一些，其宽度为 0.10s 或 0.11s 而不是 0.12s（图

图 5–1

生理性室间隔性 Q 波的发生机制。激动波由室间隔的左侧向右扩布，从而在室间隔左侧导联上产生小的初始负相波。

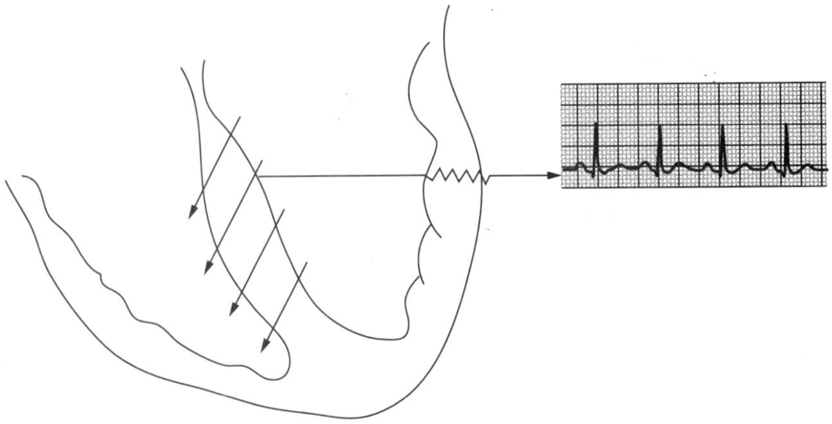

图 5–2

I 导联及 aVL 导联的室间隔性 Q 波。

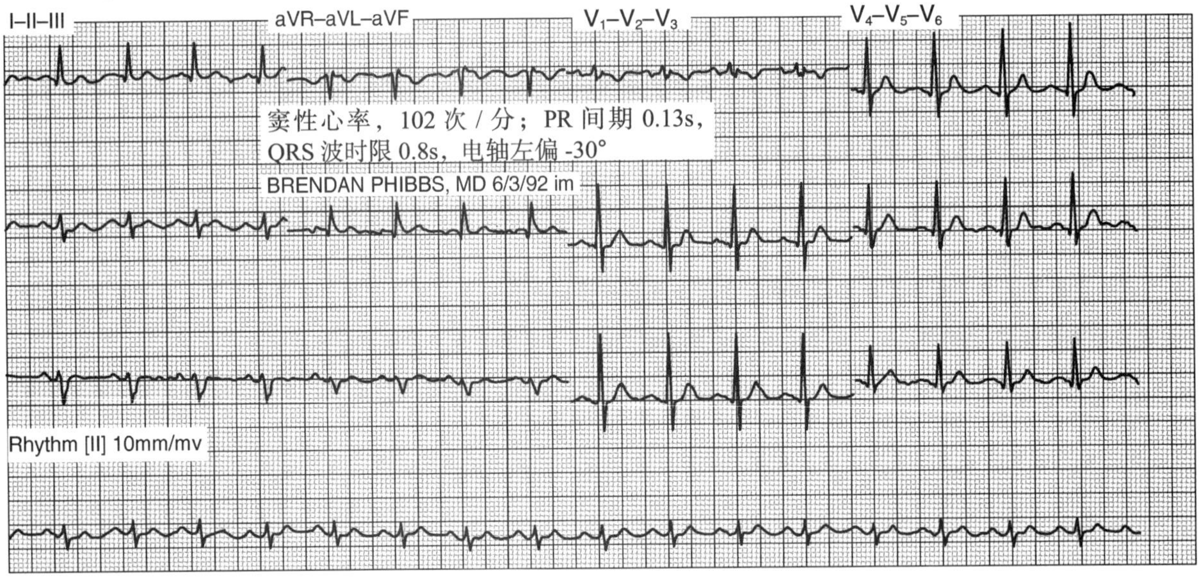

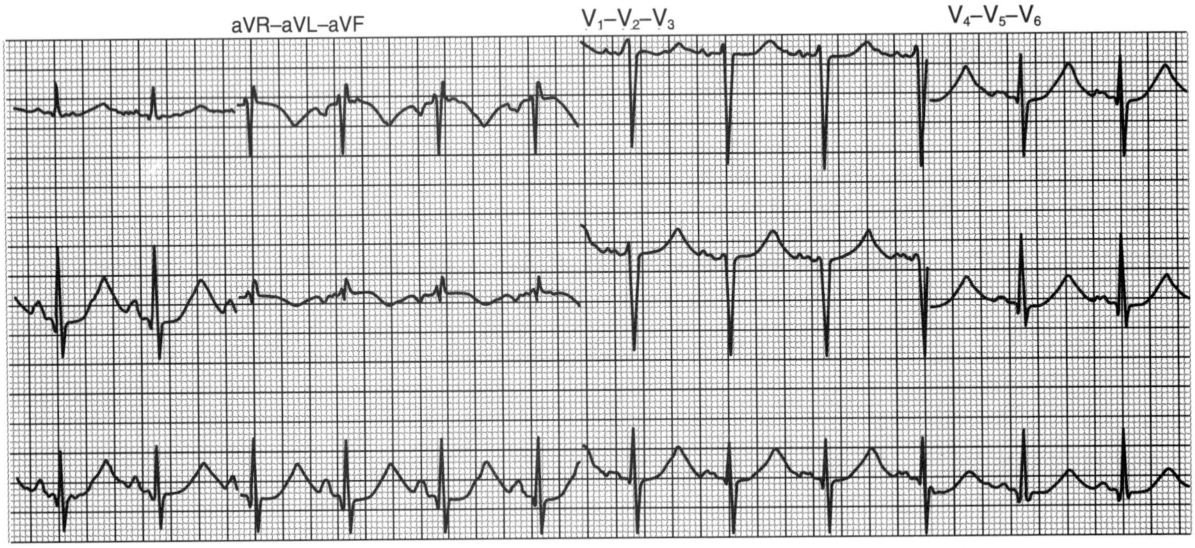

图 5–3

出现在下壁及前侧壁导联（II、III、aVF、V_5 及 V_6）的室间隔性 Q 波。

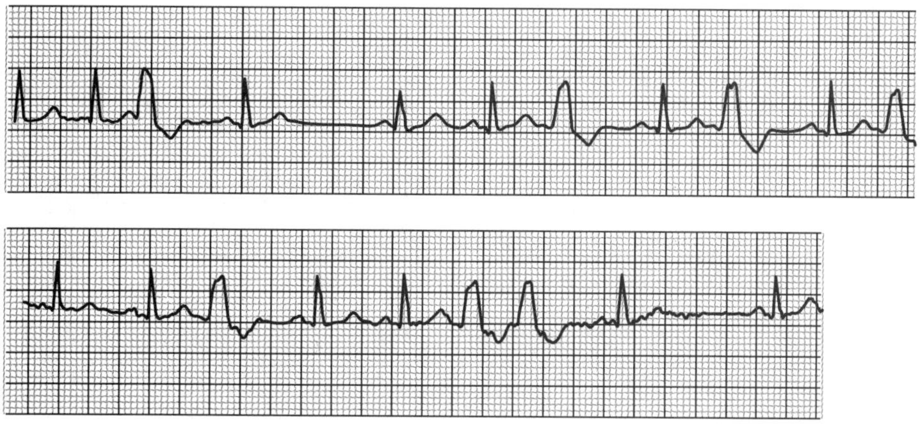

图 5-4
窦性心律出现小的室间隔性 Q 波，而在室早中则不出现。

5-5 和图 5-6）。没有人确切知道这意味着什么。我本人的心电图在过去 8 年里由不完全性右束支阻滞（QRS 波 0.10s）进展为完全性右束支阻滞（QRS 波 0.12s）。心电图表现看起来完全一样，仅 QRS 波轻度增宽。

有人认为不完全束支阻滞是由于病变束支传导速度的减慢，而完全性束支阻滞则意味着束支传导功能的完全丧失。这一观点目前无人可以证实。有一点必须要注意由不完全束支阻滞发展到完全性束支阻滞对于诊断心肌梗死具有重要意义。

请看图 5-7 和图 5-8。它们均表现为左束支阻滞的图形，但有两点重要区别。第一，图 5-7 的 QRS 波要窄一些；第二，图 5-7 中，在 aVL 导联可见一室间隔性 Q 波，而图 5-8 则没有。

回想室间隔性 Q 波的发生机制，我们再来看一下图 5-1。正常激动波首先到达室间隔的左侧，然后由左向右穿透室间隔，从而导致室间隔性 Q 波的形成。当存在左束支阻滞时，上述的过程就无法完成，激动只能通过右束支下传，室间隔从右向左被激动，因而不可能产生室间隔性 Q 波。

因而，诊断左束支阻滞必须包括一点：没有室间隔性 Q 波。而对于不完全

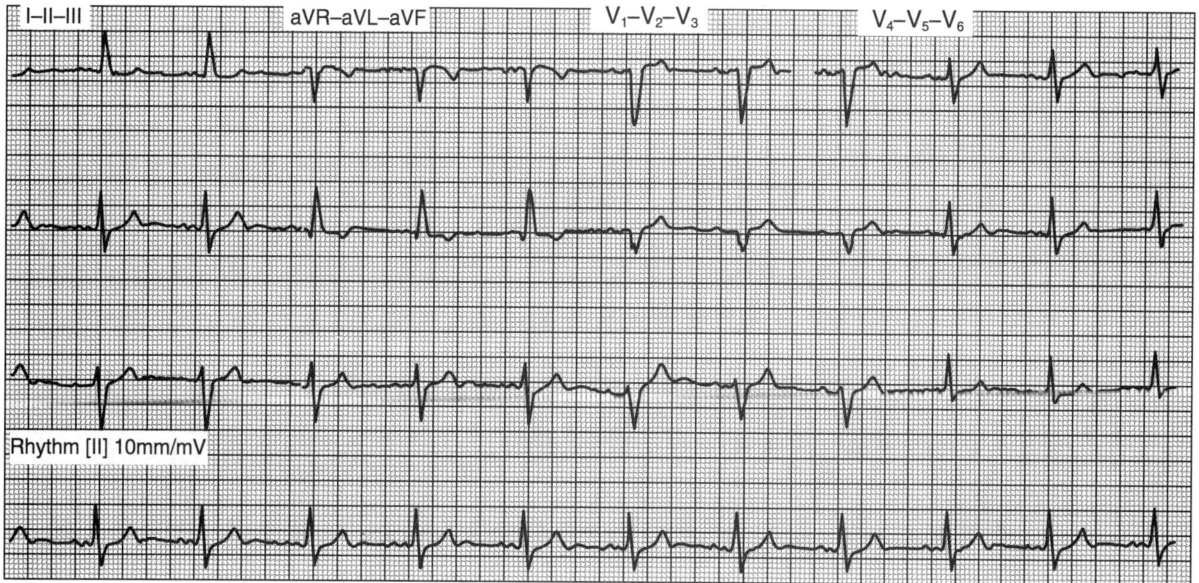

图 5-5
不完全性左束支阻滞。在 V_1 导联，QRS 波为负向，宽度只有 0.11s，aVL 导联有一室间隔性 Q 波，这表明存在沿室间隔左侧的冲动传导。

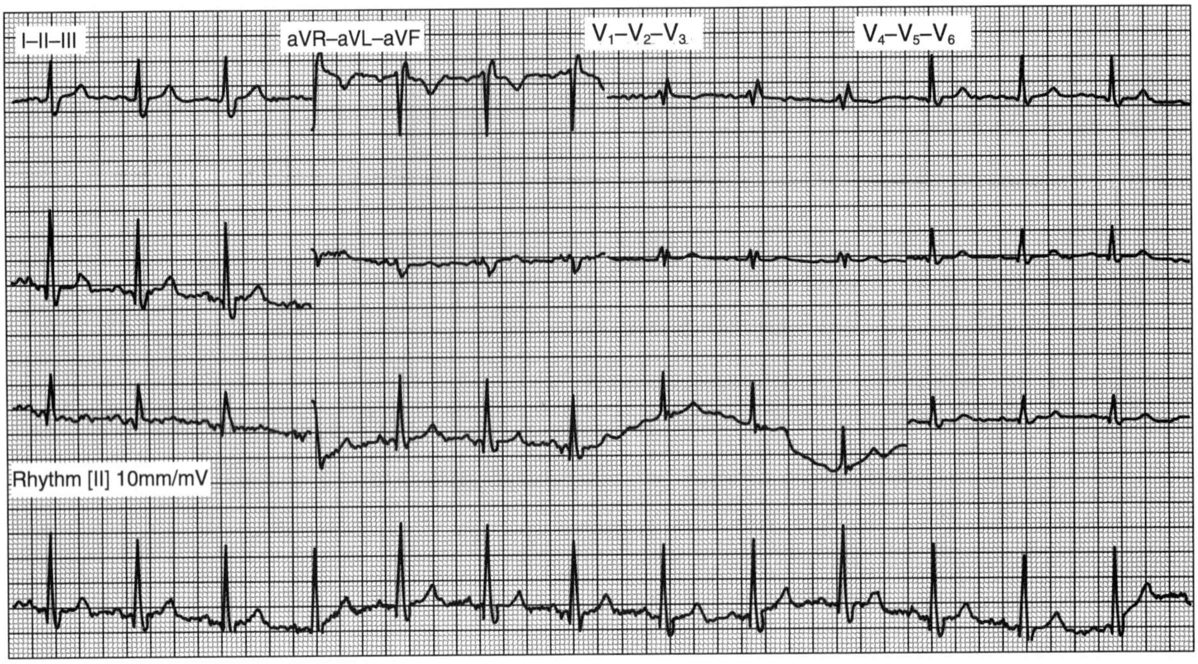

图 5–6

不完全性右束支阻滞。类似于完全性右束支阻滞，唯一不同的是QRS 波的时限较短，只有 0.11s。

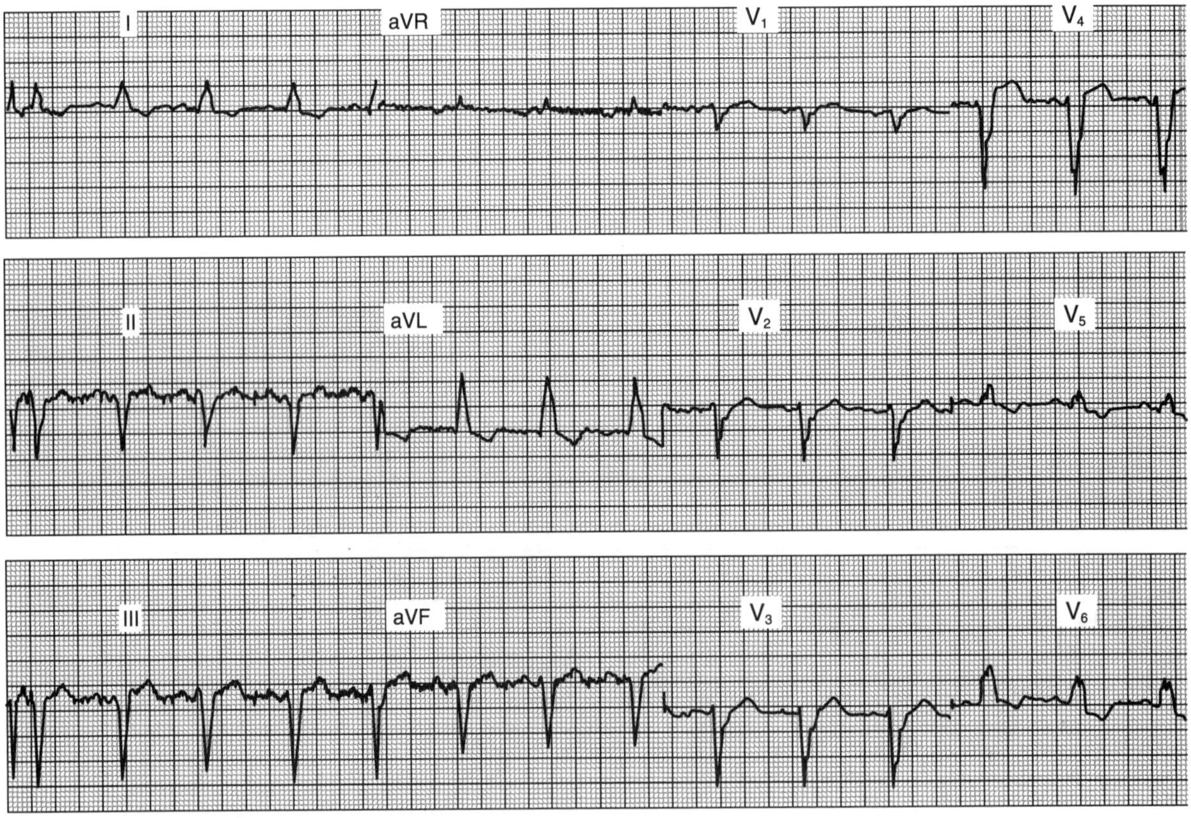

图 5–7

一疑似心肌梗死患者入院当天的心电图。I 和 aVL 导联出现不完全性左束支阻滞及室间隔性 Q 波。

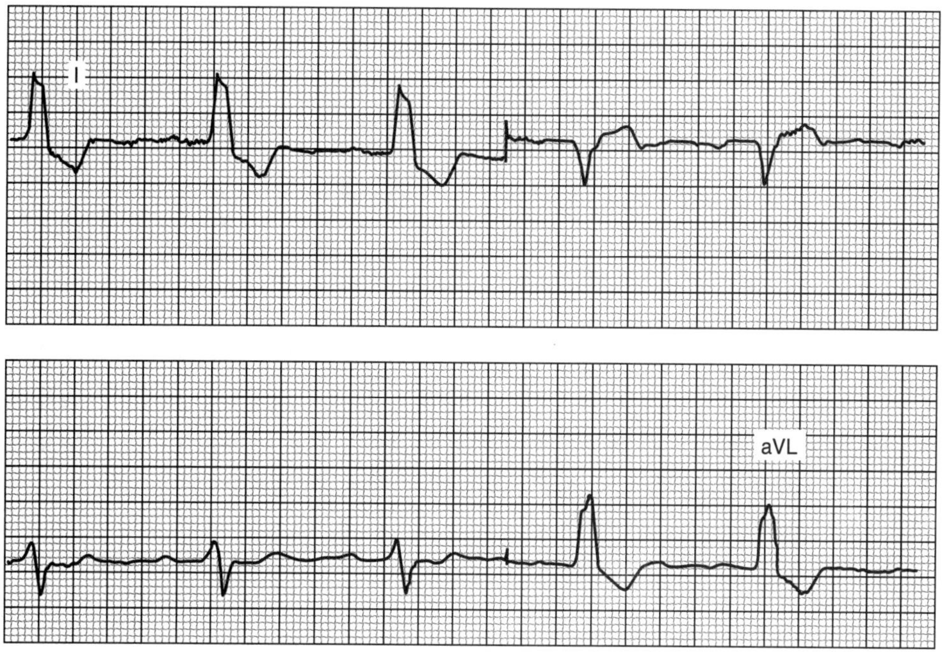

图 5–8
同一患者入院第二天的心电图。QRS 波明显增宽（0.14s），室间隔性 Q 波消失。这些是表明累及室间隔的急性心肌缺血改变的强有力证据。

性左束支阻滞，尽管传导速度慢，仍有向量穿透左侧的室间隔，所以仍然存在室间隔性 Q 波。

这一点的重要性何在？间隔性 Q 波的消失以及不完全性左束支阻滞进展为完全性左束支阻滞可能是诊断室间隔心肌梗死的唯一心电图证据。详见图 5–7 和 5–8。

间歇性束支阻滞

完全、永久性束支阻滞意味着束支某部分功能的完全丧失。若束支的细胞受损而非完全死亡时，它们仍然具有功能。每次冲动传导后，束支的受损细胞需要异常长的时间才能恢复。即束支的不应期可能异常延长。

你可能仅在交替节律中看到束支阻滞（图 5–9），这不容易分辨，如图 5-10 所示。诀窍在于测量一个 QRS 波的起点到下一个 QRS 波的起点。只有这样，变化的 QRS 波宽度才不会迷惑你。事实上，QRS 波总会按时出现，窄心搏的 P 波会隐匿于上一个心搏束支阻滞导致的宽大 T 波中。

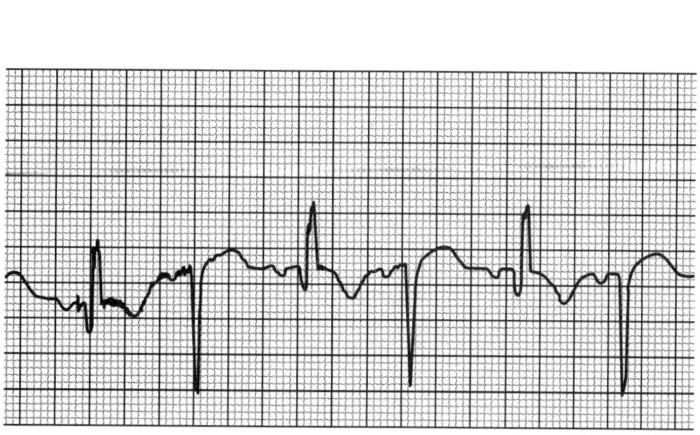

图 5–9
V_1 导联心电图示 2∶1 右束支阻滞。由于右束支的不应期延长导致每两次心搏才传导一次。

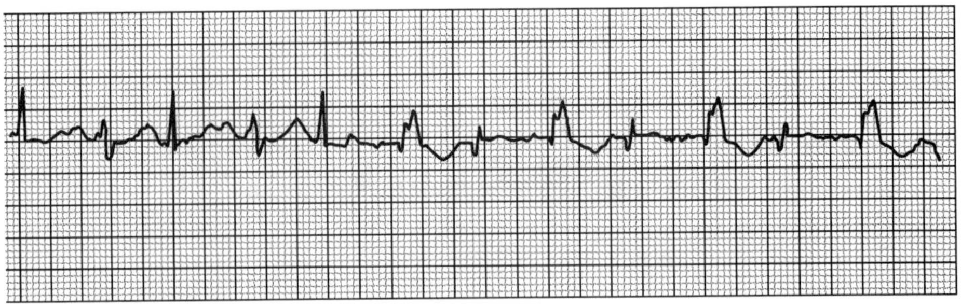

图 5–10
2∶1 束支阻滞。注意从每一个 QRS 波的起点测量的重要性。尽管 QRS 波的宽度有所改变，但它们总是按规律出现。

间歇性束支阻滞可以多种形式出现。图 5–11 是两个宽心搏后出现一个窄心搏的心电图表现，窦性心律伴恒定的 PR 间期。这就是 3∶2 间歇性束支阻滞。一个正常传导后面跟随两个束支阻滞的心搏。这提示受损束支的不应期延长，或者反映了束支更加复杂的部分渐进传导模式。

正常化融合波

还记得在第 3 章提到的室性融合波吗？当心室的异位冲动与从房室结下传的冲动相遇，那么心室就被这两个冲动激动。结果是产生介于正常 QRS 波和室早的宽大畸形的 QRS 波之间的室性融合波。由于室早在正常的冲动还处于房室结时提前到达，所以 PR 间期要比正常时的短。

融合波提示宽 QRS 波而无相关的 P 波的心搏一定是室性的，因为只有在冲动起源于心室时，两个冲动才会在心室发生碰撞或融合。当在宽 QRS 波心动过速中看到融合波时，诊断为室性心动过速的准确率为 100%，这就是融合波重要性所在。

在发生束支阻滞时，会出现一种不同的融合波。假设在室早激动存在束支阻滞的心室的同时，沿房室结下传的正常冲动激动了另一心室。两侧心室同时激动，则 QRS 波变窄，束支阻滞在一次心搏中会无明显原因地消失（图 5–12）。

换言之，这是一种使束支阻滞“正常化”的融合。与其他融合波相似，这一“正常化”心搏的 PR 间期比正常的 PR 间期短。当束支阻滞中无明显原因地出现一正常 QRS 波时，提示存在室性异位兴奋灶，并发放冲动使束支阻滞正常化。在存在束支阻滞的情况下，这些正常化的心搏可能是识别室性异位搏动的唯一线索。因此这也是识别它们的重要原因（图 5–13 和图 5–14）。

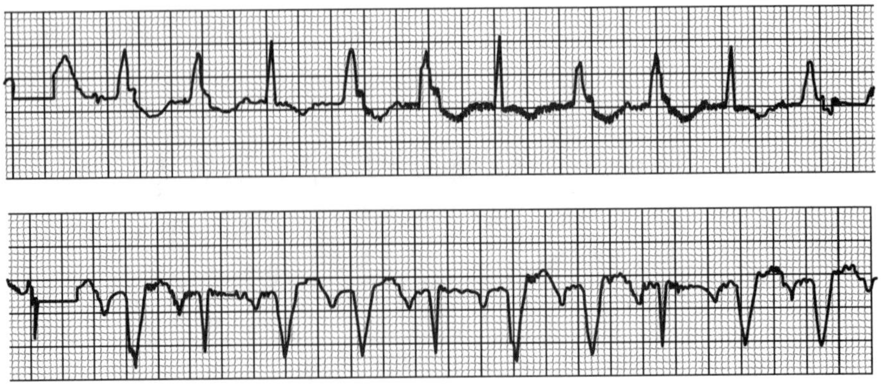

图 5–11
3∶2 束支阻滞。不应期延长导致受损束支每 3 个心搏才传导 1 次。

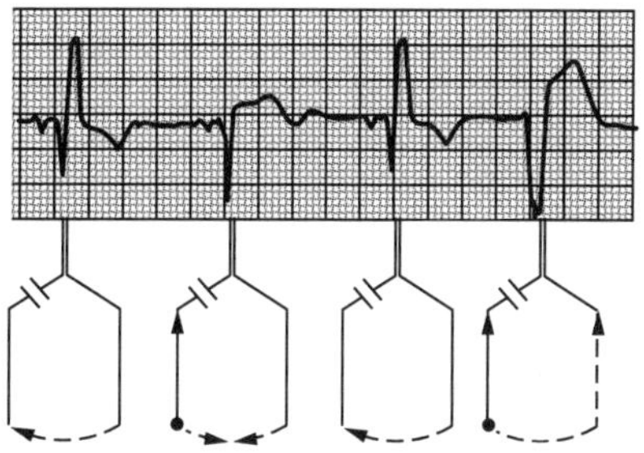

图 5-12

正常化融合波的发生机制。当一个室性异位搏动激动存在束支阻滞的心室的同时，另一心室被正常冲动激动，就会形成一个正常的、窄 QRS 波。

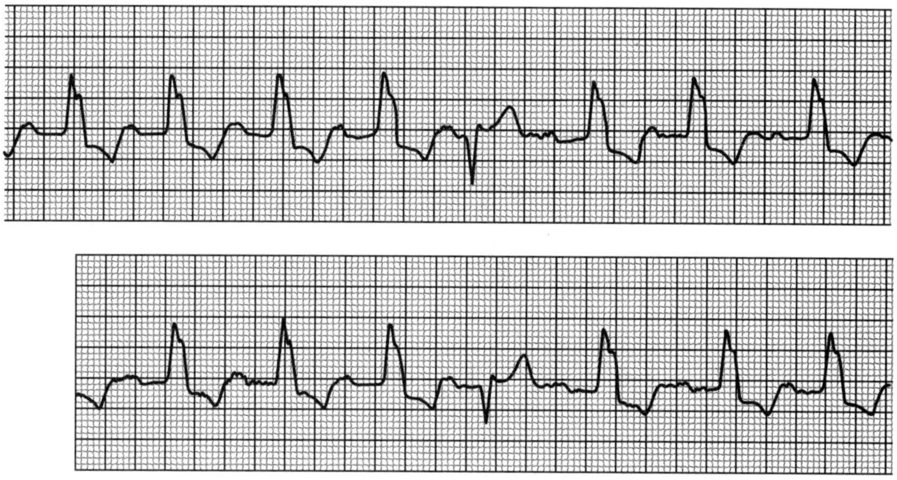

图 5-13

I 导联心电图示正常化融合波。在每一条心电图的中间部位都存在一窄 QRS 波，在此之前的 PR 间期较短，这是一个典型正常化融合波的例子。

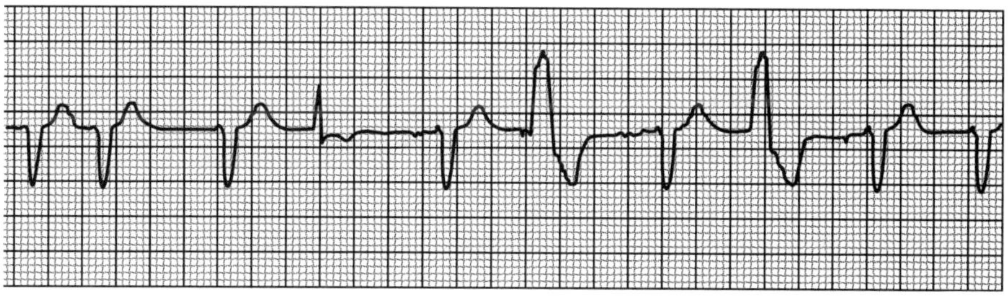

图 5-14

房颤时的正常化融合波 V_1 导联。一个异位冲动激动了存在束支阻滞的左心室，产生了一偶然的宽心搏。图中第 4 个心搏的 QRS 波窄，很显然是正常化融合的结果。

分支阻滞、双分支阻滞及三分支阻滞

左束支的结构并不像以往内科医生认为的那么简单。大约 25 年前，研究者发现左束支由两个不同传导方向的部分组成。如果用特殊的技术进行解剖，就会发现左束支如同一个有着细长柄的扇子一样，但从解剖学上无法辨认其传导路径。

而功能学上则完全不同。左束支像是由两个向相反方向传导的功能部分组成。这些功能部分称为“分支”。这两个分支根据其传导的方向进行命名，分别为左后分支（后上，即向左）及左前分支（前下，即向右）。左后分支是向上、向左大约-60°（介于-40°到-90°之间）方向传导。左前分支是向下、向右大约 +100°（介于 +80°到 +120°之间）的方向传导（图 5-15）。

当两分支都正常传导时，彼此间相互平衡，维持正常的电轴方向为 +30°。如果任何一分支的细胞发生病变或者坏死时，冲动会沿着有功能的束支传导，电轴就会向左或右偏移。如左前分支阻滞时，电轴就会左偏，介于-40°

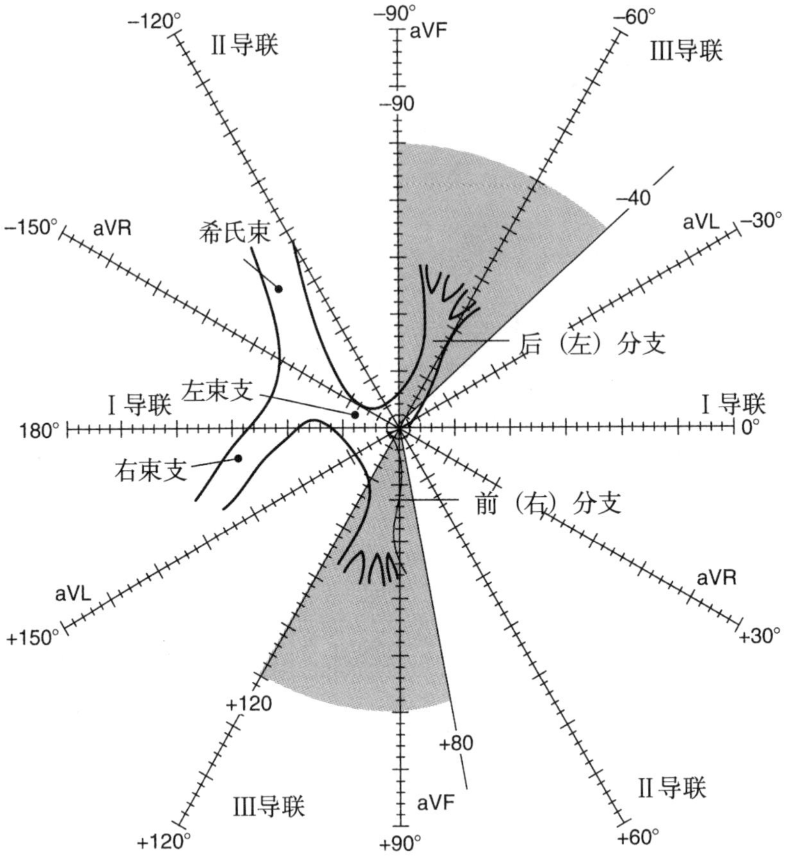

图 5–15
左束支的左前分支及左后分支传导方向示意图。

到 -90° 之间。（图 5–16）

问题：是否存在其他因素会使电轴极度左偏呢？不是很多。左心室肥厚或者是一个矮胖人存在高位膈肌时可以使电轴左偏到-30° ，但不会超过这一限度。一些少见的退行性疾病如心脏结节病，可以使电轴极度左偏，但在这种情

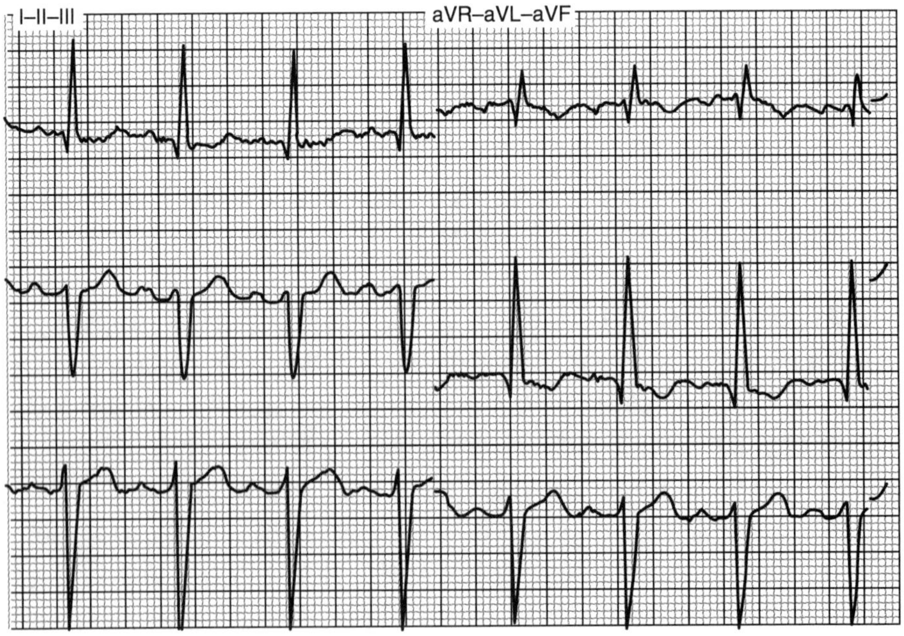

图 5–16
左前分支阻滞。电轴 -55° ，同时伴有室内阻滞（QRS 波 0.10～0.11s）。

况下，左前分支退行性变可能是电轴左偏的原因所在。一般来讲，极度左偏的电轴通常提示左前分支阻滞的存在。

分支阻滞常用的术语是“半束支阻滞（hemiblock）”。这并不是个非常准确的术语，由于它暗含了一半的束支存在传导阻滞。事实上，左前分支要比左后分支细很多（直径约为 1/4），也更容易受损。然而“半束支阻滞”一词已经广泛应用。综合以上，左前分支阻滞是基于电轴的相对精确、肯定的诊断。

以往认为在诊断左前分支阻滞时，必须在 I 导联和 aVL 导联存在一个小的或室间隔 Q 波。现在此观点已经被完全摒弃了。目前是根据电轴来确立诊断的。左后分支的情况更复杂，发生阻滞时会导致电轴极度右偏，介于 +80° 到 +120° 之间。但要排除其他一些情况：右心室肥厚、肺动脉高压（急性或慢性）、瘦高体质或肺气肿（图 5-17 和图 5-18）。

只有排除所有导致极度电轴右偏的可能因素后，才能考虑左后分支阻滞是导致电轴右偏的原因。因此，左后分支阻滞属于排除性诊断。

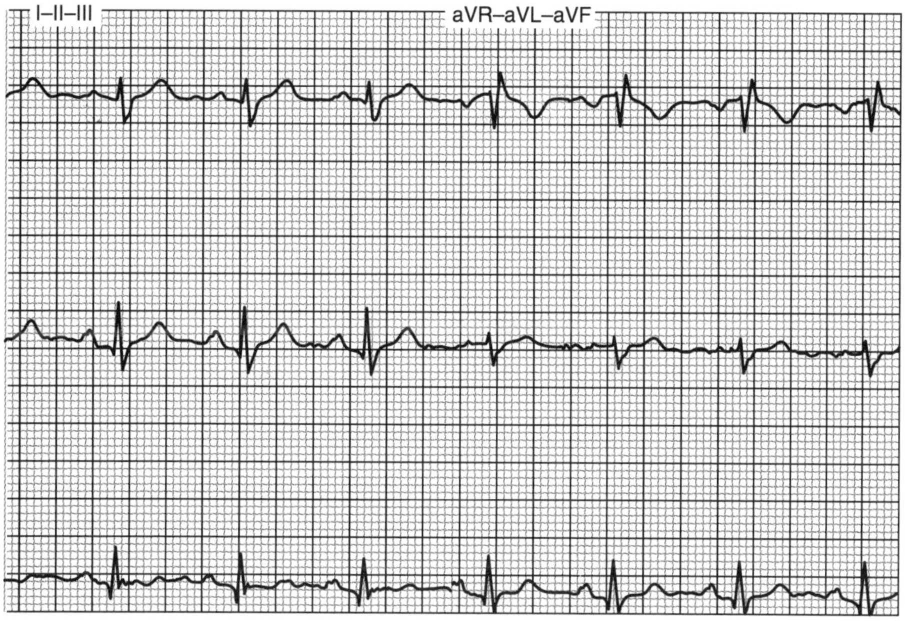

图 5-17
一瘦高年轻人的生理性电轴右偏 +100°。

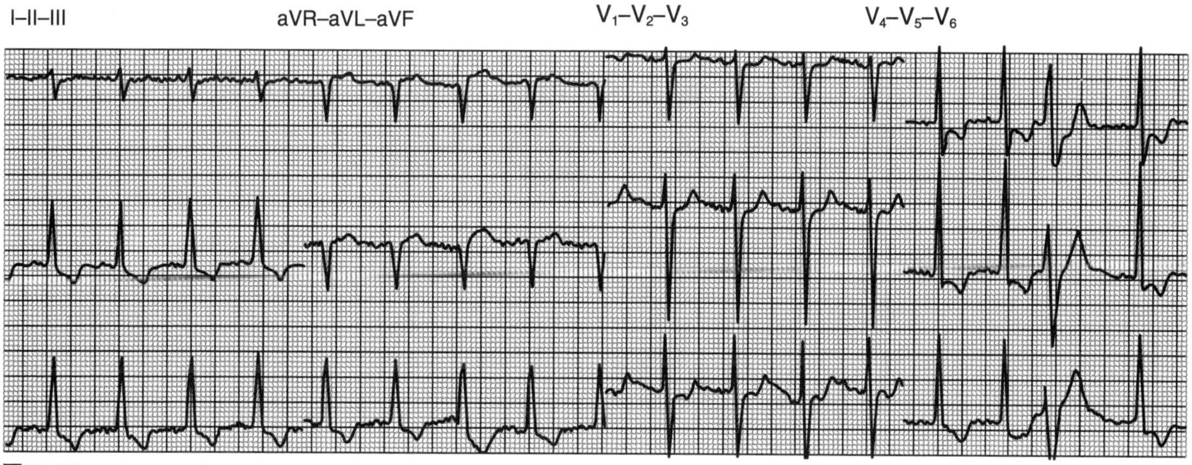

图 5-18
一矮胖中年人心肌梗死时出现的病理性电轴右偏 +112°。在排除肺栓塞后诊断左后分支阻滞。

注意在分析电轴时，应该将年龄和体质作为校正因素。对于儿童及年轻人，电轴右偏是正常的；但是如果一位心肺正常、65 岁、轻度肥胖的人电轴右偏 90°，唯一可能的诊断也许是左后分支阻滞。由于左后分支比左前分支粗大，血供也较丰富，所以较少发生阻滞。

特殊的临床意义：如果在心肌梗死时，突然出现任何一种分支阻滞，这可能是室间隔急性缺血的标志。

分支阻滞和房室传导：就房室传导而言，分支阻滞本身可能没有特别的意义。换句话说，分支阻滞的出现并不代表着随后会发生房室阻滞。而当分支阻滞伴右束支阻滞时，是唯一需要将分支阻滞和房室传导结合考虑的情况。（很明显，左前分支阻滞和左束支阻滞是不可能同时发生的。原因在于如果整个束支发生阻滞，则冲动就不可能沿其分支传导。）见图 5-19。

如果右束支和左束支的分支同时发生阻滞，那么房室传导的心室部分将仅由左束支残余的有传导功能的分支来完成。这种情况诊断为双分支阻滞。当残余的分支传导发生中断或延迟时将产生某些形式的房室阻滞。

当存在右束支阻滞时，如何判断左束支的分支是否阻滞呢？记住通过极度电轴左偏（-45° 至-90°）来诊断左前分支阻滞的。当存在右束支阻滞时，同样可以根据电轴进行判断，唯一的区别在于右束支阻滞时会出现代表心室向后向量的宽终末波。

此外，通过测量 QRS 波起始 0.06s 的电轴，就可以得到冲动沿左束支传导时（被记录为 QRS 波的起始）的电轴方向。通过电轴可以判断左束支的分支

图 5-19
双分支阻滞。右束支和左前分支同时发生阻滞。传导仅能依赖于左后分支。

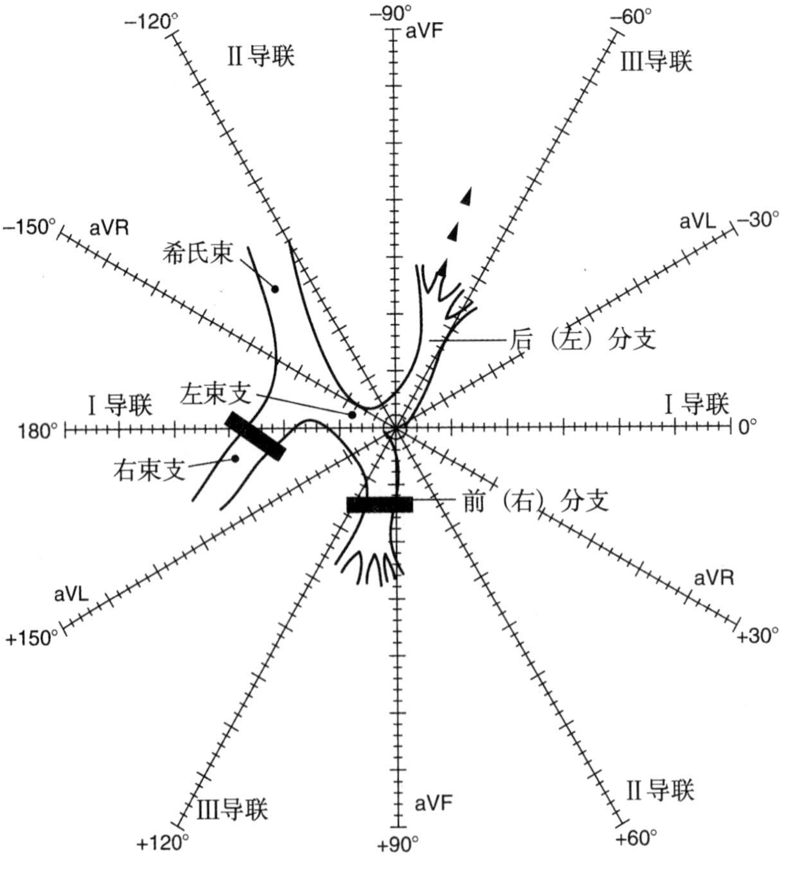

是否发生阻滞（见图 5–20）。

当双分支阻滞最早被提出时，人们通常认为：如果患者存在晕厥及双分支阻滞时，可能有间歇性房室阻滞。但是过去 20 年的研究表明，双分支阻滞并不意味着房室阻滞的高风险性。事实上双分支阻滞是较常见的，它进展为房室阻滞的危险性较低。请看图 5–21 和图 5–22 并练习测量电轴。

三分支阻滞意味着残余分支存在某种程度的延迟或障碍。因此， PR 间期

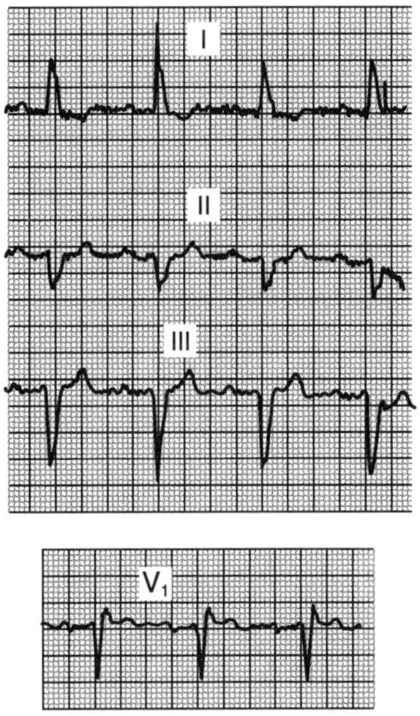

图 5–20

在右束支阻滞的情况下测量电轴。在左束支被激动时，即大约是 QRS 波起始后的 0.06s，测量电轴，以确定左束支的传导情况。

图 5–21

右束支阻滞伴左前分支阻滞，QRS 波起始 0.06s 的电轴是 -55°。

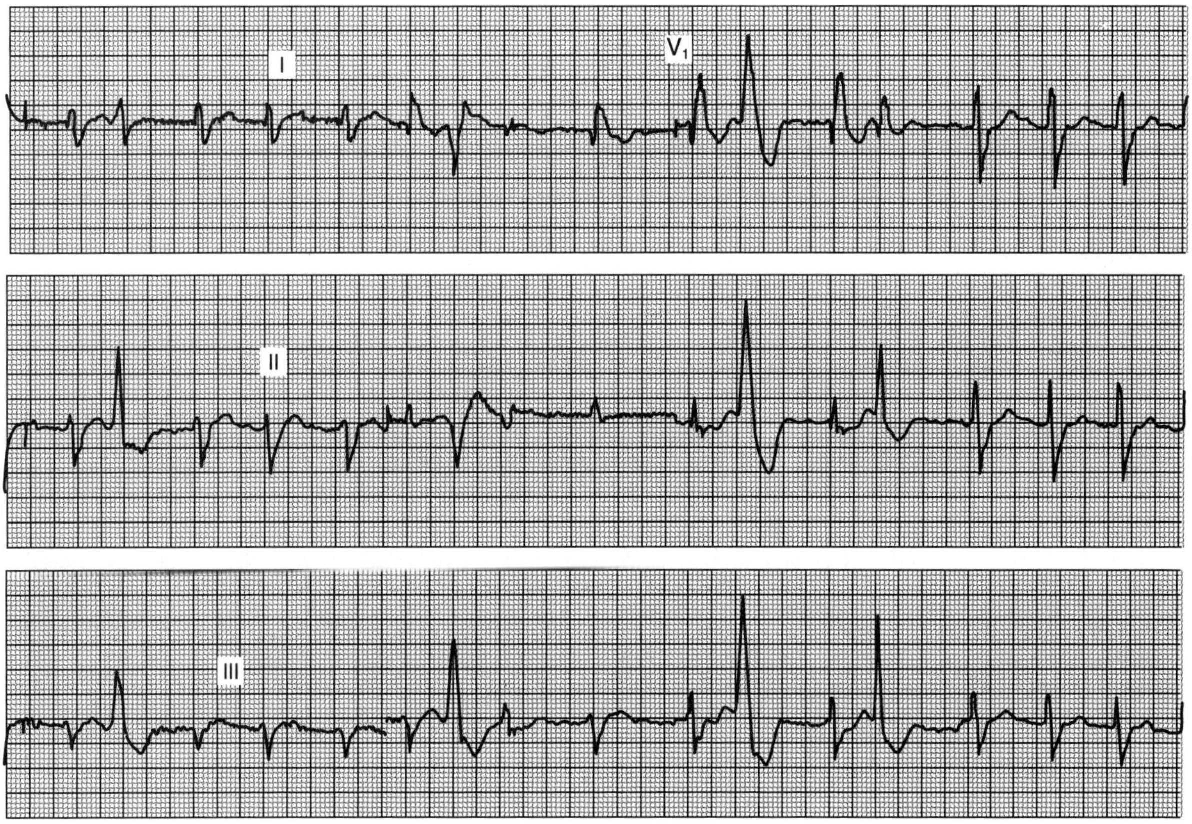

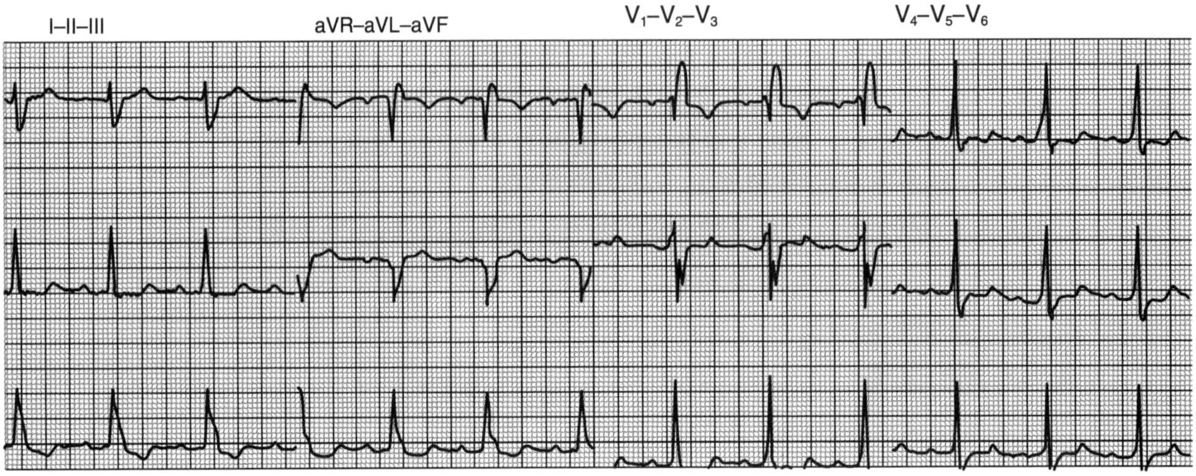

图 5–22

右束支阻滞伴左后分支阻滞，电轴极度右偏 +118°，且已经排除其他导致电轴右偏的因素。

延长的双分支阻滞提示唯一的功能分支可能存在传导延迟，故称为三分支阻滞比较恰当（图 5–23）。

非特异性室内阻滞

有时我们可以看到增宽的 QRS 波，但不能将其界定为任何一种束支阻滞或分支阻滞。QRS 波的时限为 0.10～0.11s，无其他特殊表现。这时，你可以用“非特异性室内阻滞”进行描述。非特异性室内阻滞肯定存在传导系统树枝状末梢传导速度的减慢。过去，人们常喜欢用诸如“局灶性室内阻滞”一类的术语，但从病理生理学角度来讲，这些术语并无太多的实际意义。非特异性室内

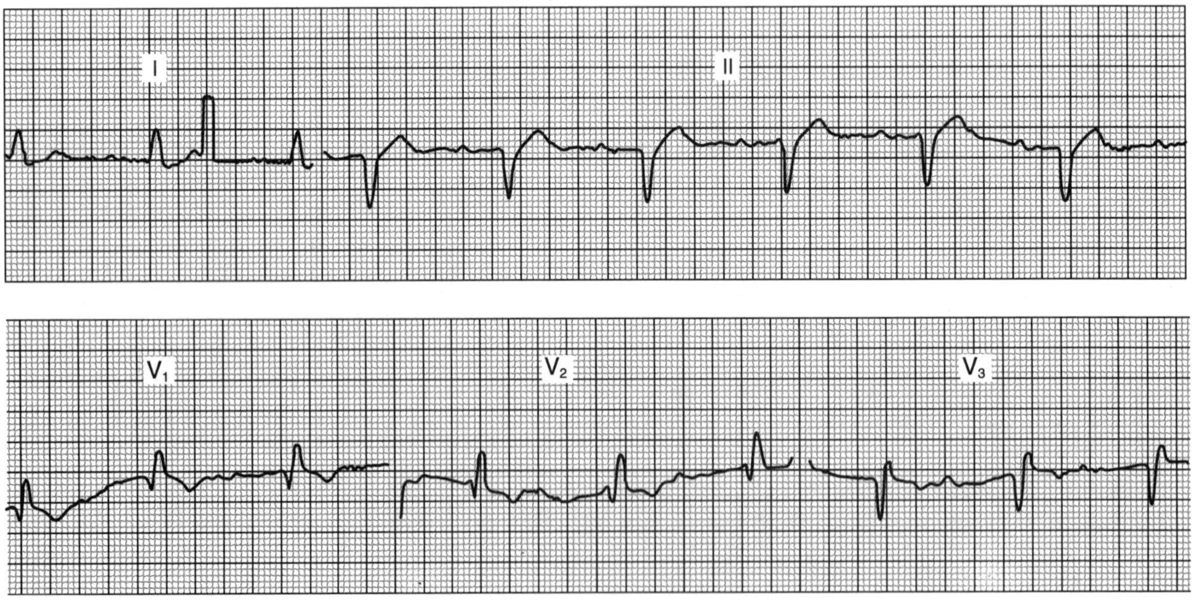

图 5–23

三分支阻滞。右束支阻滞合并左前分支阻滞时的 PR 间期延长，传导由残余的有传导功能的分支，即左后分支完成。当记录这幅心电图时，PR 间期突然明显延长，提示发生了高度房室阻滞，故置入了临时起搏器。

阻滞的出现或消失提示心肌急性缺血或中毒。

术语“梗死周围阻滞”被用于描述图 5-24 所示的非特异性室内阻滞。之前心室内传导是正常的，而发生侧后壁心肌梗死时，QRS 波增宽。这种情况很容易被判定为左前分支阻滞，但需要注意的是Ⅱ导联有一 Q 波，而其他导联有许多小 Q 波。在存在病理性 Q 波的情况下，测量电轴的方向可能是不准确的，所以，非特异性室内阻滞这一术语可能是较好的描述。图 5-24 和图 5-25 是非特异性室内阻滞的例子。

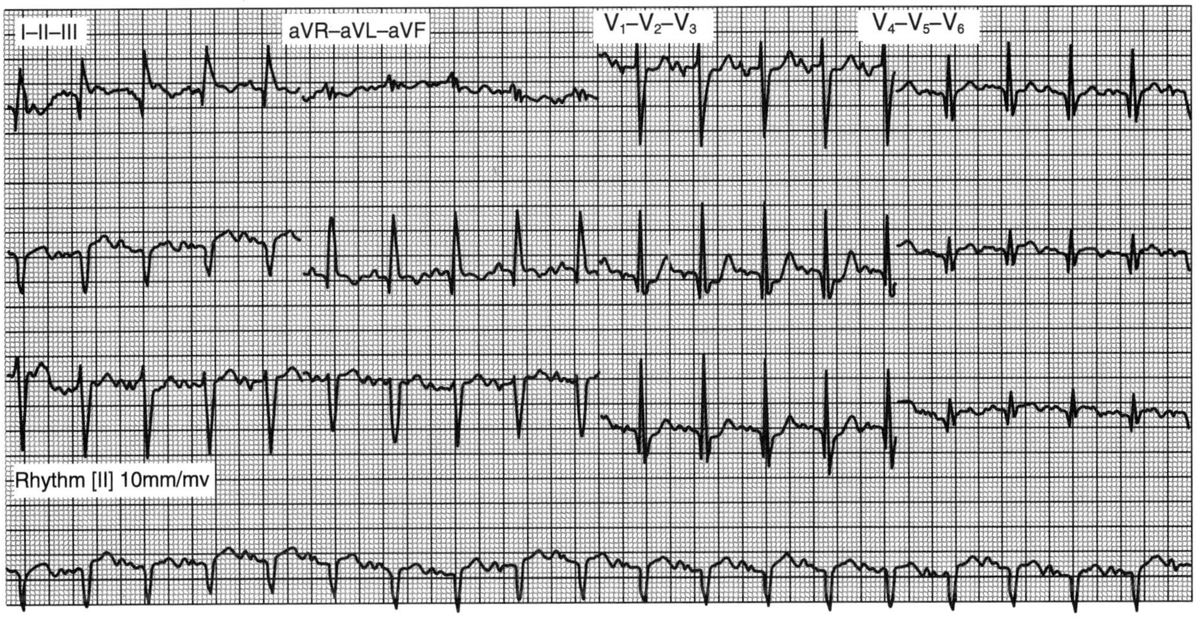

图 5-24

发生急性侧后壁心肌梗死时出现的室内阻滞。这种传导延迟有时被称为梗死周围阻滞。

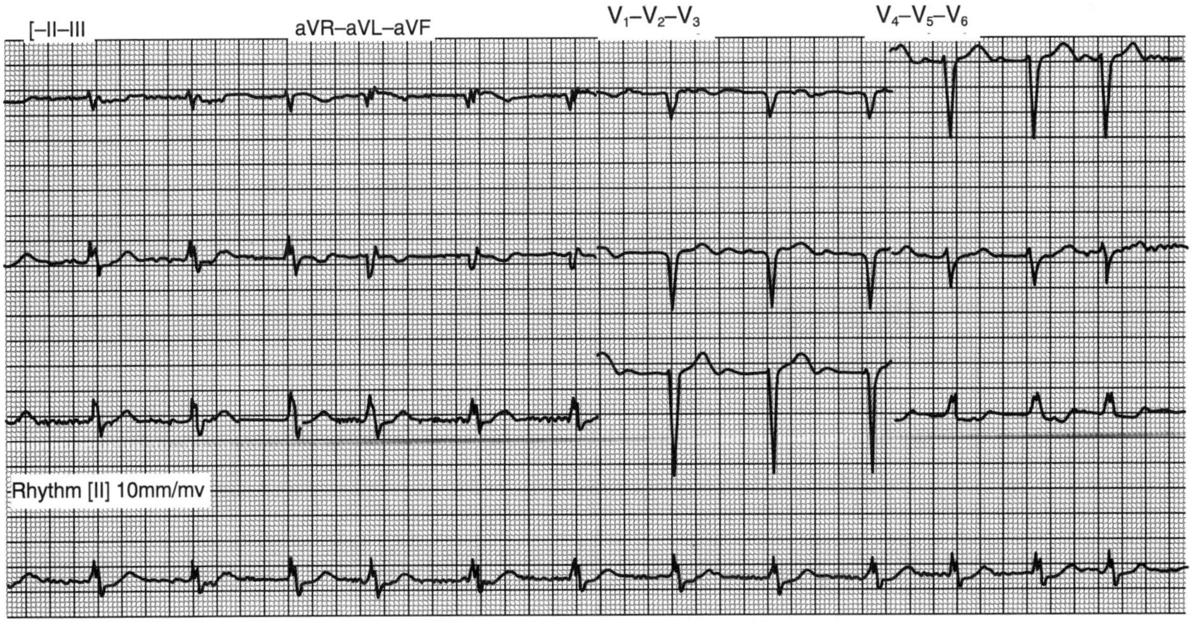

图 5-25

室内阻滞。QRS 波增宽，但比真正的束支阻滞时要窄（时限为 0.10～0.11s）。在某些导联常常看到 QRS 波的顿挫。

6

详论差异性传导

一位高级的心电图专家必须能够识别各种形式的差异性传导（差传）。当同时存在宽 QRS 波、窄 QRS 波、QRS 波的形态不断发生变化时，你所作出的决定将会是至关重要。掌握各种传导异常的发生机制是必备的素质，正如在 1942 年的新兵入伍时必须做 50 个俯卧撑一样。

在第 5 章讲述了固定的或者永久性差异性传导，表现为束支阻滞、分支（或双分支或三分支）阻滞和非特异性室内阻滞。

差异性传导（差传）通常是短暂的，其发生机制包括：

1. 单纯不应期延长所致的频率依赖性差传
2. 阿斯曼（Ashman）现象
3. 心动过缓依赖性差传
4. 随机间歇性（即非频率依赖性）差传

单纯不应期延长所致的频率依赖性差传

图 3–4 是一例简单的频率依赖性束支阻滞。这种差传可以导致之前所列出的任何一种传导异常。因此，你可以见到频率依赖性的分支阻滞或频率依赖性的室内阻滞（图 6–1）。即在一定心率范围内传导正常，而当心率超出此范围时，将会出现差异性传导。

单纯不应期的延长可以导致固定比率的阻滞，如图 5–7 至图 5–9 所示的 2∶1 或 3∶1 阻滞。即不应期延长，每 2 个或 3 个心动周期冲动才传导 1 次。

阿斯曼现象

差异性传导的另一种常见形式，最早由阿斯曼描述，所以称为阿斯曼现象。

注意以下 3 点：

1. 心脏组织的不应期与心率相关。心率越慢，每一心搏后的不应期就越长。如果心率加快，不应期就会缩短（图 6–2）。（必须仔细考虑这个问题，心率不会无缘无故加快）。

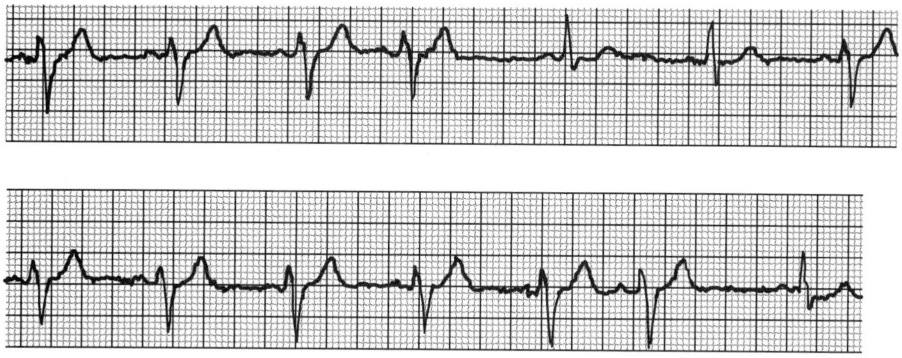

图 6–1

Ⅱ导联心电图示频率依赖性的室内阻滞——左前分支阻滞。在多数心搏中，QRS 波时限是 0.11s，电轴大约是左偏 -45° 。在图的右侧，房早后都有一个间歇，间歇之后出现窄 QRS 波（时限为 0.08s）。这是一个典型的频率依赖性的分支阻滞例子。

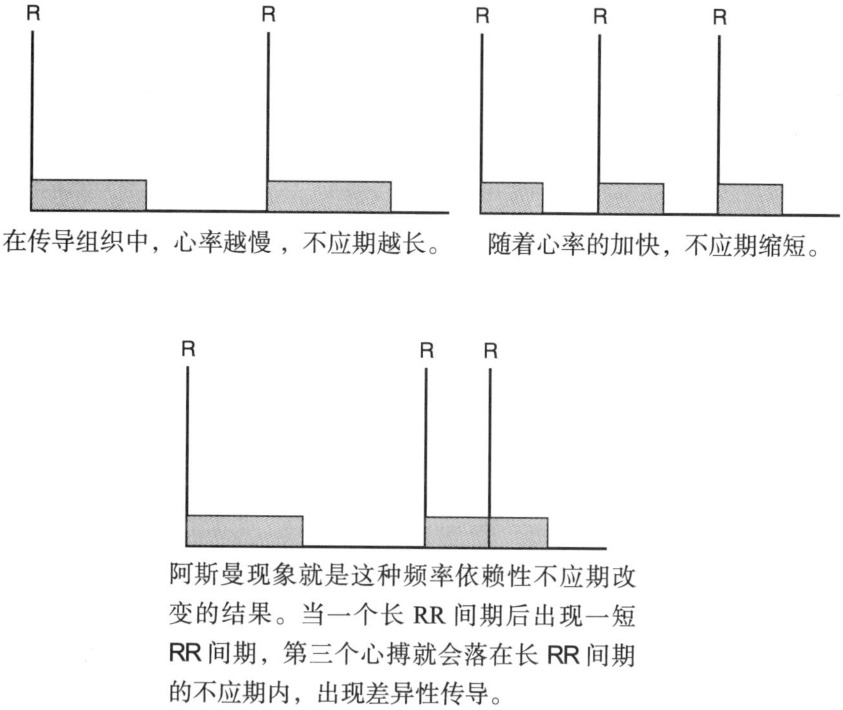

图 6–2

阿斯曼现象的原理。

2. 心脏的不应期随心搏的变化而变化。换言之，任何一次心搏后的不应期是由该心搏与前一次心搏之间的距离决定的。因此，如果心搏间的距离不断改变，如房颤或其他的心律失常时，则不应期也将发生逐搏改变。

3. 这种不应期的变化是阿斯曼现象产生的条件。请看图 6–2 的下图。开始是一个长 RR 间期，这就意味着在第二个心搏后会出现长不应期。现在假设下一次心搏提前来到，这样就会在长 RR 间期后出现一短 RR 间期。提前到来的心搏就会落入长 RR 间期决定的不应期内，导致其被阻滞或出现差异性传导。因此，当见到长 RR 间期后紧跟短 RR 间期时，应寻找差异性传导（图 6–3）。

当出现一系列快速心搏时，比如阵发性室上速，其第二个心搏由于长 RR 间期 / 短 RR 间期的原因而最可能出现阿斯曼现象。此后短 RR 间期脱离了不应期，又正常传导。这就是“心动过速中第二个心搏”现象，是典型的阿斯曼差传（图 6–4）。

图 6–3
房早的阿斯曼现象。期前收缩导致短 RR 间期的产生，从而形成经典的阿斯曼现象。

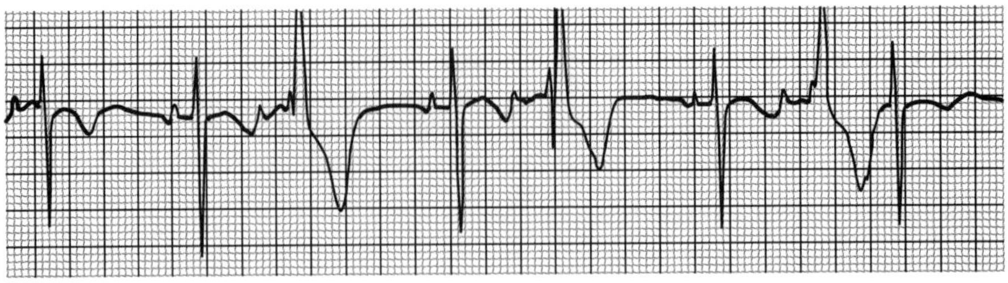

图 6–4
阵发性房性心动过速中的阿斯曼现象。当长 RR 间期后紧跟短 RR 间期，每次都会出现一宽大异常的 QRS 波。图中的两个箭头为阵发性房性心动过速的第 3、4 个心搏。注意：第 2 个心搏显示出阿斯曼现象，而随后的心搏由于持续的短 RR 间期脱离了不应期，其传导正常。

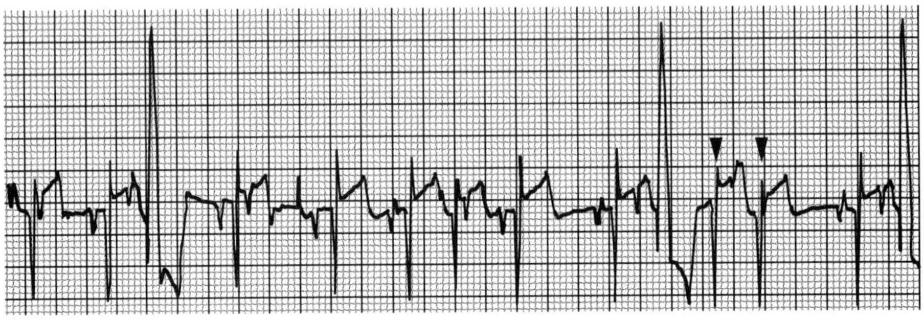

房颤或者心房扑动（房扑）伴随房室传导比率不同时，由于每次心搏的 RR 间期改变，也常出现阿斯曼现象。这也是出现宽 QRS 波的原因。但它们是产生于心房冲动的差异性传导还是室早呢？如果无法用阿斯曼现象来解释宽 QRS 波，则为室早（图 6–5）。

原则：如果在房颤或者房扑伴房室传导比率不同时，见到宽 QRS 波，请注意在此之前两个心动周期的 RR 间期。如果在宽 QRS 波之前不存在长 RR 间期，那么这应是室早而非差异性传导。

延迟阿斯曼重整

与基础心率相比，如果心动过速的频率很高时，可能需要数秒钟来重整传导系统的不应期，即缩短不应期。因此，在心动过速的起始会看到几个宽 QRS 波，然后是相同频率的窄 QRS 波，就像是阿斯曼现象延长了数秒钟。所有心搏以相同频率出现提示它们来自同一部位。出现这种现象的确切机制尚不清楚。可能是由于心室传导系统的某些部分没有参与前几个心搏，因此其不应期没有缩短（图 6–6 和图 6–7）。

由于延迟阿斯曼重整可以产生类似于室速的宽 QRS 波心动过速，因此意

图 6–5
排除差异性传导并鉴别室性异位搏动。在宽 QRS 波中无法识别任何阿斯曼关联，它们常跟随在长 RR 间期而非短 RR 间期之后。同样也无法用频率依赖性差传来解释，因为这些宽 QRS 波的频率比其他窄 QRS 波低，因此，这些异位搏动一定是室性的。

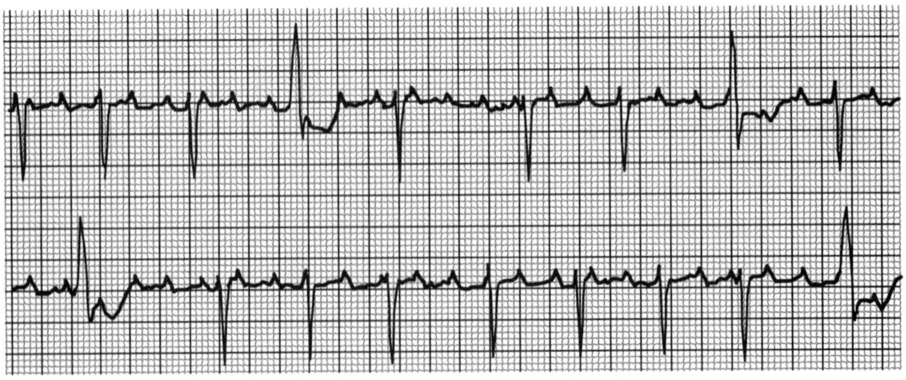

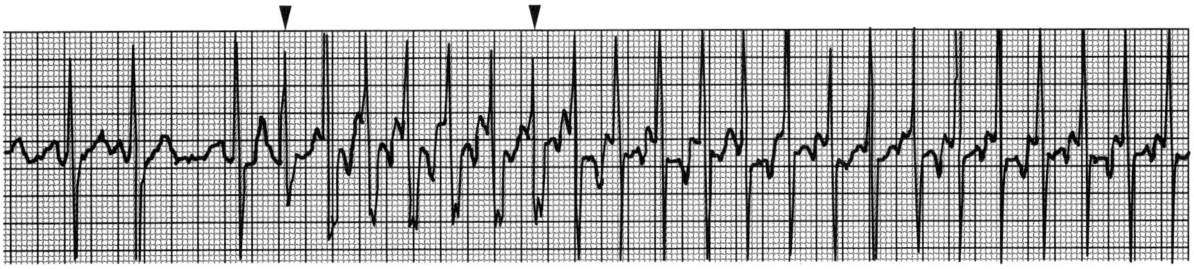

图 6-6

延迟阿斯曼重整。开始为以频率为 90 次 / 分的窦性心律之后出现频率为 187 次 / 分的室上性心动过速，其中前 7 个心搏为宽 QRS 波（箭头所示），之后出现相同频率的窄 QRS 波心动过速。这与阿斯曼现象很相似，除了有延迟现象发生。当心率加快时，传导系统各个部分的不应期将需要数秒钟重新调整才能恢复正常。如果仅出现前面的 7 个心搏，则易与室性心动过速混淆。事实上，与宽 QRS 波相同频率的窄 QRS 波的出现正是提示了它们来源于同一部位，是室上性的心动过速。

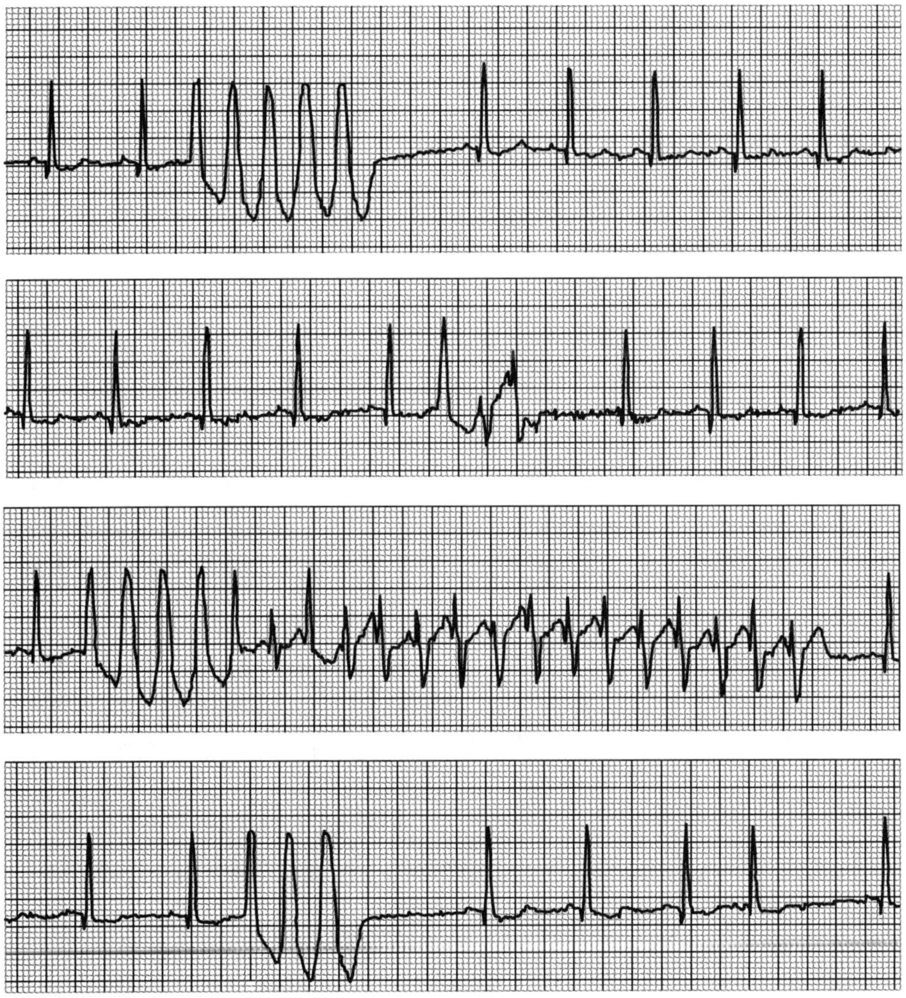

图 6-7

与图 6-6 相同，伴有延迟阿斯曼重整的室上性心动过速。仅从上图无法判定此宽 QRS 波的心动过速不是室性的。在最下面的图中可见到典型延迟阿斯曼重整，数秒钟以后 QRS 波变为正常。注意 QRS 波变窄时，电轴明显改变，提示分支系统的不应期变化。

识到其存在的可能性显得尤为重要。注意寻找以相同频率出现的正常 QRS 波！

特别注意：大约 80%的频率依赖性差传会形成左束支阻滞的图形，而大约 80%的阿斯曼差传会形成右束支阻滞的图形。

4 相差传（即心动过缓依赖性差传）

通常认为差传的发生是由于冲动来得太早所导致。但是同样也可以发生于冲动延迟的情况。

将传导细胞想象为射手。在每两个心搏之间，弓是弯的，箭被后拉。细胞带负电荷，并随时准备释放。电势能量是-90mV，如同弯弓。当细胞被激动时，能量释放，就像箭被射出。细胞的能量由-90mV 降到大约 +10mV。放电后，细胞是被动静止的，就像射出箭后的弓，没有势能。之后，细胞自己重新充电（约-90mV），如同射手拉弓准备下一次射击。

假设射手在下次射击前等待了很长时间，手臂累了，弓处于半松弛的状态。如果他在这一位置射击，箭的杀伤力将变弱。同样，由于某种原因使两次心搏间隔时间过长时，传导细胞可能“漏电”至-50mV。细胞在这种低能量的状态下被激动，其发放冲动减弱或根本无法发放冲动。

心搏之间细胞激动的时相被称为 4 相。在该时相细胞将充满电，准备发放冲动。如果在此时相细胞漏电，将被称为 4 相除极或心动过缓依赖性差传（见图 6-8 和图 6-9）。

随机间歇性差传（非频率依赖性差传）

这是一种很少见到的差传。在图 6-10 和图 6-11 可以看到，当心率与正常心搏出现一致时，束支阻滞会突然出现或消失。无阿斯曼现象和 4 相机制，心率也没有发生改变。束支阻滞仅仅是随机出现和消失。这往往是药物作用、电

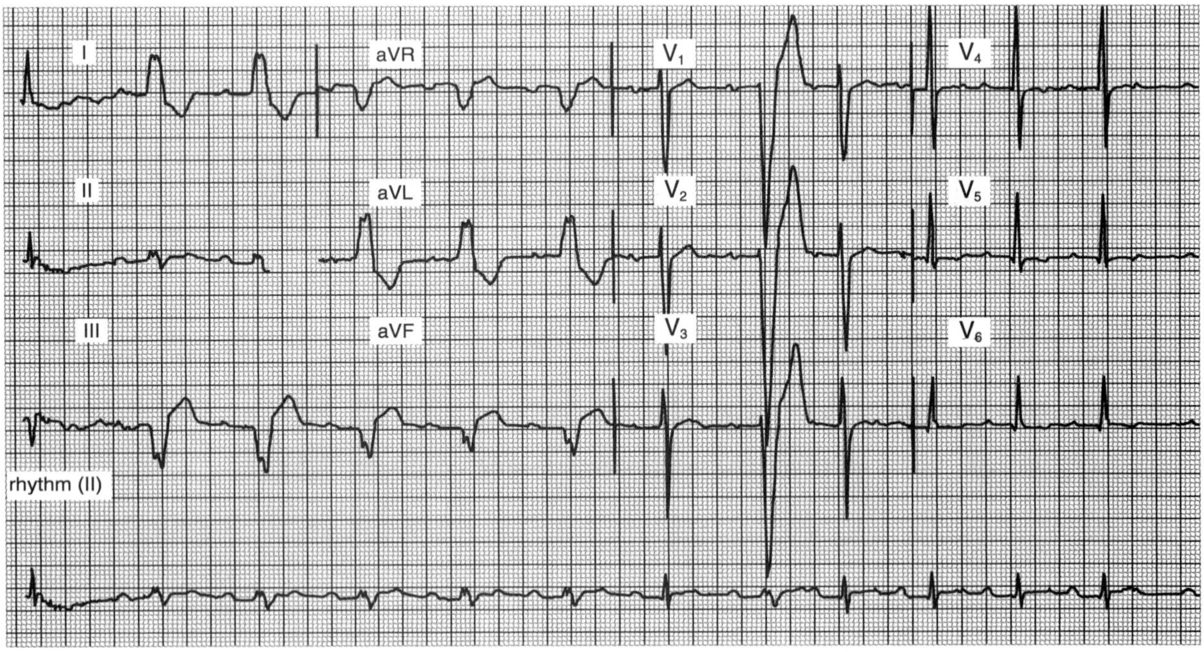

图 6-8

心动过缓依赖性束支阻滞。在多数的导联可以见到心率为 68 次 / 分时的左束支阻滞。在 V_4、V_5 和 V_6 导联可见心率为 88 次 / 分的正常 QRS 波。在最下面的图中同样可以看到当心率较慢时为宽 QRS 波；当心率加快时，QRS 波变窄。

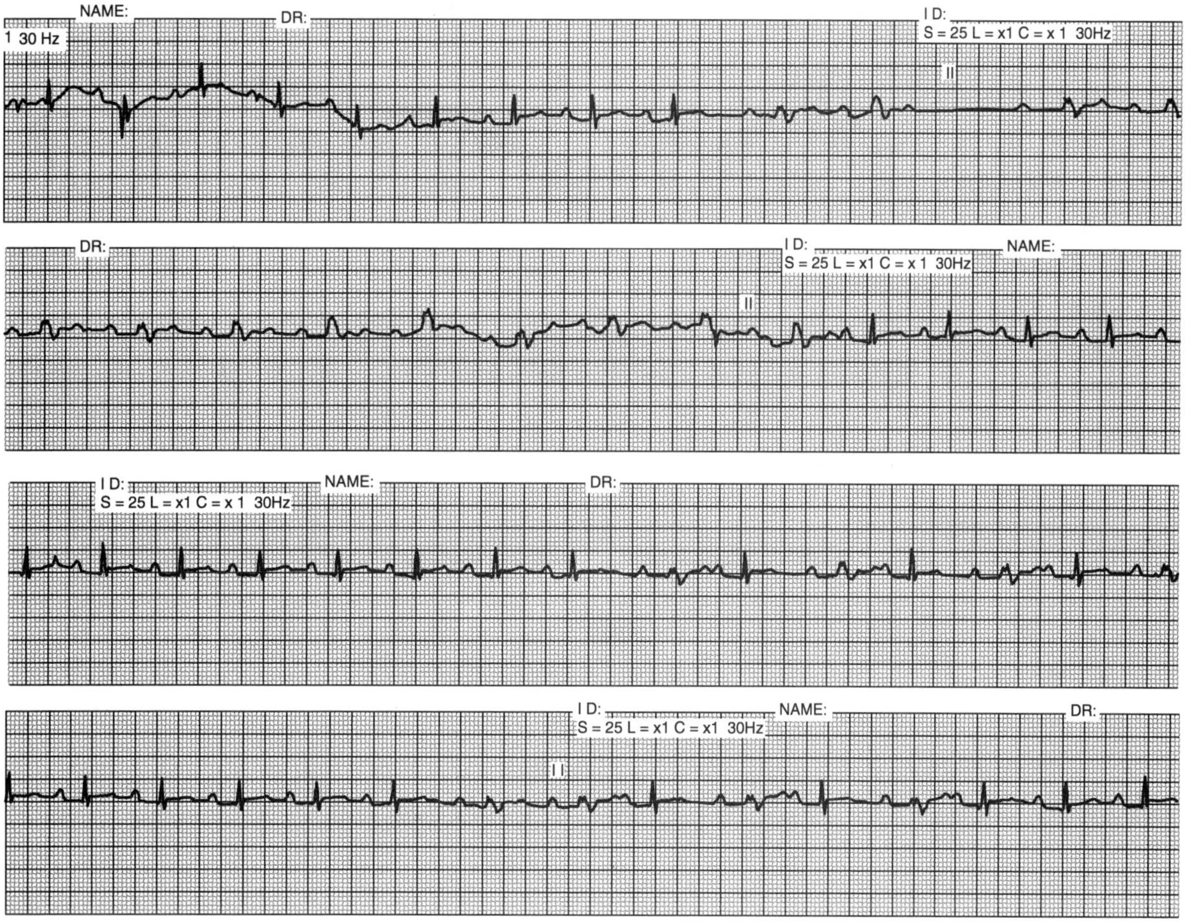

图 6–9

心电图可见明显的窦性心律不齐和一个未下传的房早（在上图的右侧）。当心率为 88 次 / 分时，QRS 波是正常的。当心率变慢时，出现束支阻滞。这是典型的心动过缓依赖性差传。

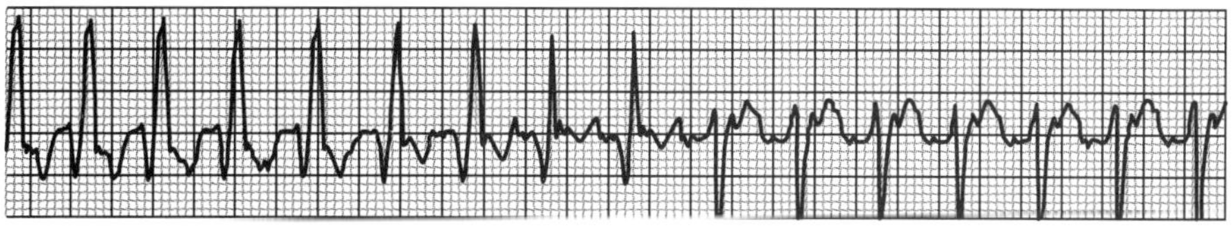

图 6–10

随机的非频率依赖性的束支阻滞。V_1 导联。房性心动过速。图的前半部分是明显的右束支阻滞，而后半部分是正常的心室内传导。图中的心率相同，没有明显的节律改变。

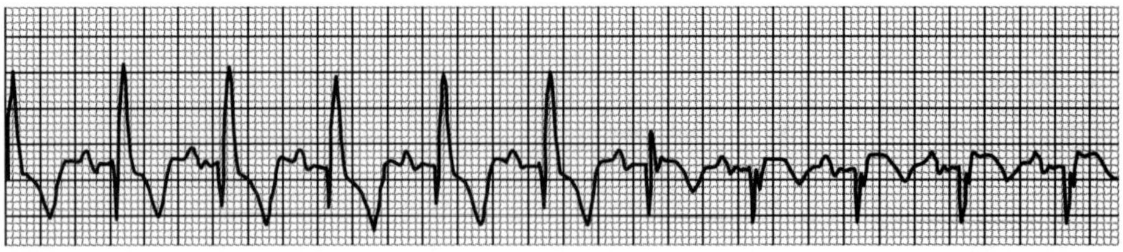

图 6–11
随机的非频率依赖的差传。V_1 导联。在心率相同（100 次 / 分）的情况下，右束支阻滞转变为正常的 QRS 波。请注意在转变为正常的室内传导时，由完全性到不完全性右束支阻滞的有趣演变。

解质紊乱或者缺血导致的传导组织一些间断的、急性变化的结果。由于这种随机传导障碍常提示传导组织处于易变或不稳定的状态，所以当其出现时应寻找其可能的原因。

自测题 I

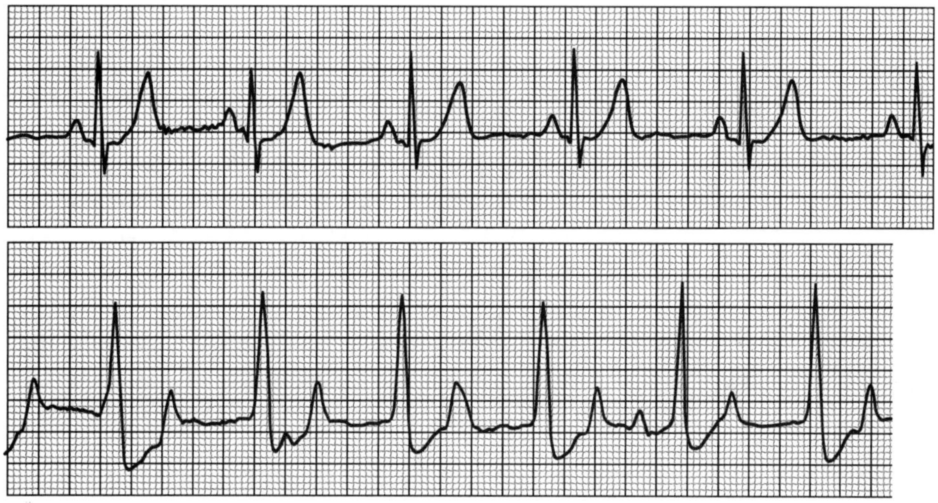

图 SAI–1

1．患者因前壁心梗入急诊室。溶栓治疗后不久出现该心律。

a. 宽 QRS 波心律的诊断？

b. 第二条心电图的诊断？

c. 是否存在房室阻滞？

d. 治疗？

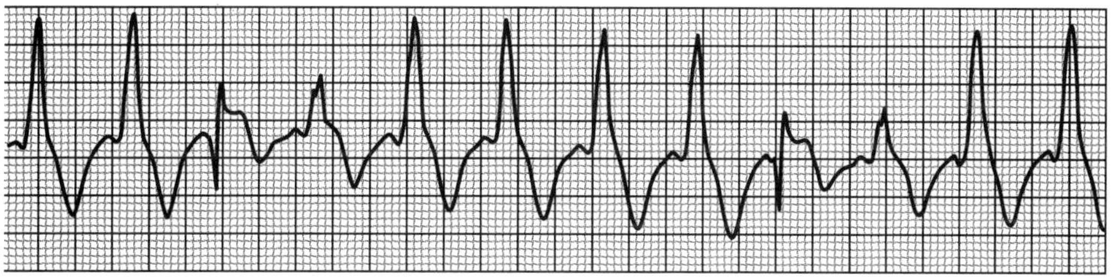

图 SAI–2

2．宽 QRS 波心动过速。

a. 起源于何处？为什么？

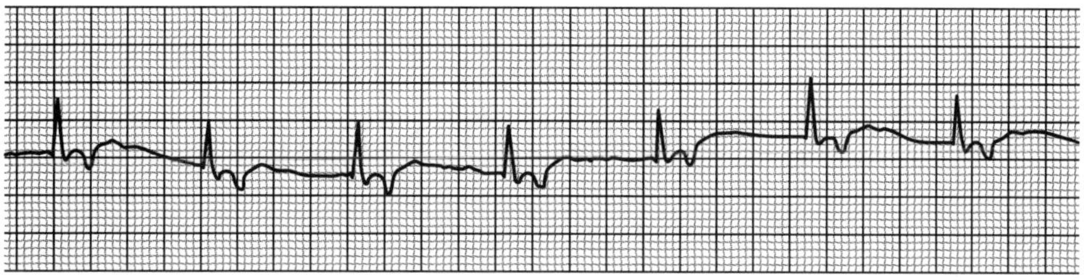

图 SAI–3

3．窄 QRS 波心动过速。

a. 起源于何处？

b. 为什么？

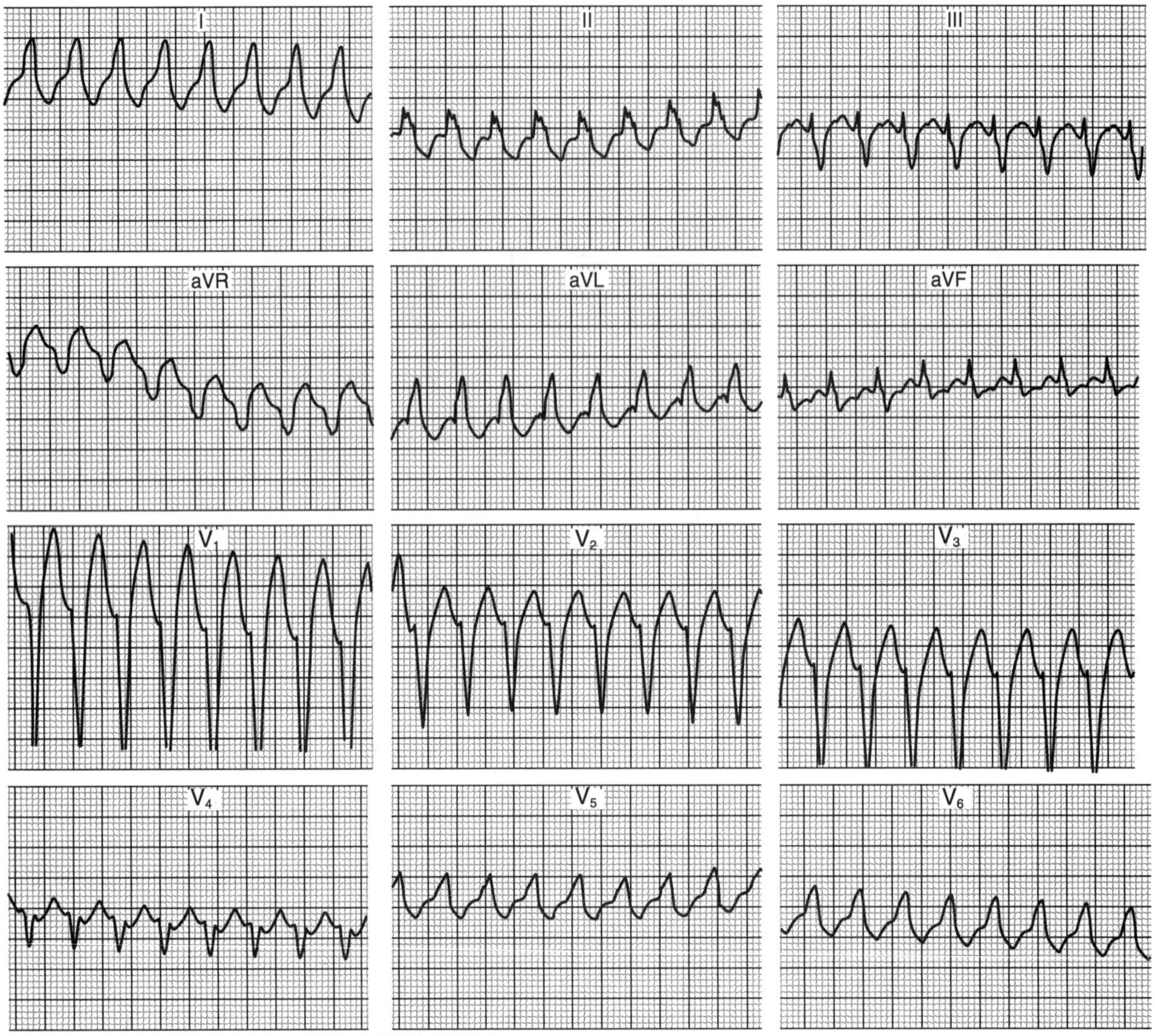

图 SAI-4　4．可能的诊断有哪些？

a. 如何鉴别这些？

b. 如何治疗？

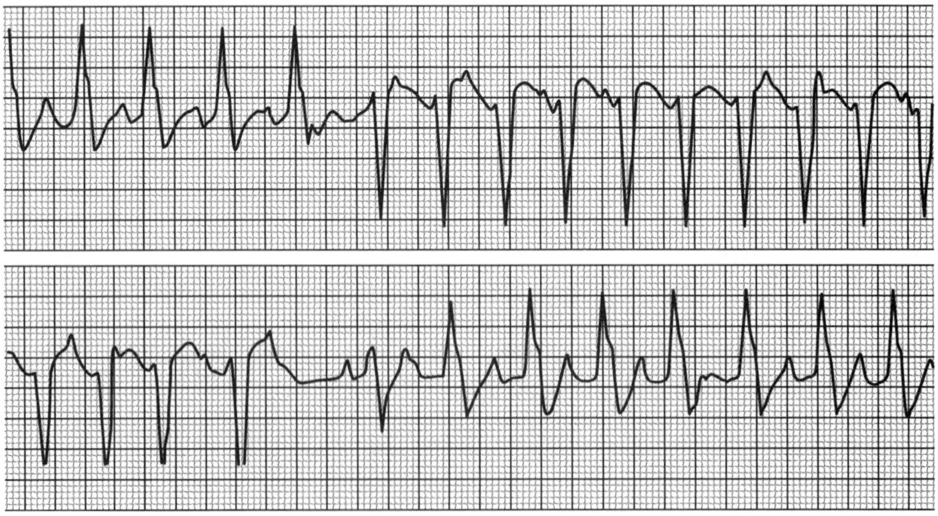

图 SAI-5　5．V_1 导联心电图示宽 QRS 波心动过速，有两种不同的形态。

a. 心律失常的诊断？

b. 如何证实？

c. 这些出现在一例急性心肌梗死患者，其既往心电图正常。该心律失常的临床意义？预后？

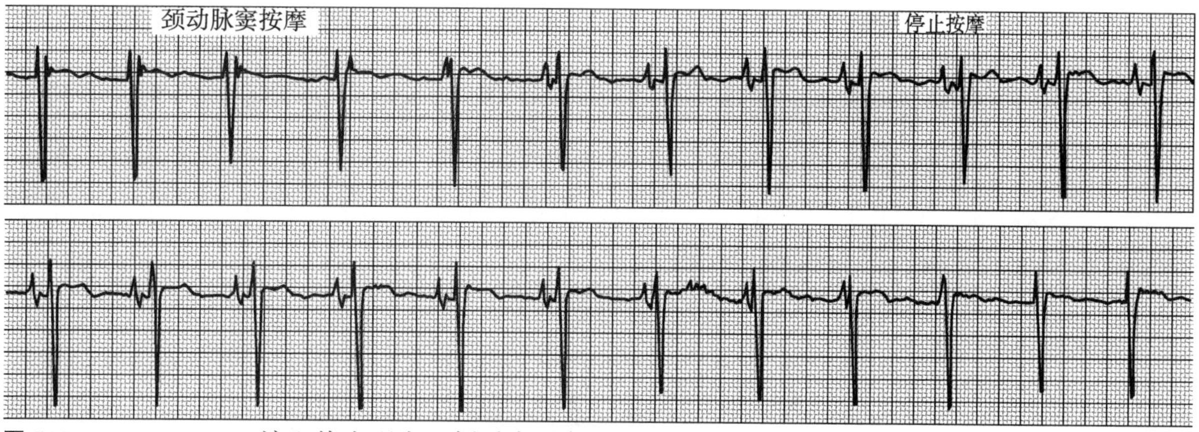

图 SAI–6

6．该心律出现在一例手术后危重患者。

a. 发生了什么？为什么？

b. 对血流动力学可能影响？

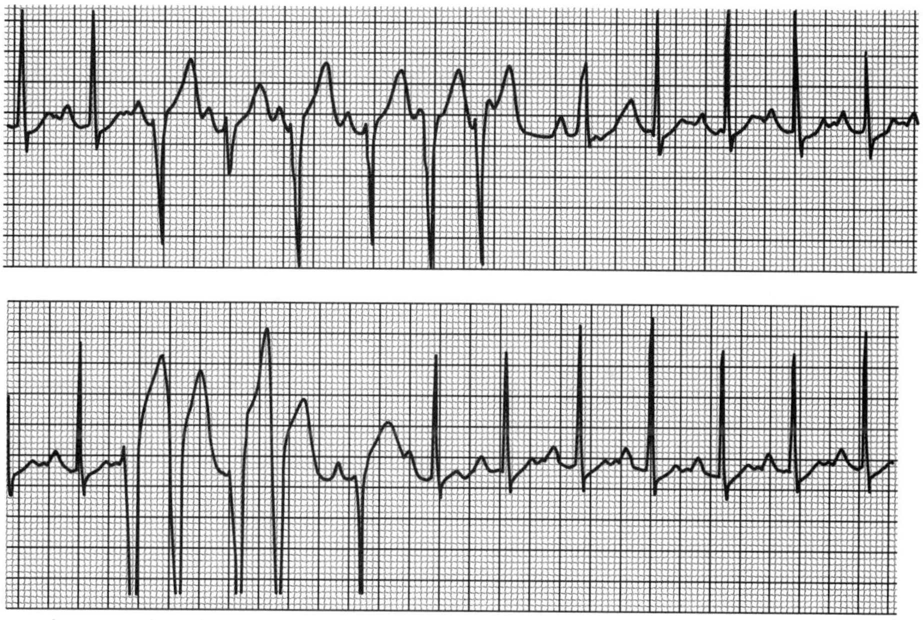

图 SAI–7

7．宽 QRS 波、窄 QRS 波和中间型波群。

a. 诊断？如何证实？

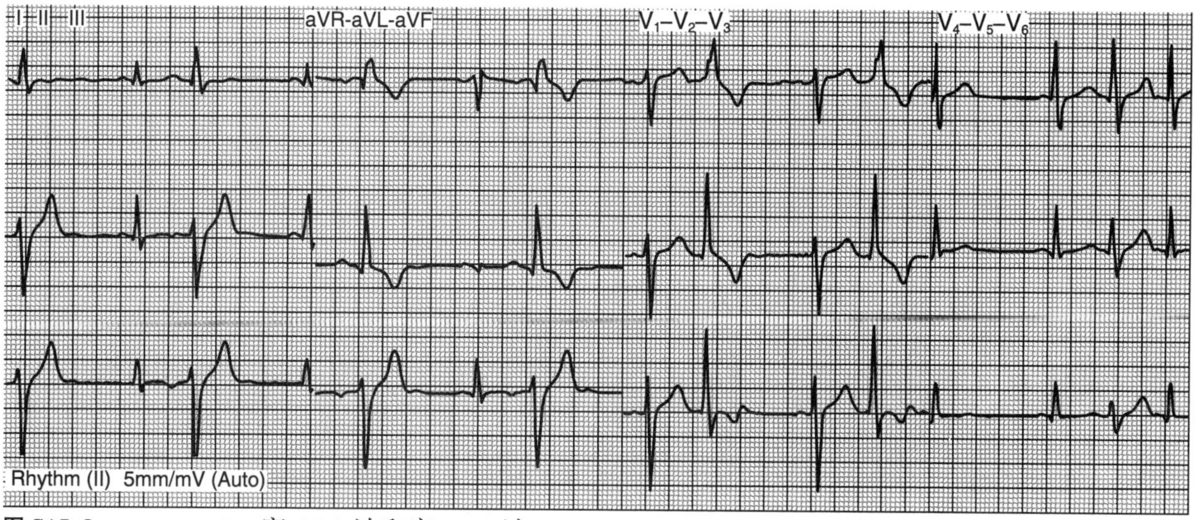

图 SAI–8

8．宽 QRS 波和窄 QRS 波。

a. 宽 QRS 波是什么？

b. 其病理生理基础是什么？

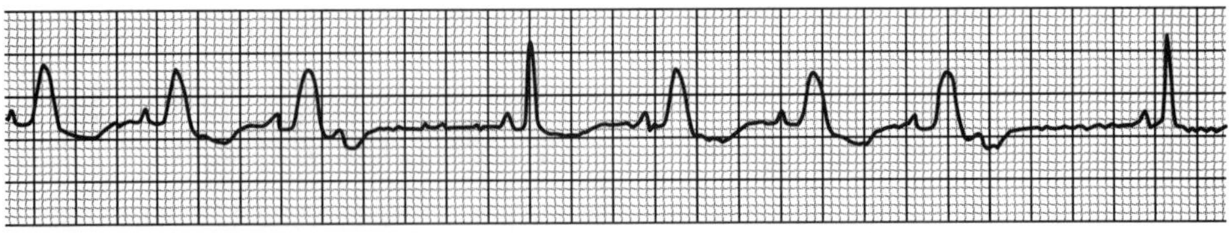

图 SAI-9

9. 宽 QRS 波和窄 QRS 波。

a. 分别是什么？发生机制如何？

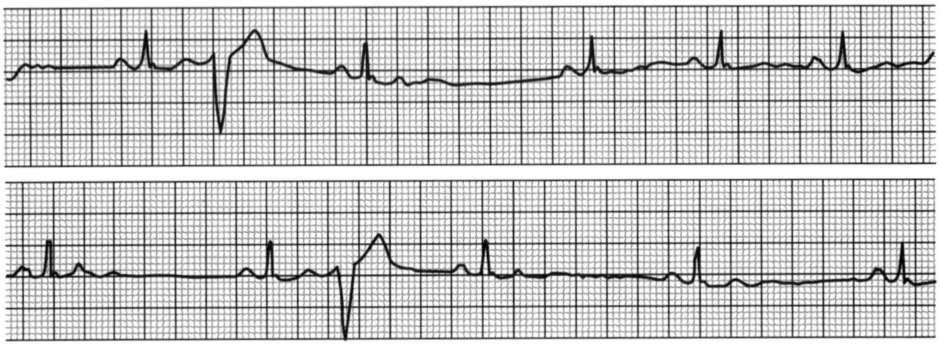

图 SAI-10

10. 宽 QRS 波、窄 QRS 波和突然的停搏。

a. QRS 波的宽度为什么有变化？

b. 为什么出现停搏？

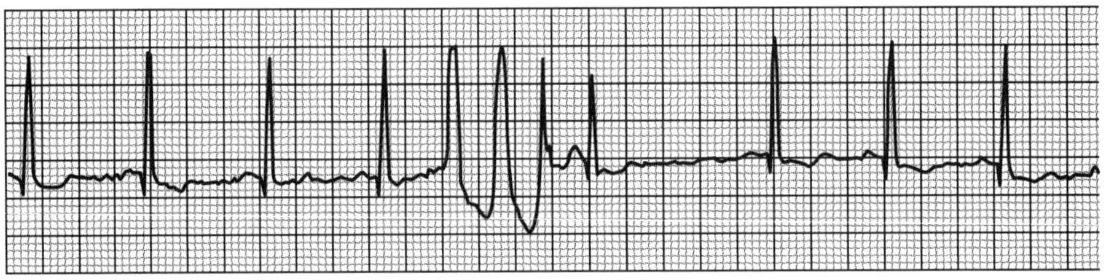

图 SAI-11

11. 窦性心律中间有短阵心动过速，后者有 4 个心搏，包括宽、窄 QRS 波。

a. 引起心动过速的原因是什么？

b. QRS 波的宽度发生变化的病理生理基础？

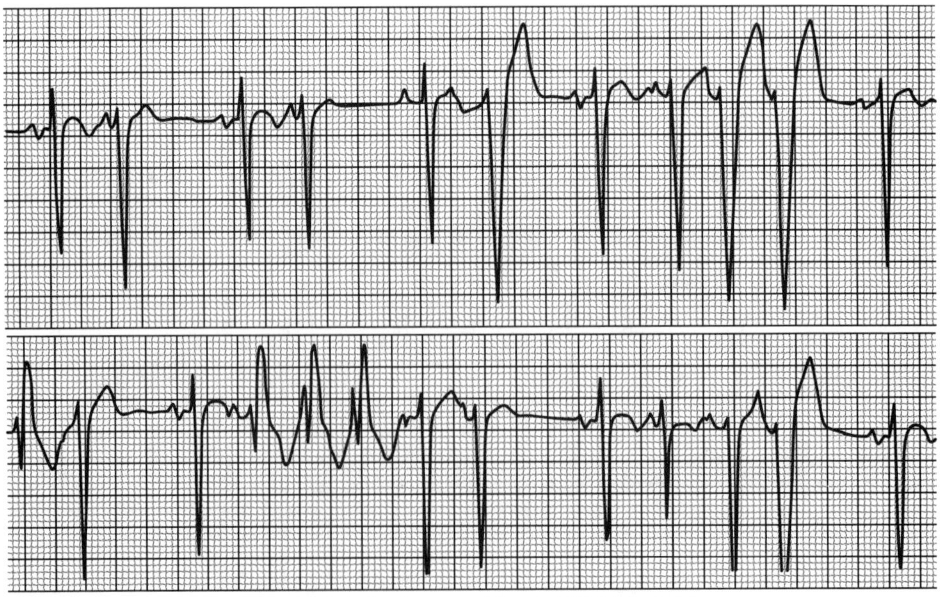

图 SAI-12

12. 一位医生在急诊室见到这些宽 QRS 波，要用利多卡因。

a. 究竟发生了什么？

b. 不同宽 QRS 波形态的病理生理机制？

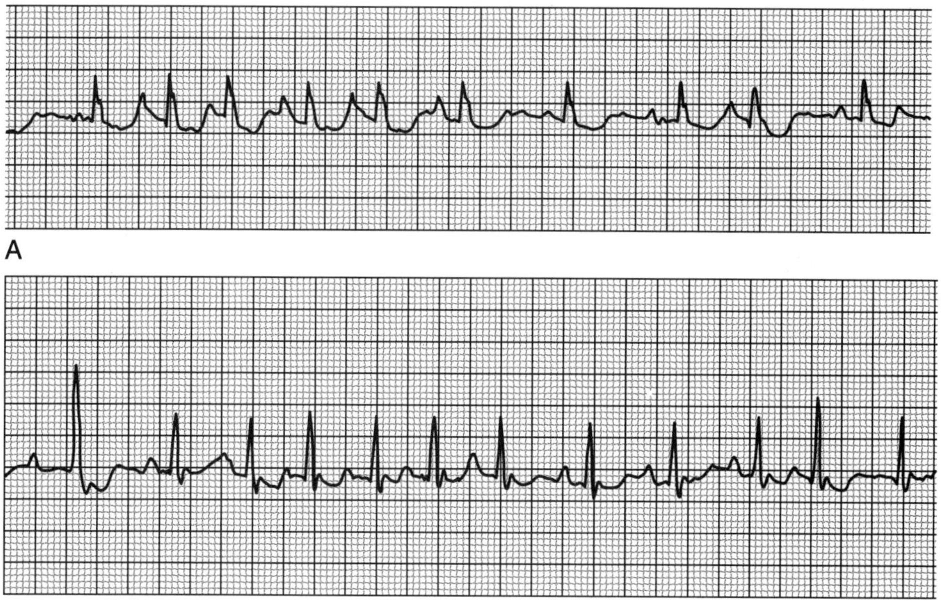

图 SAI-13

13．A 图和 B 图代表同一种心律失常。

a. 诊断?

b. 机制?

c. 治疗?

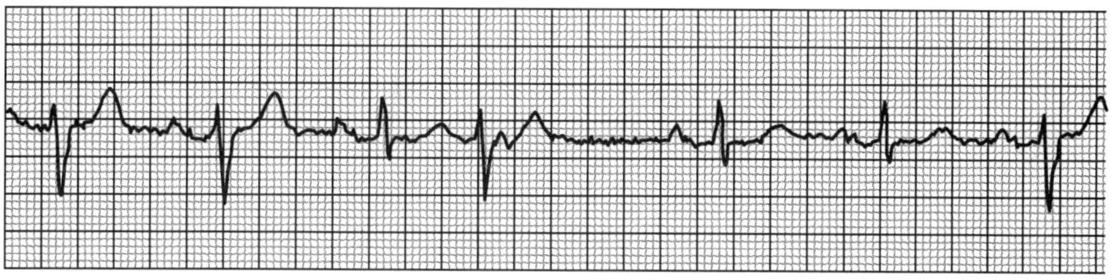

图 SAI-14

14．Ⅱ导联心电图示 QRS 波的形态发生有趣的变化。这发生在心肌梗死的早期。（提示：记住这是Ⅱ导联；想一想电轴!）

a. 机制?

b. 临床意义?

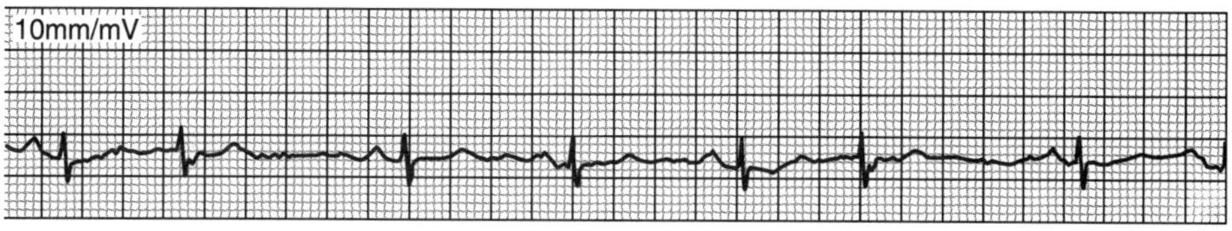

图 SAI-15

15．何种心律失常？停搏的原因？

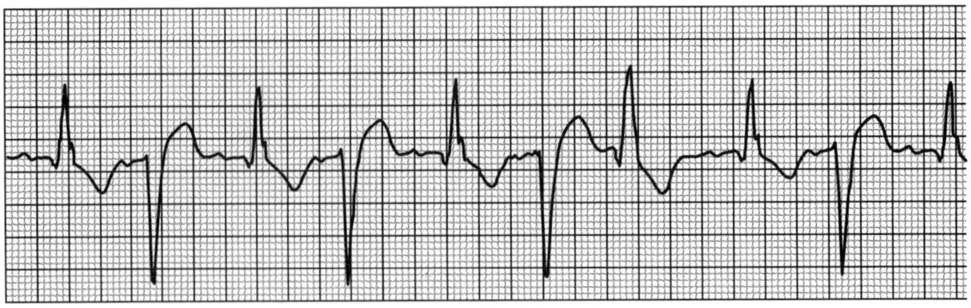

图 SAI-16

16．QRS 波形态发生戏剧性变化。

a. 机制？

b. 意义？

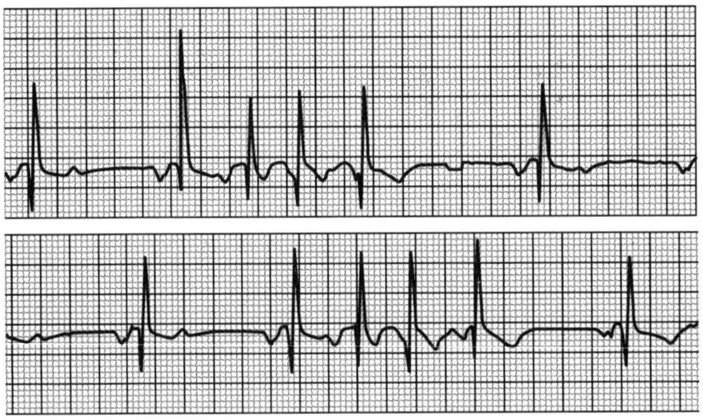

A

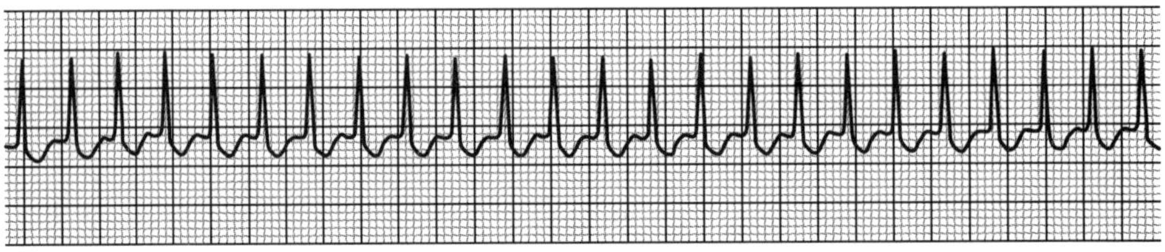

图 SAI-17 B

17．A 图和 B 图是室上性心动过速的 2 个例子：1 个短阵，另 1 个持续。

a. 各自的机制？

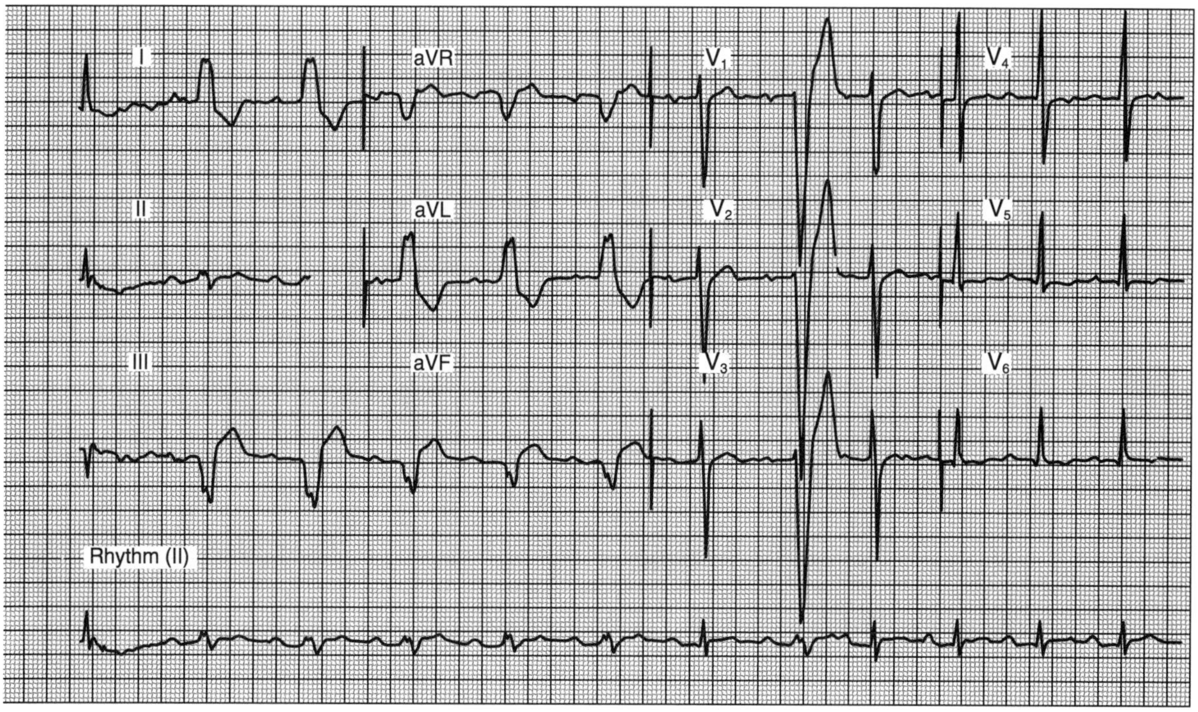

图 SAI-18　　18．宽、窄 QRS 波。其差别的机制？

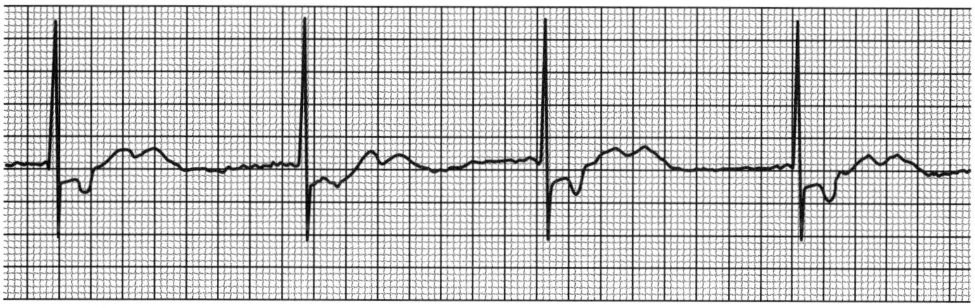

图 SAI-19

19．心律？

a. 出现原因？缺少什么？

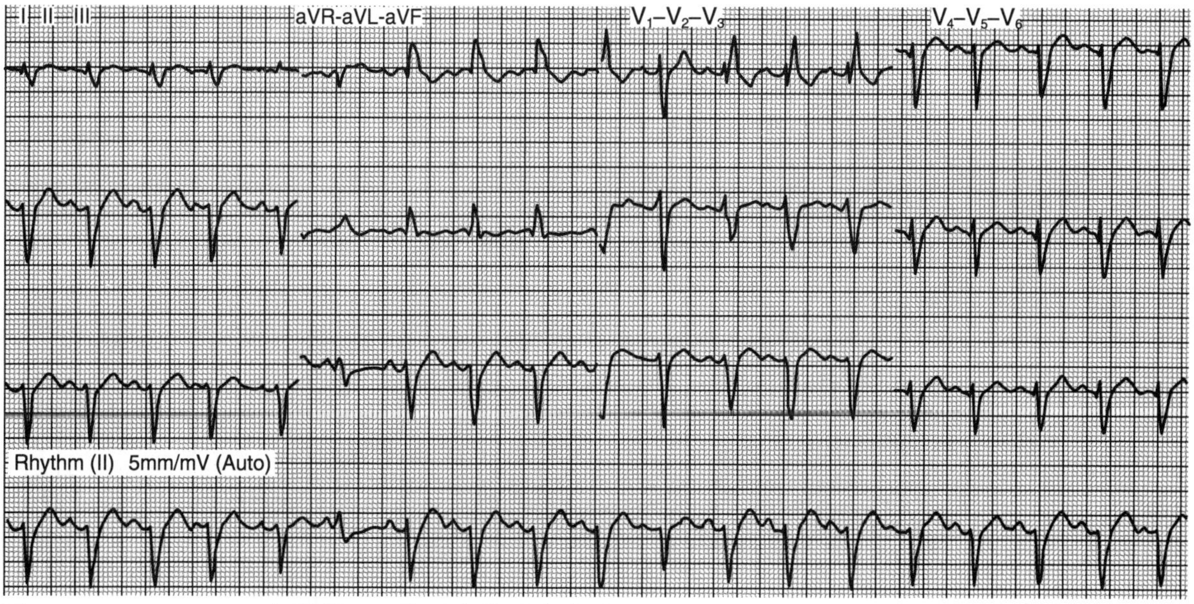

图 SAI-20　　20．容易题。一位无症状患者术前心电图。

a. 诊断？意义？

b. 有何治疗？

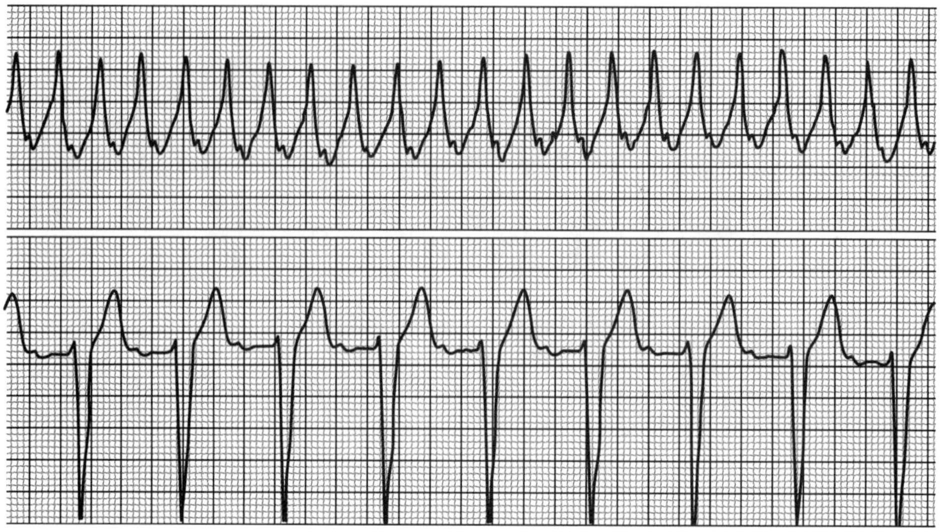

图 SAI-21

21．两图均是 V_1 导联。其是先后记录的。

a. 上图的宽 QRS 波心动过速是什么？有无可能是交界性心动过速伴差传？

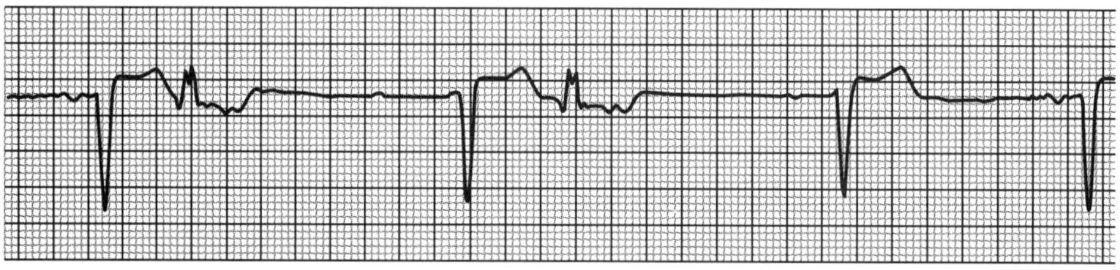

图 SAI-22

22．注意心率突然减慢。

a. 机制？

b. 有何治疗？

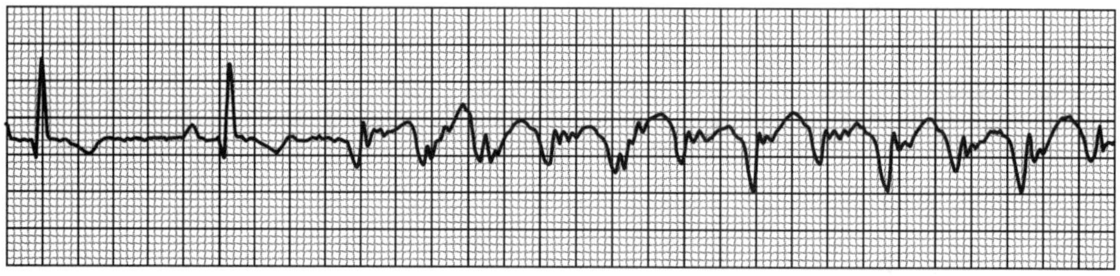

图 SAI-23

23．这是罕见且危险的心电图。注意宽 QRS 波心动过速有何特点？

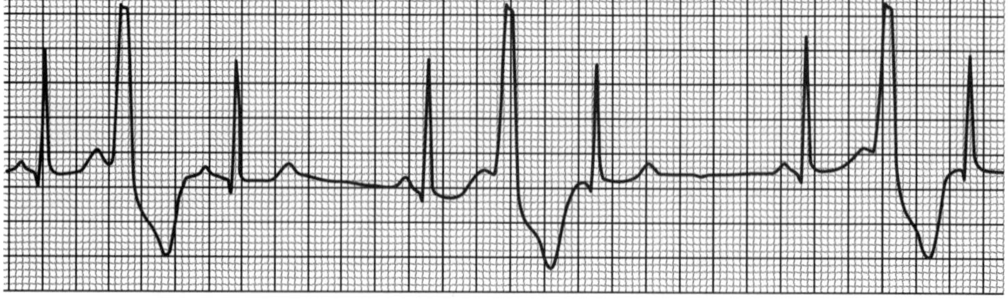

图 SAI-24

24．说说宽 QRS 波心搏。其产生机制？

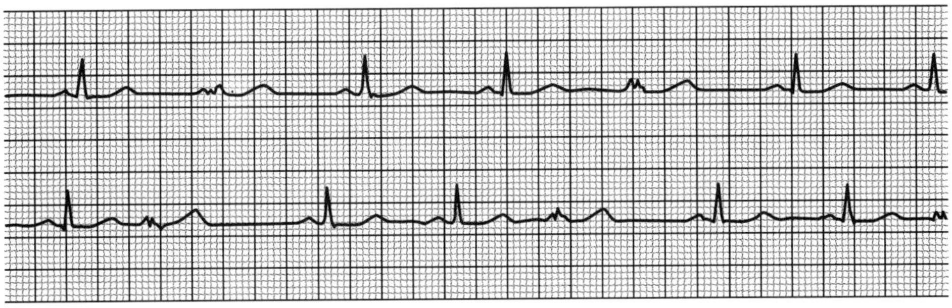

图 SAI-25

25. 说说宽 QRS 波心搏。其产生机制？

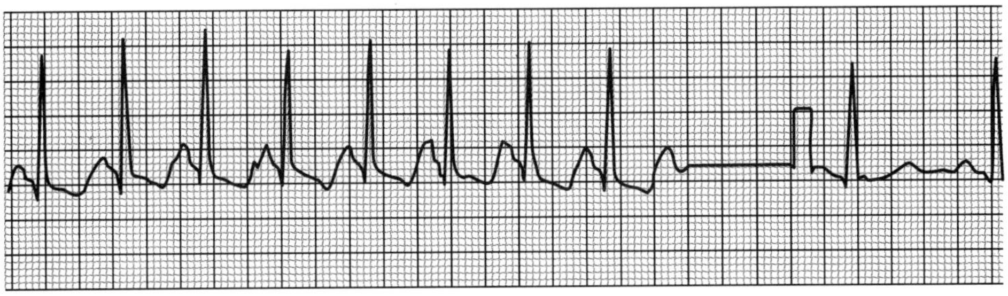

图 SAI-26

26. 患者 16 岁，主诉快速心悸数年。
 a. 诊断？

答案

1. 宽 QRS 波代表加速性室性自主心律。注意下图倒数第 2 个心搏是融合波。当窦性心率降至 60 次 / 分以下时，则发生室性自主性心律逸搏。在下图中，存在完全性房室分离但无——重复一遍——无房室阻滞。这仅是简单的干扰性分离。无需治疗。
2. 室性心动过速。注意成对的窄心搏。其一是完全性夺获，另一个是融合波。不可能错误的诊断！
3. 加速性交界性心律。注意明显的逆行 P 波。这些逆行传导当然会抑制窦房结，除非窦性心率加速至快于交界区起搏点。
4. 两种可能：室速或交界性心动过速伴束支阻滞。该图你不可能鉴别。可先按室速处理。这可能对患者有益，且不会对患者造成伤害。
5. 上图的前 4 个心搏是窦性心律伴右束支阻滞，随后是宽 QRS 波心动过速伴分离的 P 波；下图的前 4 个心搏也是同样的心律。分离的 P 波几乎可以肯定室速。下图的第 5 个心搏是融合波：可以确诊室速！
6. 前 6 个心搏是加速性交界区性自主心律。颈动脉窦刺激后抑制了交界区起搏点，使得窦房结控制了心律。在该危重患者，恢复窦性心律、保持心房泵血功能非常重要，故给予阿托品后进行心房起搏。奇怪的现象：颈动脉窦刺激对交界区起搏点比窦房结的影响大。
7. 短阵室速。在下图中，可见 4 个宽 QRS 波的心搏没有 P 波，随后是明显的融合波。在上图中，所有的室性搏动均是融合波：窦房结的频率恰巧与室性心律的频率相等，所以每个心搏均是融合波。

8. 房早伴 Ashman 差传。注意提前的 P 波隐藏在前一个 T 波中。
9. 频率依赖性束支阻滞伴未下传的房早。有时房早后的长间歇太长，使得正常的室内传导可以恢复。
10. 频发房早伴 Ashman 差传。注意观察在宽 QRS 波前的 T 波，与其前一个 T 波不同，一定有 P 波隐藏在其中。在下图中，房早常被阻滞；注意每一个长间歇前的 T 波，其形态不同，因为 P 波隐藏在其中。在该危重患者，心率减慢可能致命；被阻滞的房早对窦房结的抑制作用可以非常危险。
11. 室上性心动过速伴延迟的 Ashman 重整。宽、窄 QRS 波频率相同，所以其一定来源于同一个起搏点——均是室上性的。
12. 阵发性房速伴 Ashman 差传和右束支阻滞型差传。注意下图的第 4、5、6 个心搏延迟的 Ashman 重整。
13. 多源性房速。注意 P 波形态戏剧性变化及其快频率。该心律失常总是与慢性肺病伴低氧血症相关。（在本中心，除了氧疗，还静脉应用镁剂，成功率约为 70%。）
14. 频率依赖性左前分支阻滞。注意略宽的 QRS 波电轴大约-60° ；当心率减慢时，QRS 波是窄的，电轴正常。在心梗时突然出现该现象，提示急性心梗累及室间隔。
15. 两个房早伴长 PR 间期。房早的 P 波隐藏在前一个 T 波中——观察 T 波中的切迹。
16. 交替性右束支和左束支阻滞。这说明两侧束支均存在传导障碍，有完全性房室阻滞的危险。需紧急干预！
17. A. 房室结折返性心动过速。注意每一短阵发作均是房早伴长 PR 间期开始。而且逆行 P 波与 QRS 波的关系不固定，典型的交互折返过程。B. 阵发性室上速。可能是 AVNRT，也可能是隐匿性旁路——仅从该心电图不能鉴别。
18. 当心率减慢时出现宽 QRS 波，心率增快时出现窄 QRS 波。心动过缓依赖性差传。
19. 交界性心律，心率 38 次 / 分，有逆行 P 波。缺少什么？当然是窦性 P 波！没有窦房结活动的证据——因此逸搏心律是生理性的，有助于保护生命。
20. 右束支阻滞伴左前分支阻滞。我们过去常常担心在麻醉或外科手术时出现停搏，但实际上这种担心是不必要的。外科手术前或术中无需特殊干预措施。
21. 宽 QRS 波心动过速呈右束支阻滞图形，随后为正常窦性心律伴左束支阻滞。该心动过速一定是室速；而另一种解释交界区性心动过速伴右束支阻滞是不可能的。呈右束支阻滞图形需要从左束支传导。因为左束支阻滞了，完全不能传导，故这不可能。
22. 两个室早逆传至心房。逆传的冲动抑制了窦房结，产生了长间歇，发生了交界区性逸搏。若该现象反复发生，伴缓慢心率而影响血流动力学，需要消除原因——室早。
23. 室速的罕见而危险的表现形式。注意宽 QRS 波振幅交替。这是室速伴电交替，是非常危险的、接近终末期、洋地黄中毒相关性心律失常。

24. 室早。为插入性，即其没有期前收缩后长间歇。其也是折返性的——注意固定的耦联间期反复发生。
25. 室早，并行心律。注意室早与其前的窦性搏动耦联间期变化较大。而且这些搏动出现的固定异位心搏间期约 480ms.
26. 真正的异位性房性心动过速。注意 P 波清楚，与窦性 P 波的形态不同。（该类心动过速药物治疗无效；消融的治疗前景很好。）

7

房室阻滞：定位及诊断

房室阻滞部位

在研究房室阻滞之前，应了解房室传导系统的组成部分（图 7–1）。它主要由截然不同的两部分组成：

1. 房室结–希氏束复合体
2. 束支系统的近段

房室结的细胞在结构和功能上均与束支的细胞不同，其激动和恢复的特点亦不同。所以当细胞衰竭时，其传导异常的特点和预后也不相同。

因此，无论出现哪种类型的房室阻滞时，确定传导系统出现功能障碍的部位是非常重要的。若要阻断自心房至心室的传导，其实很简单，只需要切断房室结或使其功能障碍。在该部位，房室传导或者说整个生命仅仅依赖于一小束组织。而在束支系统，任务可能更复杂一些。如果仅切断一根束支，产生了束支阻滞，读者已了解，房室传导不会延迟会沿着另一束支继续进行。因此，只有当双侧束支功能障碍时，才会出现束支系统的房室传导障碍。

这些似乎均显而易见，但对本章内容的学习有重要作用。

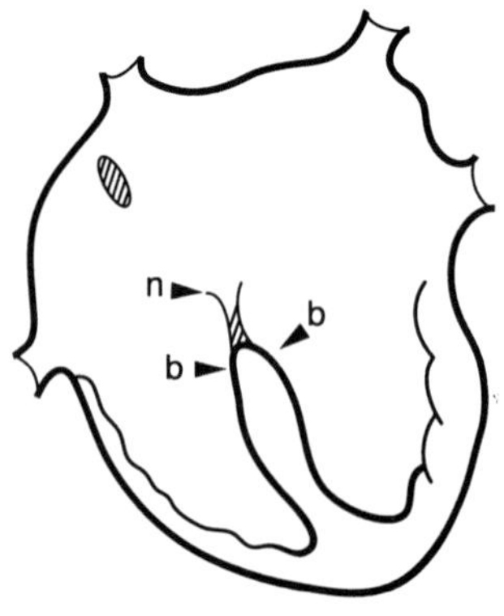

图 7–1
房室阻滞的可能部位。房室传导障碍可能位于房室结（n）或束支的近段（b）。注意只有在双侧束支均阻滞时房室传导才会中断。

如何对阻滞定位和分类

首先要确定房室阻滞的程度。房室阻滞可分为一度、二度和三度。（当电生理检查刚兴起时，一些心脏科医生认为这三种分类太陈旧了；事实上，该分类比以前更有用。）

一度房室阻滞是指每个心房冲动均能到达心室，但传导时间长于正常，PR间期固定。在成人，PR 间期大于 0.20s 被认为延长。

二度房室阻滞是指只有部分心房冲动到达心室，而其余冲动被阻滞。二度阻滞可以表现为以下三种形式之一：

1. I 型阻滞或文氏阻滞。这是二度房室阻滞的最常见类型，阻滞部位一般位于房室结。

2. 2:1 阻滞或其他固定比率阻滞如 3:1 或 4:1。阻滞部位在房室结或在束支系统。

3. II 型阻滞或莫氏 II 型阻滞。其总是——再强调一次，其总是——位于束支系统。

三度房室阻滞是指完全性房室阻滞，心房冲动不能传导至心室。阻滞部位可能位于房室结或希氏束系统。

现在尝试将这些知识用于具体的诊断。图 7–2 至图 7–4 均为一度房室阻滞的例子。阻滞在什么部位？让我们来看 QRS 波，是窄的，窄 QRS 波提示双侧束支的功能是正常的。房室延迟不可能位于束支系统；其一定位于房室结。

规律：当看到窄 QRS 波时，无论何种类型的房室传导障碍，阻滞部位一定位于房室结，而不可能位于希氏束系统。假设如果伴窄 QRS 波的一度房室阻滞的阻滞部位位于希氏束系统，则两侧独立的束支必须出现绝对相同的延迟(准确到千分之一秒)。这显然是不太可能的。

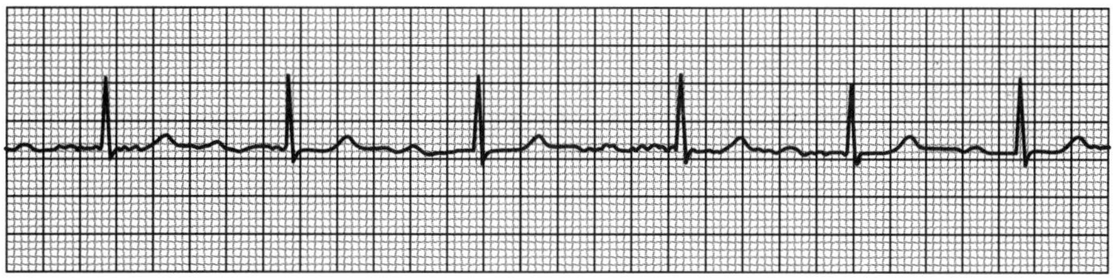

图 7–2
一度房室阻滞，PR 间期为 0.41s。

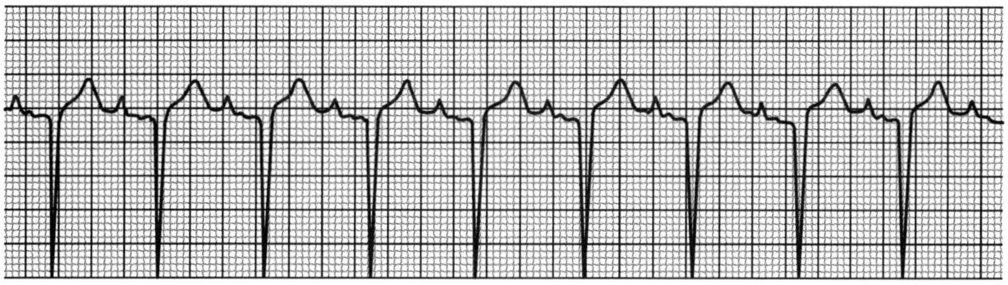

图 7–3
一度房室阻滞，PR 间期为 0.24s。

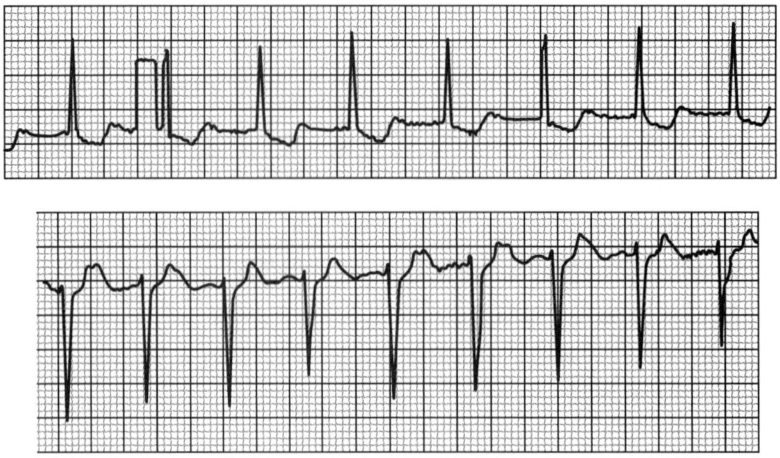

图 7-4
一度房室阻滞。在上图，P 波完全隐藏在 T 波中。在下图，P 波在 T 波顶峰上形成切迹，PR 间期为 0.32s。

由图 7-5 可见存在束支阻滞，且 PR 间期延长。在这种情况下，无法判定房室阻滞的部位。房室之间仅仅沿着一小束传导组织进行冲动传导，包括房室结和一侧有功能的束支。阻滞可以发生在沿该束组织的任何部位即在房室结或希氏束。但仅根据这幅心电图很难判定阻滞的具体部位。

二者的心电图差异并不明显。不论阻滞部位，或者 PR 延长程度如何，一度房室阻滞均不会致命，无需干预。

常见错误：有时我听到一些住院医生对 PR 间期在 0.40～0.50s 范围时描述“PR 间期太长而不能下传”。这显然是荒唐的，有病例记录 PR 间期甚至可以超过 0.60s。如果在一系列的心搏中见到固定的 PR 间期，则心房冲动肯定可以到达心室。两个独立的起搏点每次都能在百分之一秒的时间内巧合，产生一个固定的、持续的 PR 间期。这显然是不可能的。

图 7-6 显示了一度房室阻滞的偶然性问题。PR 间期可能延长至 P 波隐藏在前一个心搏的 T 波中。在 A 图中，可见 T 波上有一“切迹”，提示有 P 波隐藏其中。此时，可以让患者休息或用颈动脉窦按摩来减慢心率。当心率减慢时，P 波就会移出 T 波而显露（图 7-6B）。

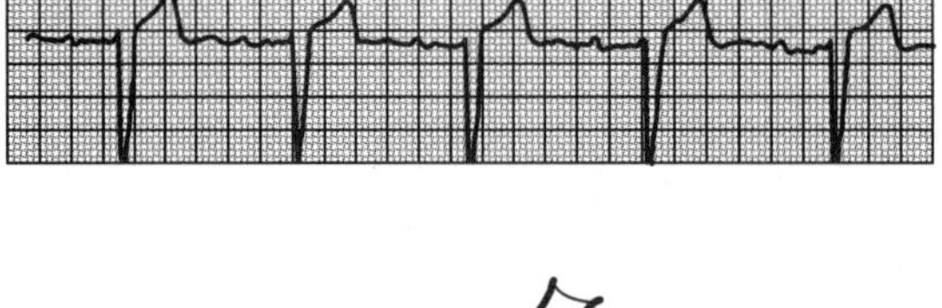

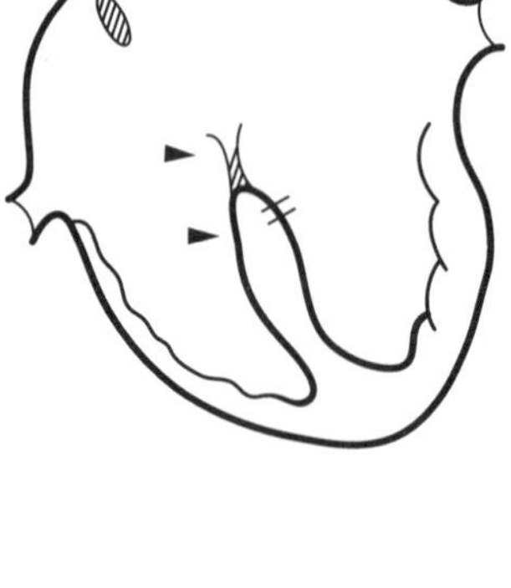

图 7-5
一度房室阻滞伴左束支阻滞。此时房室传导依赖于一条由房室结和右束支组成的功能束（箭头所示）。房室传导的延迟可发生于沿该束的任何部位。但是仅从该心电图中不能判定阻滞的具体部位。

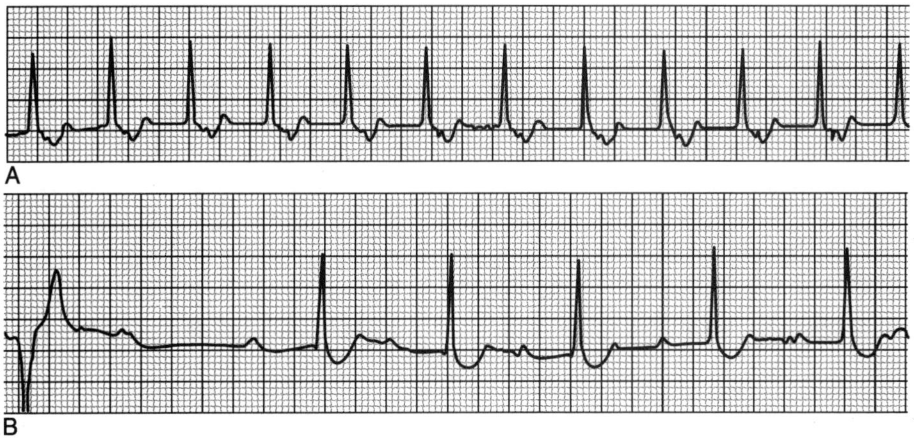

图 7–6
通过颈动脉窦刺激显露一度房室结阻滞。仅从 A 图无法鉴别每个 T波中是否有 P 波隐藏。通过刺激颈动脉窦减慢窦性心率，并产生一过性房室结阻滞，可以显露窦性 P 波。这显然是一度房室结阻滞，PR 间期约为 0.40s。

三种类型的二度房室阻滞

I 型或文氏型阻滞

I 型阻滞有 5 个明确的特征，且均与房室结细胞的特点有关。这些细胞由缓慢内向电流激动，当其发生病变或中毒时，表现为进行性疲劳，导致传导的中断，随后恢复。

I 型阻滞的 5 个特征是：

1. PR 间期逐渐延长。当然要证实这一点，必须观察 2 个或以上连续的 PR 间期。这是很显然的，但令人惊讶的是，临床医生经常忽视这一点。

2. PR 间期逐渐延长至最后出现传导中断，P 波被阻滞。

3. P 波被阻滞后房室传导重新恢复，PR 间期缩短。

4. P 波被阻滞后的长间歇短于 P 波被阻滞前 2 个 RR 间期之和。这是因为，P 波被阻滞后 PR 间期总是缩短；即，PR 间期缩短“拉近”了 QRS 波，使其相对提前到达，从而导致长间歇短于前 2 个心搏间期之和。

5. RP/PR 反比关系。窦性 P 波以固定频率发放，而 PR 间期延长。显然，每个 QRS 波被推向靠近下一个 P 波。因此，RP 间期与 PR 间期成反比关系。每个 P 波离其前面的 QRS 波越近，房室结细胞越易疲劳（因为其恢复的时间越少），造成下一个 PR 间期越长。这似乎是很显而易见的，但你要应用它解决一些复杂问题。

图 7–7 是“典型”的文氏型阻滞的例子。在文氏周期第 2 个心搏的 PR 间期延长程度最大。被阻滞的 P 波在何处？应用测量器测量，可以发现 P 波埋藏在文氏周期最后一个心搏的 T 波中。这是一个常见的现象，有时易引起混淆。因此，应寻找 I 型阻滞的其他标准。

如果仔细测量 RR 间期，则会发现一个奇怪现象：虽然 PR 间期越来越长，RR 间期却稍有缩短。这是由于每个心搏 PR 间期延长程度的降低，即使整个 PR 间期是延长的。图 7–7 中的 PR 间期开始时为 0.28s，然后在第 2 个心搏延长至 0.32s，第 3 个心搏 0.36s，第 4 个心搏 0.39s。每个心搏 PR 间期延长的程

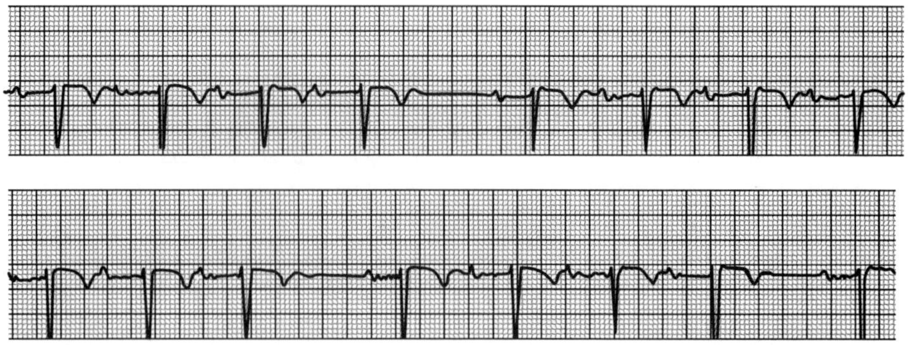

图 7–7
典型的文氏阻滞，在 P 波被阻滞前 PR 间期进行性延长。被阻滞的 P 波隐藏于在长间歇前的心搏的 T 波中。

度在减小，因此，实际上 PR 间期在缩短。用尺子测量一下就知道了。这就是当 PR 间期延长的增量减少时出现的 RR 间期缩短的“文氏矛盾现象”。这在“典型”的文氏型阻滞病例中大约占 70%～80%。记住 RR 间期缩短的特点，有助于在一些少见的情况下识别文氏型阻滞。

图 7–8 显示“非典型文氏型阻滞”。PR 间期轻度延长直至文氏周期的最后一个心搏突然延长。该图也显示 I 型房室阻滞的一个常见并发症。在 P 波被阻滞后，出现交界区逸搏，并形成交界性自主心率。

图 7–9 显示 3∶2 文氏阻滞，即 2 个心搏下传，第 3 个心搏被阻滞。注意二联律的形成。

2∶1 房室阻滞（固定比率阻滞）

图 7–10 显示的是另一种传导类型：“固定比率阻滞”。冲动每隔 1 个 P 波下传，PR 间期固定，而另一个 P 波被阻滞。根据其特点称之为 2∶1 阻滞。伴窄 QRS 波的 2∶1 阻滞，肯定位于房室结。

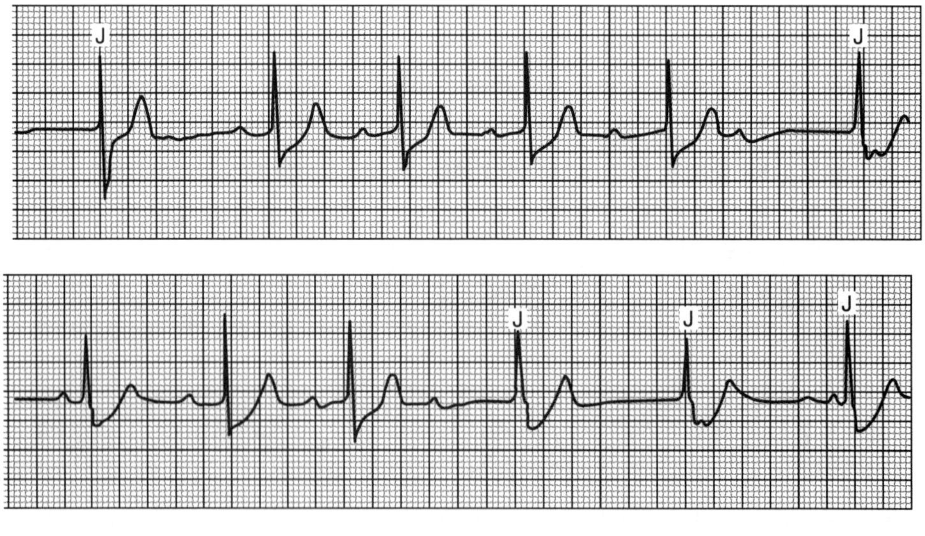

图 7–8
非典型文氏阻滞。最后一个下传的心搏的 PR 间期最长，有很多交界区逸搏（J）。此时，交界区兴奋灶执行其正常“逸搏起搏点”功能。

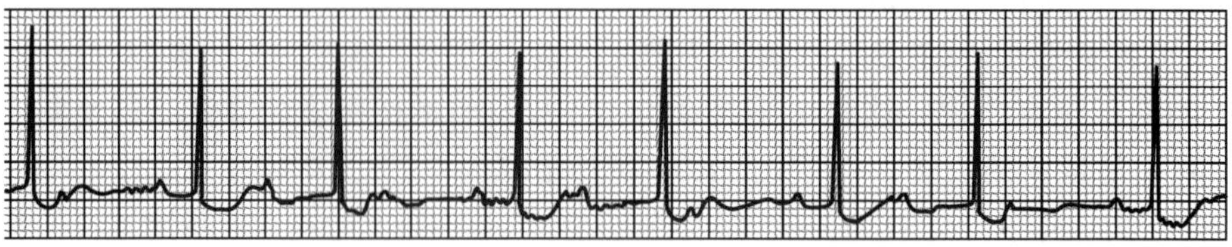

图 7–9
3∶2 文氏阻滞。在长间歇前的 T 波的切迹为被阻滞的 P 波。注意 3∶2 传导产生的二联律。

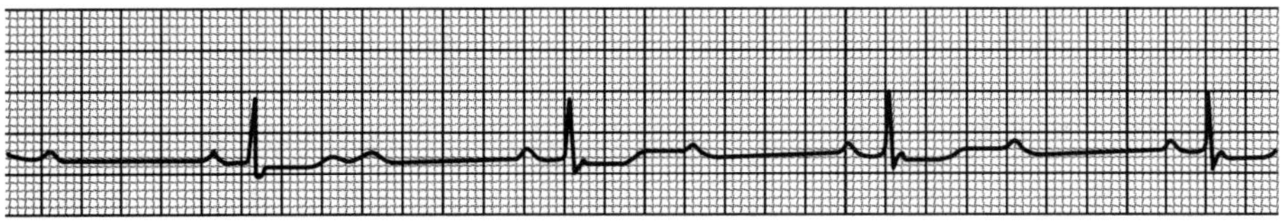

图 7–10

2∶1 房室结阻滞。注意全程 P 波与 QRS 波之间的固定关系。

图 7–11 显示房室结的 2∶1 阻滞和文氏阻滞——常见的组合方式。房室结 2∶1 阻滞常伴有不同比例的文氏周期，因为二者均是房室结功能障碍的表现。

2∶1 房室阻滞伴束支阻滞

这种类型的阻滞相当麻烦（图 7–12）。一侧束支已经永久性阻滞，则 P 波交替性阻滞可能发生在另一侧束支。即，可能发生了间歇性双侧束支阻滞或同时合并房室结阻滞。仅根据这幅心电图很难鉴别。

图 7–13 为“固定比率”阻滞伴束支阻滞的另一个例子。在该病例中，比

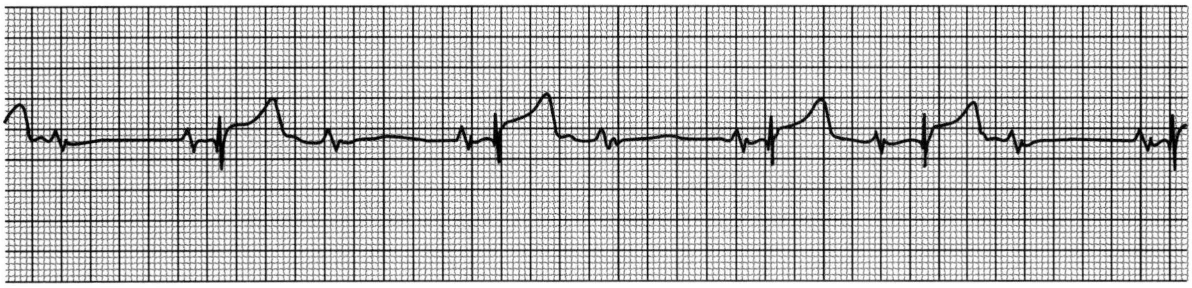

图 7–11

在心电图的右侧，2∶1 房室结阻滞变为 3∶2 文氏阻滞。这是常见的房室结阻滞的组合方式。

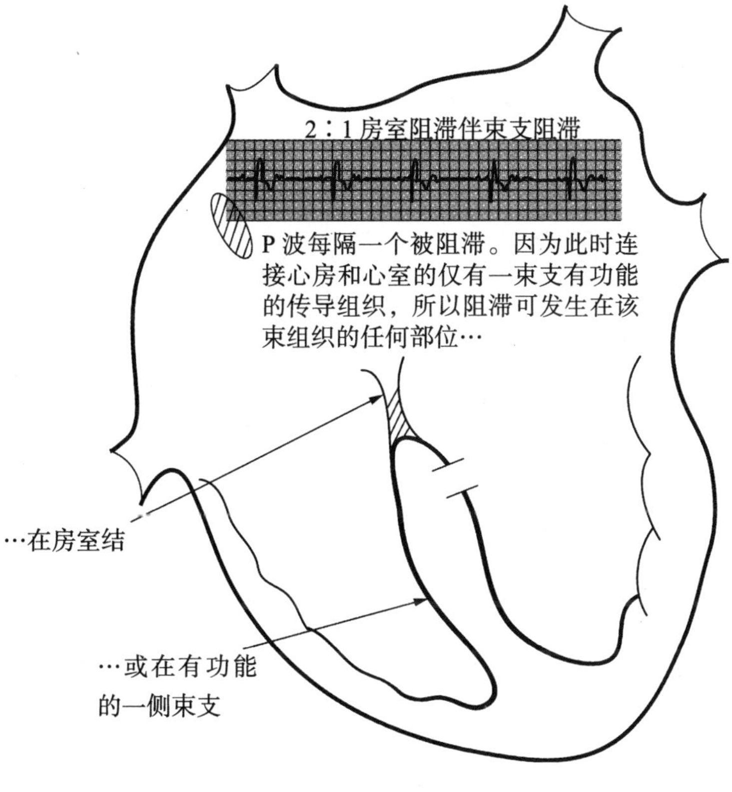

图 7–12

房室阻滞伴束支阻滞。如果阻滞在房室结，病变相对为良性的。另一方面，如果阻滞在束支，则说明存在间歇性双侧束支阻滞，就十分危险。需要紧急起搏治疗。但仅根据此心电图无法鉴别。

率是 4∶1。注意下传心搏的 PR 间期保持固定不变。阻滞部位可能位于房室结或另一侧有传导功能的束支。仅根据该心电图无法鉴别。

规律：当看到 2∶1 阻滞或其他固定比率的阻滞伴窄 QRS 波时，可以肯定阻滞位于房室结。病变为相对良性，可能是由药物如洋地黄、β 受体阻滞剂、钙阻滞剂等或短暂性缺血引起。

当看到固定比率的阻滞伴宽 QRS 波时，应考虑间歇性双侧束支阻滞。病变可能十分危险，其不是由药物如洋地黄等引起，而是短暂性心肌缺血的结果。

然而如何鉴别房室结阻滞和另一侧束支阻滞？这就引入了二度房室阻滞的第三种类型：莫氏 II 型阻滞。

II 型（莫氏 II 型）房室阻滞

在图 7–14 中，可以见到一些周期有 2∶1 房室阻滞伴宽 QRS 波（QRS 波的一部分几乎隐藏在基线中，其时限实际上为 0.12s）。此外，还可见到一些周期有连续 2 个心搏下传，其后 1 个 P 波被阻滞——即 3∶2 阻滞。现在可以绝对准确地诊断阻滞的部位。在 3∶2 阻滞时，可以见到：

1. 两个连续下传的心搏伴相同的 PR 间期（没有文氏型延长）
2. 一个被阻滞的窦性冲动
3. 阻滞后的第一个心搏的 PR 间期与阻滞前 PR 间期相同
4. 被阻滞的 P 波周围的长间歇恰等于窦性心率间期的 2 倍

这就是莫氏 II 型阻滞。事实上这是间歇性双侧束支阻滞。II 型阻滞只能在已有的束支阻滞的基础上发生，且永远不会发生在房室结。

在 2∶1 传导时是无法判断阻滞部位的。直到你见到 2 个连续下传的心搏，你不能肯定 2∶1 阻滞会不会变成 I 型阻滞周期，如图 7–11 所示。这 2 个连续下传的心搏伴固定的 PR 间期提供了诊断线索。

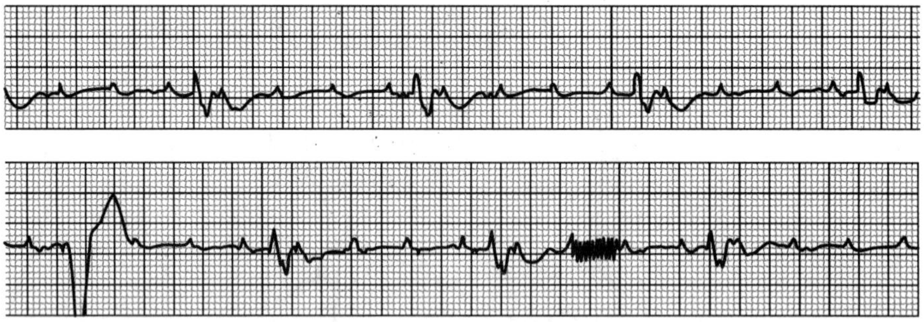

图 7–13
4∶1 房室阻滞伴束支阻滞。注意全程 P 波与 QRS 波的固定关系。由于见不到 2 个连续的 PR 间期，所以无法精确定位阻滞部位。然而，因为心率缓慢会导致中枢神经系统或心血管系统出现相关症状，因此需要治疗。

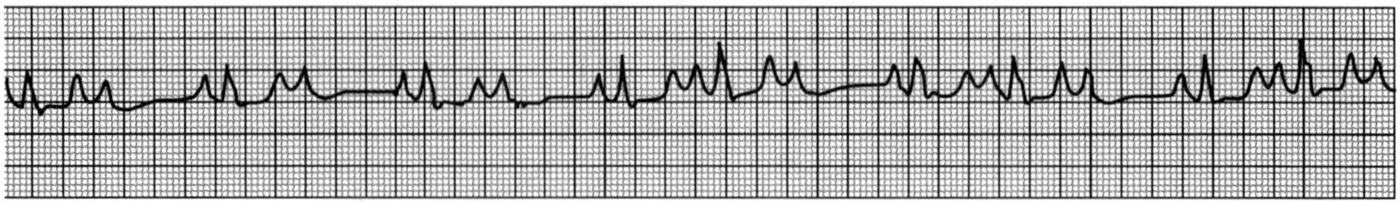

图 7–14
莫氏 II 型阻滞伴间歇性 2∶1 房室阻滞。如果仅心电图左侧的 2∶1 阻滞，则无法定位阻滞部位；但右侧的 3∶2 阻滞则提示阻滞位于另一侧仍有功能的束支。需要植入起搏器治疗！

Ⅱ型房室阻滞预后很差。每年约为 36%的病例会发生心脏停搏。莫氏Ⅱ型阻滞是置入永久性起搏器的绝对适应证。不要等待症状出现，因为患者的首发症状也可能是最后的症状——尤其是患者在驾驶时发生心脏停搏！

莫氏Ⅱ型阻滞的发生机制比其他的心律失常或传导异常更难理解。

图 7–15 显示了莫氏Ⅱ型阻滞的示意图。Ⅱ型房室阻滞是束支细胞电生理特性所决定的。其激动取决于快速内向钠电流，可以突然发生衰竭，所以呈全或无传导，就像频率依赖性束支阻滞一样。这与房室结细胞迥然不同，后者表现为进行性疲劳和恢复。

图 7–16 是Ⅱ型房室阻滞伴 3∶2 传导的典型例子。注意Ⅱ型房室阻滞的部位。

图 7–17 至图 7–22 是Ⅰ型和Ⅱ型房室阻滞分别伴宽 QRS 波和窄 QRS 波的例子。尝试分析每幅心电图，并将分析结果与图注进行比较。

完全性心脏阻滞

完全性心脏阻滞的诊断依据有 3 点：

1. 完全性房室分离，无夺获心搏；即完全没有房室传导
2. 心室率在 45 次/分或以下
3. 在舒张期有足够的心房冲动

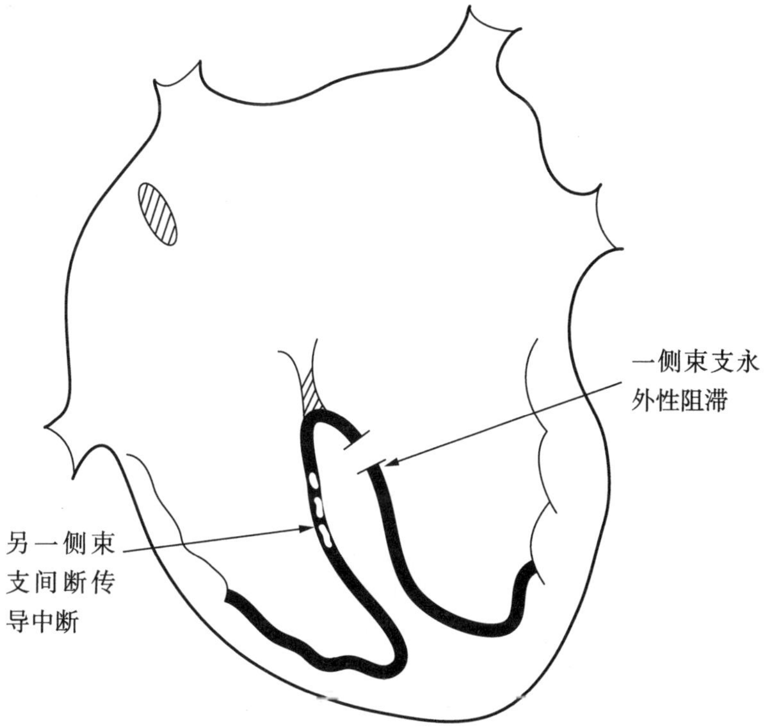

图 7–15
莫氏Ⅱ型房室阻滞的示意图。仔细分析。莫式Ⅱ型阻滞常常会发生误诊的情况，所以应仔细分析心电图。在莫氏Ⅱ型阻滞中，房室传导总是突然中断。P 波被阻滞前无 PR 间期延长，所以在阻滞后的第一个心搏的 PR 间期也没有缩短。除了一个或多个 P 波突然被阻滞外，心电图上无其他异常。这种全或无传导仅见于束支阻滞，而不会发生在房室结。

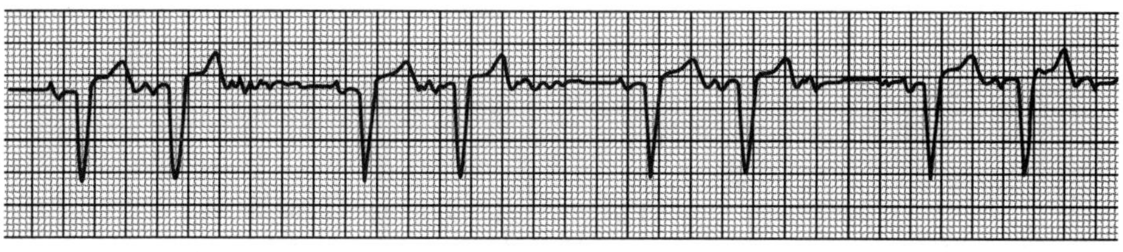

图 7–16
3∶2 莫氏阻滞。总是存在束支阻滞，连续的 PR 间期是固定的，长间歇是基础心率间期的 2 倍。

图 7–17

2：1 房室结阻滞伴 4：3 文氏阻滞。与图 7-16 中的莫氏 II 型房室阻滞进行比较。

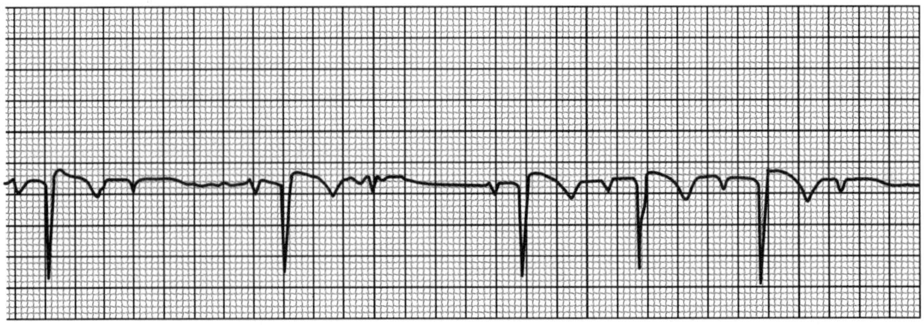

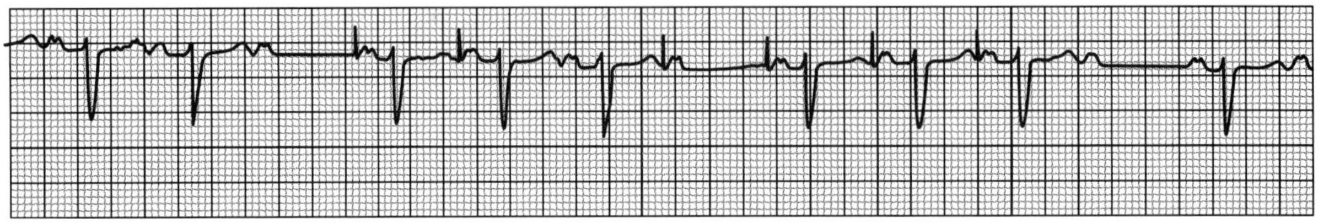

图 7–18

心房起搏器产生的莫氏 II 型阻滞，在 P 波前可见起搏器的钉状信号。图中可见 II 型阻滞的所有特点：固定的 PR 间期，长间歇等于窦性间期的 2 倍。（QRS 波实际上为 0.12s。由于该心电图被缩小了，部分 QRS 波隐藏在基线中。）

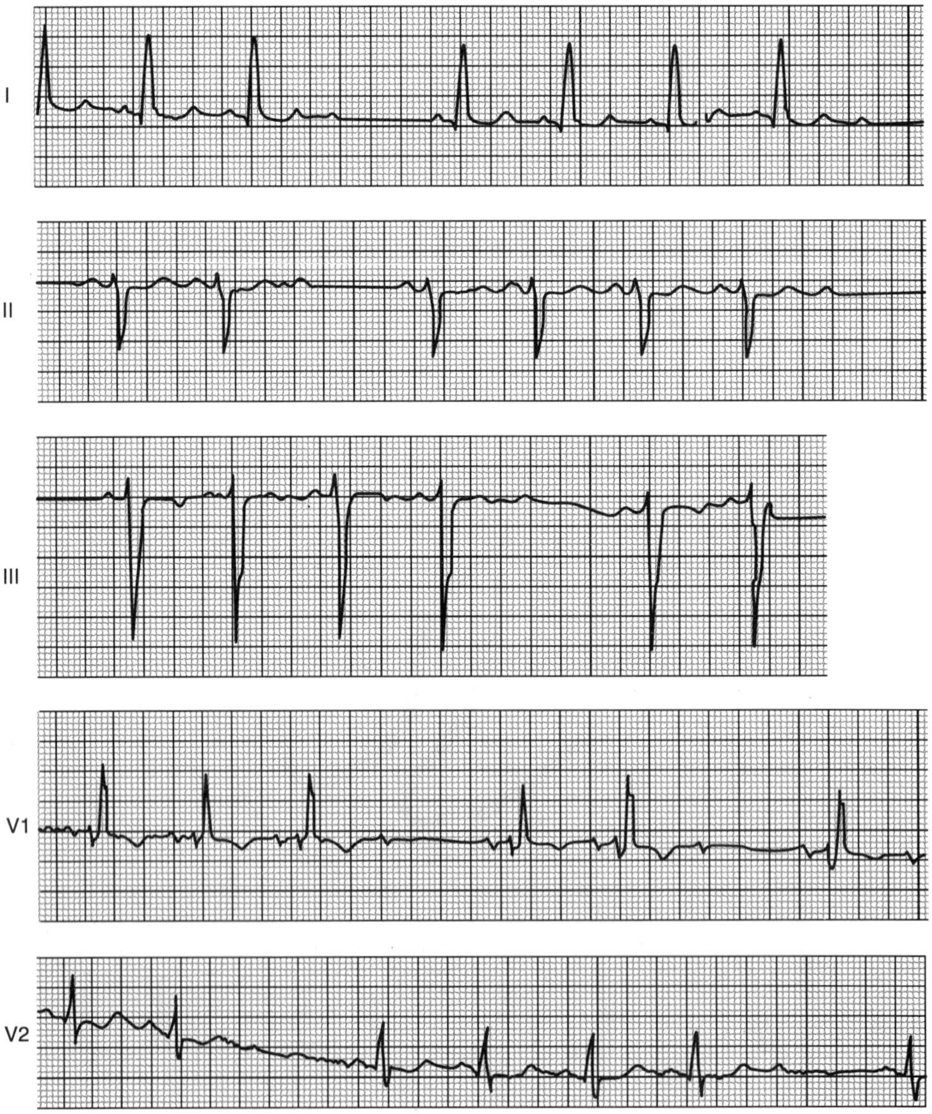

图 7–19

右束支阻滞合并左前分支阻滞时的莫氏 II 型房室阻滞。阻滞发生在左后分支。

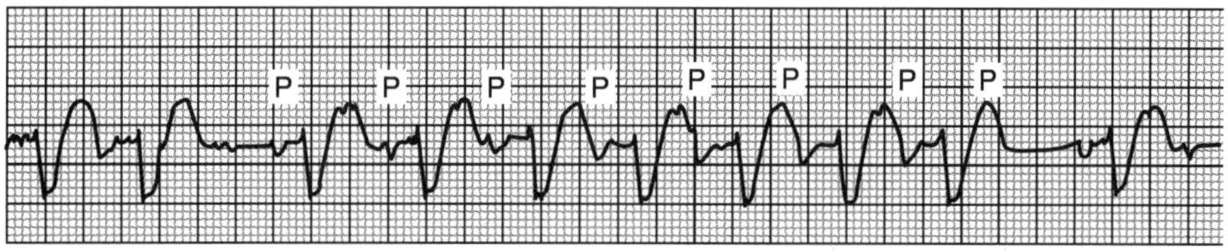

图 7–20
束支阻滞伴文氏房室阻滞。正如本图所示，束支阻滞完全可能与房室结阻滞并存。图中可见文氏阻滞的所有特点，冲动沿存在功能的束支进行传导的情况非常罕见。这是洋地黄中毒引起的房室结阻滞。

特别注意：由心电图诊断房室分离基于 2 个简单的“是或否”问题：

1. P 波与 QRS 波的关系不断变化吗？如果是：
2. 尽管 PR 间期有变化，心室律是否规则？如果是：

如果是存在房室分离的，显然 P 波与 QRS 波彼此无关。两者的关系是偶然的，如同一对离婚的夫妇在街上行走一样。

图 7–23 是完全性房室阻滞的示意图。阻滞部位位于房室结，注意窄 QRS 波。（我的很多同事曾问我房室结阻滞是否可以是完全的，答案当然是肯定的。房室结阻滞可以是完全性的甚至是致命性的。）

注意房室分离这个术语。很多医生不清楚其确切含义，及以什么形式出现。以下将讨论如何鉴别两种类型的房室分离。一种是常见型，无害的；另一种是罕见型，危险的。（我对该课题教学了近 50 年，深刻了解混淆房室分离与莫氏 II 型阻滞的频繁性。这不是医生的错，描述此简单现象所使用的语言过于复杂，而且二者定义的区别又是如此模糊。）因此，我现在对房室分离重新定义，并描述两种类型及其机制。

定义：完全性房室分离时心房和心室节律是分开的和独立的。心房由一个起搏点驱动，通常是窦房结；而心室由房室结或心室的异位兴奋灶驱动。两个节律彼此无关，如同一对离婚的夫妻。

完全性房室分离与完全性房室阻滞不完全相同。事实上，在 99%的情况下，二者是无关的。常见型房室分离的一个很好的例子是某些类型室性心动过速（见第 3 章）。室速不停地刺激房室组织，使其在任何窦性冲动到来时均处于不应期中。

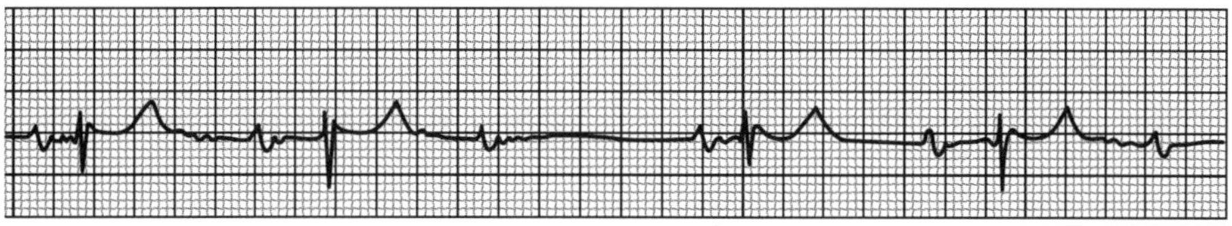

图 7–21
3∶2 文氏阻滞伴窦性心动过缓。不论阻滞部位如何，有效心率太慢肯定会引发症状，所以需要进行治疗。该病例不是药物引起的或短暂性的阻滞，需要进行永久性起搏治疗。

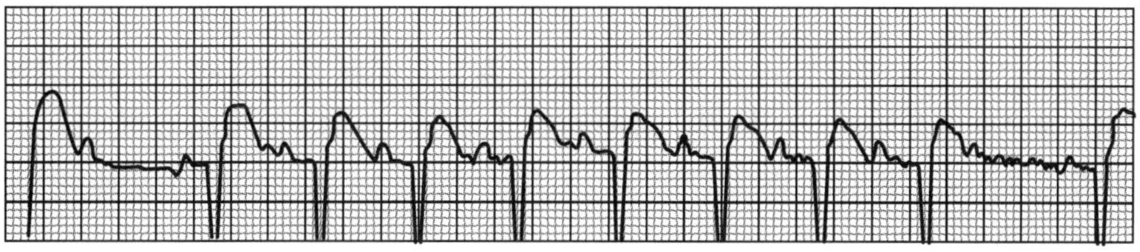

图 7–22
文氏阻滞。将该图及图 7-21 与图 7-16 至图 7-19 进行比较，I 型和 II 型房室阻滞的区别就显而易见了。

图 7–23

完全性房室结阻滞。心室率 34 次 / 分。可见完全性房室分离；有很多的 P 波，但均不能下传“夺获”心搏。因而，无房室传导。

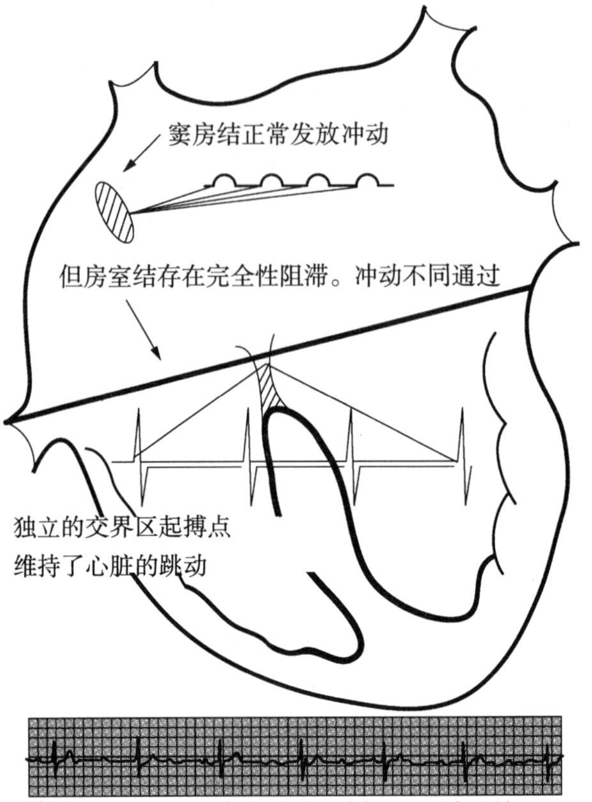

心电图可见心室率规则，P 波与 QRS 波无关。

在这种情况下，房室分离是由异位心律的“干扰”引起的。这种类型的房室分离应称为干扰性房室分离。位于房室结或心室的异位激动快速激动组织，使之在窦性冲动到达时处于不应期中。即异位兴奋灶阻挡了窦性冲动。房室传导组织没有发生病变，因而没有房室阻滞（图 7–24）。

图 7–25 至图 7–31 均是干扰性房室分离的例子。仔细分析，熟悉掌握这种对身体无害但常被误诊的心律失常的心电图特点。

图 7–25 的起始为一系列正常窦性心搏，中间可见交界性心律，其频率快于窦性心律，从而使最后 5 个心搏出现房室分离的表现。

图 7–26 主要表现为加速性室性自主心律，并与窦性心律分离。标 C 的心搏代表窦性夺获，在两个异位心搏之间到达了房室结（注意标 f 的融合波）。

图 7–27 为交界区心律引起的房室分离，其频率略快于窦房结。而图 7-28 和图 7–29 显示的房室分离是由加速性室性自主心律引起，其频率几乎与窦房结相同。图 7–30 和图 7–31 是快于窦房结的交界区心律引起的干扰性房室分离。

仔细地研究这些心电图，它们均被误诊为房室阻滞，甚至有几个病例有人建议植入起搏器。

以下将介绍完全性心脏阻滞。在图 7–32 中，可见房室分离，其中心室率为 48 次 / 分，在舒张期可见 P 波。如果房室传导系统是正常的，在两个异位 QRS 波之间有足够的时间使得心房冲动通过而夺获心律。缓慢的心室率排除了干扰性分离的可能性，因而诊断为完全性房室阻滞。窄 QRS 波提示阻滞部位在房室结。

把房室传导组织想象成一扇门，一扇很平常的门，和其他门一样，开关自如。

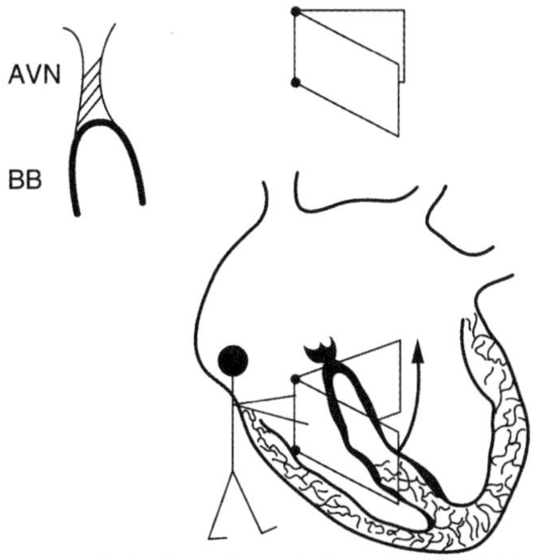

假设你是窦性冲动，每当试图进门时，就有一个人在另一边使劲地把门关上。
这个人就是房室结或心室某处的异位灶。它放电（关门）的速度很快可以让房室组织处于不应期，使得不能传导窦性冲动。

图 7–24

干扰性房室分离。因为房室结或心室的异位兴奋灶发出的冲动快于窦房结，使得窦性冲动到达房室交界区时，该部位组织总是处于不应期中。因而，心房和心室节律分离。

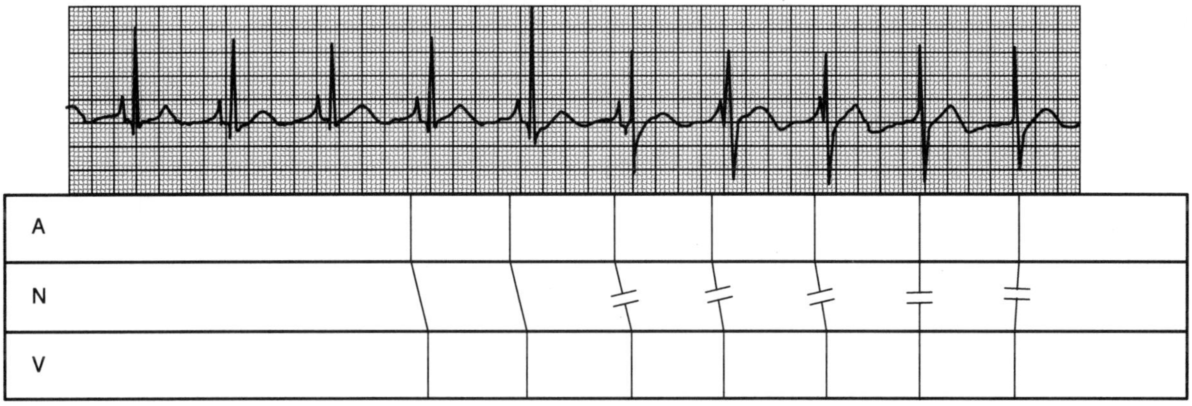

图 7–25

干扰性房室分离。正常的窦性心律被交界性心律（第 6 个心搏）干扰，后者略快于窦房结，使得窦性冲动到达房室结时，房室结处于不应期中。P 波逐渐消失在 QRS 波中。

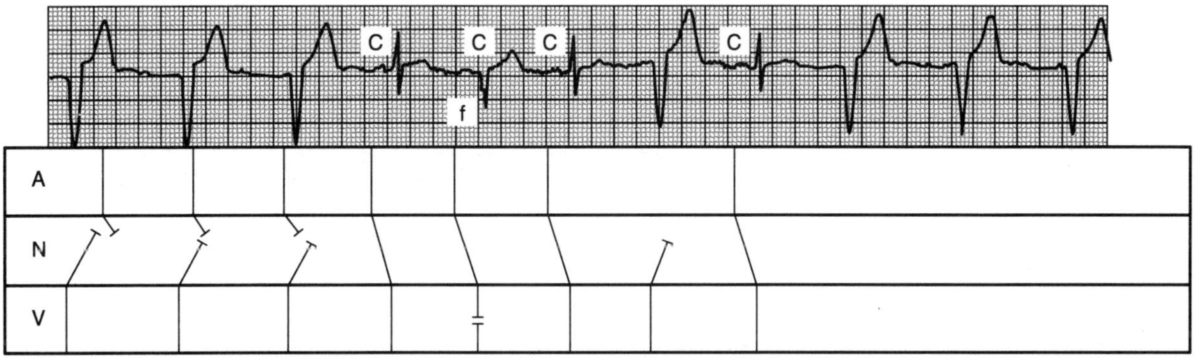

图 7–26

间歇性干扰性房室分离。前 3 个心搏是室性自主心律。在第 4 个心搏时，窦房结比异位兴奋灶“提前”发放冲动，夺获了 3 个心搏（C）。整个心电图表现为窦性心律和加速性室性自主心律，可见房室分离及窦性夺获。在室性自主心律中，窦性 P 波被埋藏在 QRS 波中，可以通过从夺获心律开始测量进行推测。

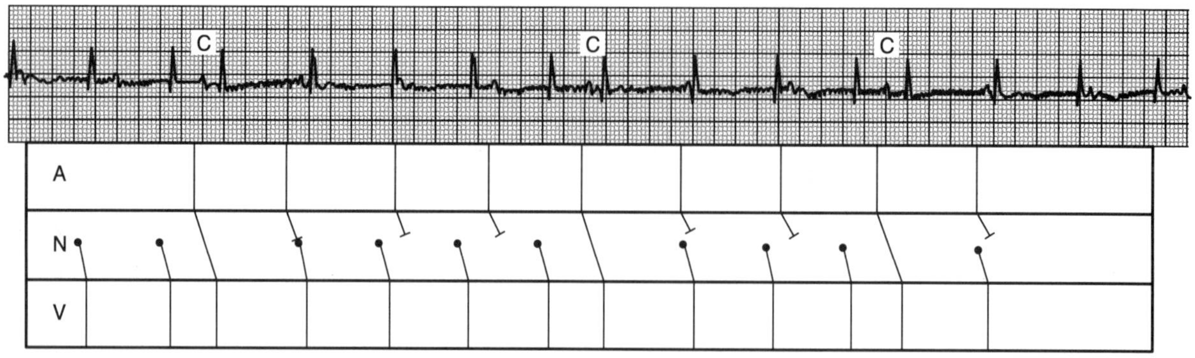

图 7–27

加速性交界性心律（示意图中的黑圆点）引起的干扰性房室分离。交界性心律快于窦性心律（75 次 / 分比 63 次 / 分），因此多数情况下交界性心搏干扰了窦性心搏。当窦性冲动恰在异位心搏之间到达时，偶尔会出现窦性夺获（C）。

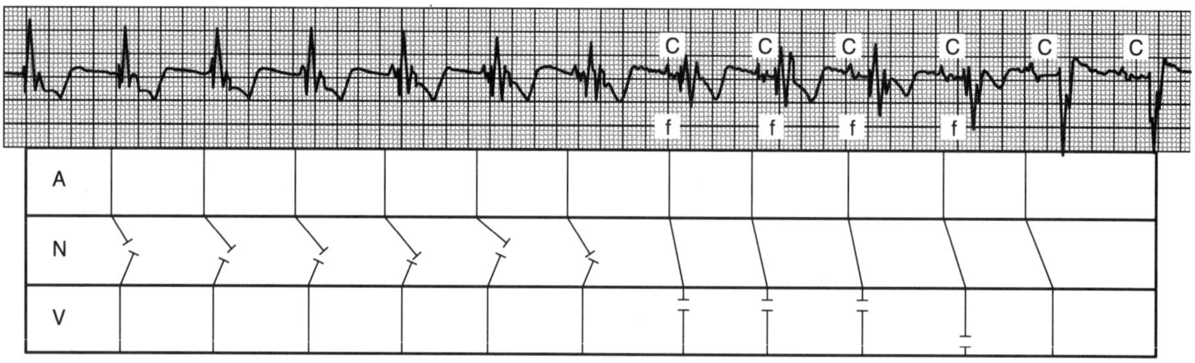

图 7–28

加速性室性自主心律引起的干扰性房室分离，该心律呈右束支阻滞图形（图的左侧）。从第 1 个标 C 的心搏开始，窦房结夺获了心室，并逐渐与异位兴奋灶产生融合波（f）。右侧的最后 2 个心搏为左束支阻滞。

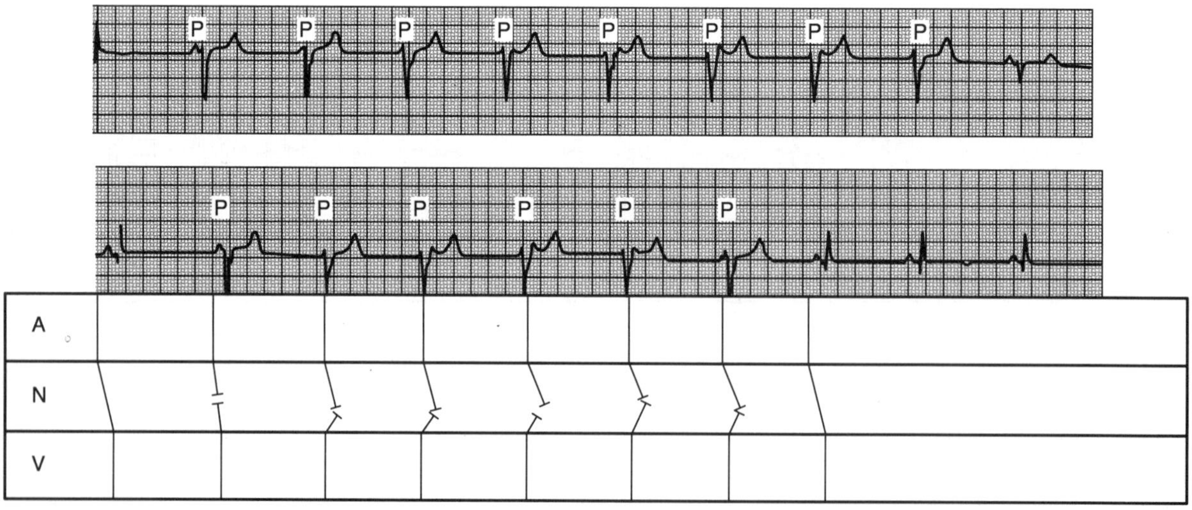

图 7–29

室性自主性心律引起的干扰性房室分离。窦性冲动（标 P）穿插在室性自主心律之间，直至比异位兴奋灶提前并夺获心律。

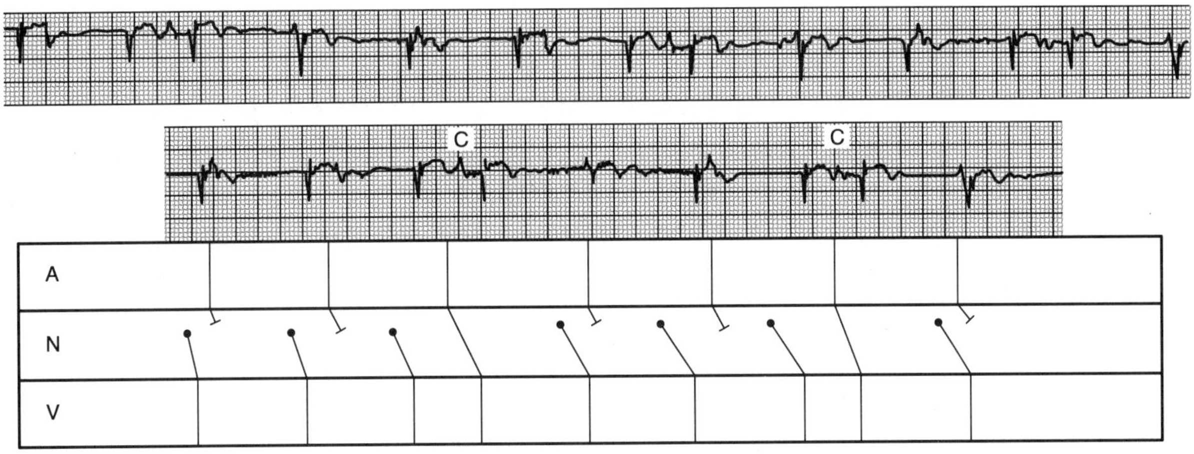

图 7-30

窦性心动过缓（53 次 / 分）和加速性交界性心律（62 次 / 分）一起引起的干扰性房室分离。多数心搏是交界性的，偶有窦性夺获（C）。

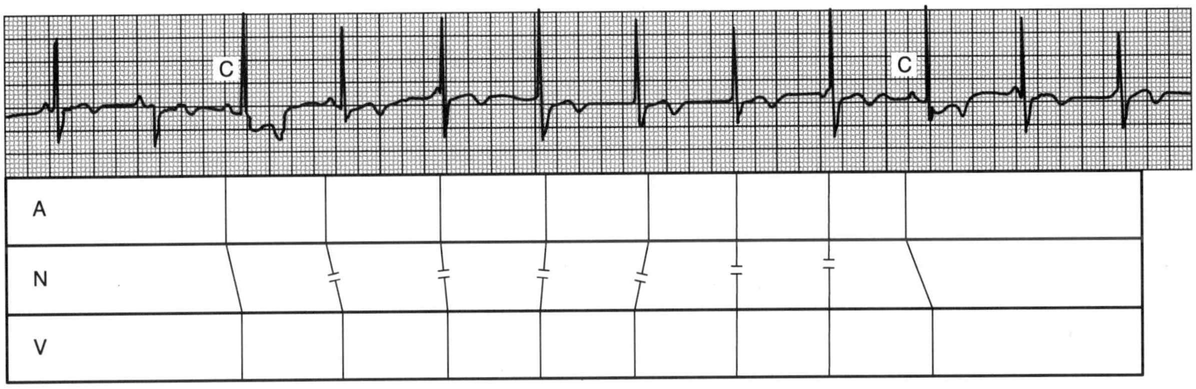

图 7-31

交界性心律几乎以与窦房结相同的频率发放冲动，引起干扰性房室分离。在心电图的中间部分，窦性心律与交界性心律的频率几乎相等（“等心律”）。

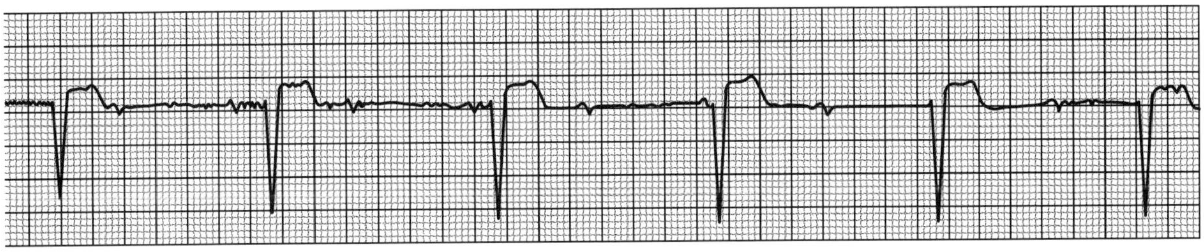

图 7-32

完全性房室结阻滞。存在完全性房室分离，无夺获心搏，心室律由交界区起搏点控制，频率 45 次 / 分。P 波出现在舒张期，与交界性心搏相距较远，但均未下传。因而，排除了“干扰”的可能性。

图 7–33 和图 7–34 均为完全性房室结阻滞的例子。根据之前描述的标准仔细分析这些心电图。

在图 7–35 和图 7–36 中，可见完全性心脏阻滞伴宽的心室搏动。其中有两种可能性。首先，完全性心脏阻滞可能是双侧束支衰竭即双侧束支阻滞的结果。当束支系统衰竭时，生命仅能靠心室自主兴奋灶维持。室性心搏通常表现为宽 QRS 波。其次，也可以是完全性房室结阻滞伴束支阻滞，从而导致了宽 QRS 波。二者鉴别的唯一方法是查看以前的心电图的室内传导是否正常。

房室结或束支系统的完全性房室阻滞之间有什么区别呢？洋地黄、钙阻滞剂、β 受体阻滞剂等药物更容易导致房室结阻滞。而洋地黄和钙阻滞剂对束支系统没有影响，β 受体阻滞剂的影响也很小。

房室结阻滞也很可能是短暂性心肌缺血的结果，如下壁心肌梗死伴房室结阻滞。这种类型的房室阻滞最终可自行消失，不需要永久性起搏。

另一方面，束支系统的完全性阻滞预后较差。它可以由高钾血症引起，或者由三环类抗抑郁药引起（罕见）；但在大多数情况下其代表了内在的不可逆病变，通常需要起搏治疗。

如果排除了中毒或缺血的影响，完全性房室阻滞通常是永久性的，上述二者的鉴别仅属于学术讨论而无实际临床意义，因为无论在何种情况下，永久的完全性房室阻滞伴缓慢心室率通常需要起搏治疗。

回顾本章，需要掌握以下几点：

1. I 型阻滞的 5 个特点
2. II 型阻滞的 4 个特点
3. 固定比率阻滞
4. 当发生传导阻滞时，房室结和束支系统的本质区别
5. 如何诊断房室分离
6. 房室分离的 2 种病因
7. 诊断完全性心脏阻滞的 3 条标准
8. 特别注意：不要忘记 RR 间期缩短是 I 型阻滞常见型的典型特点。该现象有助于识别无 P 波的 I 型阻滞。例如，在自律性异位兴奋灶周围的 I 型阻滞，或交界性心律时在低位房室结出现的 I 型阻滞

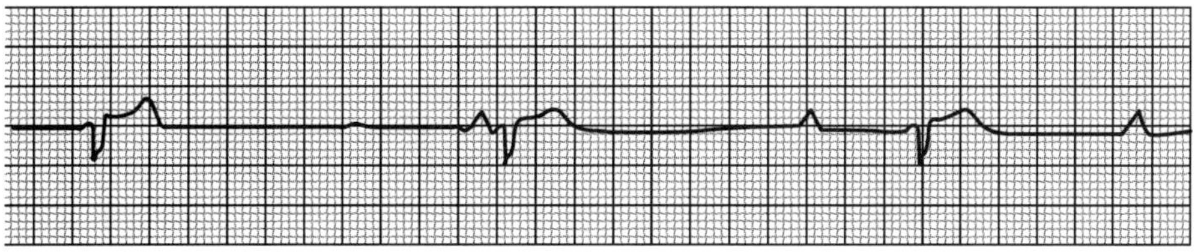

图 7–33

完全性房室结阻滞，心室率 28 次 / 分。这是致命性完全性房室结阻滞。

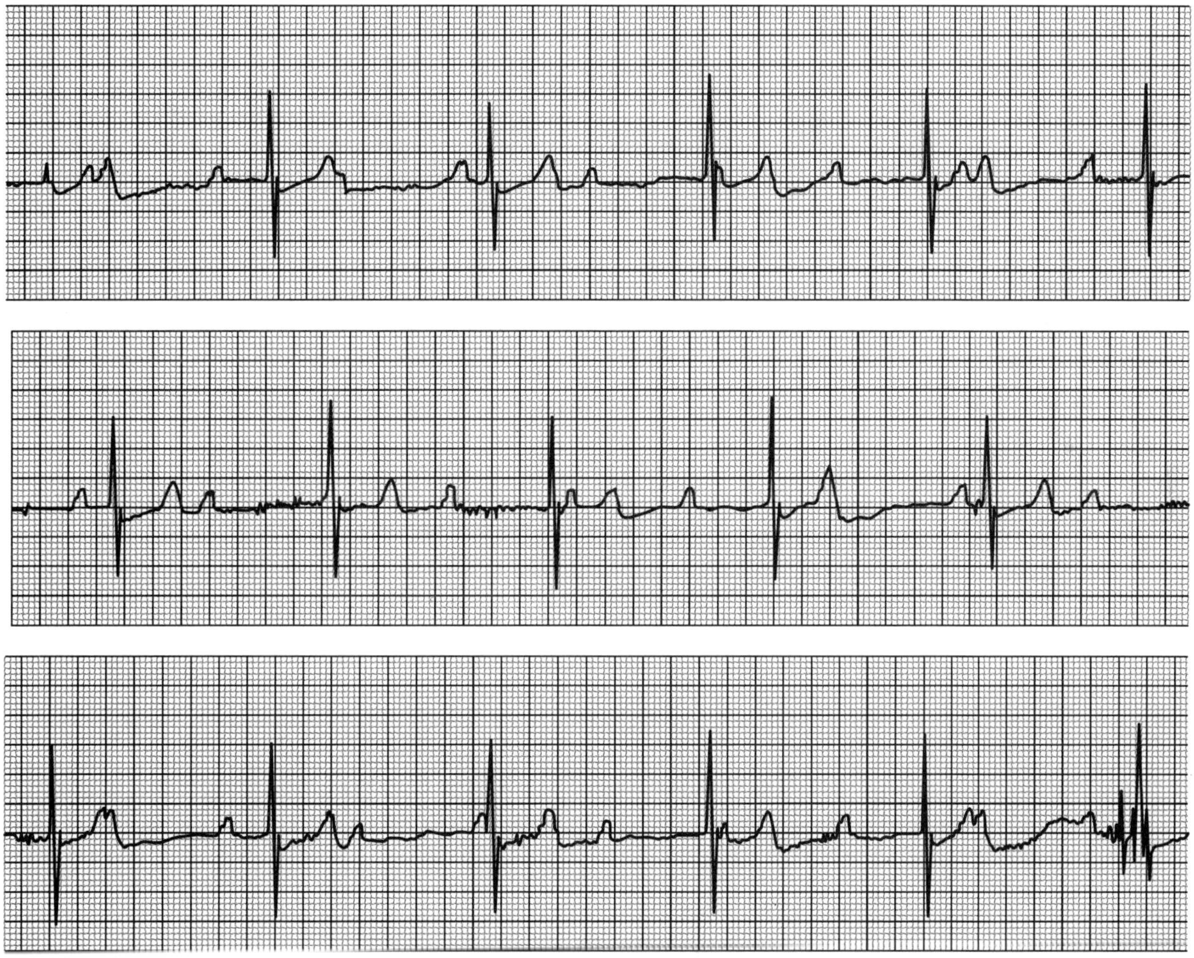

图 7–34

完全性房室结阻滞，心室率 39 次 / 分，可见到完全性房室阻滞的所有心电图特点。

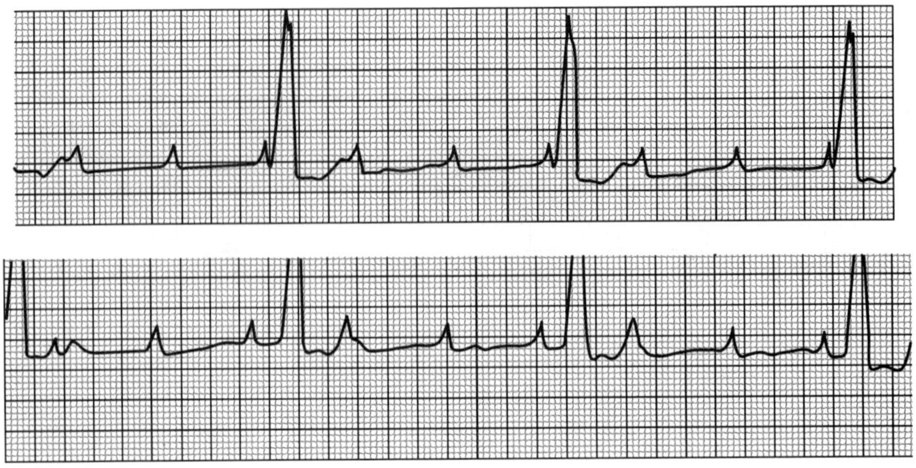

图 7–35
束支系统的完全性房室阻滞，伴室性自主心律（32 次 / 分）。该患者女性，先天性心肌纤维化变性。此患者在高中时植入起搏器之前，生活相对正常，最后死于充血性心力衰竭，而不是心脏停搏。

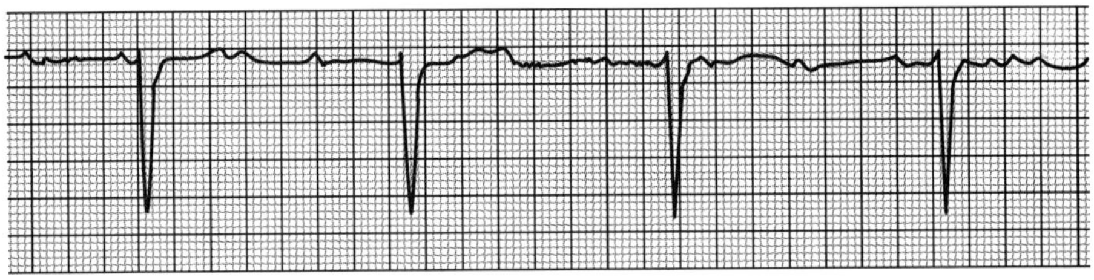

图 7–36
完全性房室阻滞，心室率 39 次 / 分。宽 QRS 波提示可能是室性自主心律或交界性心律伴束支阻滞；仅从该心电图无法鉴别。因为此为永久性阻滞，而非药物引起，阻滞部位的区别仅仅具有学术研究意义。这种永久性阻滞，不论阻滞部位如何，都应该进行起搏治疗。

8

复杂房室阻滞的诊断：技巧及误区

高度房室阻滞

图 8–1 是典型的高度房室阻滞心电图。图中可见很多被阻滞的 P 波，偶有搏动下传。在上图中没有固定的房室传导，成对的搏动可能是交界区兴奋灶随机发放的冲动。在下图中，房室呈 4∶1 的固定比率传导，下传搏动的 PR 间期为 0.52s。换言之，高度房室阻滞就是指很多心房冲动被阻滞，偶尔有 P 波下传，但没有其他可识别的阻滞形式。

假性阻滞

图 8–2 所示的是最常见的假性阻滞类型，即窦性心律伴束支阻滞。在所有图的中间有一个突发的停搏。仔细注意每一个停搏前的 T 波，其显然不同于其他 T 波。在这些 T 波的末端有一个小的“尖”的变形，而其他搏动的 T 波中则没有。在最下面的图的左端，可以看到一个很明显的室上性期前收缩，在此期前收缩的前一个心搏的 T 波中，可以看到同样的改变。

这些变形很明显是由房性期前收缩波重叠于 T 波之中造成的。图中只有一个房性期前收缩发生了下传，其余的则没有下传。未下传的或者说被“阻滞”的房性期前收缩是窦性心律下出现长间歇的最常见的原因。（我们在阻滞二字上标引号是因为阻滞还含有低于正常传导的意思。在这里，传导组织并没有问题，而是 P 波出现得太早使之无法被传导下去。）

规律：当看到不能解释的长间歇时，一定要看看长间歇前的 T 波，是否有一个未下传的 P 波隐藏其中。《圣经》上有一个经典的反问句：“豹子会改变身上的斑点吗?”当然不会，同样，T 波在每一次搏动中也不会改变其形态。当 T 波形态发生改变时，常常意味着有 P 波藏匿其中。

未下传的房早属于无效搏动，它使窦房结除极但冲动并未传到心室，并由此产生长间歇。未下传的房早就如同窦房结的“刹车装置”。

图 8–3 曾被误认为是莫氏 II 型房室阻滞，患者也准备植入永久起搏器。右束支阻滞合并左前分支阻滞当然会导致莫氏 II 型房室阻滞，但事实上在窦性心律下也会出现长间歇。停搏前的 T 波形态显然不同于其他的 T 波，这一定是有 P 波隐匿其中——没有其他解释。观察未下传的房早未见明显的房室传导脱落。而且停搏前的第 2 个搏动出现较早，其 PR 间期是延长的。因此，存在两个房

图 8–1
高度房室结阻滞。上图所示的是毫无规律的传导，有很多未下传的P波。下图是一个4∶1的阻滞。

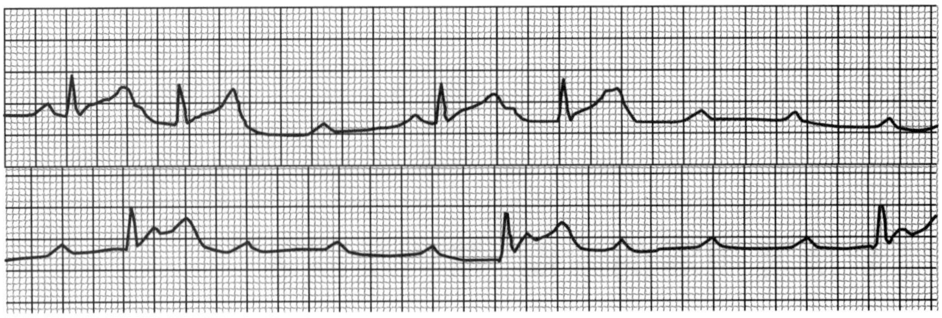

图 8–2
频发的未下传的房早。房早偶尔下传。注意各图中长间歇出现前T波中的“切迹”。后者显然就是未下传的P波。

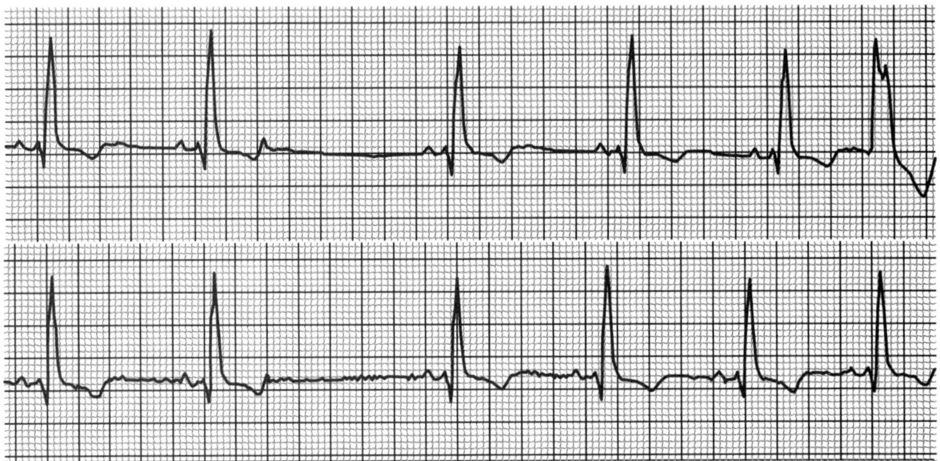

图 8–3
双束支阻滞患者（右束支合并左前分支阻滞）未下传的房早所导致的突然长间歇。

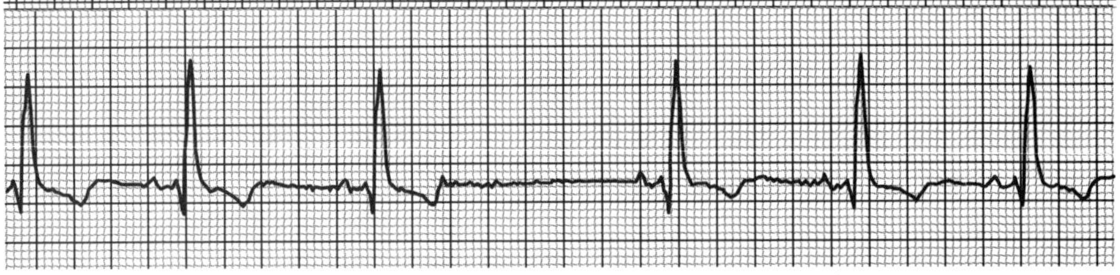

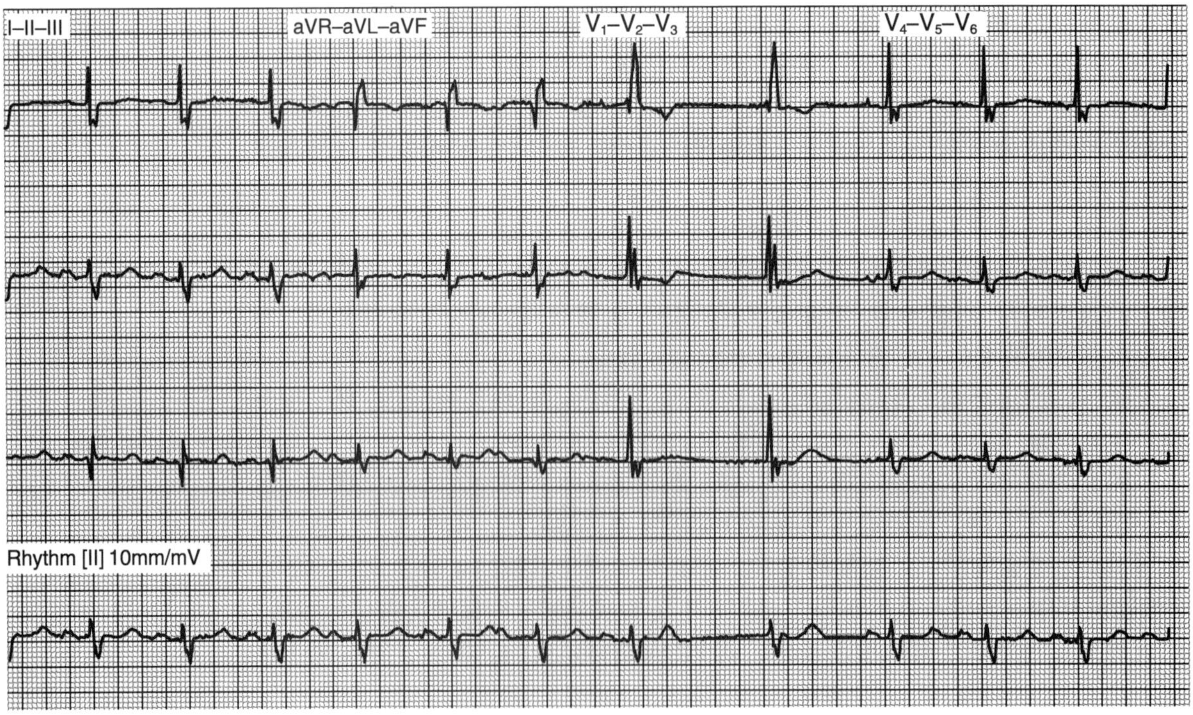

早，一个下传，一个被阻滞。向患者解释，无需治疗。

图 8–4 是心梗早期记录到的心电图。可见很多宽 QRS 波出现，有些成串，如果盲目断定这些宽大的波是室性的，常常会急于应用利多卡因。

首先看图 8–4 下图中的第 5 个搏动，这是正常的窦性搏动。再观察每幅图中的第 1 个搏动之后均可见到一个房早。在上图中，房早使 T 波出现了一个很尖的负向波，而且没有下传。在下图中，房早产生了一个很大的正向 P 波，并以 Ashman 形式差异性传导。在这两幅图中可以看到这些藏于 T 波中的房早；有时没有下传，但如果下传，就以典型的 Ashman 差传——长 RR 间期后跟短 RR 间期。因此最后诊断是："频发房早，部分差异传导，部分阻滞"。没有室性异位心律，患者无需利多卡因治疗。

图 8–5 同样是一个危及生命的心电图表现。严重的心肌梗死早期，出现了宽 QRS 波和长间歇。心率 80 次 / 分时，血压尚能维持；当出现长间歇，心率跌至 40 次 / 分时，血压突然下降，患者告危。几乎所有的治疗措施都无效：起搏治疗（无效），阿托品（无效），异丙肾上腺素（致命）。

同样，注意观察长间歇前的 T 波。这些 T 波显然不同于窦性 T 波——有一个尖的峰，不同于平坦、几乎是等电位的窦性 T 波。被阻滞的房早使 T 波形态改变，而未下传的心房搏动使心脏出现长间歇。如果再观察一下偶尔出现的宽大的 QRS 波前的 T 波，同样会发现提早出现的使 T 波形态改变的 P 波。这些是下传的房早，而宽大的 QRS 波则是另一种 Ashman 差异性传导的表现。

如果被阻滞的房早使心率显著减缓，如图 8–5，该如何处理？显然，应该治疗房早，应用抑制心房异位电活动的药物。地高辛和奎尼丁为最佳选择；在

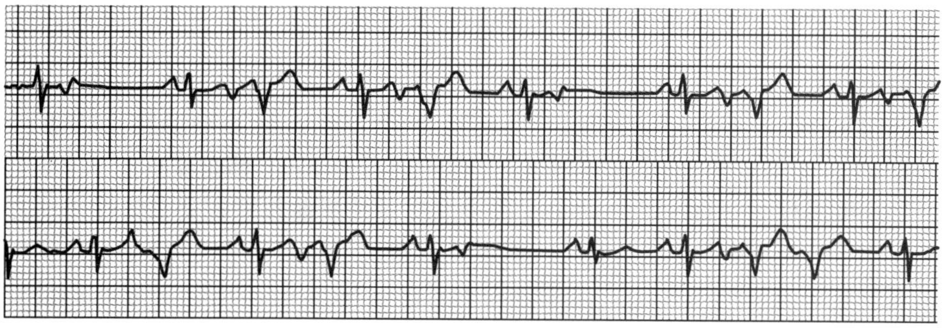

图 8–4
复杂的房早——部分阻滞，部分以 Ashman 形式差传。注意与室性异位心律进行鉴别。详见文中分析。

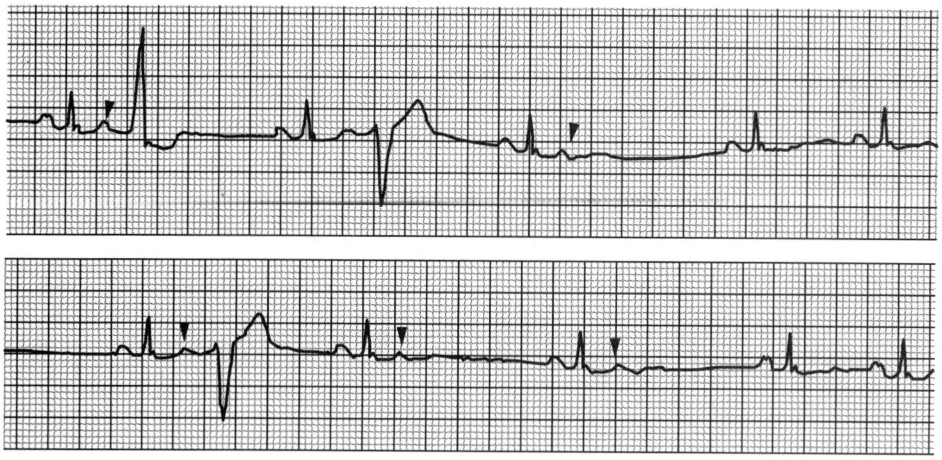

图 8–5
频发房早——部分 Ashman 差异传导，部分阻滞。被阻滞的房早减慢了有效心室率，危及患者生命安全。

紧急情况下首选地高辛，因为地高辛可以静脉给药。阻滞的房早所导致的缓慢型心律失常用抑制心律失常的药物治疗。图 8–5 的患者应用抑制心律失常药物（地高辛）起效快速、完全；房早消失，窦性心率维持在 80 次 / 分。

注意：当你作出该诊断并实施了相应的治疗时，可能会招来很多质疑。Bernard Lown 和 H. J. C. Marriott 连续两年在亚利桑那州心脏学年会上对该病例进行了讨论。一个建议用地高辛，另一个则建议用奎尼丁！坚持你的观点，不要管那些可能致命的无知的建议。

图 8–6 所示的是很严重的阻滞病例，其室早的出现加剧了功能障碍。该图实际上是心率为 125 次 / 分的窦性心动过速。如果用尺子测量的话，就会发现有很多 P 波藏于 QRS 波之中。该房室阻滞比较复杂。

一般是文氏阻滞，有时是 2∶1 阻滞，伴有很多交界性异位搏动。宽 QRS 波可能会令人想到莫氏 II 型阻滞，但事实上几乎没有真正的莫氏 II 型阻滞。

当有效心率降至 36 次 / 分时出现了很多长间歇。注意，这些长间歇总是出现在室早的周围。室早的前后总是各有一个 P 波。由于室早的干扰，两个房性搏动均无法下传。室早之前的 P 波显然是没有机会到达心室，而室早之后的 P 波则是因为遇到室早对传导束支和房室结影响产生的不应期。

室早经房室结逆向传导很常见，并常常导致不应期延长伴继发的窦性冲动被阻滞。当分析房室阻滞时要考虑到上述影响。治疗室早常常可以降低阻滞程度或使阻滞完全消失。

假莫氏 II 型阻滞：隐匿的希氏束搏动

当看到类似莫氏 II 型阻滞图形中有窄 QRS 波时，一定要再仔细观察一下。很可能不是莫氏 II 型阻滞。实际上，莫氏 II 型阻滞常常出现在原先就有的束支阻滞中。

图 8–7 看起来很像 II 型阻滞。有固定的 PR 间期，偶尔出现被阻滞的窦性 P 波。P 波阻滞后 PR 间期未发生变化，这难道不是莫氏 II 型阻滞吗？

如果再仔细观察一下，就会发现很多交界性期前收缩被夹在窦性搏动之间，用更专业词来描述就是插入。（虽然这些搏动可能来自希氏束，但谓之交界性可能更为大家所熟悉。）在期前收缩的后面没有出现长间歇，提示它们没有

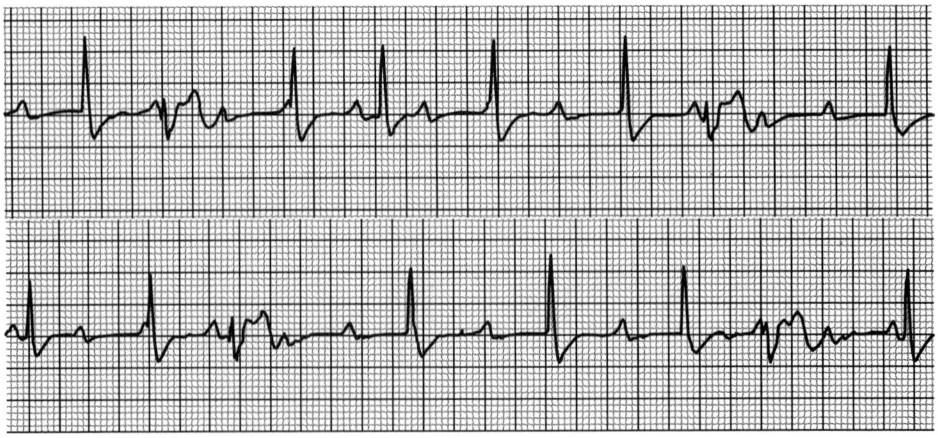

图 8–6
高度房室阻滞伴长间歇（位于频发的室早周围）。由于室早的“干扰”，产生了很多长间歇，进一步加重了阻滞所带来的影响。

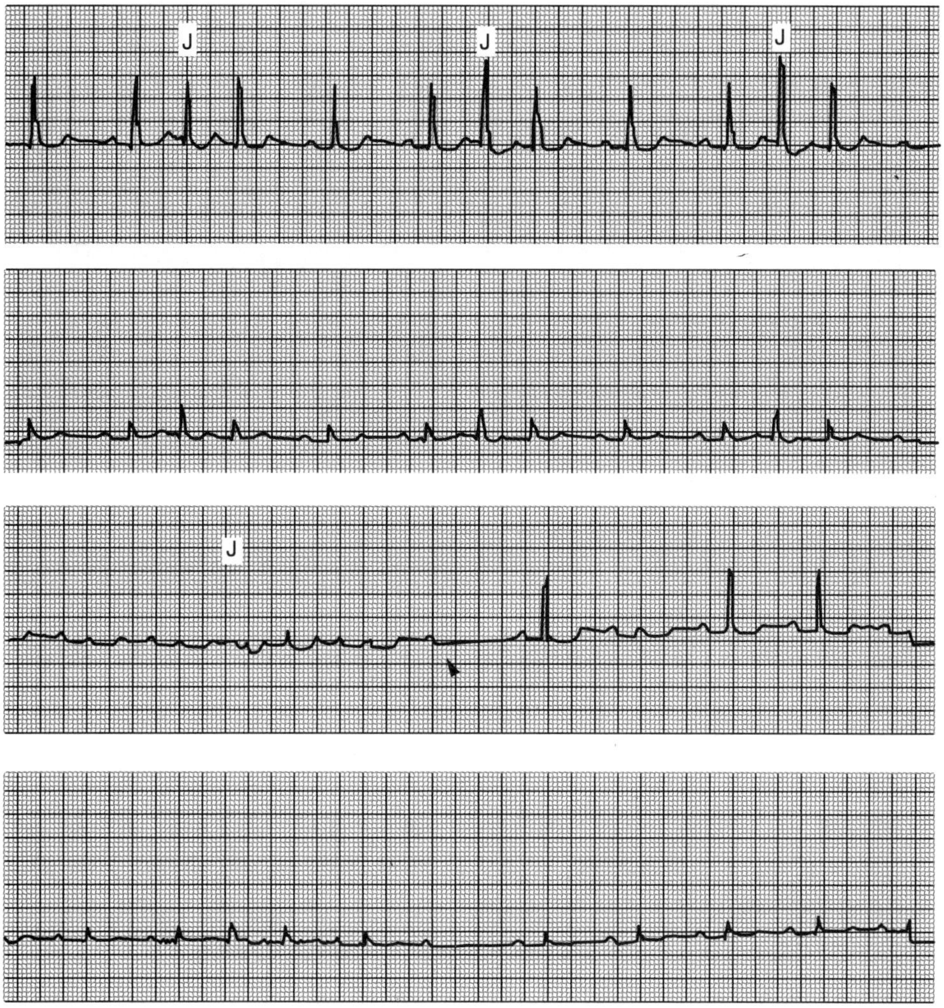

图 8-7
隐匿性希氏束搏动产生的假性莫氏 II 阻滞图形。在上两幅图中可以看到很多交界性搏动（J）插在两个窦性搏动之间。这些搏动没有干扰窦性心律，意味着它们没有经心房逆传，提示存在逆向阻滞。在第三幅图中，就在交界性搏动应当出现的地方，有一个被阻滞的 P 波（箭头所示）。很像莫氏 II 阻滞，因为阻滞 P 波前的 PR 间期没有出现文氏延长，其后的 PR 间期亦没有变短。事实是交界区的兴奋灶没有前传或逆传，而仅仅使房室结产生不应期，使 P 波无法下传。对身体无害！

经心房逆传，也没有重整窦房结。换言之，交界区的搏动存在逆传阻滞，偶尔还存在前传阻滞。交界区或希氏束的异位兴奋灶还会发放冲动，使传导组织处于不应期，从心电图无法看到。其发生只能解释为下一个窦性冲动被神秘地阻滞了。

图 8-8 是这一现象的另一个例子。图中可见很明显的交界性搏动（J）。偶尔可以看到被阻滞的 P 波，其前后的 PR 间期相等。注意标 J 的交界性搏动，无逆向传导，那是因为此刻下一窦性 P 波刚好到来。就在下一交界性搏动应该出现的时候，出现被阻滞的 P 波。提示这并不是真正的阻滞，而是位于交界区或希氏束的异位兴奋灶发放的冲动所产生的一种干扰。而发放的这一冲动被完全阻滞了，正如图 8-9 所示。

忠告：当看到任何有窄 QRS 波的类似莫氏 II 型阻滞的图形时，再寻找插入性交界性搏动。这不是莫氏 II 型阻滞；正如其他随机性交界性（或希氏束）搏动，对身体没有危害。

诊断非典型莫氏 II 型房室阻滞的 Langendorf-Pick 原则

回顾一下文氏阻滞。在图 8-10 中，可到 3∶2 文氏阻滞。注意图中的第 1

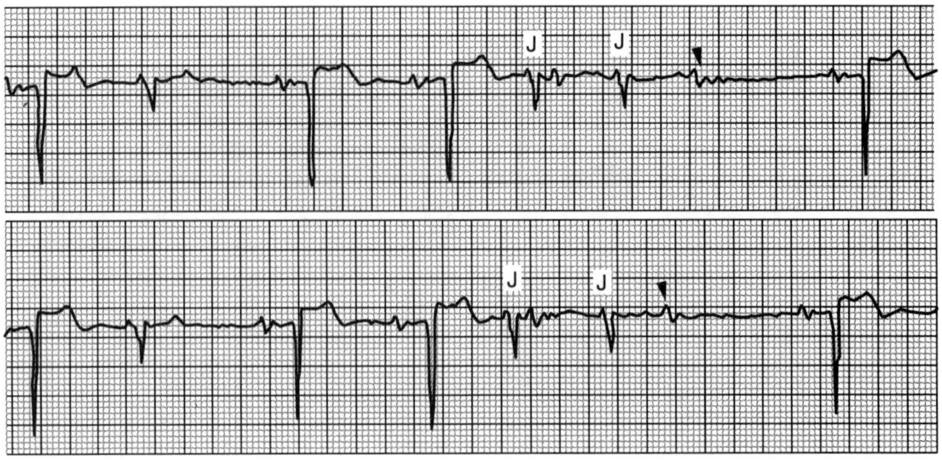

图 8-8
频发的隐匿性希氏束或交界性搏动伪似莫氏II型房室阻滞。图中有频发的交界性搏动（J），常成对出现。窦性 P 波刚好从中通过，所以交界性搏动没有经心房逆传。就在第 3 个交界性搏动要发生的地方，出现了 P 波被阻滞（箭头所示）。

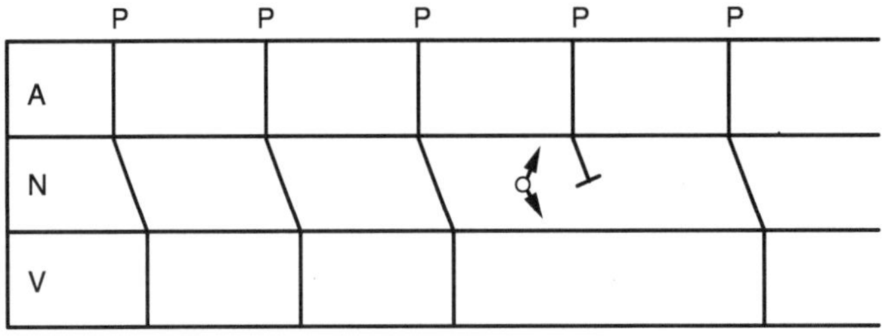

图 8-9
希氏束或交界区发放的完全隐匿性冲动的梯形图。异位兴奋灶发放冲动（双箭头），即便它没有传导，但它使传导组织处于不应期。因此，紧随该隐匿冲动之后的 P 波也无法下传。图形伪似莫氏II型房室阻滞，但事实上不存在任何阻滞——只是一些无害的干扰。交界区或希氏束搏动，不管是否隐匿，无任何意义并且无需治疗。

图 8-10
典型的 3∶2 传导的文氏阻滞。每个循环中第一个 QRS 波至下一个 P 波之间的距离（RP 间期）长于第二个 QRS 波至第三个 P 波之间的距离的。换言之，PR 间期和 RP 间期的变化是相反的。这就是房室结阻滞的特点。

个 QRS 波，其到下一个 P 波之间的距离，即 RP 间期，约 0.44s。再看第 2 个 QRS 波至下一 P 波之间的距离，约 0.22s。也就是说，在文氏阻滞中，PR 间期和 RP 间期恰好相反。“当然！”你可能会这么说，“既然 PR 间期延长了，当然会将 QRS 波向其后的 P 波推得更近。毕竟，P 波总是按时到达。”

将 RP 间期想象成休息期，PR 间期想象成工作期。病变房室结休息的时间（RP 间期）越长，它下次传导得越快（PR 间期）；其休息时间越短，传导越慢。另一方面，在束支传导系统以下，传导是全或无的。想想频率依赖性束支阻滞：束支要么阻滞要么传导——没有过渡。

现在看图 8-11。A 图是一度房室阻滞伴束支阻滞，PR 间期是 0.40s；B 图是 3∶1 阻滞；C 图是 4∶1 阻滞。该患者正在服用地高辛。是地高辛中毒相关的房室结阻滞，还是阻滞位于仍有传导功能的束支上？

在图中没有见到两个连续下传的搏动，所以无法判断是 I 型还是 II 型阻滞。RP 间期改变很大。在 A 图中，RP 间期约 0.52s；中间那幅 3∶1 阻滞的图中，RP 间期是 1.64s；当阻滞比率变为 4∶1 时（C 图），RP 间期变为 2.6s。这里 RP 间期代表着 R 波到下一个下传的 P 波间的间期，忽略被阻滞的 P 波。虽然 RP 间期发生了戏剧性的改变，但 PR 间期仍然是固定的。阻滞应位于另一束支。这是莫氏 II 型阻滞的另一种表现。

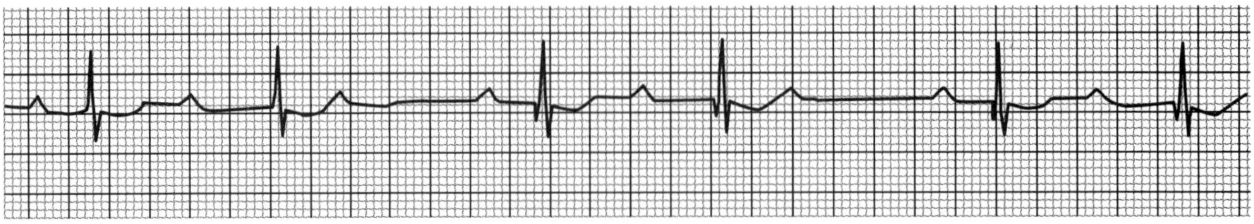

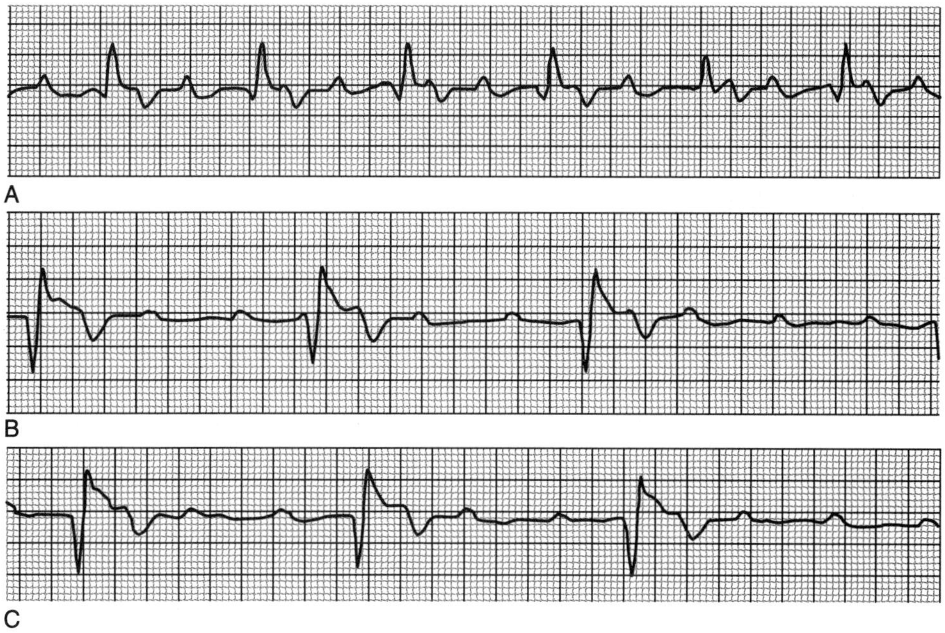

图 8-11

Langendorf-Pick 现象。房室传导的阻滞程度很快加重的患者，原先就有束支阻滞。注意，不论 RP 间期变得多长，PR 间期始终不变。这是莫氏 II 型阻滞的另一种表现。

如果房室结存在严重的阻滞，则必然会看到与 RP 间期改变相对应的 PR 间期的明显变化。2∶1 阻滞的 PR 间期比 3∶1 阻滞的 PR 间期长很多，以此类推。这是根本性区别。

图 8-12 是相同现象的又一个例子。这是 V_1 导联心电图，可见右束支阻滞以及很多被阻滞的 P 波。在上图中，出现了一个交界性逸搏，之后图形变成 2∶1 阻滞。中图则是 3∶1 阻滞；下图中，3∶1 的阻滞被一个偶发事件阻断，变成 2∶1 阻滞。当阻滞比率从 2∶1 变成 3∶1 时，RP 间期也发生了很大的变化，从 1.6s 变为 2.48s，但 PR 间期始终是固定的。这是非典型的莫氏 II 型阻滞，患者需要起搏器治疗。

图 8-13 是相反的情况。A 图是 3∶1 阻滞；B 图是完全性阻滞；在 C 图中，传导比率变为 2∶1 伴宽大畸形的室性波。3∶1 阻滞时 PR 间期是 0.22s,

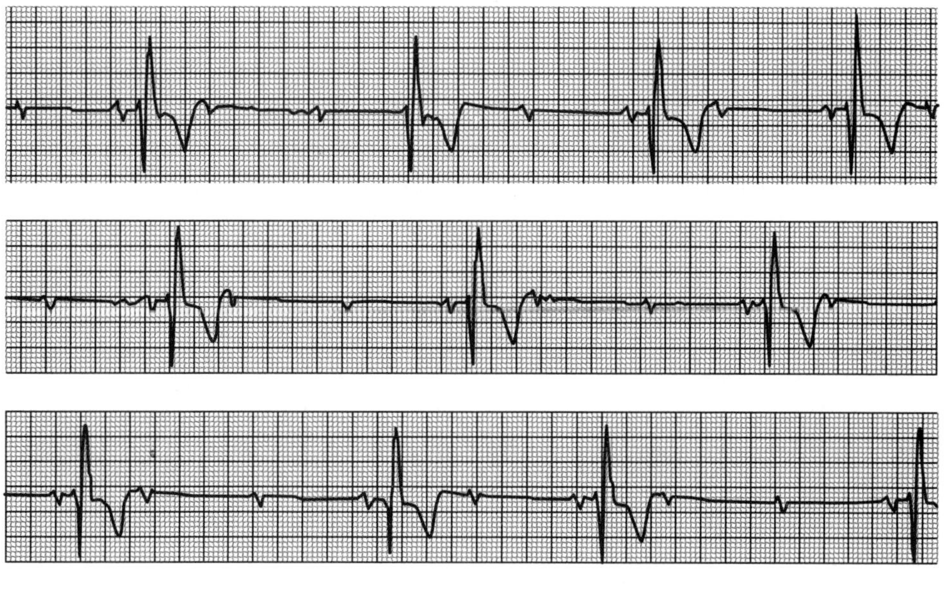

图 8-12

V_1 导联可见右束支阻滞。整个图为 2∶1～3∶1 传导，伴相应的 RP 间期的显著变化，但PR 间期始终是固定的。此为莫氏 II 型阻滞，需要起搏器治疗！

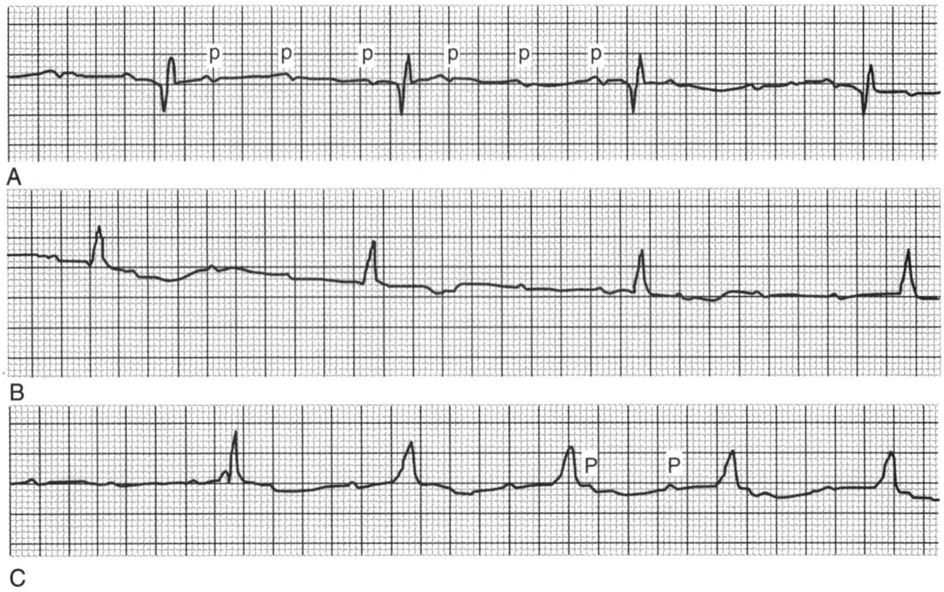

图 8–13
房室结阻滞。随 RP 间期变化，PR 间期也发生改变。A 图是 3∶1 阻滞，PR 间期是 0.21s；B 图右侧是 2∶1 阻滞（伴室内差异传导），PR 间期是 0.40s。这是 I 型房室结阻滞的另一种形式。

下图 2∶1 阻滞时 PR 间期是 0.39s。当阻滞位于房室结时，RP 间期的变化使 PR 间期也随之发生了巨大的改变！所以即便有宽大的 QRS 波，仍可以很肯定地诊断为房室结阻滞。患者所需的仅是地高辛减量！

图 8–14 所示的是稍复杂的 RP 间期和 PR 间期之间的相关性（本图为连续记录）。基本上，该图是一个分离的交界心律（J）伴有很多被阻滞的 P 波。还有偶尔的夺获搏动（标 1、2、3、4 处）。注意夺获搏动中的 PR 间期，它们之间差别很大（标 1：0.28s；标 2：0.32s；标 3：0.36s；标 4：0.40s）。再观察 RP 间期，它们的变化刚好与前者相反。夺获搏动中 RP 间期越短，PR 间期越

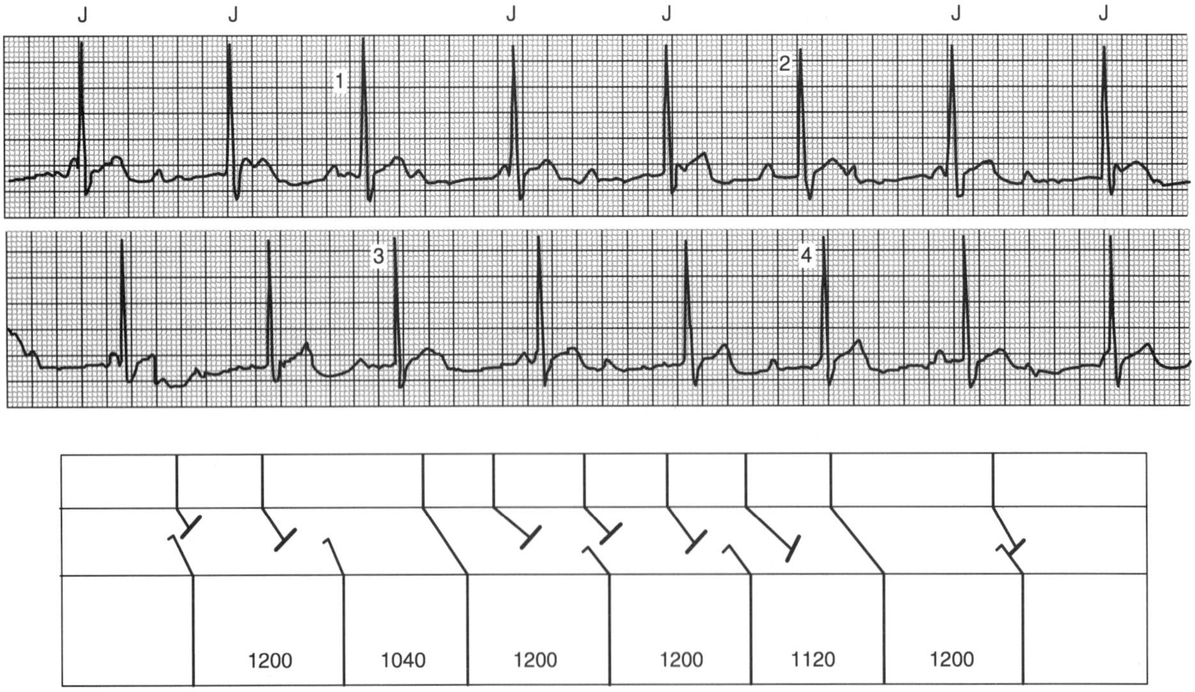

图 8–14
房室结阻滞中 RP/PR 之间的联系可从夺获搏动（标为 1、2、3、4）的 PR 间期的变化中得到体现。PR 间期的改变恰恰与 RP 间期相反，因而阻滞位于房室结。

长，反之亦然。这是房室结的特性，所有 P 波都是在房室结处被阻滞的。（该例中窄 QRS 波又是一个重要线索，但即便 QRS 波是宽的，当看到类似心电图时仍可以很肯定地诊断为房室结阻滞。）

“很好”，心内科医生或许会不耐烦地说，“但是如果碰到的是单纯的 2∶1 传导合并束支阻滞呢？该如何解释呢？”图 8–15 便是答案。用足量的心电图纸来等待其传导比率发生改变。有时比率改变可以自发出现，但更多情况下，比率改变发生在心率减慢的时候。记录睡眠时的心电图，此时心率常常是减慢的。或者通过颈动脉窦按摩来减慢心率，或让患者安静平躺以使心率变慢。

该患者入住 ICU 时是 2∶1 阻滞合并束支阻滞。该图为第二天患者安静地躺在心电图室时记录到的图形。在上图中，2∶1 阻滞变成了一度房室阻滞，而在下图中又恢复为 2∶1 阻滞。在下图中，当一度阻滞变为 2∶1 阻滞时，可以看到典型的莫氏 II 型阻滞——固定的 PR 间期，P 波阻滞以及重新恢复固定的 PR 间期传导。

在结束该部分讨论前，请看一下图 8–16。哪一幅图是莫氏 II 型阻滞？它们都有可能被诊断为莫氏 II 型阻滞。自己分析一下。其实在所有 5 幅图中，都存在束支阻滞。

图 A. 房早未下传。
图 B. 窦房阻滞伴窦性 P 波的突然脱落。
图 C. 典型的莫氏 II 型阻滞。
图 D. 2∶1 阻滞伴束支阻滞。阻滞部位无法确定；可能位于房室结，可能位于另一束支。
图 E. 莫氏 II 型阻滞。负向 P 波清晰可见。

希氏束内阻滞

希氏束内阻滞较为少见。当记录希氏束电位的技术问世后，人们发现在某些情况下会有“分裂”的希氏束电位，即冲动传导通过希氏束时可以记录到两个分离的动作电位——分别是希氏束的近端和远端。阻滞可以发生于希氏束本身，介于近端和远端动作电位之间。这种阻滞可以产生不典型的文氏周期，或如之前病例所报告的，真正的莫氏 II 型阻滞。

图 8–15
2∶1 阻滞伴束支阻滞。阻滞部位如何？答案：用足够长的心电图纸记录，寻找阻滞比率发生变化的图形。

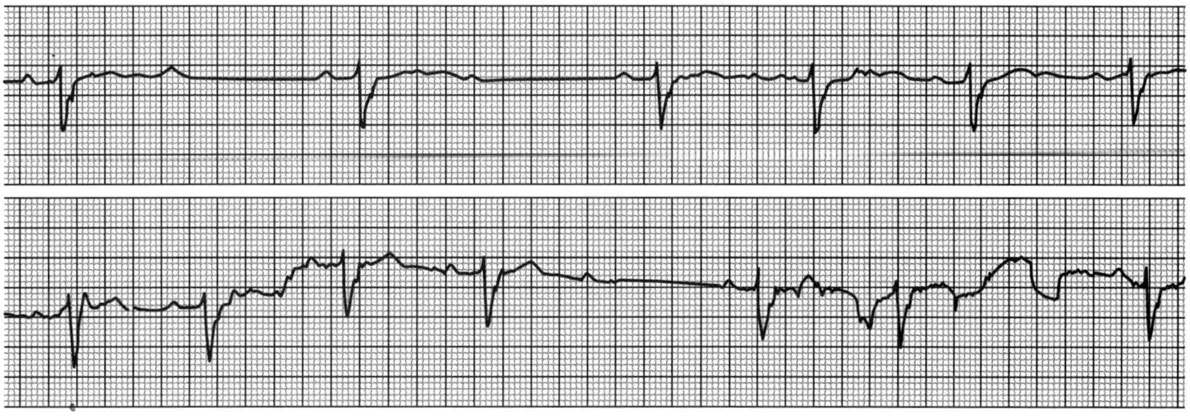

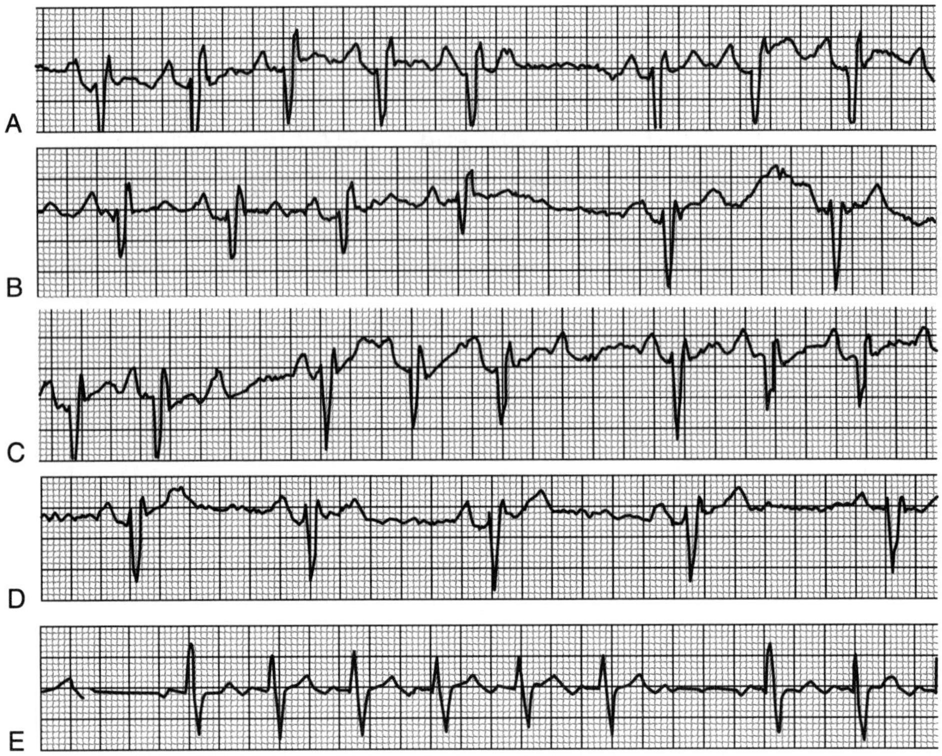

图 8–16
自我测试（见正文）。

希氏束内莫氏Ⅱ型阻滞是非常少见的。笔者研究心电图已有 50 余年，尚未碰到这种病例。希氏束内文氏型阻滞可能更常见些。其特点是 PR 间期的稍延长，正如图 8–17 和图 8–18 所示。注意，图中 PR 间期的延长较之房室结文氏阻滞图形中 PR 间期的延长要小很多。有时延长程度太小，几乎无法测量，但它们确实阻滞了一个冲动，随后恢复。目前尚不清楚这类阻滞的意义或预后。仅当心室率降低并在一定程度上影响中枢神经系统或心血管系统功能时才建议进行起搏器治疗。

P 波缺失

警惕 P 波缺失（图 8-19）。记住判断完全性心脏阻滞的一个标准是“有足够的心房波在舒张期试图到达心室”。在该图中，先从前 4 个完全性房室分离的搏动开始分析。心室率约为 52 次 / 分。最后一个搏动是夺获搏动，其 PR 间期为 0.23s。为什么出现分离？测量 PP 间期就会发现窦性心率为 45 次 / 分，这就是问题所在。窦性心率如此之慢，使得比窦房结心率稍快的心室自主心律发生逸搏，从而产生了看起来很危急的房室分离图形。没有足够多的窦性冲动来测试传导系统。当一个窦性冲动刚好在室性自主搏动结束后的某个恰当的时间到达，其传导不会比一度房室阻滞更糟。该患者是可乐定引起的窦性心动过缓，与房室传导系统病变根本无关。

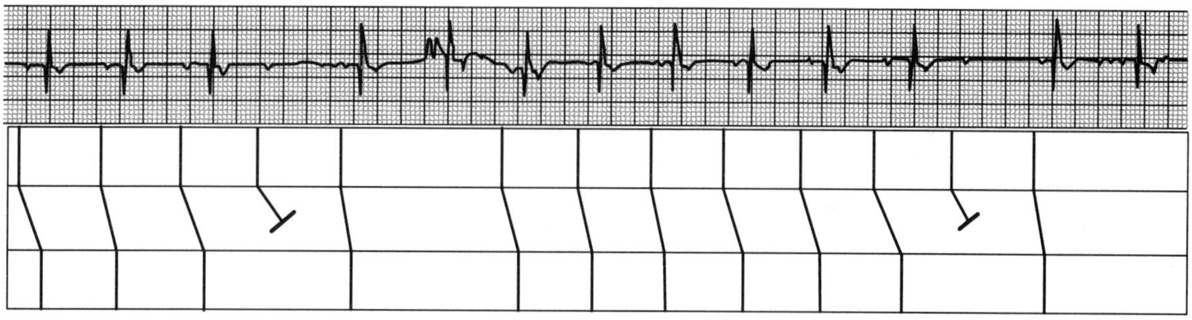

图 8–17

可能的希氏束内阻滞。阻滞位于希氏束本身，表现为文氏阻滞伴轻度的 PR 间期延长，如图所示。

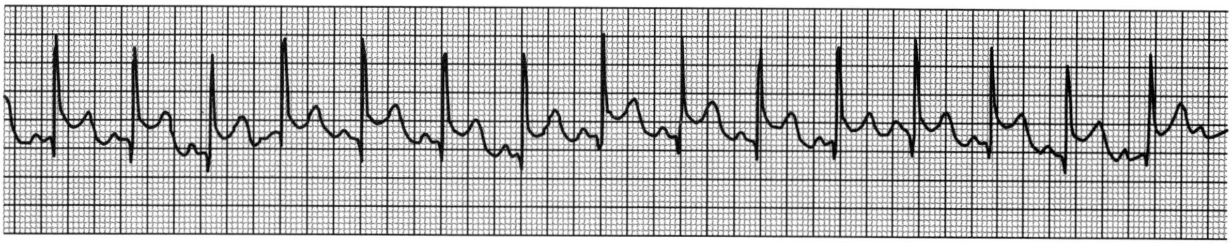

图 8–18

可能的希氏束内文氏阻滞，在被阻滞的 P 波前，PR 间期轻度延长。

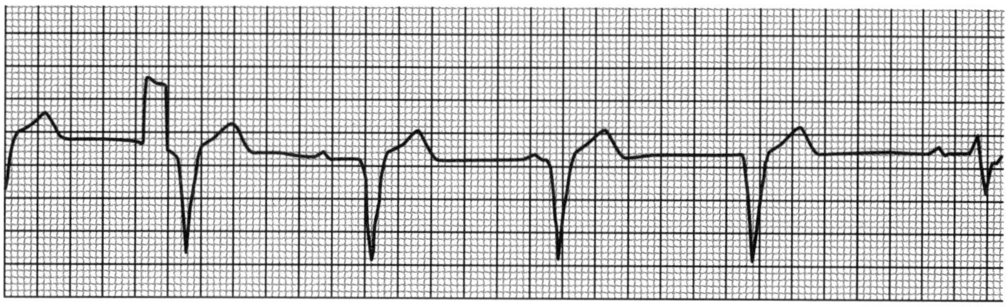

图 8–19

窦性心率减慢所致的假性阻滞。前几个搏动为室性自主心律伴完全性房室分离。发生室性自主心律及房室分离的原因仅是窦性心率减慢。

9

心房颤动

心房颤动（房颤）是一种最常见的心律失常。大部分人已经知道发生房颤时的一些情况——无数纤细、快速、不规则的激动横贯心房并像火星从风火轮上溅下来似的冲击房室结（平均约 450 次 / 分）。用心电图来诊断一些不复杂的房颤是非常简单的：

1. 没有可识别的 P 波
2. 常常出现纤细、快速、形态不一致的颤动波
3. 心室率不规则

注意最后一点：当房颤的激动下传至心室时，心室率毫无例外地将变得不规则。

就这一点，有必要排除一些误解。学生们被灌输“极不规则”是诊断房颤的特征。到目前为止，读者能找到 3 种或 4 种心律失常会引起“极不规则”，如明显的窦性心律不齐合并期前收缩、大量多源性异位心搏、交界性心律和窦性心律的交替出现、二度 I 型房室阻滞伴下传比率不断变化等等。从这本书里就可以找到 10 种以上。

有好几种心律失常可能与房颤的诊断相混淆。

颤动波的特征

典型的颤动波（f 波）纤细，频率较快，形状和间期多变（图 9–1）。有时颤动波非常明显，但有时非常细小而不易辨别。

图 9–2 显示了这种 f 波的多变性。在图左侧，f 波还相当的规则，就像扑动波，持续了一段时间，但是接着变得较小直至消失。这些颤动波不应该与持续不变的相当规则的扑动波相混淆。如果颤动波有轻微的形状或者距离的改变，就可以诊断为房颤，即使颤动波非常大并且几乎规则。

图 9–3 是一个粗房颤（或称扑动–颤动）的很好的例子。注意这种巨大的 f 波在心电图各部分的变化，在相当短的时间内其还很规则。再强调一次，不要将其与房扑混淆起来。正确的命名应该像上面所说的：粗房颤或者扑动–颤动。其预后和治疗与任何一种形式的房颤一样。

图 9–4 是 12 导联心电图记录。注意除了 V_1 导联外其他导联根本就看不到

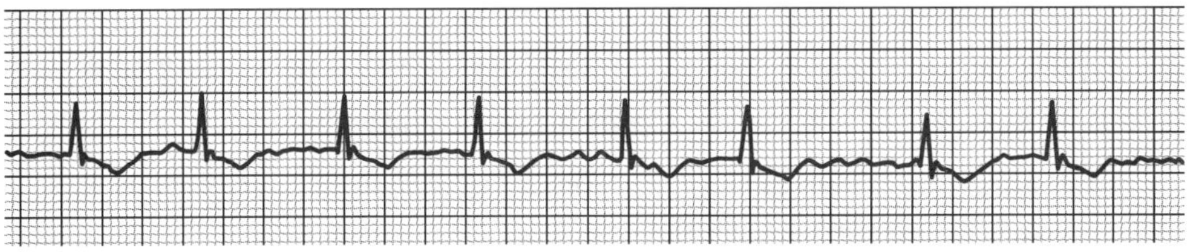

图 9–1

典型的房颤，特征性的 f 波忽然出现和消失。同时注意在第 2 个搏动之前的假性 P 波，它实际上是单独的 f 波。

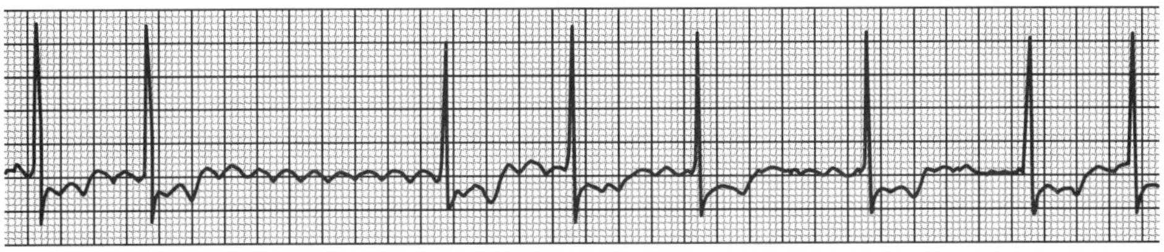

图 9–2

粗房颤或者扑动–颤动。图左侧较大的几乎规则的房性复合波表示短暂的房扑，频率为 300 次 / 分。其很快缩小变成了颤动波。

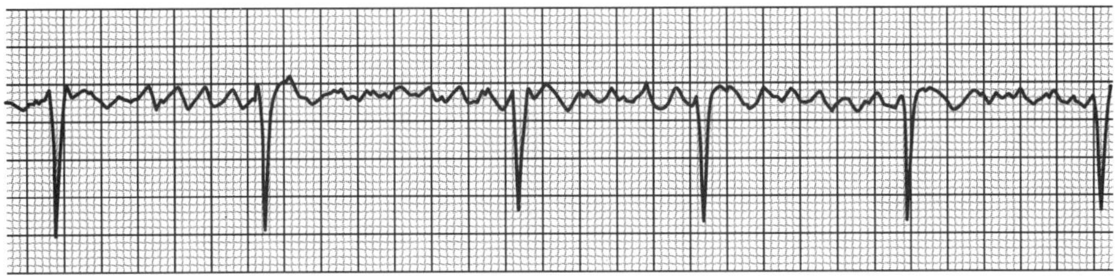

图 9–3

粗房颤。房波的形状以及间期非常多变，即可排除房扑。

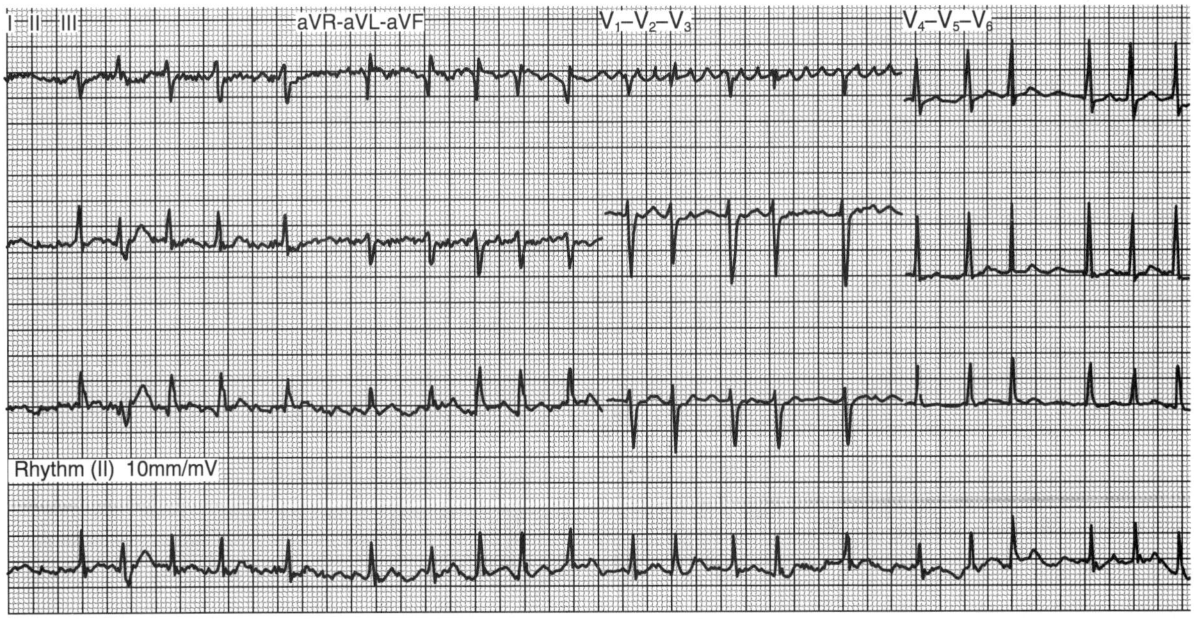

图 9–4

扑动–颤动。仅在 V_1 导联能看到房波。其频率太快，故不是扑动波，在成人扑动波一般不超过 300 次 / 分。若仔细观察，会发现其形状有轻微的改变，即可进一步排除房扑。

颤动波，并且很粗糙，很容易误诊为房扑。实际上其比房扑快多了（大概 450 次 / 分），如果仔细观察就会发现波的形状也在发生改变。因此诊断为粗糙的房扑或者扑动–颤动，后者是一种很古老但是很形象的说法。

图 9–5 是另外一个粗房颤的例子。在此用较多篇幅介绍这种特殊的现象是因为其非常容易与真正的房扑混淆。

如果你未能看到任何颤动波呢？如图 9–6，没有 P 波再加上不规则的心室率就可以推测诊断为房颤。房颤的诊断正确率可达 99%。

异位性搏动

当整个心律很不规则，要在床旁发现期前收缩常常是不可能的。当然，发生房颤时是不可能有房性期前收缩的。房颤中可能有交界性期前收缩，但是即使在心电图上这也是很难辨认的，因为窄 QRS 波的交界性搏动看起来与由房颤下传的心搏完全一样。有两种方法可以从房颤中识别异位交界性期前收缩，见图 9–7。

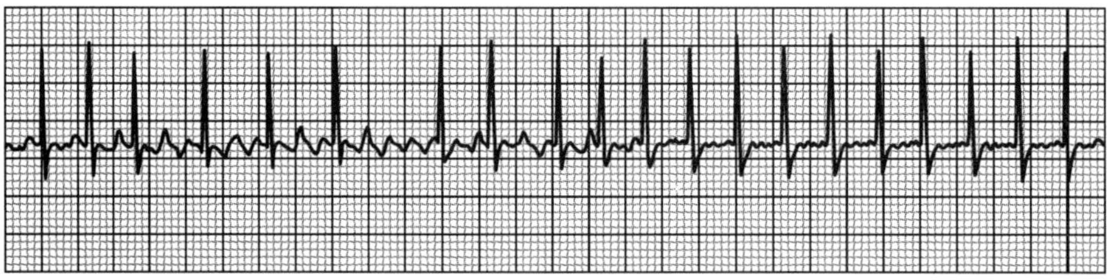

图 9–5
一患儿的扑动 - 颤动。注意图左侧短暂出现的粗糙规则的房波。这常常引起混淆，但是正确的诊断是粗房颤或扑动 - 颤动。

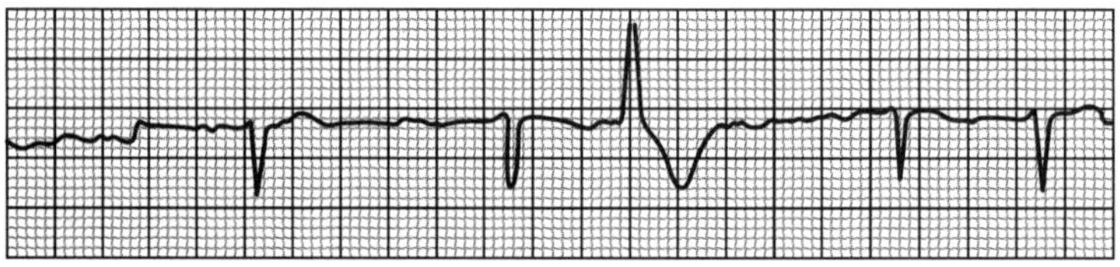

图 9–6
房颤合并一个室早。由于房颤波太细小而变得不太清楚，但是根据缺乏 P 波以及完全不规则的 QRS 波就可以诊断了。

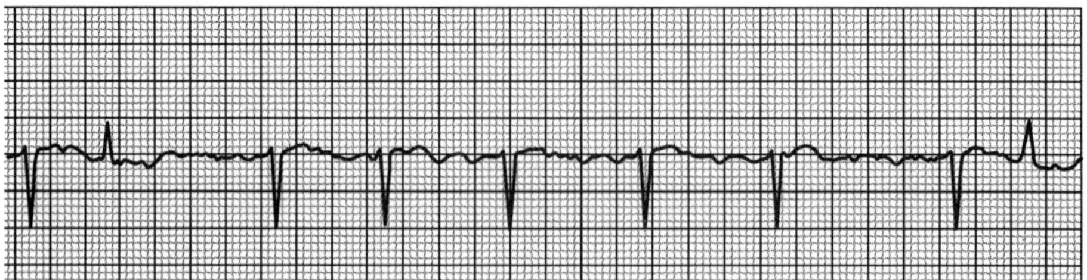

图 9–7
房颤中两个交界性心搏伴差传。这两个交界性搏动与其前心搏的间期很近。观察图中其余 RR 间期会发现房室结不可能传的那么快。因此这两个搏动是折返性交界性搏动。

首先，交界性搏动可能伴有差传，如图 9–7 所显示的（典型的 Ashman 差传）。其次，也是更重要的，可以看到两个异常的搏动与其前面的搏动的距离，短于连续两个颤动波下传的搏动之间的距离。换而言之，观察其余心电图可以发现房室结不可能传导这么快的搏动。这些期前收缩肯定是由折返激动引起的。

当然最重要的异位性搏动是室性期前收缩。在急性心肌梗死患者中，这是致死性心律失常的前兆。其也可能是洋地黄中毒的早期表现（见 16 章）。

在图 9–8，可见房颤中间有典型的宽 QRS 波。如何确定其不是由房颤所导致的差异性传导呢？同样可以应用判断交界性搏动的标准。首先，宽 QRS 波与前一个心搏的间期短于其他的 RR 间期。很明显房室结不可能传导这么快的搏动，因此这些搏动不可能是由心房激动差传引起。此外，记住折返性激动的标准：其与前面搏动的间期相对固定。这种与其前面搏动的固定耦联也排除了房颤随机下传的可能。

图 9–9 是房颤合并室早的例子。该宽 QRS 波也可能是交界性搏动伴差传。怎样区分呢？简单来讲，注意观察有无差传的表现。图 9–9 中宽 QRS 波在相对长间歇后出现，因此可以排除频率依赖性差传。也没有 Ashman 关系，因此可以肯定没有差传的可能性。那么，这个搏动肯定是室性的。

规则：前面已经阐述了 3 种引起差传的原因。除非发现其中一种否则不要诊断差传。

这些宽 QRS 波是室性期前收缩。若发生于急性心梗患者，则给予利多卡因治疗。

心室律变规则

当然这也意味着可能存在正常窦性心律。观察图 9–10。这个规则的心律也有可能来自室性自主心律，后者由于激动比较快从而一时控制了房颤时的心

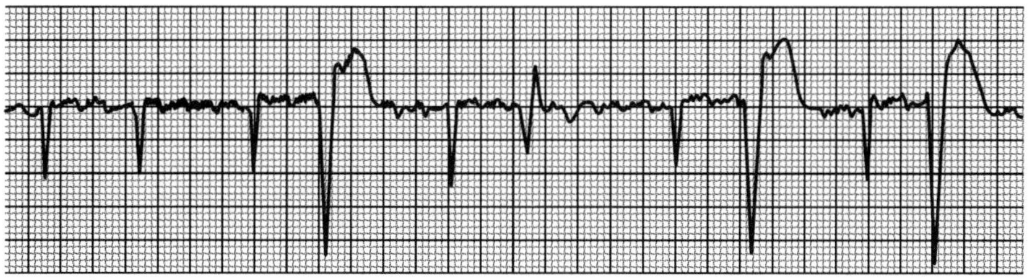

图 9–8
房颤合并室性搏动。宽 QRS 波与其前窄 QRS 波的间期较短，且较固定，排除了由房颤所引起的随意差传的可能性。

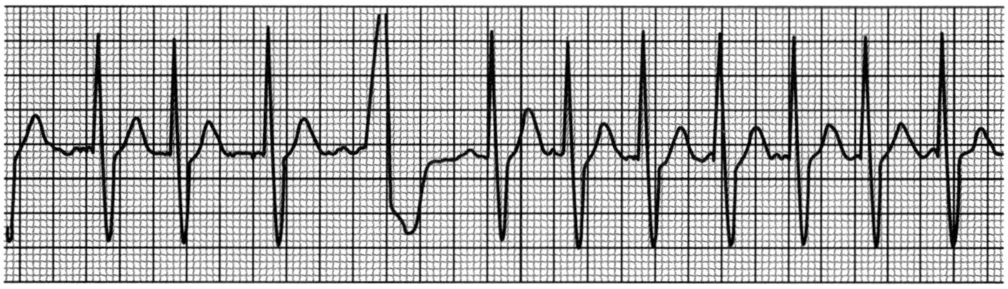

图 9–9
房颤合并一个室早。没有发现差传的表现，因此该宽 QRS 波肯定是室性的。

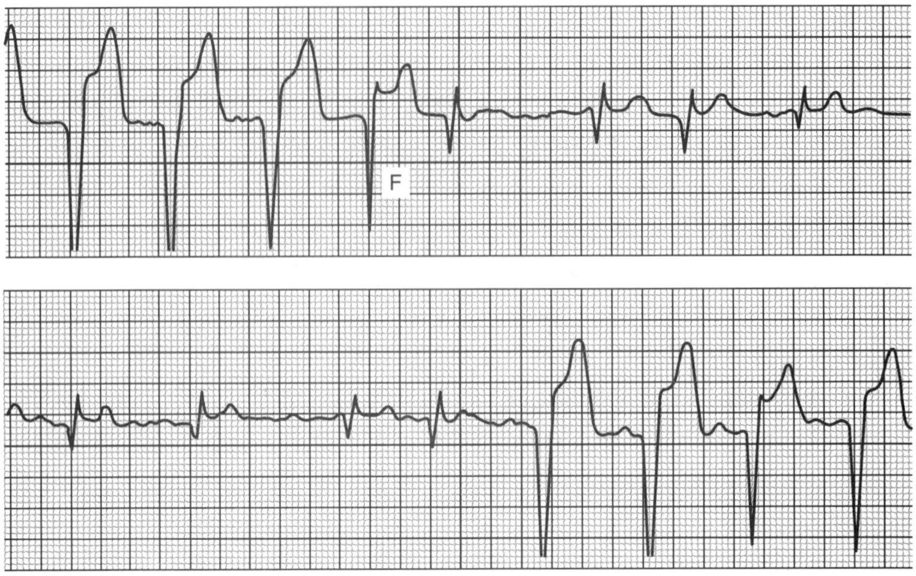

图 9-10
房颤合并间歇性加速性室性自主心律。注意融合波（F）。

律。该室性自主心律频率在 90 次 / 分，并且是规则的。当出现室性自主心律时，就表现为完全性房室分离。注意没有阻滞——这是由异位激动引起的干扰性房室分离。

规则：当房颤时心室率变得规则，这可能是完全性房室分离的结果，同时由交界区或者心室的异位激动控制心室律。

图 9-11 是另一个房颤时出现加速性室性自主心律的例子。

自主心律和房颤的相互影响会产生一些复杂的波形，如图 9-12。标记为 I 的搏动来自交界区，而标记为 C 的搏动是由房颤所传导的。忠告：当检查一个已知有房颤的患者时，仔细听诊，辨别有无规则心律。若有问题，记录心电图。在正常心率范围内的加速性室性心律是无害的；但如果心室率很慢，则应开始考虑心脏阻滞。

再观察图 9-12。室性自主心律非常慢——大概 58 次 / 分。如果房室结功能正常，则在异位心搏之间有充分的时间使得房颤通过房室结下传，但房室结功能显然不正常——室性自主心律控制较长时间，且心室率非常慢。因此一定存在相当程度的房室阻滞。但不是完全性心脏阻滞，因为有时房颤的冲动能下传至心室。这是二度房室阻滞——房颤合并房室阻滞。有些冲动到达心室，有些则不能，即使其有足够的时间能下传。因为没有 P 波可以测量，只能靠自己

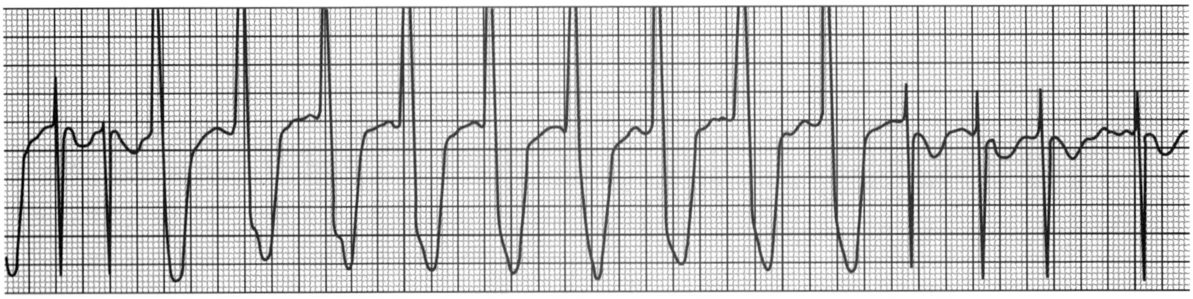

图 9-11
房颤时出现加速性室性自主心律。

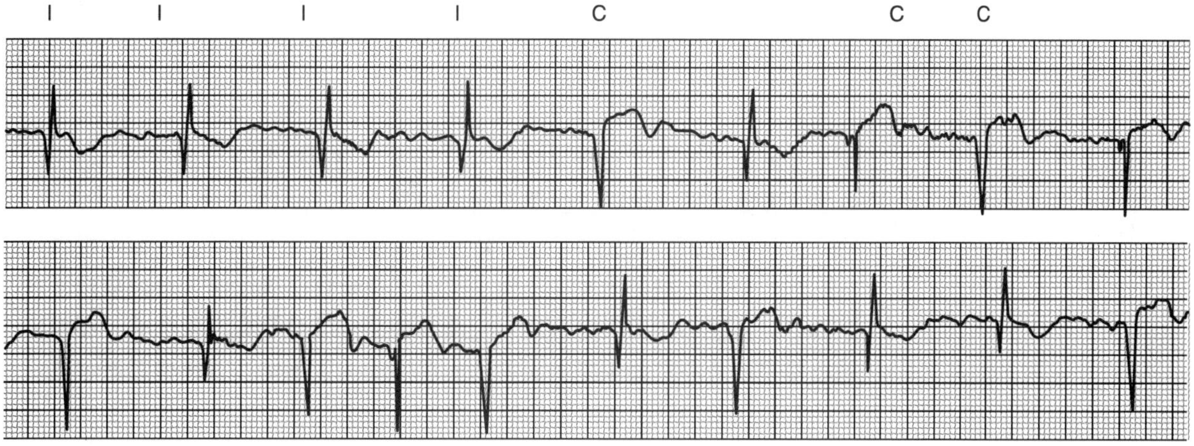

图 9–12

房颤时频繁出现短阵加速性室性自主心律。交界性自主心搏（I）与房颤下传的搏动（C）形成了一种复杂的波形。交界性心率较慢（58 次 / 分）提示肯定存在一定程度的房室结阻滞。

经验判断。

房颤合并房室阻滞非常重要，基本上所有房颤患者在服用某些影响窦房结传导的药物。所以必须警惕严重心脏阻滞的可能，并及时发现，以免引起致命危险。因为没有 P 波，所以只能使用简单的逻辑学推理，如前文所述。

房颤合并房室阻滞的诊断标准

1. 心室率缓慢但是不规则（图 9–13）。记住房颤时的冲动以 425～450 次/分的速度轰击房室结。如果所有的冲动到达心室，患者将很快死亡。两种机制阻止这种情况的发生：房室结组织的不应期和隐匿性传导现象。

不应期对传导速度的影响是很明显的。细胞不能进行传导直到其从前一次的传导中恢复过来。在这里隐匿传导简单地说就是许多冲动穿透部分房室结细胞，从而导致房室结细胞疲劳，降低传导速度。正常的房室结可以传导房颤传来的冲动，速度可快至 170～180 次 / 分。在一些年老的患者，常常可以看到由于传导速度减慢而出现正常的心室率。

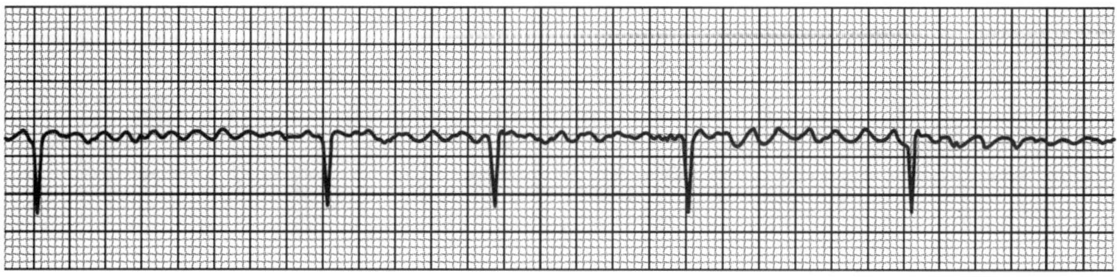

图 9–13

房颤合并缓慢心室率，43～68 次 / 分。心室率缓慢提示存在相当程度的房室阻滞，心室率不规则提示不完全性阻滞。

在图 9-13，一些 RR 间期相当于 38 次 / 分的心率，平均心率大约为 60 次/ 分。这肯定存在一定程度的房室阻滞，尽管是不完全性阻滞。

2. 房室分离期间的自主心室率较慢——大概在 55~65 次/分。如在图 9-12，这意味着高度房室阻滞，仅次于完全阻滞。

3. 完全性房室分离，心室率在 45 次/分或者以下（图 9-14）。心室率相当规则，而且没有房颤的冲动下传。诊断是完全性心脏阻滞。可以应用诊断其他完全性心脏阻滞的标准：完全性房室分离且没有心室夺获，缓慢的心室率以及心脏舒张期有足够的心房冲动未能下传。（在房颤患者有足够的心房冲动来检测房室传导系统！）

房颤合并阵发性心动过速

当房颤时心室率变快且规则，在 140～240 次 / 分之间，说明存在阵发性心动过速。心动过速可以是交界性的也可以是室性的。

图 9-15 是一个交界性心动过速的例子，合并慢性右束支传导阻滞。在一段典型的由房颤引起的混乱心律之后，出现了一段持续数秒的规则心律。频率为 150 次 / 分。

规则：频率在正常高限至心动过速范围内的交界性心律是洋地黄中毒引起的最常见的心律失常。当在应用洋地黄的患者中看到这种形式的心律失常，那

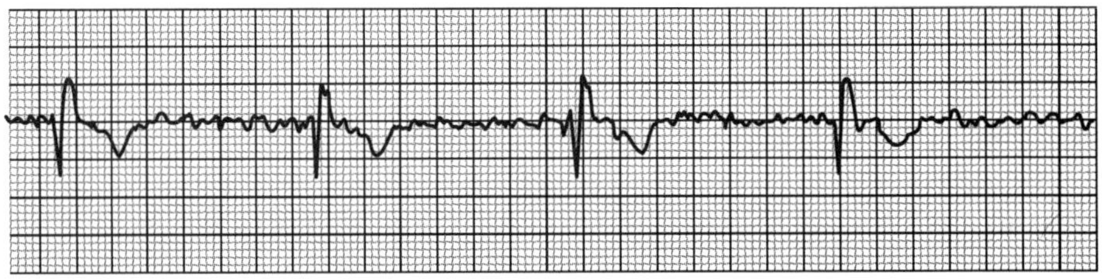

图 9-14

房颤合并完全性房室阻滞。符合所有完全性房室阻滞的标准：完全性房室分离并且没有夺获，心率缓慢（42 次 / 分）以及足够的心房冲动来检测传导系统。

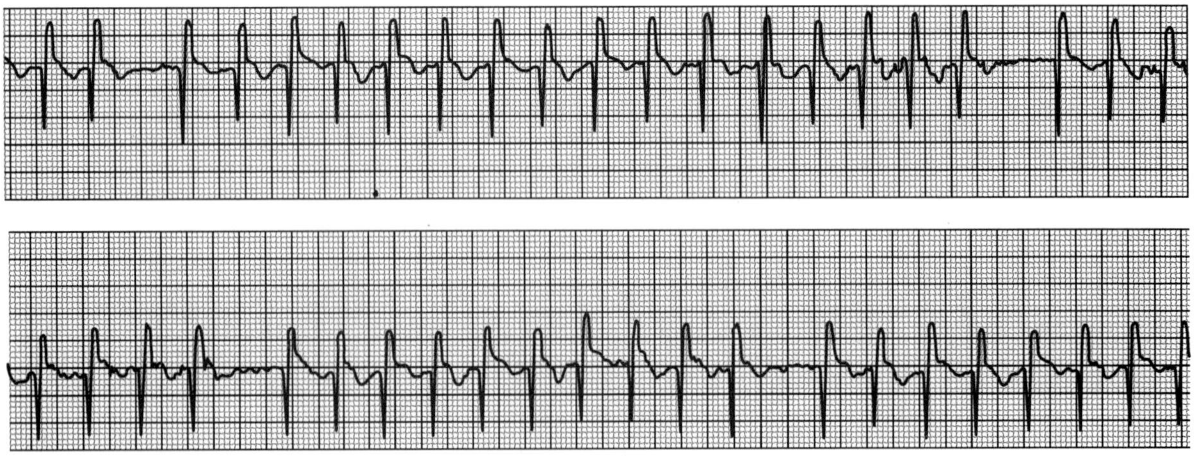

图 9-15

房颤时出现阵发性交界性心动过速（右束支阻滞）。

么常常可以推测为洋地黄中毒（见第 16 章）。

如果出现宽 QRS 波心动过速，则可能是室速或者交界性心动过速合并差传。有时候可以用第 3 章中提到的标准来鉴别。

1. 寻找融合波。当心房颤动时，因为有太多的冲动通过房室结，所以融合的几率大大增加。在图 9–16，可以看到两组阵发性室性心动过速的发作和终止。在心电图中部出现的窄 QRS 波说明是正常传导。每组心动过速的发作和终止中可以看到进行性的室性融合波。

图 9–17 是另外一个例子。在图 9–17A，可以看到一个简单的宽 QRS 波心动过速。仅从该心电图，尚不能区分是交界性的还是室性的心动过速。图 9–17B 中，当心律变为房颤时，可以看到很多融合波。

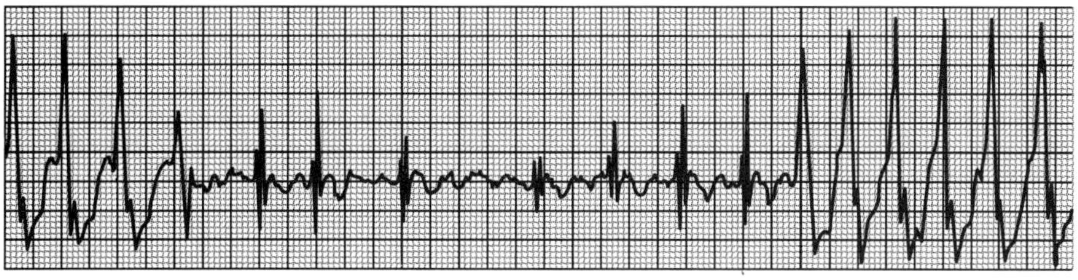

图 9–16

房颤时出现阵发性室性心动过速。注意进行性的融合波以及室性心动过速的终止和发作。

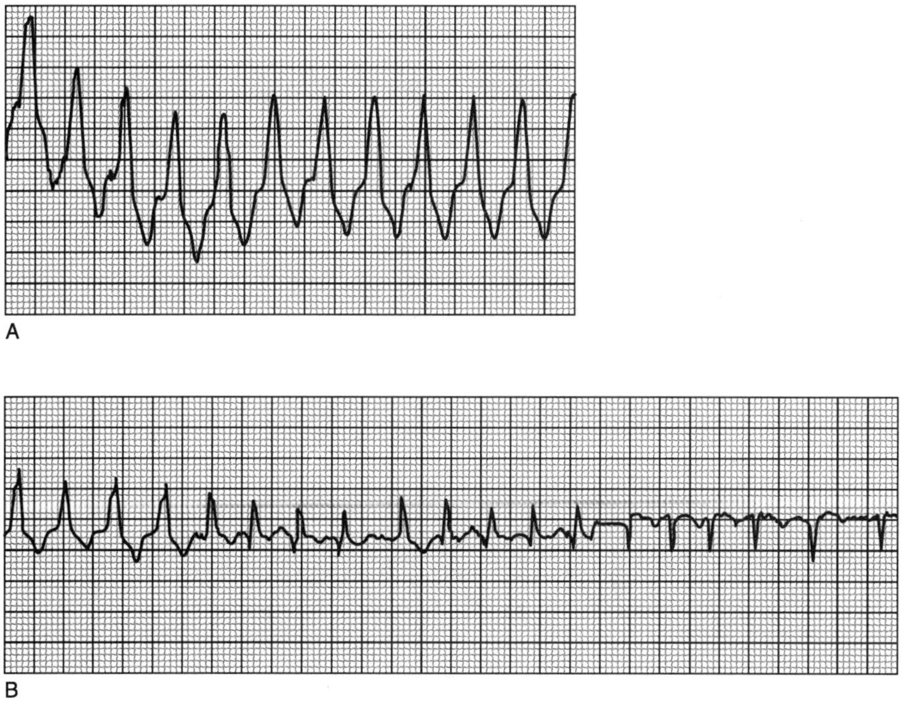

图 9–17

房颤时出现阵发性室性心动过速。A. 宽 QRS 波心动过速可能是室速，也可能是交界性心动过速伴差传；B. 在室性心动过速和房颤下传冲动之间可见进行性融合波。窄 QRS 波的频率太快也排除了频率依赖性差传的可能性。（在 B 图的右侧，导联转换为 aVR 导联。）

2. 寻找差传的频率基础。是否在心率增快时 QRS 波增宽，而在心率变慢时 QRS 波变窄？图 9–17B 给出了一个答案。出现下传的窄 QRS 波时的心率比出现宽 QRS 波时的心率快，所以不可能是差传！

房颤合并频率依赖性束支阻滞

房颤合并固定的束支阻滞是没问题的。如图 9–18，典型的不规则的宽 QRS 波，未见 P 波。即使心率改变时 QRS 波也没有改变。

频率依赖性束支阻滞可能与阵发性室性心动过速混淆，但区分很简单。在图 9–19 中，宽 QRS 波心动过速中间偶然出现正常下传的心搏。在长间歇中，可见明显的 f 波。宽大的心搏心率相当不规则，某些 RR 间期是其他 RR 间期的两倍。而室性心动过速的心率可有一点变化，但是不会那么大。每当心率减慢到某一水平时，QRS 波变正常。该图显然是频率依赖性束支阻滞而不是室性心动过速。

注意：当考虑频率依赖性束支阻滞的可能性时，通过按摩颈动脉窦或者注射腺苷来降低心室率。即会发现答案。

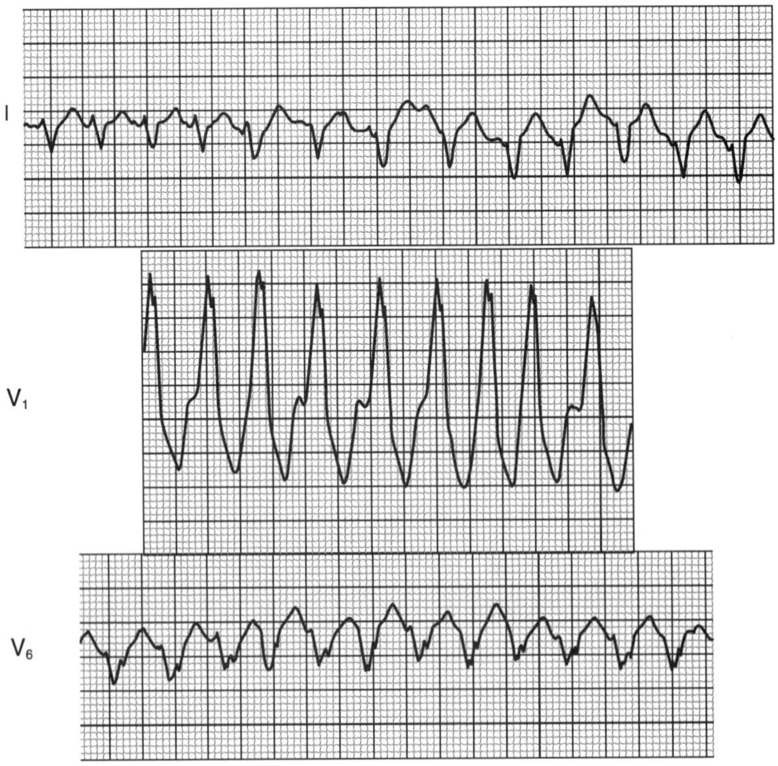

图 9–18
稳定的右束支阻滞合并房颤。注意特征性的变化较大的 RR 间期，与任何一种房颤一样。

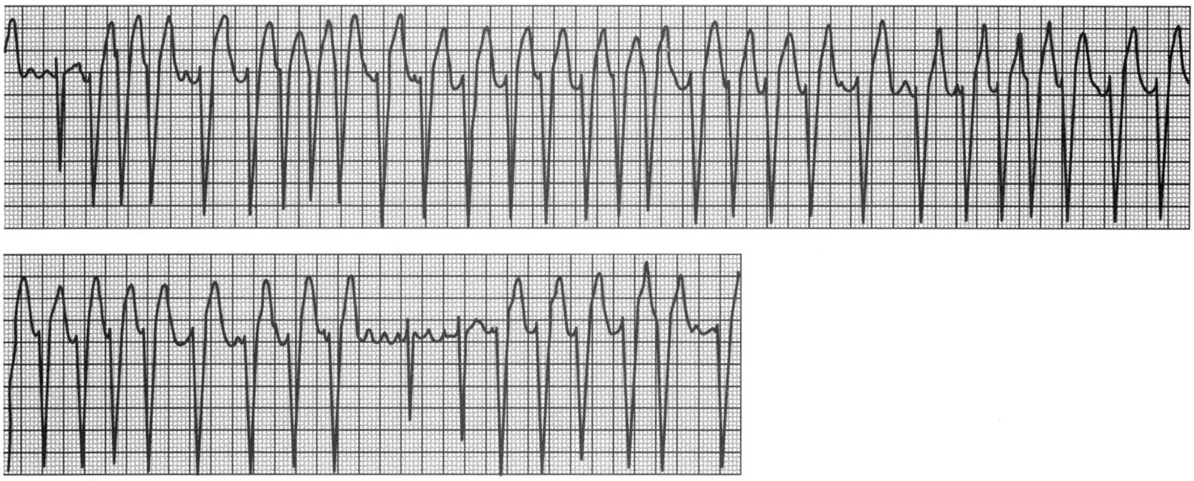

图 9–19

房颤合并频率依赖性束支阻滞。每当心率变慢时，如下图，QRS 波就会变窄。同时也注意 RR 间期变化很大，是房颤下传的特征性变化。

在心房内颤动波的特征

当用心电图指导经静脉定位起搏器的电极导线时，必须知道在心房内颤动波的特征。图 9–20 显示了从体表心电图记录的 f 波到从右心房内记录的巨大的高而尖的电位的变化。心房电位巨大，比心室波还要大，并且尖而窄。MA 代表从中位右心房记录的心房激动；HRA 代表电极导线回撤到高位右心房（即在上腔静脉与右心房的交界处）后记录的心房激动。

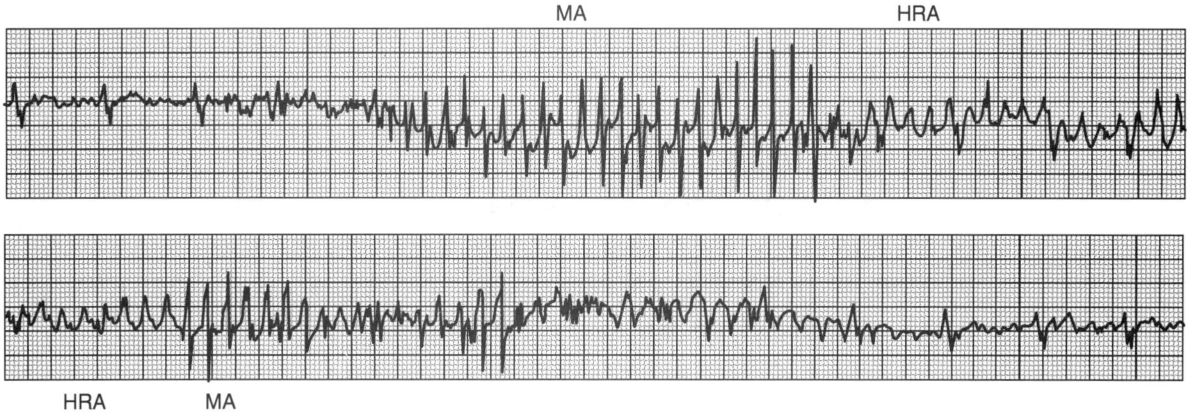

图 9–20

房颤时的心房内电图。注意当电极从上腔静脉移到右心房时出现的进行性增高的 F 波。在高位右心房（HRA）记录的心房波较大，不规则，呈锯齿状；而在中位右心房（MA）时记录的房波窄而高尖。

10

心房扑动

记住心房扑动（房扑）最重要的一点就是心房节律绝对规则。房扑是一种重要的心律失常机制，其产生的扑动波在时限和形态上均十分有规律。如果心房波有轻微的变化，那么这种心律就不是房扑。

在心电图上可通过辨认扑动波来诊断房扑。（有人说可以从颈静脉搏动中识别扑动波，但这很罕见，仅有十分之一的几率。）

首先必须认识典型的扑动波没有平坦的等电位期。一个波的结束即是下一个波的开始；形成的波形呈经典的锯齿状（图 10–1）。这也反映了房扑时心房的持续性电活动。心房率是 300 次 / 分；以常见的比率 2∶1 下传，因此心室率是 150 次 / 分。在图 10–2，扑动波的频率慢多了，约 188 次 / 分。很明显每一个扑动波都按时精确地复制。在下图，进行颈动脉窦按摩后出现孤立的扑动波，在整个心电图中只有两次心室反应。注意在不同导联扑动波的表现亦不同。

图 10–3 是另外一个以 2∶1 下传的房扑的例子。负向的锯齿波出现在 QRS 波之前的 0.16s，而其余的则紧跟在 QRS 波之后。测量这两个负向波尖端之间的距离，就会发现其非常规律，频率为 215 次 / 分。

图 10–4 是房扑的一个重要变异。传导比率为 2∶1、3∶1 以及 4∶1 不等。因此心室的反应也变得相当不规则，若仅根据临床体格检查，很难与房颤区别。

大约三分之一的房扑病例存在下传心室比率的改变并且心室律不规则。（几年前当我在做这个课题的讲座时，一个内科医生站起来激动地指出如果下传比例改变时，“你应称之为房颤！”此言差矣，因为冲动沿房室结下传的机会与心房电活动根本无关。）

在哪里会看到扑动波？其貌似是独立的。通常只在Ⅱ、Ⅲ、aVF 导联见到。在图 10–5，扑动波在Ⅱ、Ⅲ、aVF 导联非常明显，但是在其他导联却很难认出。在这些导联的 T 波顶峰之后有一个小的切迹，这表示没有下传的扑动波；若仔细观察，则能在 V_4、V_5 和 V_6 导联看到相同的切迹。

有时扑动波仅能在一个导联中看到。图 10–6 是一个生动例子。在 V_1 导联有巨大的明显的扑动波，但在其他任何导联却找不到能肯定为扑动的波。在肢体导联，一点线索都没有。

鉴别扑动波的两点技巧

图 10–7 是典型的 2∶1 传导的心房扑动。注意扑动波的两个特性：

1. 交替的扑动波在基线上与 QRS 波相交。当其贯穿整个心电图时，可诊断为扑动波。所有心房波中只有扑动波有这样的特性。
2. 你可以在 QRS 波之前的扑动波的顶部到心室波画一条假想线，会发现扑动波出现在线的另一侧。

记住扑动波的这两个独一无二的特性。

因为房扑的诊断依赖于对扑动波的观察，这里有一些扑动波不同表现形式的例子。

在图 10–8 中，基本上很难判断出扑动波。在图的右侧，可以看到非常小的高尖的波（箭头所示）。当下传比率变为 3∶1 时扑动波就很明显。在两个 QRS 波之间的长间歇，可清楚看到小的扑动波，频率在 300 次 / 分。一旦识别扑动波，即可以测量整个心电图条中的扑动波。

图 10–9 描述了另一种变异。可以在Ⅱ、Ⅲ、aVF 导联看到典型的扑动波，但是在 V_1 导联扑动波则呈现在右心前区的常见表现：通常是小的、离散的、直立波，而不像在肢体导联中看到的锯齿波。

就目前看到的例子，你会发现房扑时的心房率在 210 次 / 分或 215 次 / 分到 300 次 / 分之间。在成人中，心房率基本不超过 300 次 / 分。

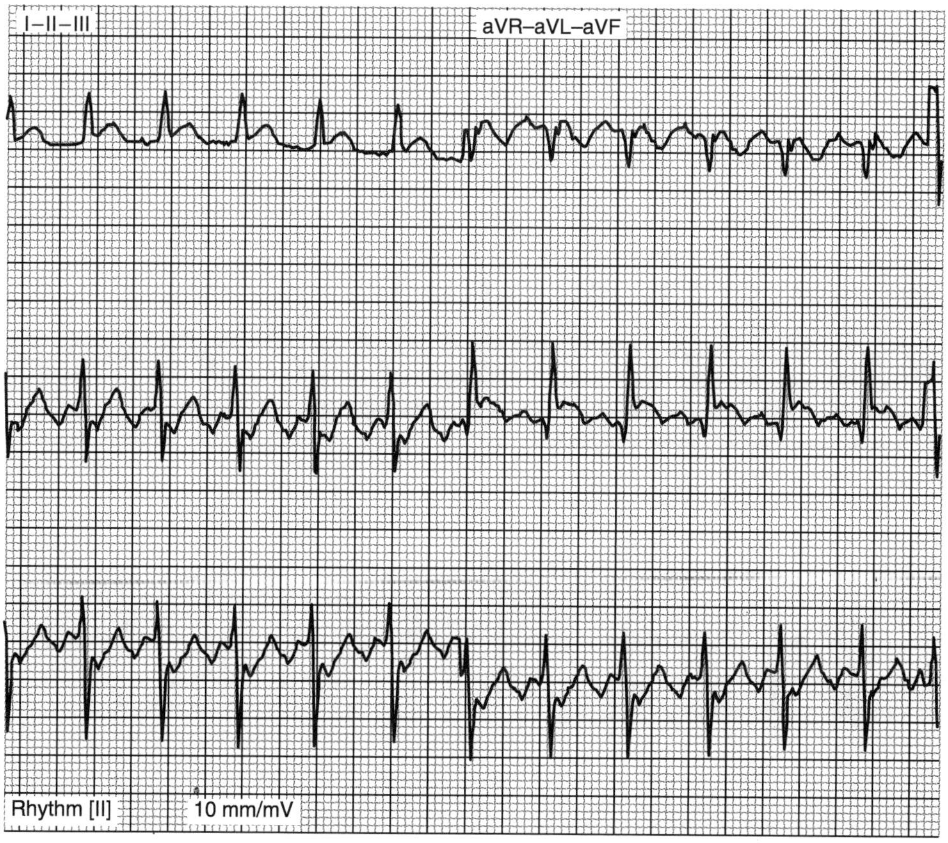

图 10–1
在肢体导联中可见典型的扑动波。注意在Ⅱ、Ⅲ以及 aVF 导联中可见明显的扑动波，但是在 I 和 aVL 导联却根本看不到。

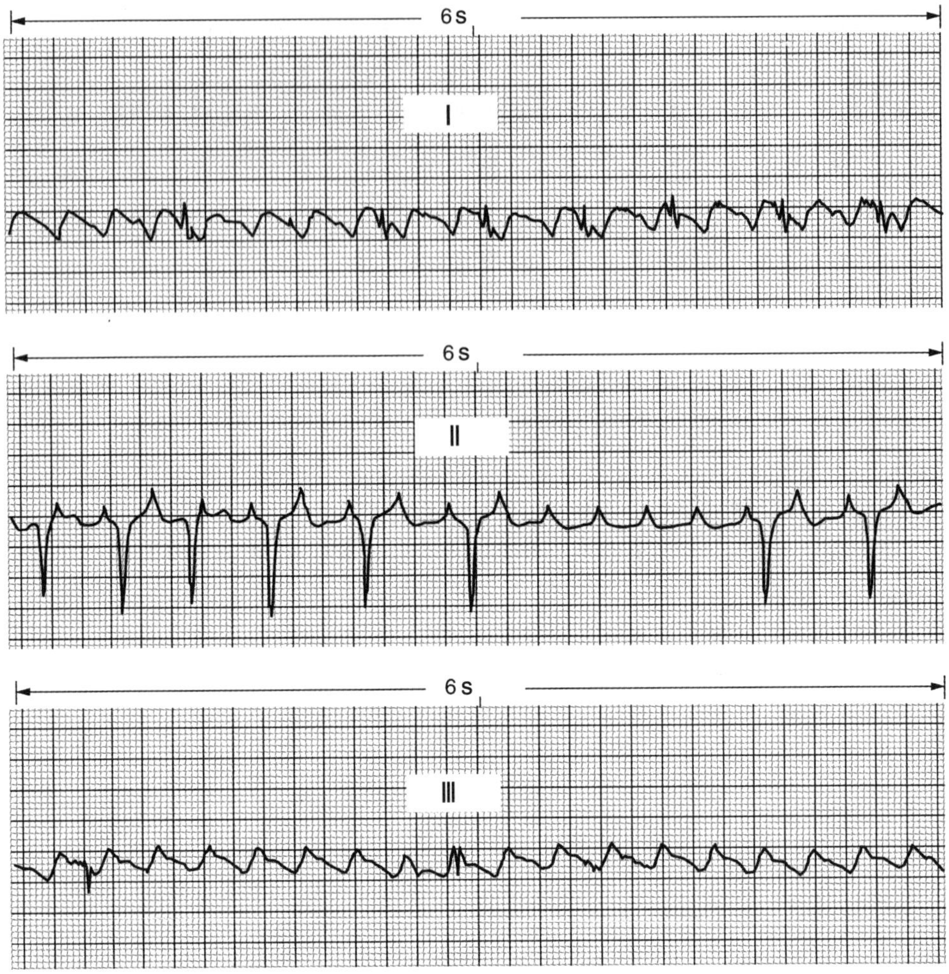

图 10–2
在肢体导联中可见相对缓慢的扑动波。颈动脉窦按摩时，在III导联出现孤立的扑动波。注意其精确的规则性。

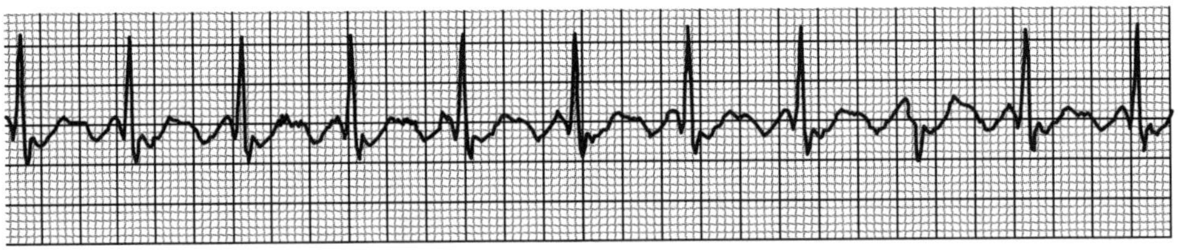

图 10–3
2∶1 下传的房扑。

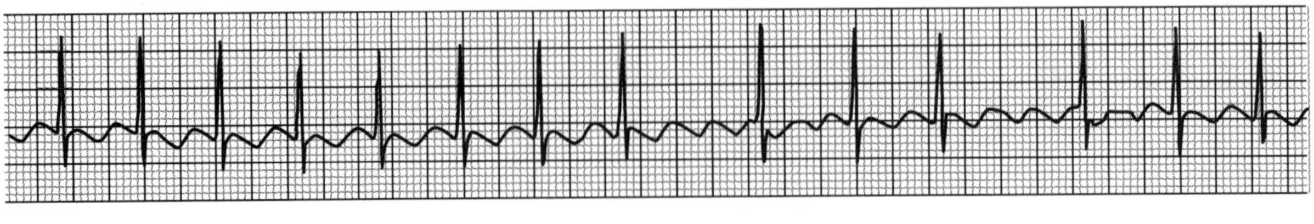

图 10–4
以不同比例下传到心室的扑动波。注意心室律非常不规则。

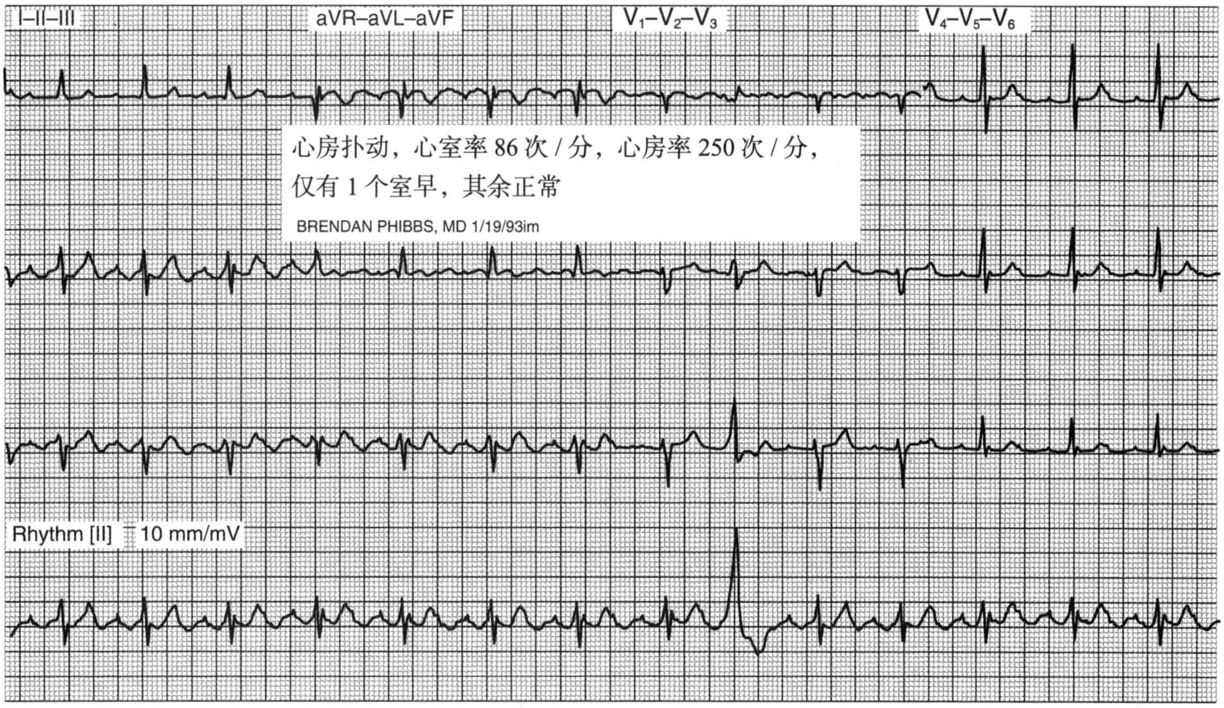

图 10–5

Ⅱ、Ⅲ和 aVF 导联明显的扑动波。在其他导联上扑动波几乎看不到。在 V_4～V_6 导联可看到小的切迹。

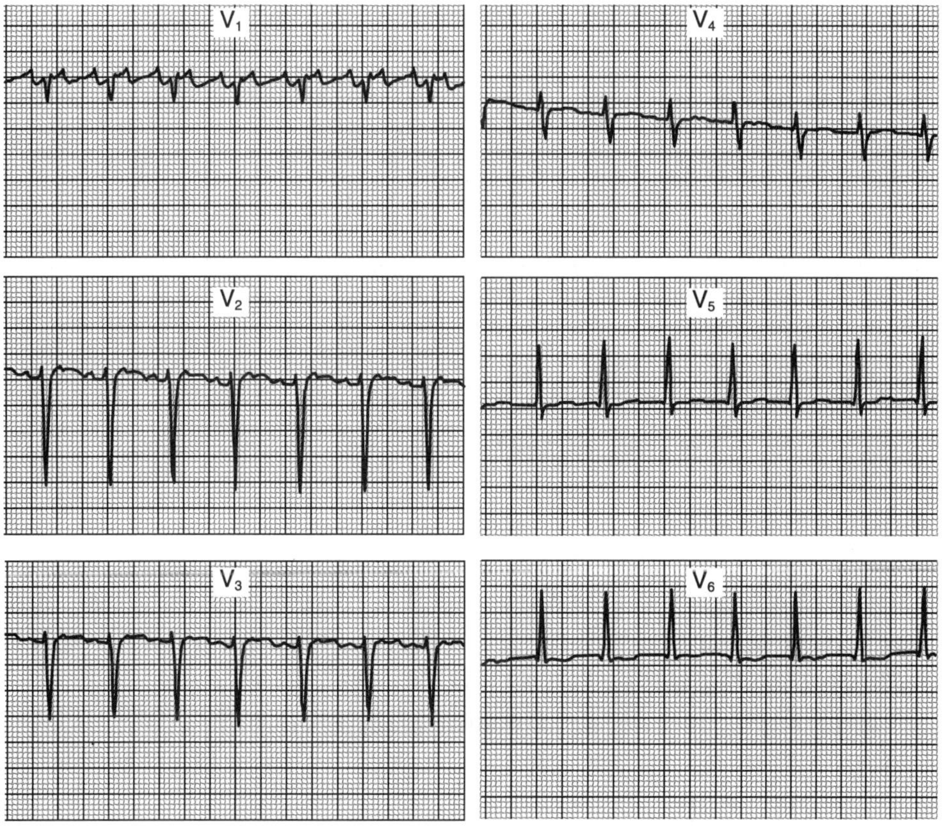

图 10–6

仅仅在 V_1 导联有孤立的扑动波。而在其他导联一点都看不到。必须仔细观察所有导联才能排除房扑。

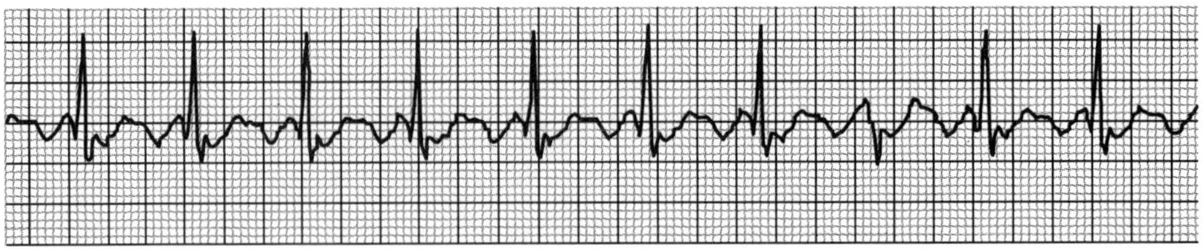

图 10–7

识别扑动波的一个简单的诀窍是通过 QRS 波追踪扑动波。

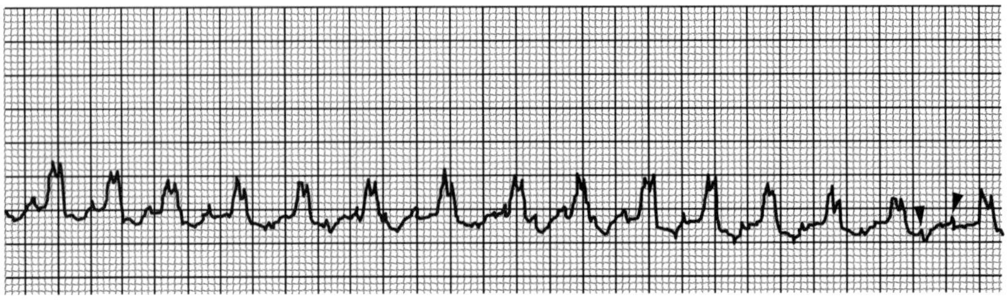

图 10–8

仅在下传比率改变时才可见微小的但是确定的扑动波（箭头所示）。

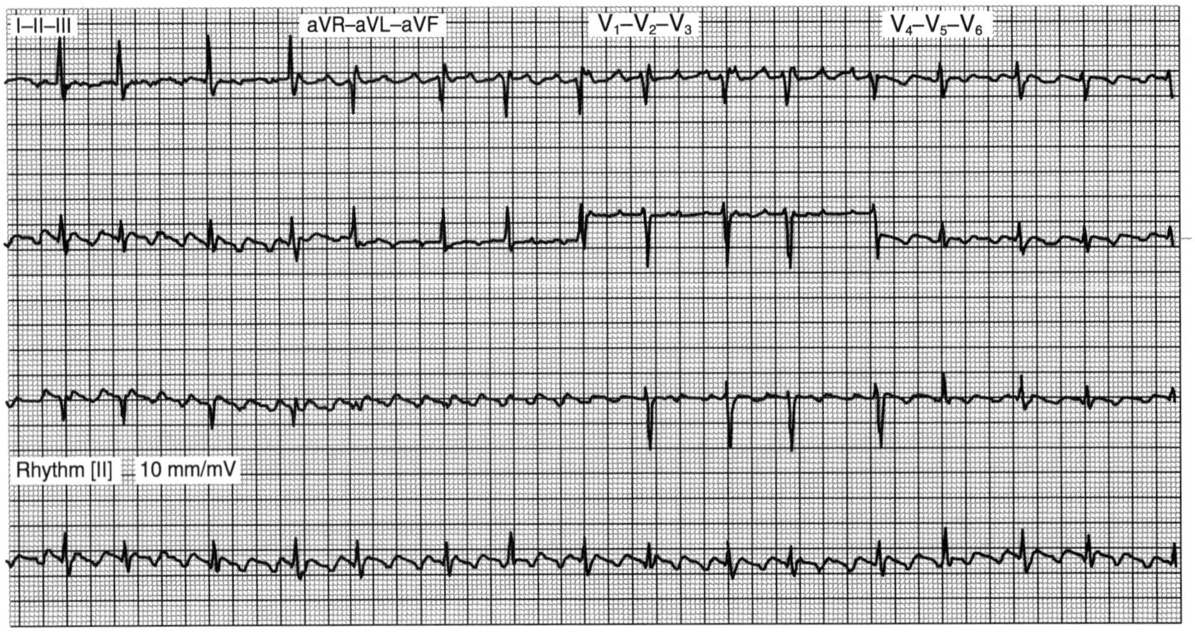

图 10–9

比较下壁导联（Ⅱ、Ⅲ、aVF）和 V_1 导联的扑动波。在 V_1 导联，扑动波像小的离散的心房波，类似于陡峭的 P 波。在该病例中，即使在下壁导联看不到明显的扑动波，心房率也会提示房扑的诊断。

刺激迷走神经诊断房扑

有时仅从心电图难以诊断房扑，可以通过阻断房室结以显示独立的扑动波。图 10–10 是一个很好的例子。仅看图的右侧，可能无法做出诊断。通过刺激颈动脉窦阻断房室结可以使扑动变得明显。

图 10–11 至图 10–13 是通过刺激颈动脉窦诱发房扑的例子。现在可以应用腺苷暂时阻断房室结，且更简单和安全。当遇到一个像这里描述的疑难室上性心律时，就可以用该方法进行分析。

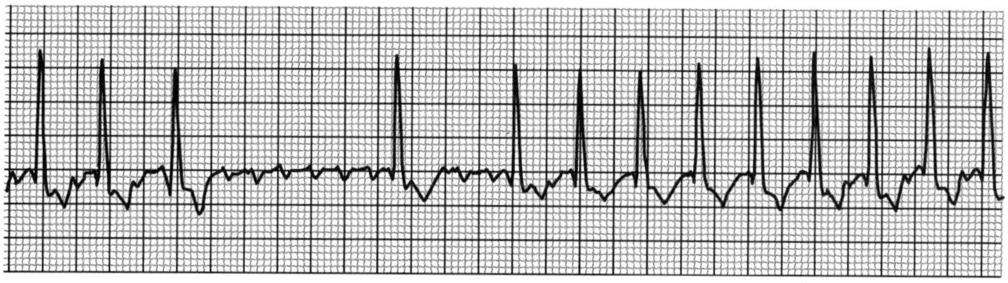

图 10–10
通过刺激颈动脉窦诱发房扑。仅从图的右侧无法做出诊断。

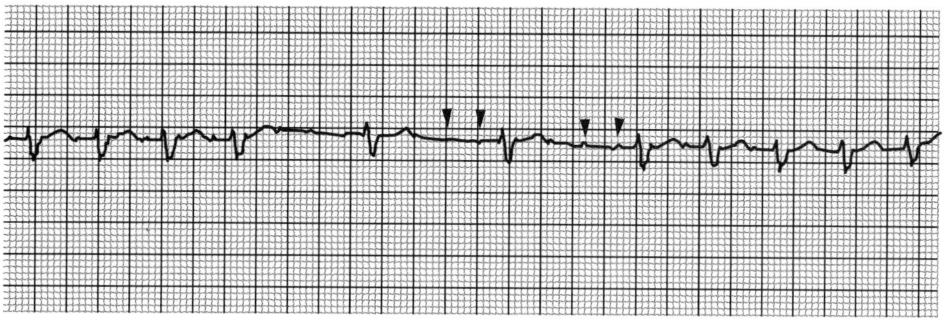

图 10–11
通过刺激颈动脉窦诱发房扑。扑动波很细小（箭头所示），但是绝对规则。如果没有房室结阻滞，就不能下诊断。

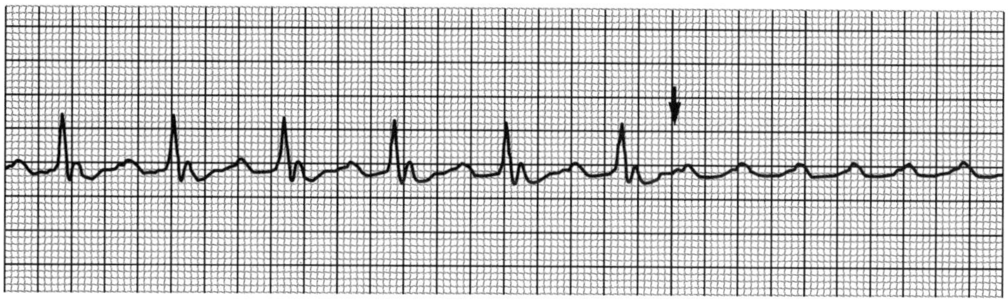

图 10–12
通过刺激颈动脉窦显露房扑（箭头所示）。图的左侧看起来非常像正常的窦性心律。（在这样的病例中就得应用腺苷来协助诊断了。）

诊断房扑合并阻滞时，仅仅需要将扑动波替换窦性 P 波，这样问题就变得简单了。在图 10–14 中可见缓慢而规则的室性心律，心率在 43 次 / 分。仔细观察每个 QRS 波之前的扑动波。注意到扑动波和 QRS 波之间的关系在发生变化。这跟窦房结发放冲动时的 P–R 关系改变是类似的。尽管扑动波和 R 波之间关系在变化，但是心室律是绝对规则的。因此诊断为完全性房室分离。心室律源于房室交界区，但扑动波完全没有下传至心室。心室率为 43 次 / 分，符合完全性心脏阻滞的诊断标准。

在图 10–15 中，显然存在高度房室阻滞，然而是不完全性阻滞。心室律是不规则的，若仔细观察，会发现扑动波和 QRS 波之间的关系有微小变化。

图 10–16 是房扑合并完全性房室阻滞的例子。有两个自主性室性起搏点以不同的频率发放冲动。在很短的时间内心室律是规则的（在上图的前 4 个心搏和下图右侧的后 4 个心搏）。在这些规则心律期间，扑动波和 QRS 波之间的关系是随机改变的。因此诊断为完全性心脏阻滞合并两个自主性室性起搏点发放冲动。

图 10–17 是一个心室率为 26 次 / 分的完全性心脏阻滞的简单例子。仔细观察扑动波和 QRS 波的关系，会发现整个心电图中都在变化，因此考虑完全性房室分离。

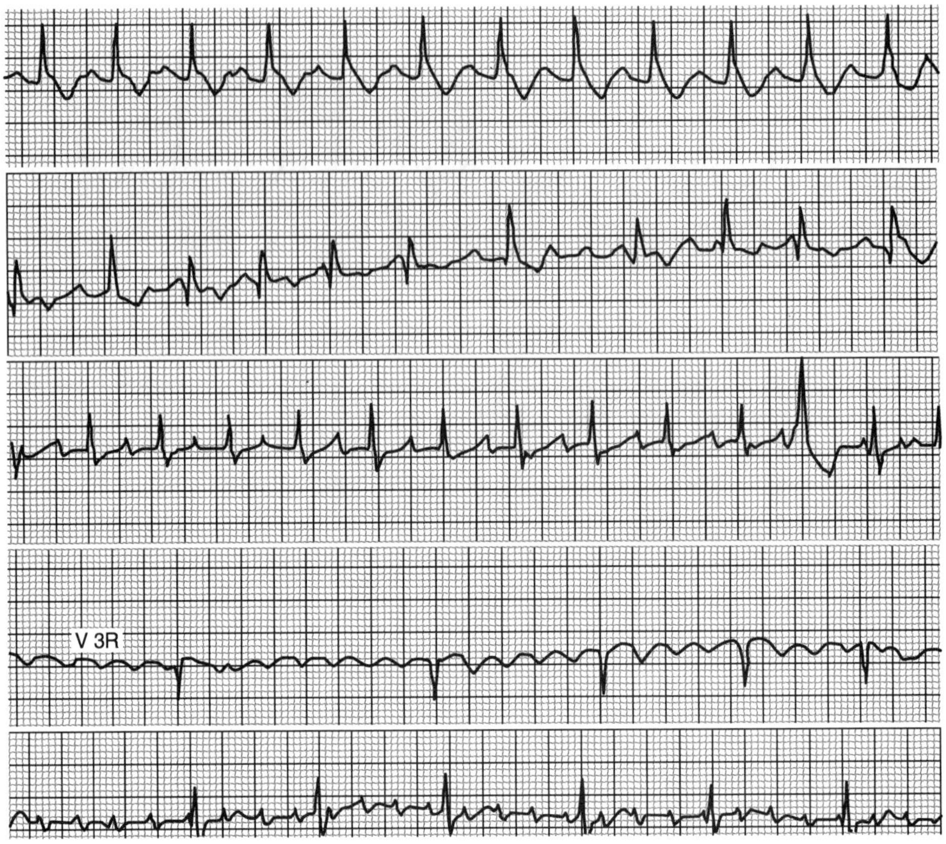

图 10–13
通过刺激颈动脉窦协助诊断疑难心律失常。记录的是 V_3R 导联。当寻找不明显的房扑波时，一定要应用阻断房室结的方法，同时记录多个不同导联。

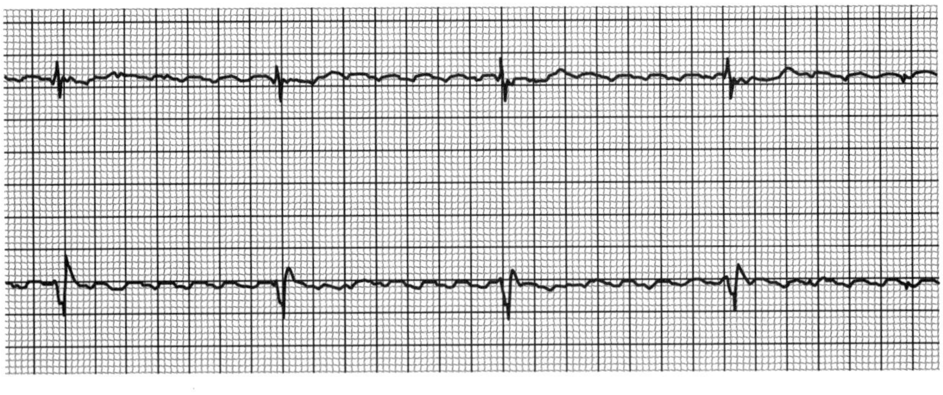

图 10–14
房扑合并完全性房室结阻滞。在心室律规则时寻找变化的扑动波–R波的关系而不是变化的PR关系，从而建立房室分离的诊断。

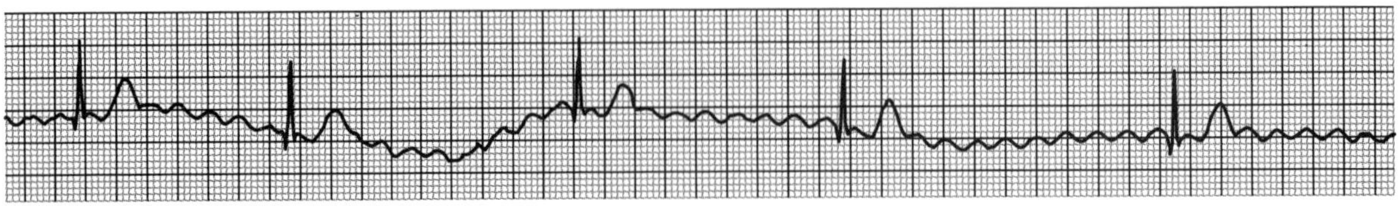

图 10–15
房扑合并高度房室结阻滞。RR间期变化表明阻滞可能是不完全性的。

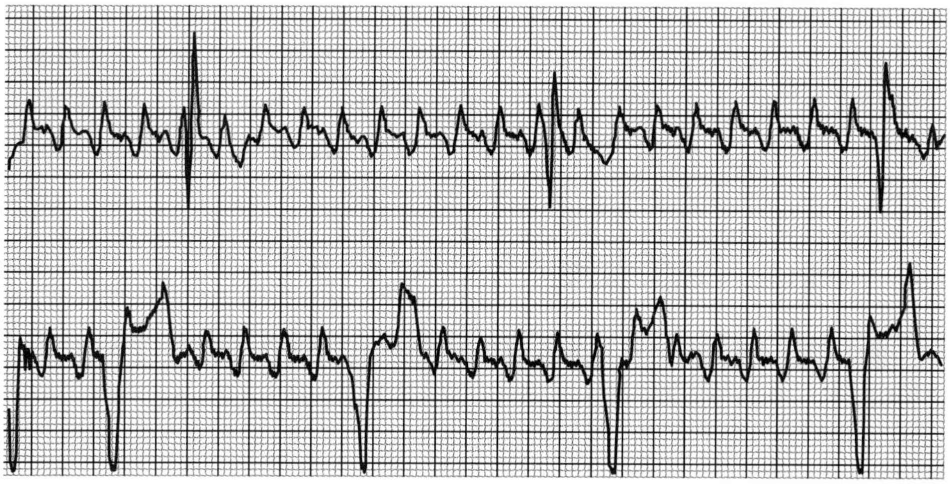

图 10-16
房扑合并完全性房室阻滞。存在多个自主性室性起搏点。

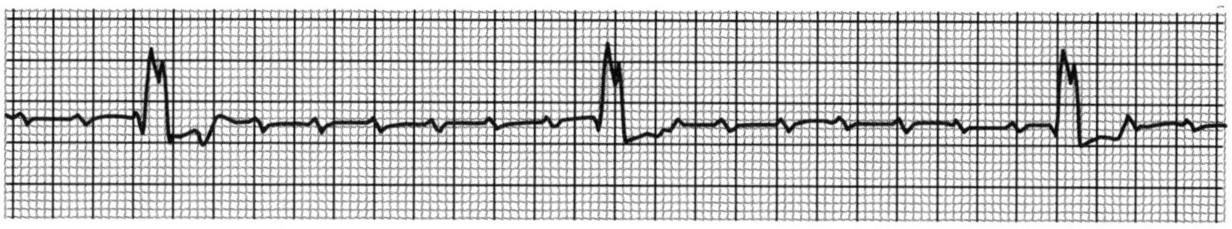

图 10-17
房扑合并完全性房室阻滞。注意在心室律规则、缓慢时，扑动波-R 波的关系有改变。

房扑合并文氏阻滞

图 10-18 显示的是扑动波合并一个明确的成对心律即二联律。心电图下方的示意图解释了其产生机制。在普通的 2:1 下传的心房扑动中，一个扑动波下传，另一个就不下传。没有下传的扑动波根本不能传导至房室结。换言之，在房扑中，在心房和房室结之间总有一定程度（第一水平）的阻滞。很多时候，通过房室结下传的冲动也存在某种类型的阻滞，从而产生第二水平的阻滞。

图 10-18
房扑合并双水平的阻滞。扑动波激动下传呈文氏阻滞。

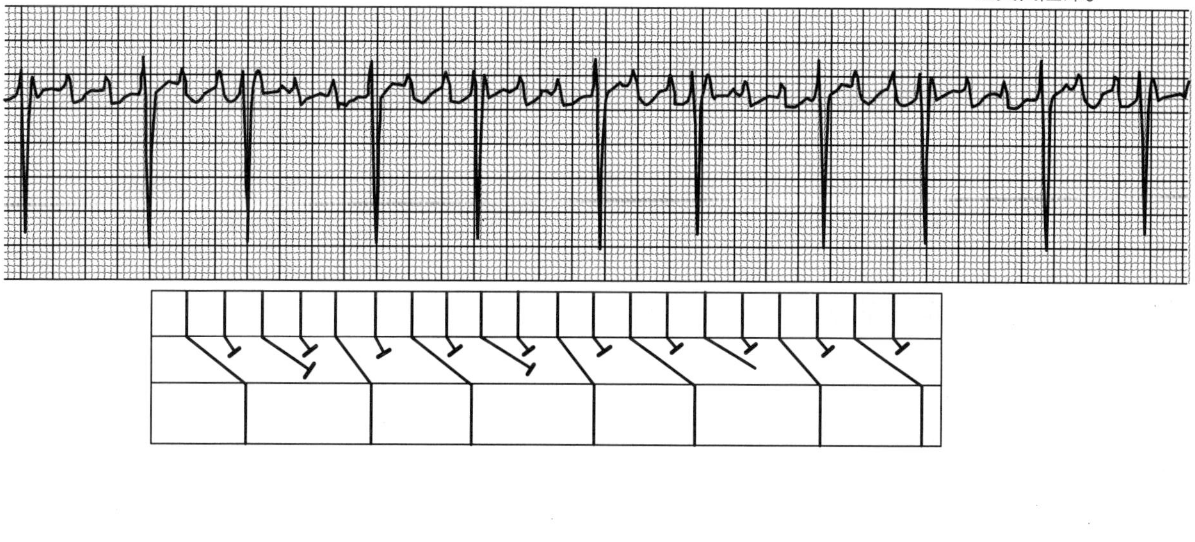

识别这种现象的诀窍是忽视那些不会穿过房室结的扑动波，而仅关注那些穿过房室结的扑动波。换言之，就是在下传的扑动波中寻找一种形式的阻滞，像图 10–18 描述的。忽视那些没有下传的扑动波关注那些变化的穿透房室结的扑动波。图中有一种规律，即扑动–QRS 波间期进行性延长，直至第 3 个扑动波被阻滞。如同任何一种 3∶2 下传的阻滞，出现了二联律。

1∶1 下传的房扑及预防措施

非常幸运，不是每个扑动波都能传到心室。如果发生房扑 1∶1 下传，则心脏将会疲劳而最终衰竭。房扑发生 1∶1 下传有两种情况。

IA 类药物

奎尼丁和普鲁卡因胺会引起 1∶1 下传的房扑。有两个原因：

1. **奎尼丁和普鲁卡因胺都能轻微地阻断迷走神经的冲动，提高交感神经的兴奋性，加速通过房室结的传导。实际上，作用较小。**
2. **这两种药都能减慢心房扑动的频率。300 次/分的扑动可减慢到 210 次/分或者 215 次/分。在此心率下，每一个扑动波都有可能穿过房室结，使心室率提高到心房率的水平，其后果不堪设想。**

规则：房扑患者禁用 IA 类药物，除非先应用洋地黄或者其他药物充分阻滞房室结，以免房扑 1∶1 下传。

图 10–19 是应用奎尼丁治疗而没有应用洋地黄引起的房扑 1∶1 下传的例子。心房率和心室率均为 250 次 / 分。当然，此时患者非常危重，只有快速阻断房室结才能挽救生命。

运动

如果患者讲述其在运动时听到心脏猛烈的抨击声可能属于这种情形。

图 10–20 是在患者做平板试验时记录的心电图。开始窦性心率 118 次 / 分，忽然转变成了 215 次 / 分的心动过速。仅根据此时的心电图根本无法判断是何种类型的心律，直到刺激颈动脉窦后出现短暂的心率变慢（图 10–21）时，可以看到明显的扑动波（F 波）。如果测量扑动波的频率，就会发现其与图 10–21 右侧的心室率完全一样。这是运动介导的房扑 1∶1 下传。运动伴发的儿茶酚胺的大量释放增快了房室传导并且使每个扑动波下传到心室。当有人告诉你在打网球或者骑自行车的时候感到心脏在赛跑时请记住这种可能性。

房扑的治疗

医学在不断进步。关于房扑的机制目前有全新的学说。根据该学说就有希望找到永久治愈房扑的方法。

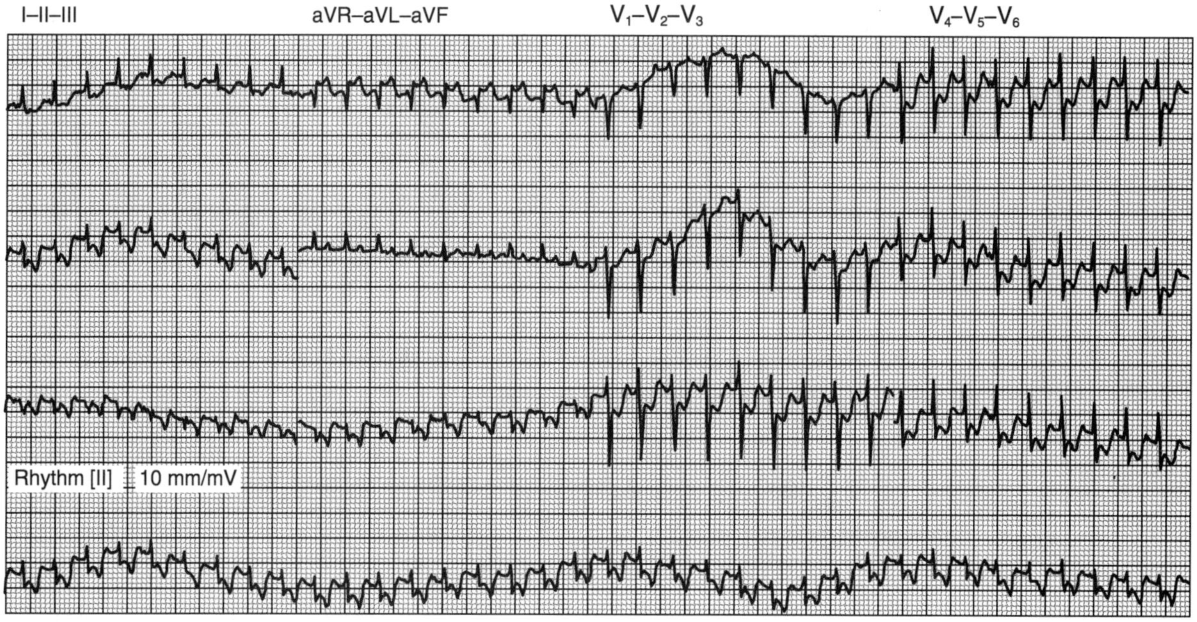

图 10–19

应用奎尼丁治疗而没有应用洋地黄或者其他阻滞房室结的措施引起房扑 1∶1 下传。

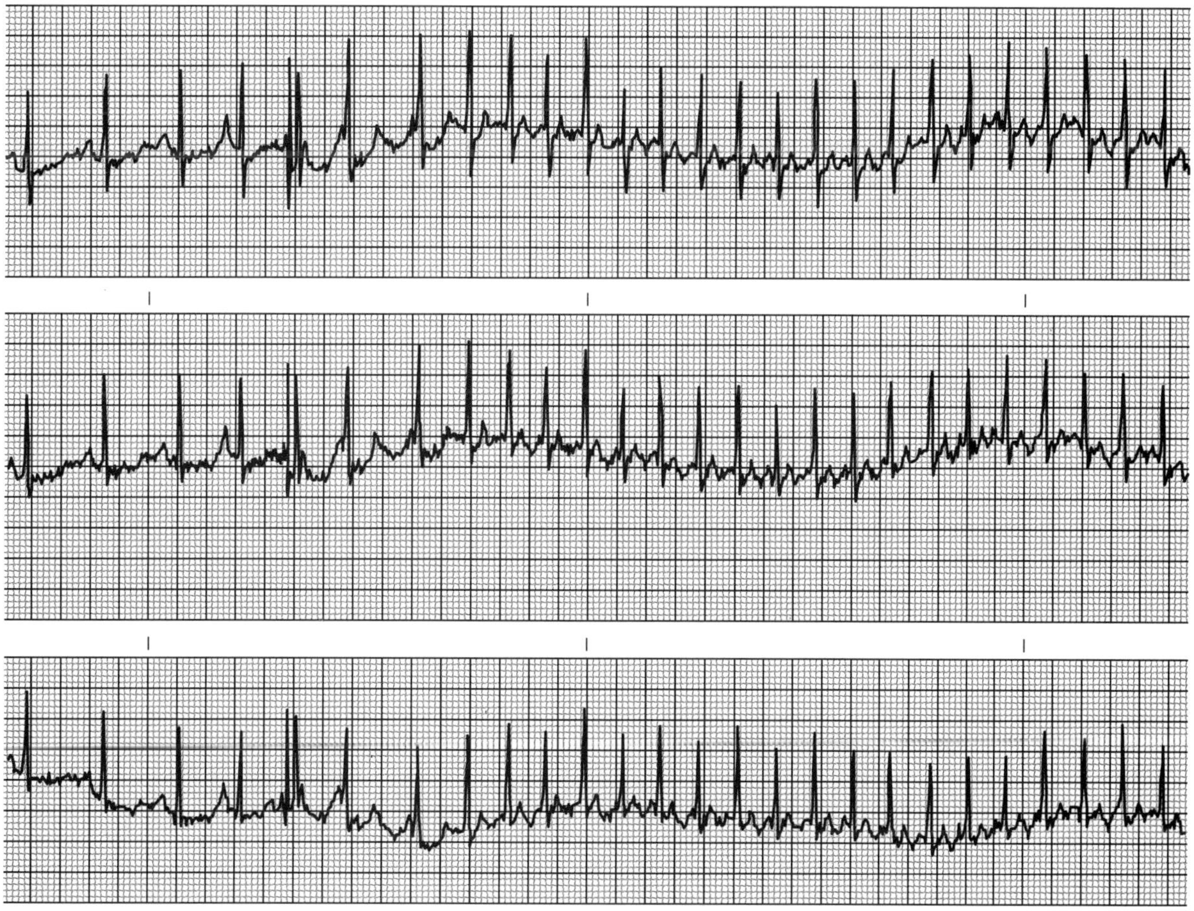

图 10–20

平板试验时记录的心电图。在 3 个窦性心搏之后，出现心动过速，频率稳定在 215 次 / 分。

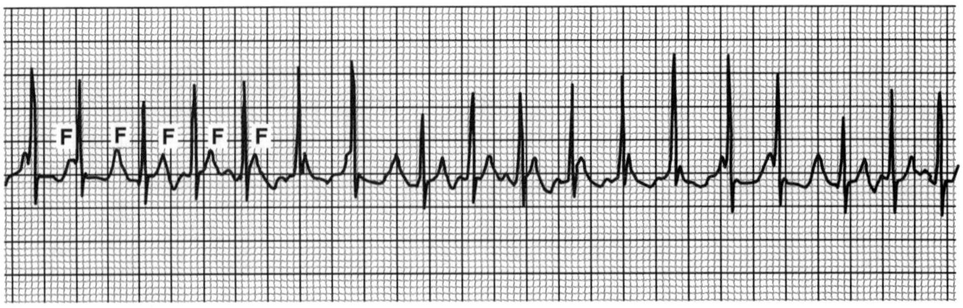

图 10–21
刺激颈动脉窦心率减慢之后，可明显看到扑动波（F）。扑动波的频率跟心室率完全一致：215 次 / 分。这是运动介导的房扑 1∶1 下传。

心房扑动可能是一些如充血性心力衰竭或者心肌梗死这些急性病症的并发症。在这种情况下，用药物或者电转复的方法通常可以成功，复发的可能性小。

但是，如果房扑持续或者复发，消融治疗可能会根治。

消融的作用机制是什么呢？现在非常清楚房扑是由于存在折返环路——在一部分心房存在的持续不变、自发激动的环路。

观察图 10–2 中的 I 和III导联。注意那些经典的锯齿状扑动波中负向部分。这种类型的房扑很可能是由右心房的逆时针折返引起的。折返环路中重要的部分是下腔静脉和三尖瓣之间的峡部。若峡部被阻断，则房扑也就终止。

其他环路可能涉及左心房和房间隔（见图 10–5）。

像这样依赖峡部的扑动被称为峡部依赖性房扑，并且根据环路的方向，可称为逆时针峡部依赖性房扑（CCWID）和顺时针峡部依赖性房扑(CWID)。

在大部分病例中，射频是成功的。

忠告：当发生持续性、难控制或者复发性房扑时，应将患者转送至电生理室进行检查，可能需要消融治疗。

自测题 II

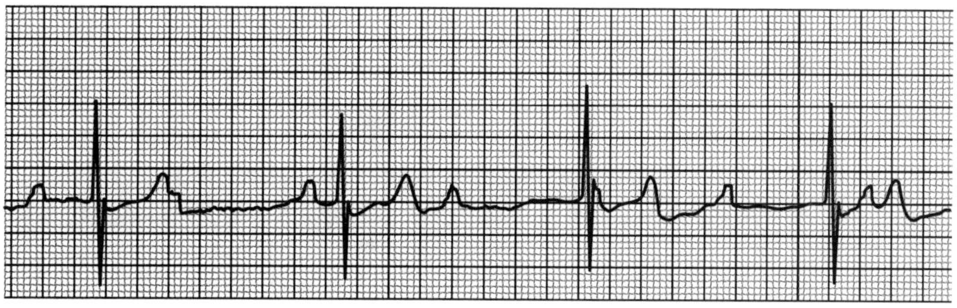

图 SAII-1

1. 传导阻滞？程度？阻滞部位？

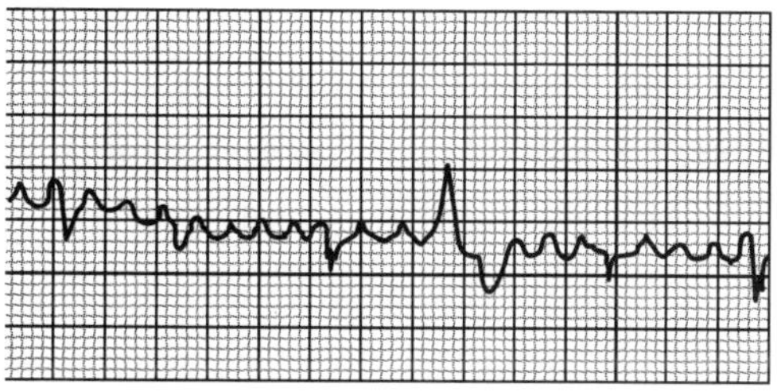

图 SAII-2

2. V_1 导联。诊断？

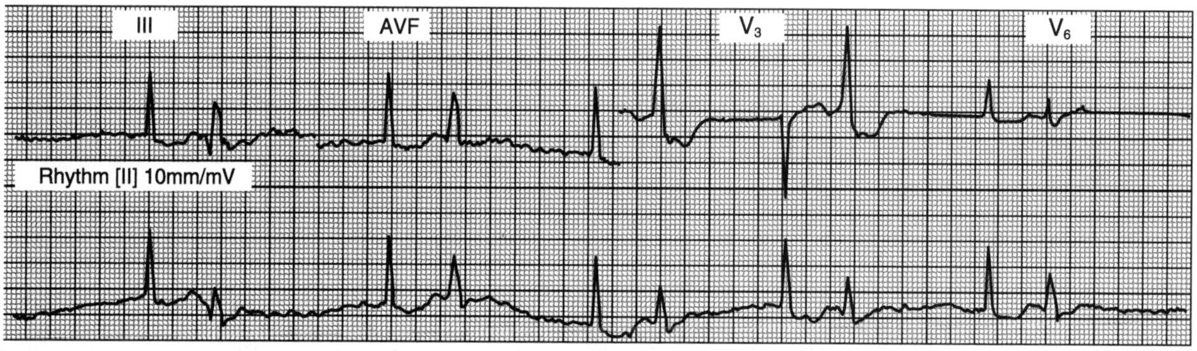

图 SAII-3　3. 完整的描述？患者正在服用某种“心脏药物”。可能的诊断？

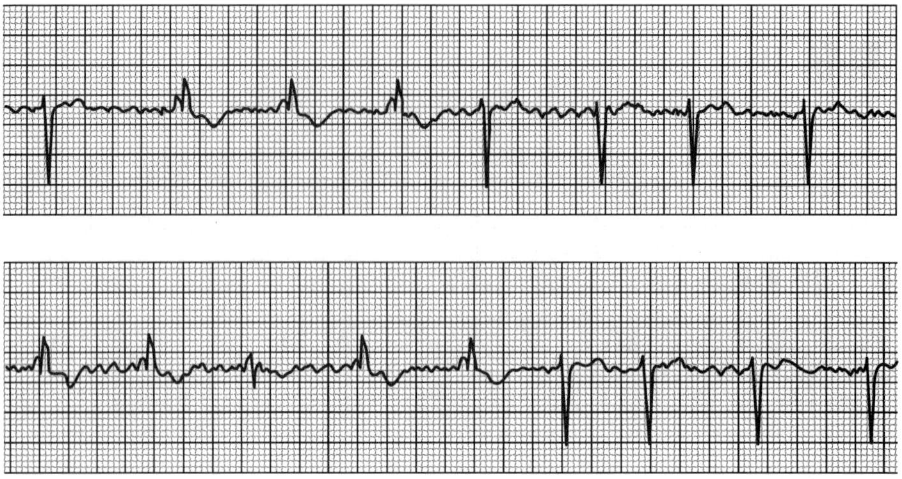

图 SAII-4

4．完整的描述？宽 QRS 波的意义？需要何种治疗？

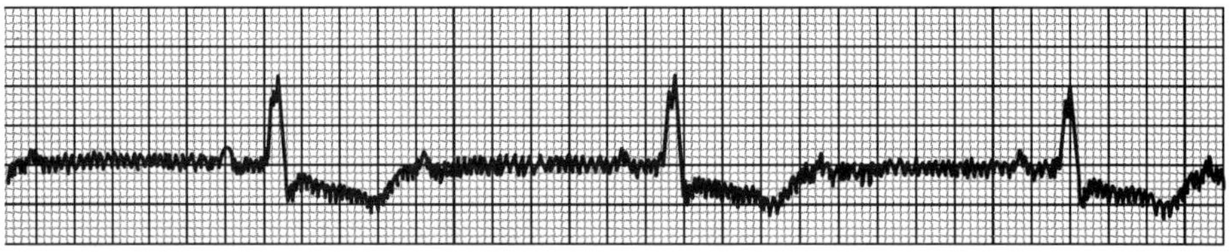

图 SAII-5

5．传导阻滞？是否可以定位？可能性和临床意义？

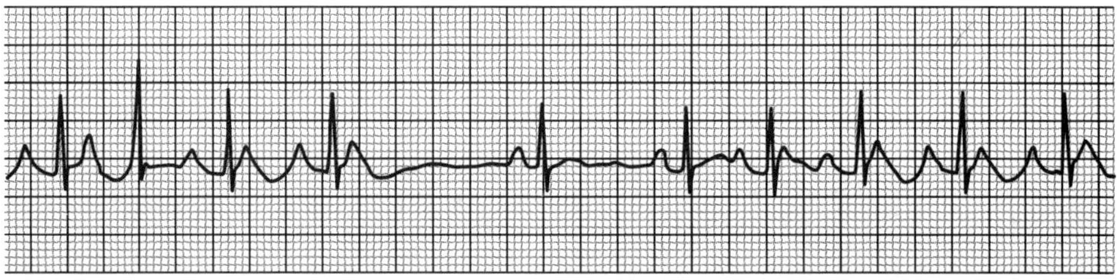

图 SAII-6

6．心律发生改变。诊断？

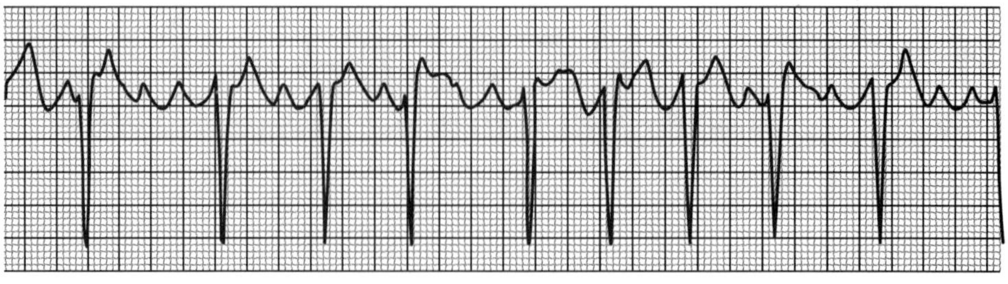

图 SAII-7

7．心室律快速而不规整。诊断？

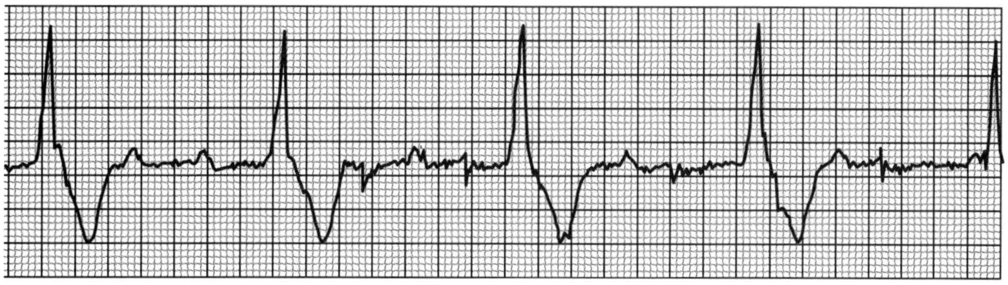

图 SAII–8

8．传导阻滞？可能部位？临床意义？有何治疗？

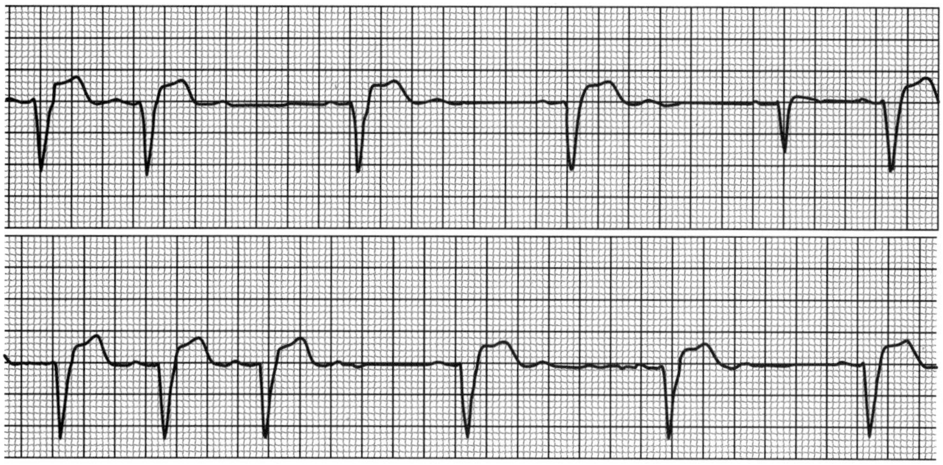

图 SAII–9

9．心率和心律及 QRS 波宽度均发生变化。原因？临床意义？

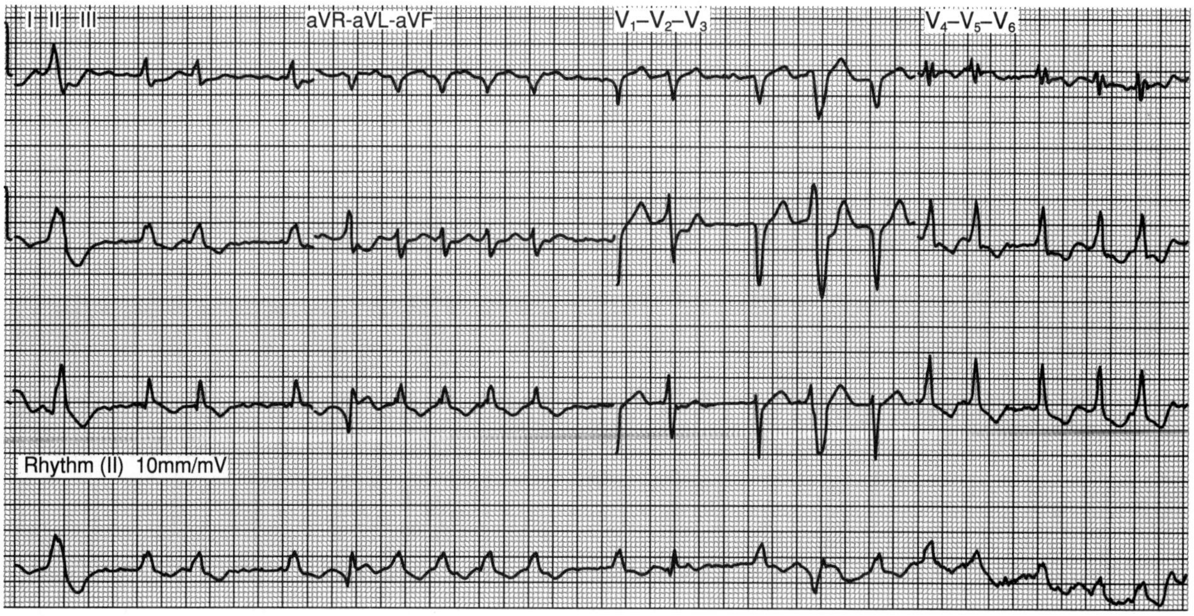

图 SAII–10　10．心律？机制？

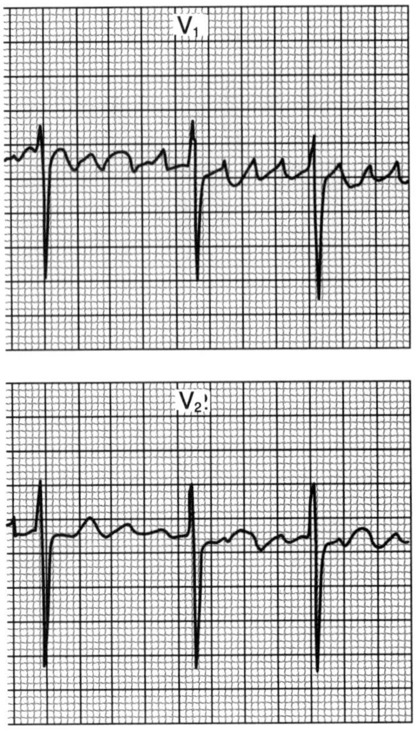

图 SAII-11

11．心律？

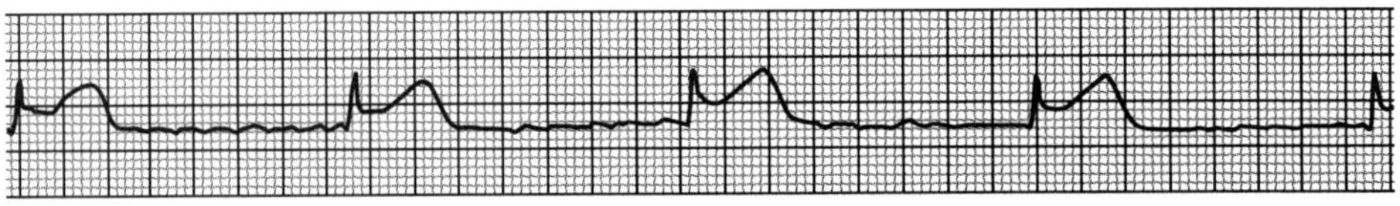

图 SAII-12

12．心律？房室传导的状况？

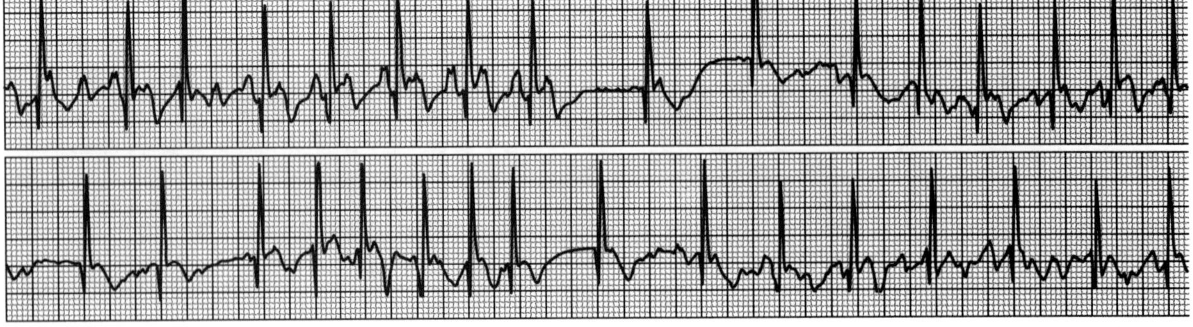

图 SAII-13

13．明显不规整的心律。诊断？

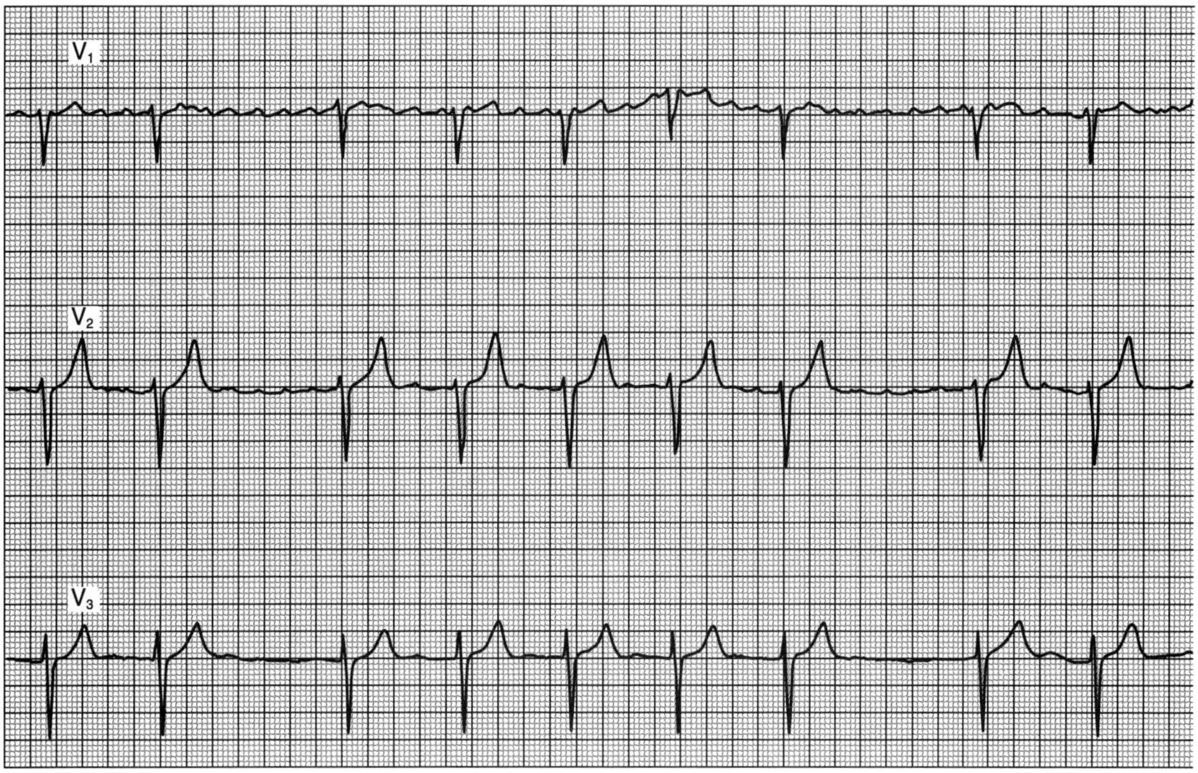

图 SAII–14　14. 基础心律。引起长间歇的原因?

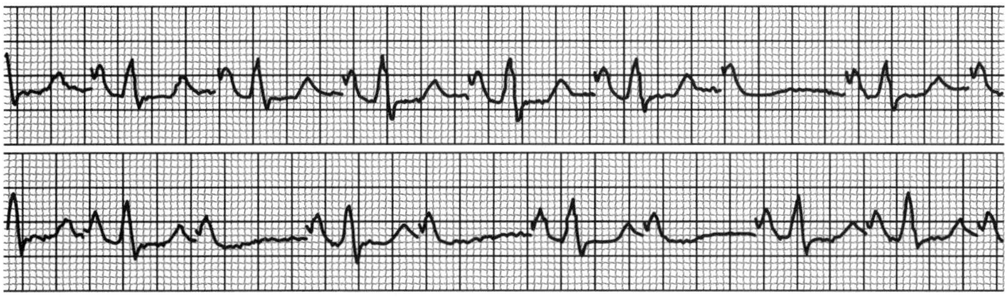

图 SAII–15

15. 右心房有起搏导线，起搏频率为 77 次 / 分。心电图出现该图 特点。临床意义？有何治疗？

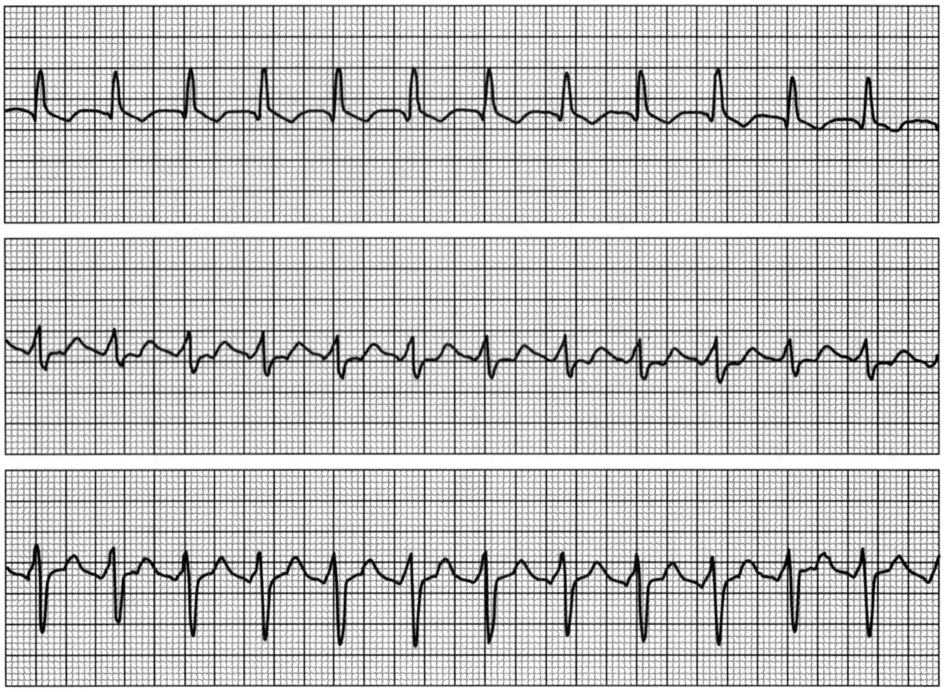

图 SAII-16

16. 患者状况较差，但脉搏规整，脉率 115 次 / 分。发生的原因？为什么？

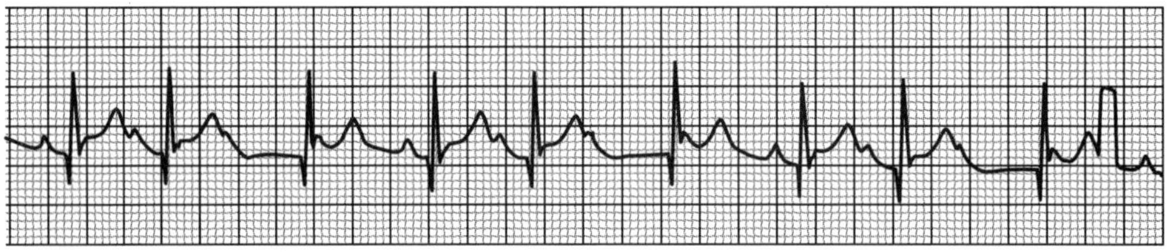

图 SAII-17

17. 脉搏极不规整。原因？

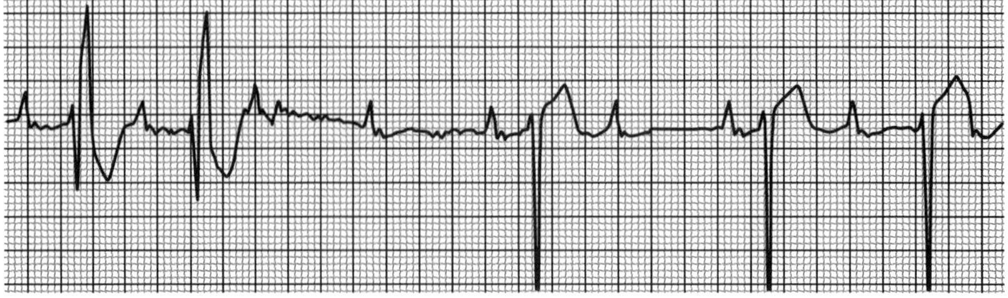

图 SAII-18

18. 宽 QRS 波，窄 QRS 波，P 波被阻滞。发生什么现象？在何部位？

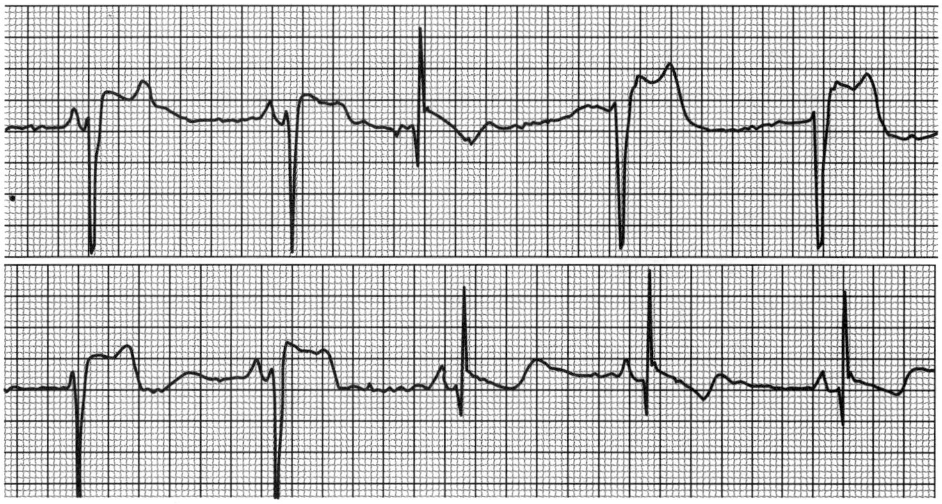

图 SAII-19

19. 房室传导状况？有无阻滞？前 7 个心搏发生了什么情况？

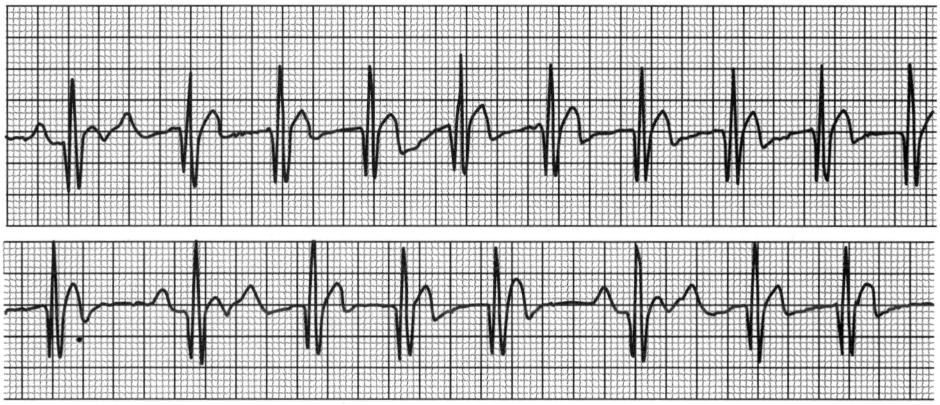

图 SAII-20

20. 心律几乎规整，偶有长间歇。诊断？病变部位？

答案

1. 完全性房室阻滞，阻滞在房室结。注意完全性房室阻滞的所有标准。
2. 粗房颤。即使颤动波较大，有时较规则，但频率比房扑快，若仔细观察可见频率和形态的变化。在成人心脏，房扑时的心房率永远不会超过 300 次 / 分。
3. 房颤伴高度阻滞。下传的心搏略不规整，提示阻滞不完全。还有折返性室早。洋地黄中毒！
4. 心房颤动时出现短阵加速性自主性室性心律。其是良性的，心脏科医生应注意寻找有无长间歇导致了室性逸搏。
5. 2∶1 房室阻滞伴束支阻滞。阻滞可能位于房室结或位于另一侧束支，导致变异型的 II 型房室阻滞。仅根据该心电图无法鉴别。
6. 阵发性房扑，有 2 个窦性心搏。
7. 心房扑动。注意在心电图中部较宽的 RR 间期中间可见典型的锯齿形心房波。

8. 完全性房室阻滞。宽 QRS 波，心室律分离，有两种可能性：房室结阻滞伴交界区性心律合并束支阻滞或者双侧束支阻滞伴自主性室性心律——后者更严重！
9. 莫氏 II 型阻滞。P 波被阻滞前连续 2 个或以上的 PR 间期固定，P 波被阻滞前后的 PR 间期相同，束支阻滞。很典型。另外的特点：频率依赖性束支阻滞。起搏器！
10. 心房颤动，束支阻滞，短阵交界区性心动过速产生了规整的宽 QRS 波。偶有室性异位性心搏。
11. 再一次，粗房扑或扑动－颤动。请勿将其与真正的房扑混淆。心房波的形态发生变化是诊断线索。
12. 心房颤动伴完全性房室结阻滞。
13. 阵发性房扑，在房扑发作间歇有交界区性心律。
14. 有陷阱。房扑伴短阵完全分离的交界性心律。注意心室律规整，扑动波与 QRS 波之间的关系完全是随机的——这与心室律规整伴 PR 间期改变是相同的：其相当于分离。高度房室阻滞，但心室率太快，不能诊断完全性房室阻滞。（Tracing courtesy of Dr. Frank Marcus.）
15. 心房起搏时莫氏 II 型房室阻滞。束支阻滞，并符合莫氏 II 房室阻滞的标准。起搏器！
16. 2∶1 房扑。注意 QRS 波之间典型的锯齿形波。
17. 文氏型阻滞。3 个心搏下传，最后 1 个 PR 间期明显延长；被阻滞的 P 波一半隐藏在该周期的最后 1 个 QRS 波中。最长的 PR 间期后的 QRS 波实际上是交界性逸搏，因此每个周期中有 2 个未下传的 P 波。
18. V_1 导联。前 2 个心搏呈典型的文氏现象，第 3 个 P 波被阻滞。存在右束支阻滞；P 波被阻滞后的长间歇揭示了束支阻滞是频率依赖性的。第 4 个 P 波也被阻滞，在心电图的右侧文氏周期恢复。诊断：房室结阻滞伴频率依赖性束支阻滞。
19. 上图第 1、2、4、5 个心搏和下图的前 2 个心搏明显与窦性 P 波分离。上图第 3 个心搏和下图最后 3 个心搏是窦性心律。因此，基础心律是窦性心律，存在室性自主性起搏点引起的房室分离。是否存在阻滞？当然不是，窦性心律提示这一点！间歇性房室分离的原因是窦性心率缓慢（大约 42 次 / 分），其使得可以室性自主性兴奋灶发生逸搏。牢记完全性心脏阻滞的最后一个诊断条件：在整个舒张期有足够的心房冲动。
20. 较长的文氏周期，PR 间期非常逐渐地延长。QRS 波后的大波是 P 波，可以观察到其逐渐与其前的 QRS 波靠近，直至 P 波最终被阻滞。

11

预激

预激径路即旁路，是一组传导束，其可绕过部分或者所有房室传导系统。我们先从两条概述开始：

1. 旁路传导非常迅速——在许多病例中大于300次/分。
2. 旁路没有神经支配。其不受交感或者副交感神经系统的影响，或者通过这些系统起作用的药物的影响。

旁路大体分为三类。如果弄清楚了其解剖连接，就可以理解各类型的心电图特征。

Wolff-Parkinson-White（WPW）传导

WPW传导是第一种旁路，下文将从解剖学和心电图学进行阐述。

该旁路称为Kent束，位于房室沟中，离房室结较远（图11-1）。该旁路使房室结完全短路；因为旁路组织传导非常迅速，所以PR间期很短——在成人中少于0.12s。所以短PR间期是识别WPW预激的第一个因素。

旁路插入到束支分叉以下的束支系统。这种离心型激动引起了QRS波起始部分的钝挫，因为部分激动逆传至希氏束，而剩余的则正常向前传导（图11-1）。所有这些产生了典型的R波钝挫，即在WPW传导中首先被描述的“delta-R”波。R波钝挫也有可能是负向波，这取决于所观察的导联，因此最好的术语是delta波。

delta波是一种缓慢描记的波形，它反映的是向希氏束缓慢逆传的向量。通常这种波跟正常的通过房室结的前向冲动相碰撞，产生部分融合。delta波或大或小，取决于融合的部位。如果逆行冲动自始至终通过希氏束，并从希氏束上部传导至对侧，形成的QRS波称为完全性预激。

图11-2是典型的预激的例子。短PR间期和delta波非常明显，但是仅根据该心电图，尚不能定位预激。

初次定位旁路的方法很简单。如果旁路插入到左束支，V_1导联呈右束支阻滞图形，但预激时QRS波常常更窄。由典型的delta-R波形成了宽大R波（图11-3）。这是A型预激，原因很简单，因为在V_1导联看起来像“A”。（预激插入到左束支而产生右束支阻滞图形的原因也很简单。当右束支阻滞时，激动

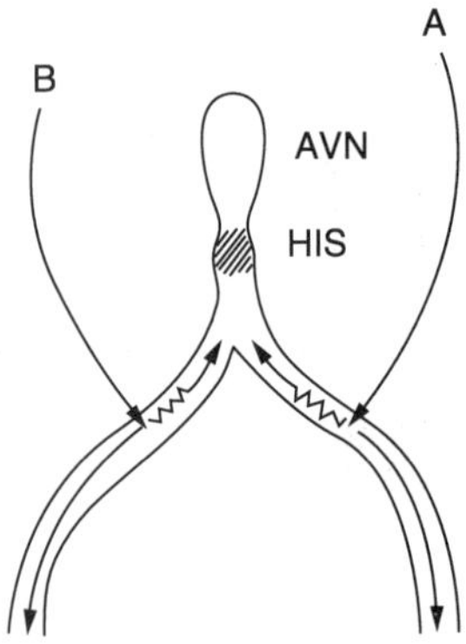

图 11–1

WPW 旁路的解剖。AVN，房室结；A 和 B，旁路；HIS，希氏束。

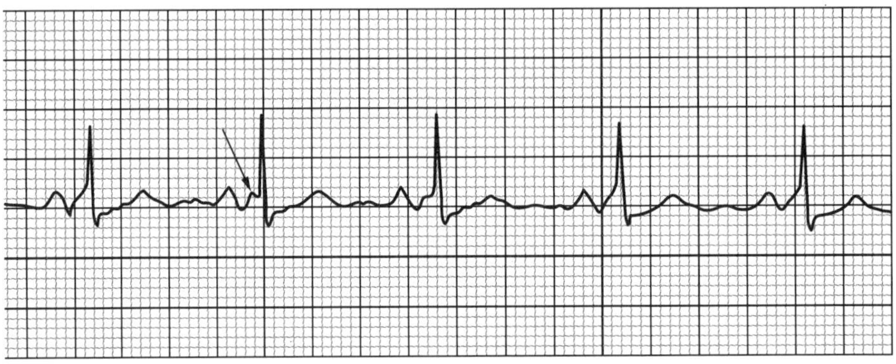

图 11–2

典型的 WPW 预激。箭头指的是 delta 波。

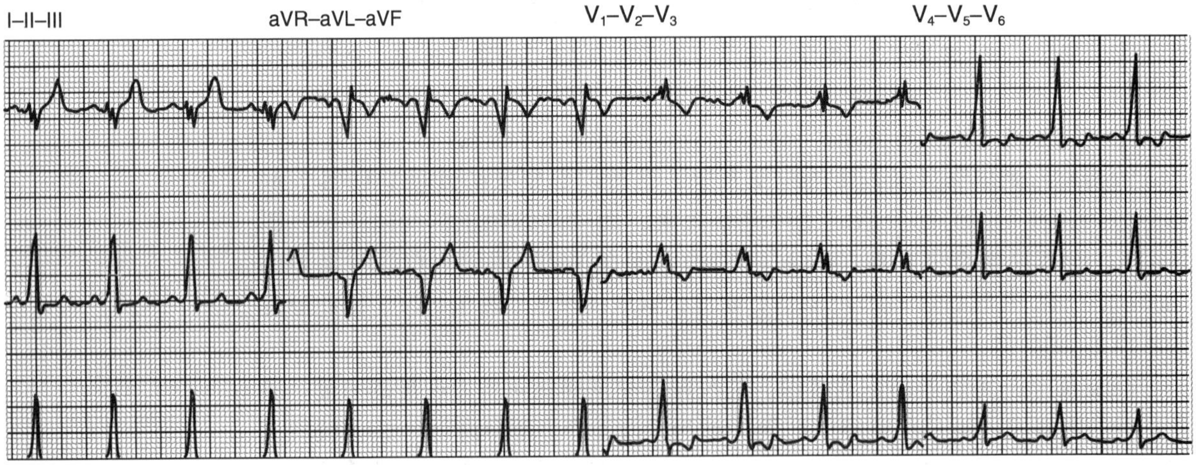

图 11–3

A 型 WPW。在心前区导联和Ⅱ、Ⅲ、aVF 导联 R 波起始部可看到宽钝。

顺序是左心室先激动，右心室后激动。当左束支被预激时，当然就会出现相同的激动顺序：先是左心室，然后是右心室。）

如果 Kent 束连接到右束支，V_1 导联呈左束支阻滞图形。delta 波向下。QRS 波并不像通常在左束支阻滞中看到的那样宽，但是会有宽 S 波（图 11–4）。这是 B 型预激。

这个初步分类仍具有一定的效度。现在的学者常认为 A 型预激时，旁路常存在于左后间隔区域；而 B 型预激时，旁路存在于前面和右侧。

通过标测技术，现已弄清楚这比任何人想象的还要复杂。事实上，目前已证实至少 10 个房室旁路插入位点，而共同的特性都是短 PR 间期以及 QRS 波起始部的变化。至少 90%的病例不是 A 型就是 B 型，这是临床心电图专家所需要知道的。现在已正在尝试通过 delta 波的方向来更精确地定位旁路，但这仅在计划消融时才有用，此时在任何一个病例中精确的心腔内标测均十分重要。临床心电图专家仅需要识别是预激即可。

Lown-Ganong-Levine（LGL）预激

LGL 预激可能是预激中最常见的一种形式，表现为短 PR 间期和正常的 QRS 波。见图 11–5。

注意只有当冲动从上方沿着正常的束支下传才会产生正常的 QRS 波。LGL 预激时就是这种情况。一条特殊的旁路，称为 James 纤维（以发现者 Thomas James 命名），连接了心房和希氏束。出现短 PR 间期是因为旁路绕过房室结，但是通过心室的传导却正常。整个诊断依赖于辨认短 PR 间期（见图 11–5B）。因此心电图学者要牢记正常房室结传导最少需要 0.12s。近来一些研究者提出短 PR 间期也可能只是正常变异，但是像图 11–5B 中的 PR 间期则只可能是 LGL 预激。通过正常的窦性 P 波即可排除交界性心律。

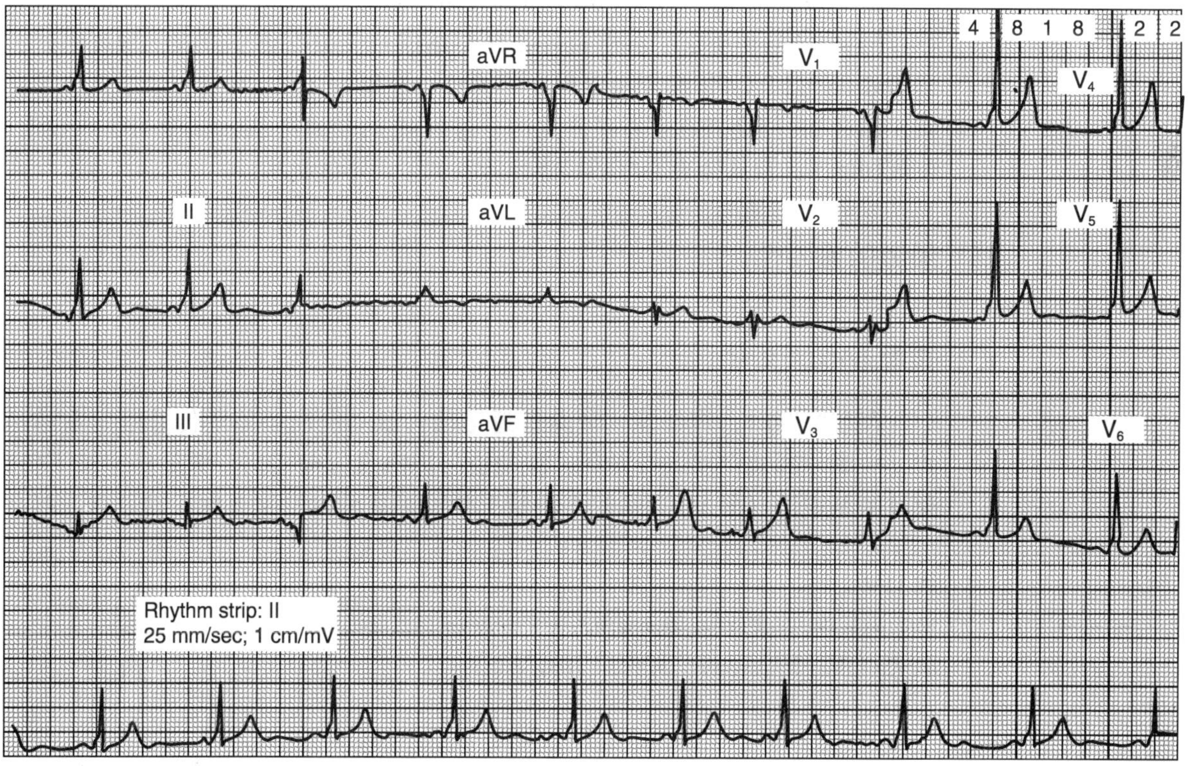

图 11–4

B 型 WPW。注意 V_1 导联宽大向下的波，QRS 波起始步钝挫。此处的 delta 波是负向的钝挫。在Ⅰ、Ⅱ和 V_3～V_6 导联可以看到明显的 delta 波。

图 11–5

LGL 预激。A. 旁路为 James 纤维，连接了心房和希氏束。激动沿着正常的通路通过束支系统下传。因此出现短 PR 间期，而 QRS 波正常。B. PR 间期为 0.09s，QRS 波为 0.08s。

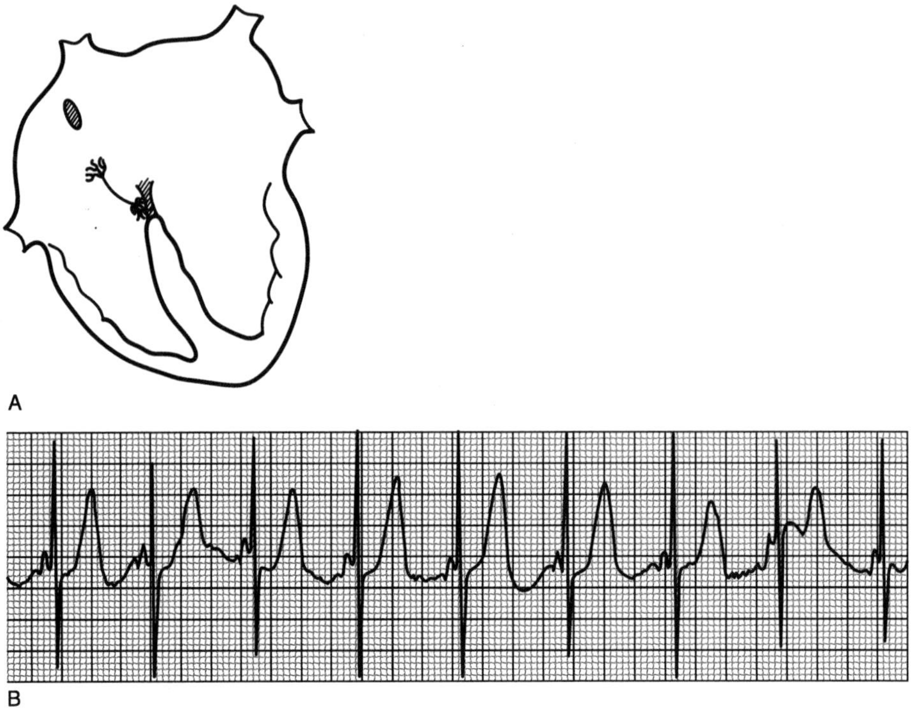

Mahaim 纤维预激

图 11–6 显示的是另外一种类型的预激，由被 Mahaim 称为小“跳跃”或者“短环路”的纤维引起。其直接连接房室结或希氏束到束支系统，均可出现典型的 delta 波以及 PR 间期一定程度的缩短。如果 Mahaim 纤维起源于低位希氏束，那么 PR 间期就在正常范围之内，这时 delta 波就是提示预激的唯一线索。在该病例中，仅从体表心电图只能怀疑预激，但不能证实。

预激的重要性

预激和心律失常

存在旁路时，容易发生环路折返运动。激动能沿旁路下传并沿房室结逆传，一圈一圈地自发进行循环。激动也可以沿反方向运行，即沿房室结下传、通过旁路逆传（图 11–7）。这两种情况均可形成阵发性室上性心动过速。存在

图 11–6

Mahaim 纤维。如图所示，有一些短的纤维连接房室结或者希氏束到束支的某一部位。AVN，房室结；HIS，希氏束。

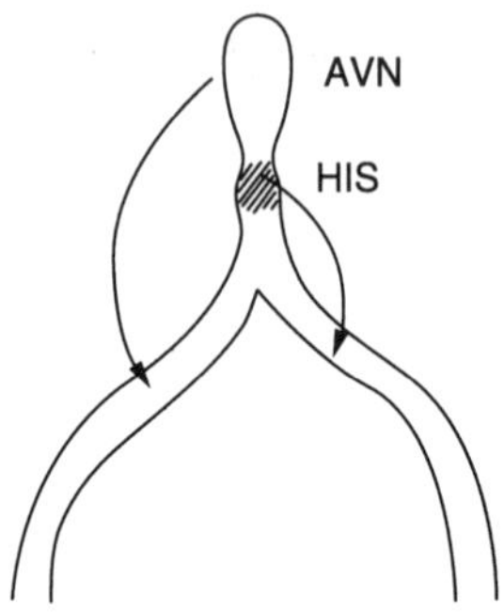

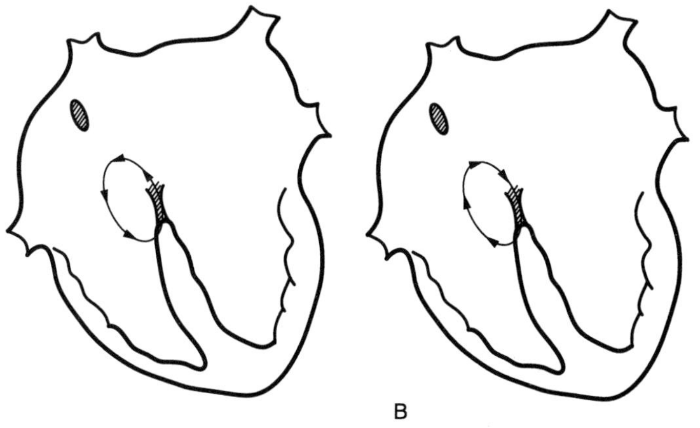

图 11–7

阵发性心动过速的机制。A.逆向折返型旁路。环路通过旁路下传而从房室结逆传。QRS 波出现典型的 delta 波。B.顺向折返型旁路。环路通过房室结下传而从旁路逆传。QRS 波正常。

旁路的患者因为存在解剖学上的通路会反复发生阵发性室上性心动过速。

如果存在 WPW 预激，可以通过观察心电图确定激动是通过哪条通路下传的。如果激动通过旁路下传，就会出现典型的异常 QRS 波合并 delta 波（图 11–8）。如果激动通过房室结下传，则 QRS 波正常。在心动过速时，仅仅通过观察心电图则不能确定是否存在旁路（图 11–9）。

对 LGL 型预激来说，QRS 波正常，心动过速看起来就像任何一种形式的阵发性室上性心动过速。

忠告：若患者反复发生心动过速时，不管 QRS 波是否存在 delta-R 必须考虑到预激。

旁路合并房颤

本书主要讲述诊断，而非治疗。但是在本节中，两者紧密联系，因此必须同时考虑。

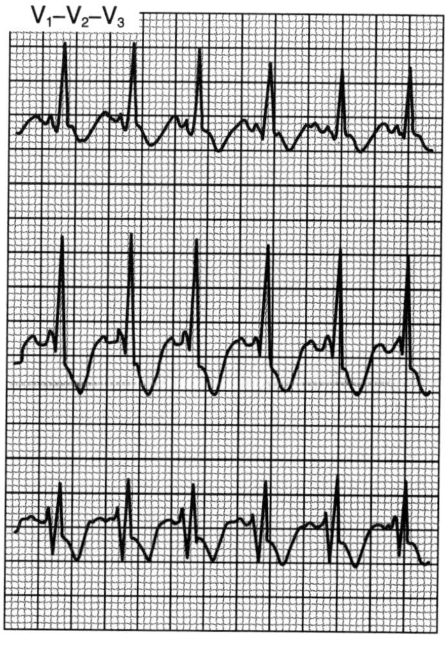

图 11–8

阵发性心动过速合并 A 型预激。激动通过旁路下传，产生宽大畸形的 QRS 波。

房室间的缓慢传导常常至关重要，特别是有房颤时（如第 9 章所述）。房室结保护心室免受来自房颤 425 次 / 分的轰击。当存在旁路时，保护作用就会变弱。旁路传导非常迅速，可达 300 次 / 分。如果持续时间较长则心脏就会疲劳而最终衰竭。没有发生这种情况的唯一原因是有些冲动通过房室结下传使从旁路传来的冲动处在心室的不应期。因此，在房室结和旁路之间存在竞争：房室结就像旁路的“减速器”阻滞其快速激动心室（图 11-10）。

当患者发生房颤时怎样鉴别是否存在预激呢？完全没有 P 波可供测量。有

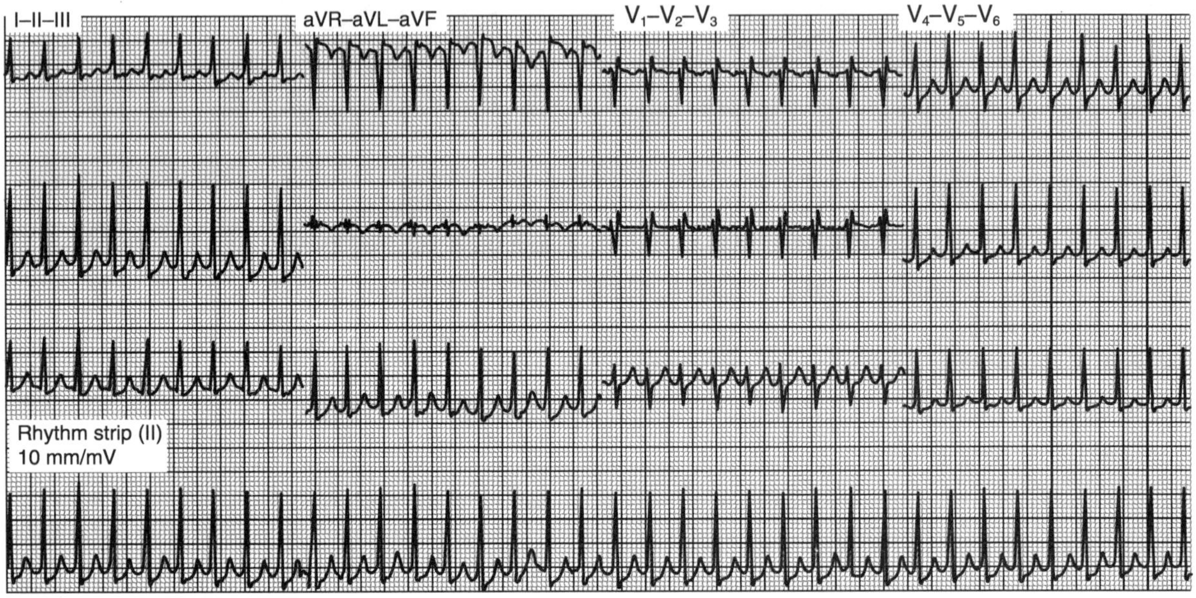

图 11–9

阵发性心动过速合并 B 型预激。冲动沿房室结下传，产生正常 QRS 波。仅仅通过观察该心电图，不能确定是否存在旁路。

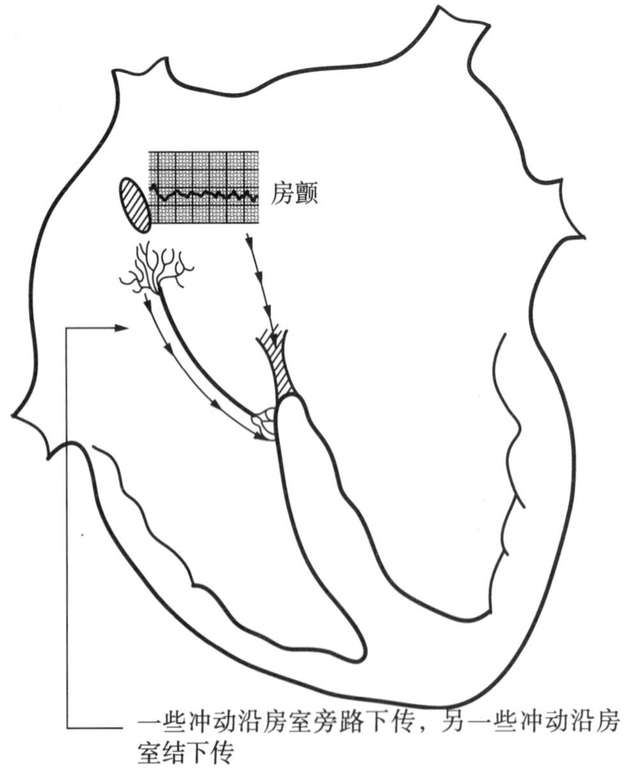

图 11–10

房颤合并旁路。注意心房到心室的双重传导路径，一个通过房室结下传而另一个通过旁路下传。通过房室结下传的激动会使一些通过旁路下传的激动处在传导组织的不应期。因此，房室结就如旁路的减速器，否则旁路可引起快速心率而能致命。洋地黄、维拉帕米之类的药物可以抑制通过房室结的传导但是对旁路却没有影响，这种打击是致命性的。

两条线索。首先，异常的QRS波中存在典型的delta波（图11-11）。其次，注意患者的心率。旁路传导非常迅速，其传导比房室结要快得多。

1. 如果RR间期相当于心率为300次/分时（心电图1个大格），可以确定存在旁路。
2. 如果RR间期相当于心率280次/分或以上时，可以99%诊断存在旁路。
3. 如果很多RR间期相当于心率250次/分或以上时，高度怀疑存在旁路（图11-11和图11-12）。

在房颤患者中探测旁路至关重要。为什么呢？很简单，当治疗房颤患者时首先想到的药物是洋地黄。洋地黄可以减慢通过房室结的传导但是对旁路却没有影响。如果用洋地黄抑制了房室结的传导，相当于拆除了“减速器”，那么旁路会更加狂奔，心率加快将导致大灾难。

维拉帕米、β受体阻滞剂以及很多钙通道阻滞剂同样如此，这些药物抑制了房室结但是没有影响到旁路。应用这些药物后，会因心率太快而发生充血性心力衰竭或者致死性心律失常。

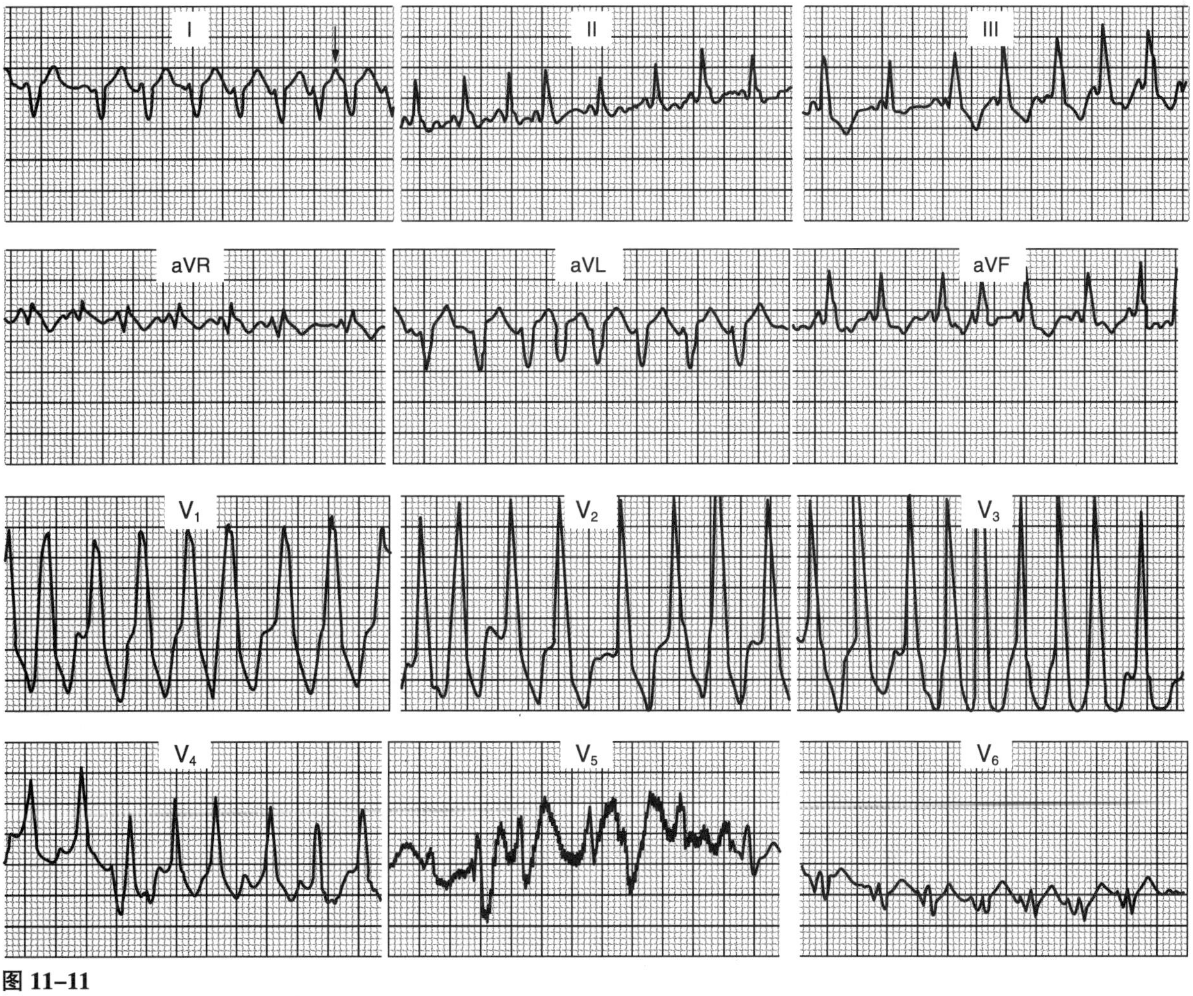

图 11-11

房颤合并A型预激。除了宽大、钝挫的QRS波外，快速的心率也明显提示预激。注意箭头所指的RR间期，相当于心率为300次/分。

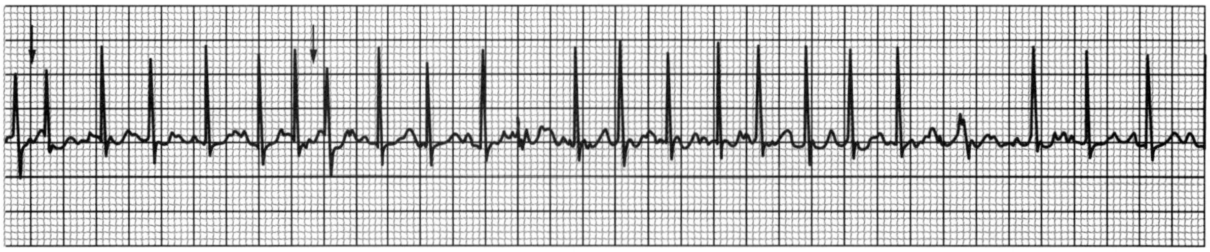

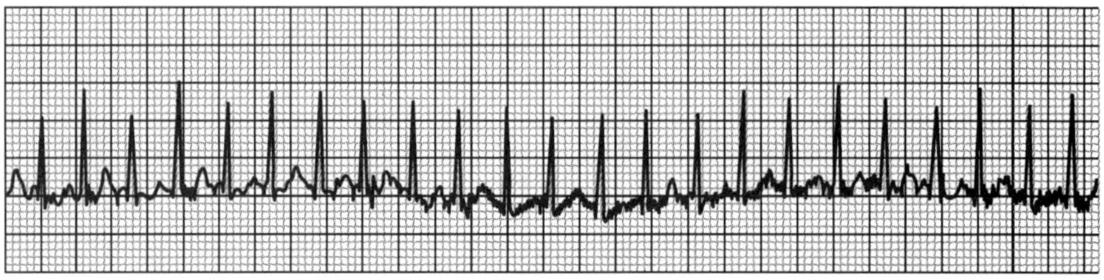

图 11–12
房颤合并预激的例子。QRS 波正常，心率过快是诊断预激的线索。许多 RR 间期相当于心率在 250 次 / 分以上，提示是预激。该病例实际上是 LGL 预激。

在这种情况下唯一安全的药物是奎尼丁和普鲁卡因。两者均可抑制旁路的传导，是仅有的几种安全的药物。I C 类药物恩卡尼和氟卡尼对阻断旁路非常有效，但是很危险。因此恩卡尼在市面上已不出售。氟卡尼可用在貌似健康的患者中，但是如果房室功能存在抑制就非常危险。

忠告：不管什么时候，当碰到一个新的房颤患者，注意寻找预激的征象：delta-R 波或者快速的心率（或者两者兼有）。如果怀疑存在预激，不要用洋地黄或者维拉帕米，除非通过试验 100%肯定排除预激。

什么试验呢？只要有心电图机，这个试验可以在任何急诊室或者门诊都能做。这基于旁路没有神经支配。如果刺激迷走神经，只会减慢房室结的传导，但是不会影响旁路。

1. 按压颈动脉窦刺激迷走神经。如果心率变慢，则不存在旁路；如果心率变快，则存在旁路。稍微思考一下就会知道其原理了。
2. 如果刺激颈动脉窦无效，给予腺苷。腺苷可以减慢房室结的传导但是对旁路没有影响。利用上面所讲的流程来判断。

应用上述两种方法时，均要确保进行心电图监测，观察心率的改变。

注意：房颤时应用腺苷来排除旁路是一种效果很好并且特异性很强的方法。但是该方法有危险性。应用腺苷阻滞房室结 6s 左右，这时旁路快速下传可以诱发室颤；已有两个病例报道过，此时患者仅能靠除颤来抢救。所以，当用腺苷排除房颤患者是否存在预激时，必须准备除颤器。

旁路和“假性”QRS 波异常

异常的初始向量即 delta 波在一些导联中可表现为负向波即 Q 波。当正常人存在预激时可能会被误诊为心肌梗死（图 11–13 和图 11–14）。

旁路插入点在束支以远就会出现完全性束支阻滞的类型（图 11–15）。

在常规心电图检查中发现预激后该如何处理呢？这个问题很简单。如果患

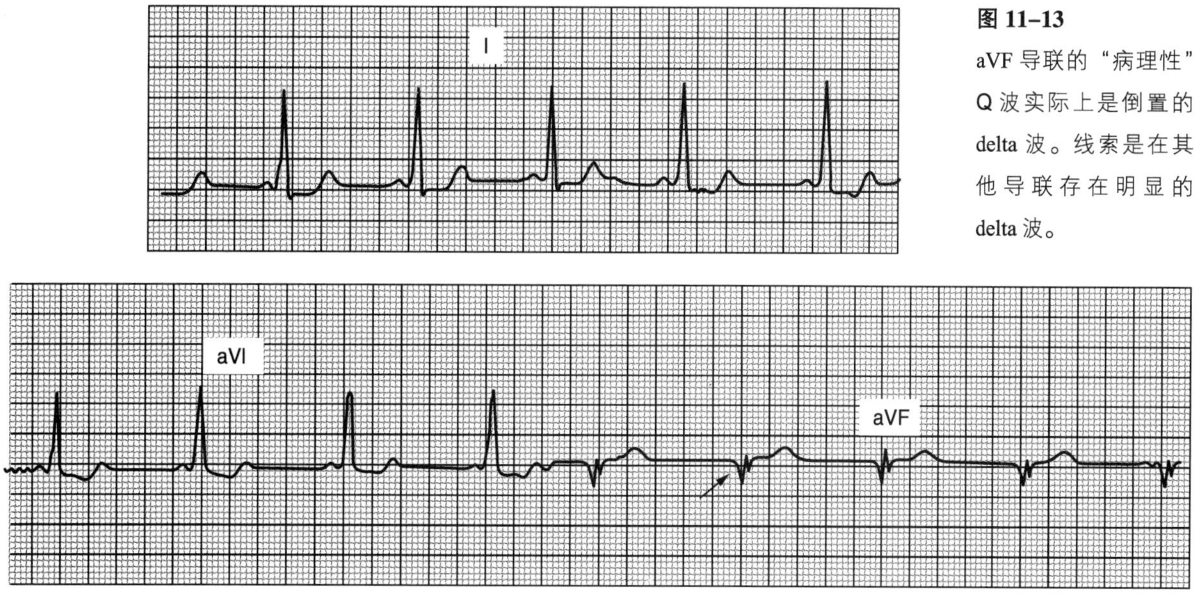

图 11–13
aVF 导联的“病理性”Q 波实际上是倒置的 delta 波。线索是在其他导联存在明显的 delta 波。

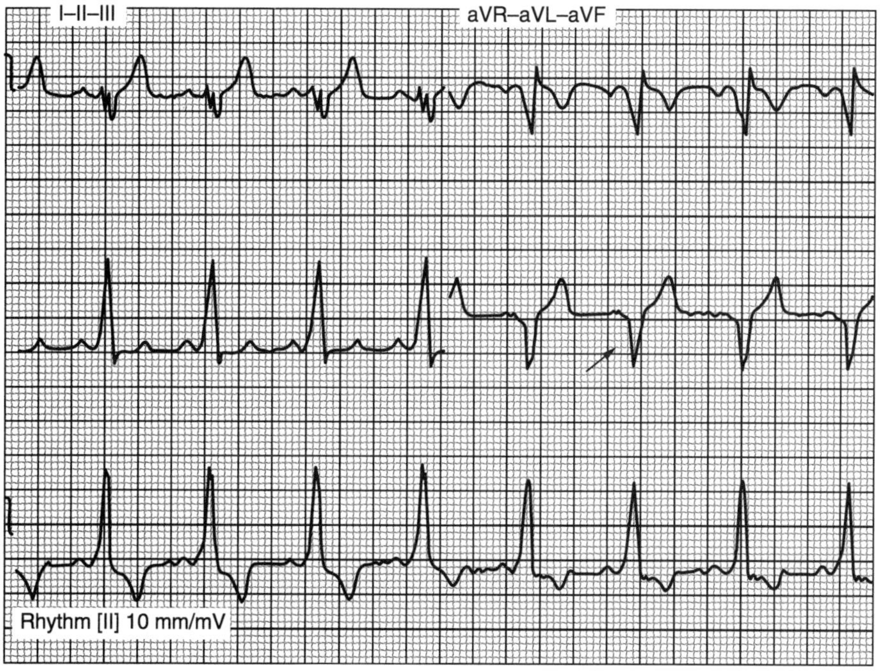

图 11–14
aVL 导联的“病理性”Q 波。（这是出现假性 Q 波的另一个导联；见第 17 章，心肌梗死）。Ⅱ、Ⅲ、aVF 中明显的 delta-R 波揭示了原诊断的 Q 波其实是一个倒置的 delta 波。

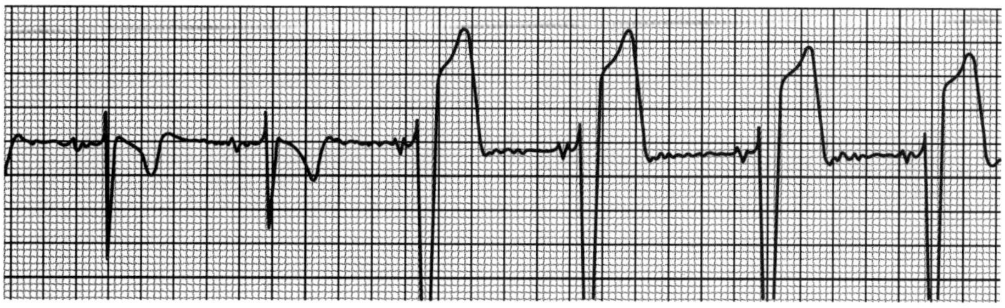

图 11–15
间断性的 WPW 预激产生了类束支阻滞的图形。证据是宽 QRS 波的 PR 间期短。产生这种类型的旁路插入点肯定远在束支下部。

者没有任何症状，那么不需要采取措施。告诉患者患有先天性的“短环路”，如果患者发生心动过速或者心脏颤动时会有帮助。除此之外什么都不需要做。不要吓唬患者，因为发生其他严重的并发症的可能性是 1:40000！（最近一些激进派建议所有患有预激的患者需进行侵入性检查。这些观点被权威人士谴责，当然没有数据可以支持这种想法。不应给患者太多的压力、恐惧、痛苦，为一个也许无意义的异常而花费很多钱。）图 11–16 至图 11–20 是各种形式预激的典型例子。

注意图 11–15 至图 11–18 以及图 11–20，预激是间歇性的。我发现经常有在培训期的医生对此非常惊讶，但实际上间歇性预激很常见。忠告：当看到宽、窄 QRS 波混合存在时，应仔细观察各种心搏的 PR 间期，确定宽 QRS 波是否为预激所致。

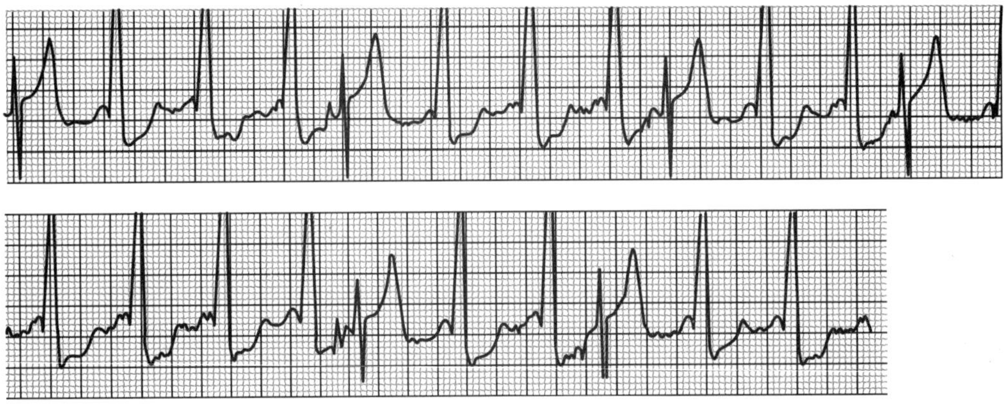

图 11–16

间歇性 WPW。宽 QRS 波代表 WPW 预激，而窄 QRS 波合并倒置的 P 波实际上是正常下传的房性异位性搏动。

图 11–17

间断性的 WPW 合并偶尔正常下传的搏动。这容易与束支阻滞混淆，但是短 PR 间期以及偶尔出现的正常下传的搏动是诊断的依据。

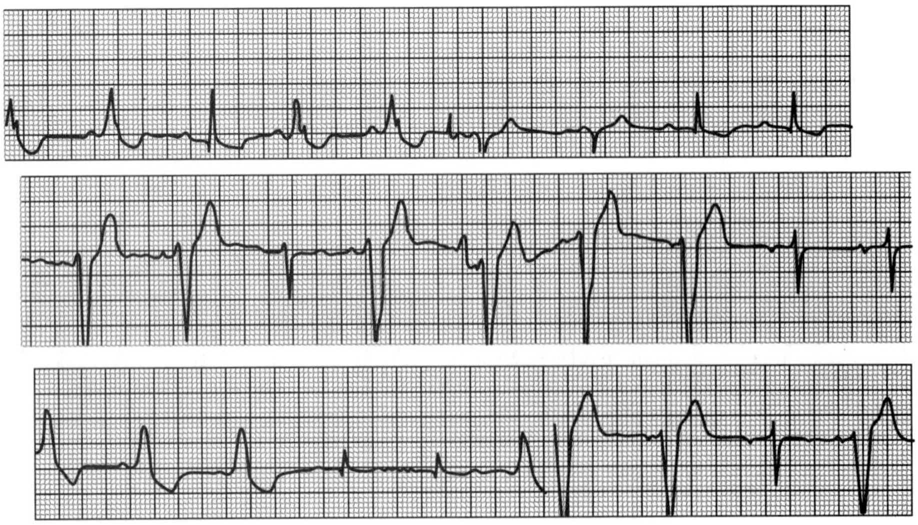

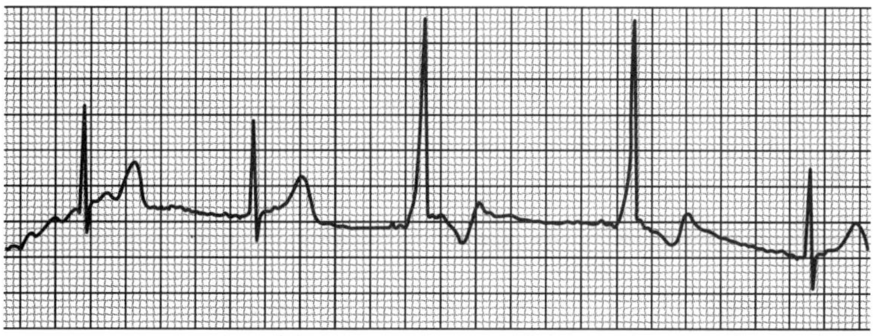

图 11–18
正常的窦性心律时出现 2 个 WPW 搏动。

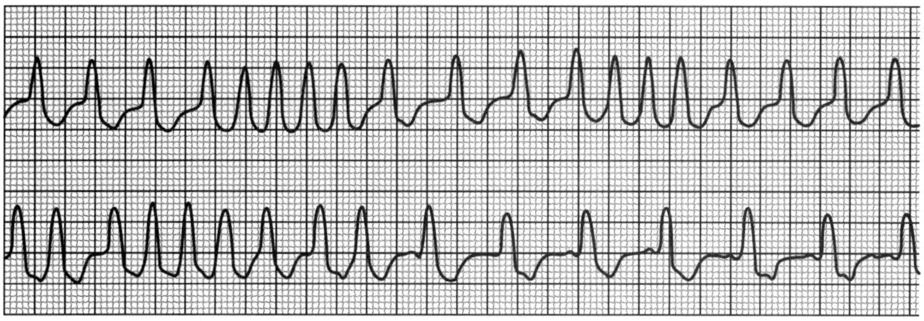

图 11–19
房颤合并 WPW。注意短阵快速心搏，其频率大约 300 次 / 分，且 QRS 波宽大畸形。

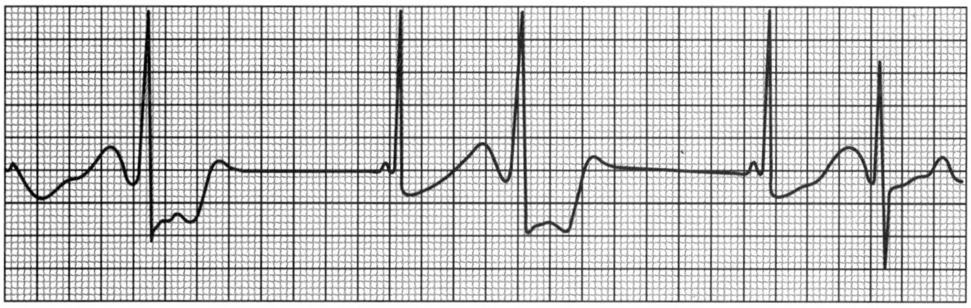

图 11–20
LGL 预激合并室性异位性搏动。

12

束支搏动和束支性心动过速

多年来，心电图学者们为“窄”室早的问题所困惑。请看图 12–1 中的异位搏动。除了太窄够不上室早的标准外，其余的表现均像室早。该异位搏动宽约 0.10～0.11s，而真正的室早应当至少 0.12s。注意该异位搏动电轴极度左偏：大约-60°。

这些窄室性早搏均为电轴极度左偏或右偏。另外还有一个明显的特点，如图 12–2 和图 12–3 所示。在每幅心电图中，异位搏动均为电轴极度右偏，大约为 +120°～+130° 之间。仔细观察 V_1 导联，会发现 1 个或多个的异位搏动呈不完全右束支阻滞图形。对这些异常心搏的一个解释是其为交界性搏动，由于起源于不同的离心端，所以经过不同的路径到达心室。

然而电生理检查表明至少在很多病例中，这些心搏起源于左束支的一个分支。记住左束支的功能组分称为分支。异位搏动可以起源于这些分支。在束支系统的高位分支的细胞具有起搏细胞的特点，并可以产生心搏。由于这些搏动沿着束支的特殊传导细胞以 4m/s 的速度向下传导，比室性异位搏动通过心内膜下“向后”传导的速度快。因此产生的 QRS 波窄。

图 12–1

注意略窄的室早伴电轴极度左偏。多年来，这类心搏是诊断难点。

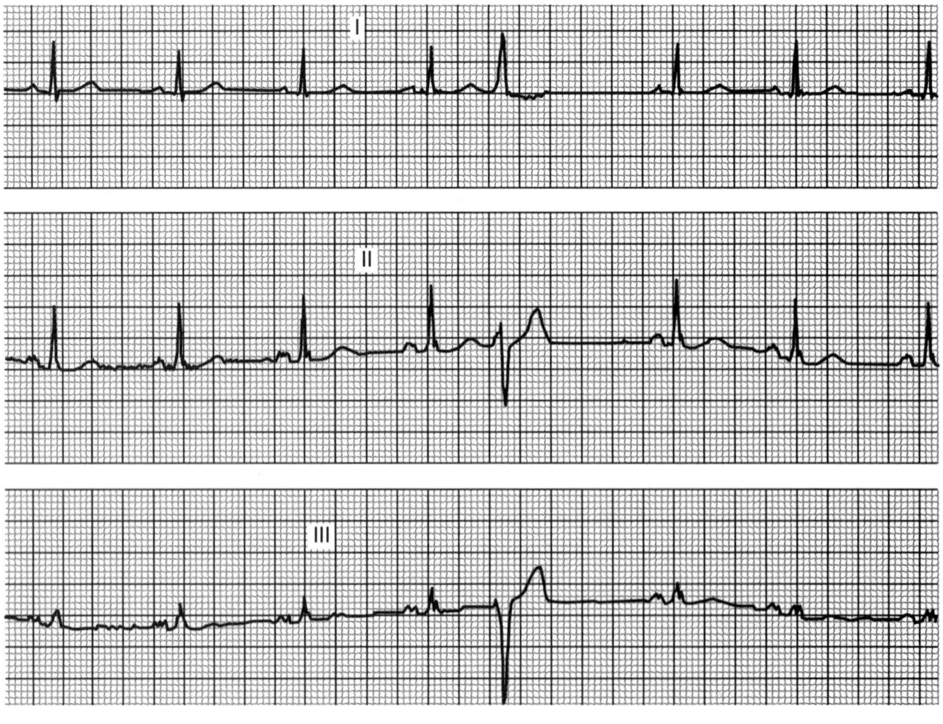

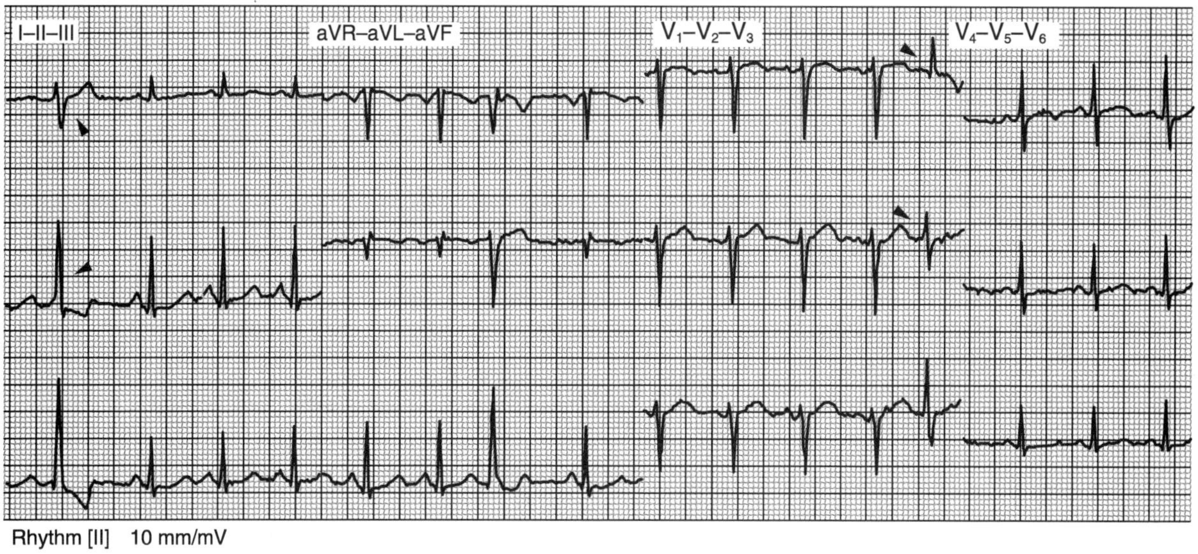

图 12–2

注意窄 QRS 波的异位搏动（箭头所示）。其前无 P 波，QRS–T 形态与窦性心搏完全不同，而且没有普通的室早那样宽。电轴极度右偏，V_1 导联呈不完全右束支阻滞图形。

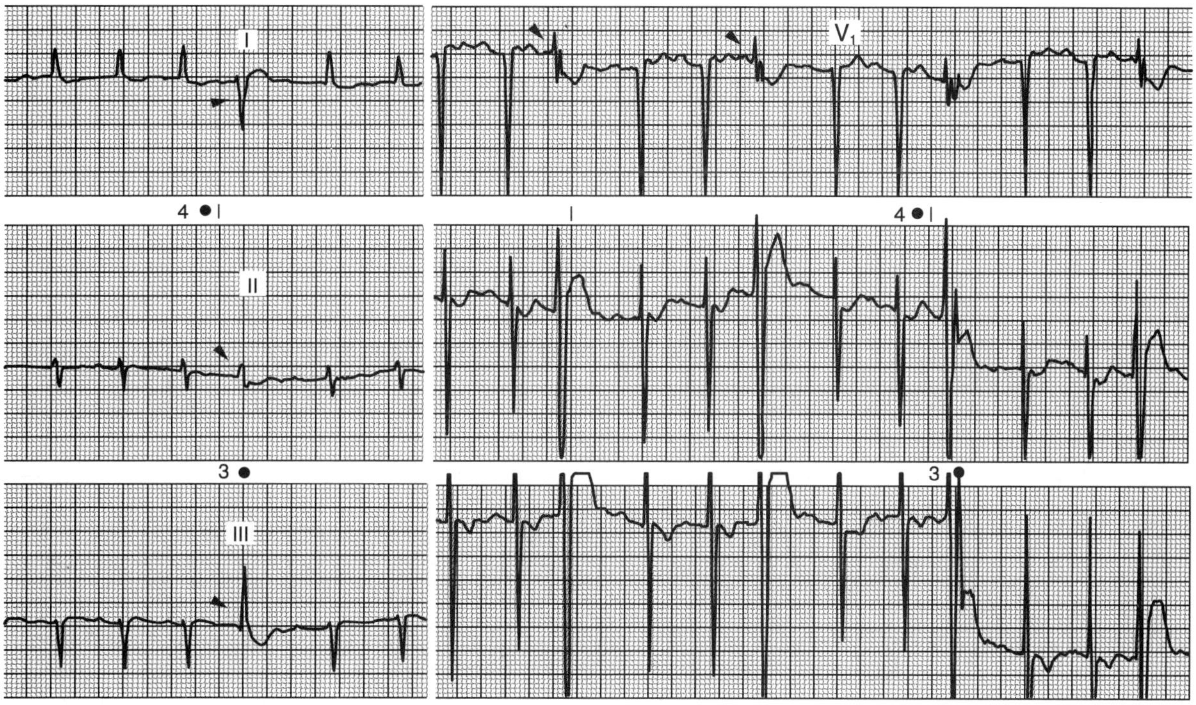

图 12–3

相同现象。异位搏动宽约 0.09s，电轴极度右偏，V_1 导联呈不完全性右束支阻滞图形。

起源于左后分支的心搏自然表现为电轴极度左偏，因为其是左后分支传导的部位。同样，起源于左前分支的心搏则表现为电轴极度右偏。因为分支的冲动沿着左心室的网络快速下传，并在逆行冲动通过希氏束再进入右束支前激动右束支网络。当然，此时由于逆行激动，右束支处于不应期（图 12–4）。

长期以来，对该问题仅仅是一些研究者的好奇而无进展。后来人们观察到如图 12-5 和图 12-6 的心动过速。这些是宽 QRS 波心动过速，具备阵发性室性心动过速的所有心电图特点。

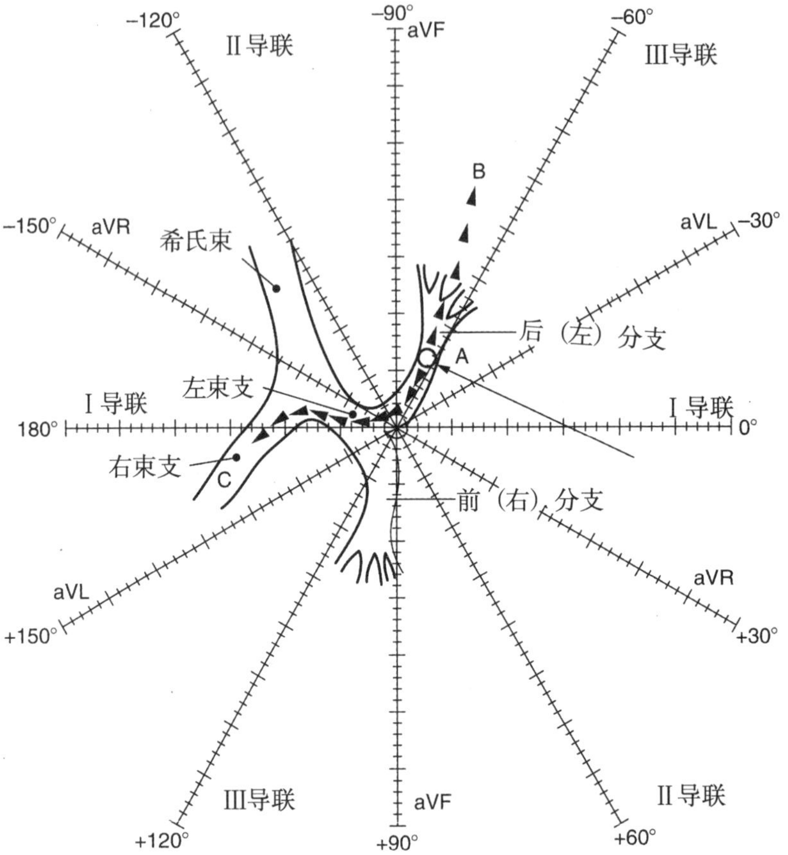

图 12-4

束支性异位搏动的发生机制。A.心搏起源于 A 点的左后分支，沿左后分支向左传导，引起电轴极度左偏；B.存在向右束支的缓慢逆行传导；C.因此，出现某种类型的右束支阻滞。

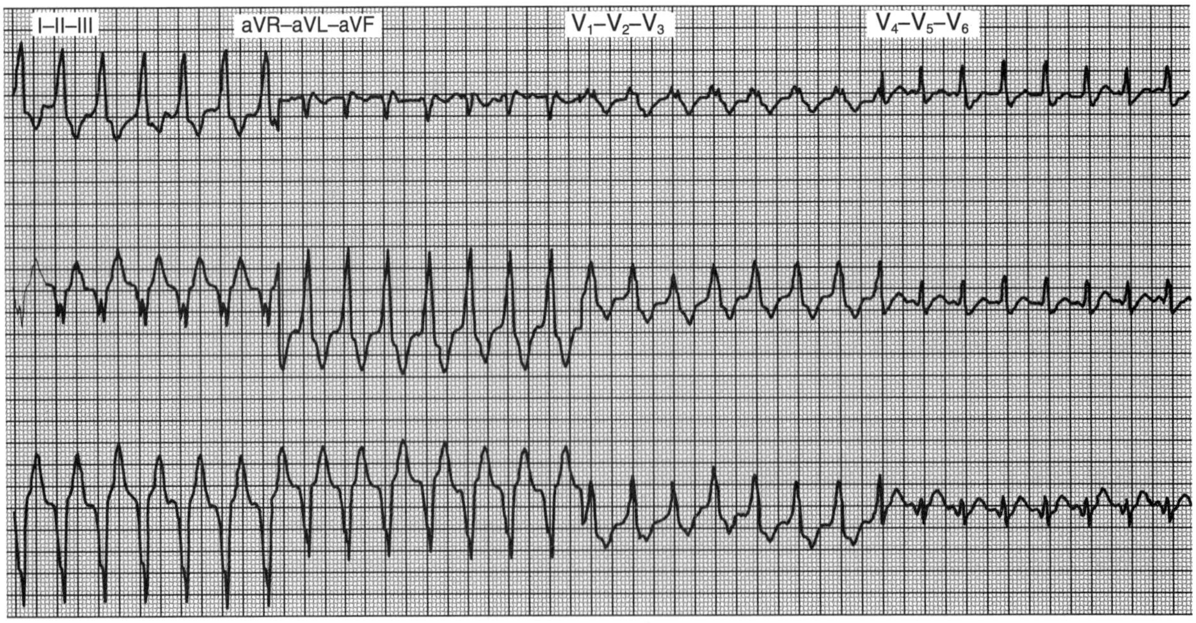

图 12-5

宽 QRS 波心动过速伴电轴极度左偏，V_1 导联类似右束支阻滞。

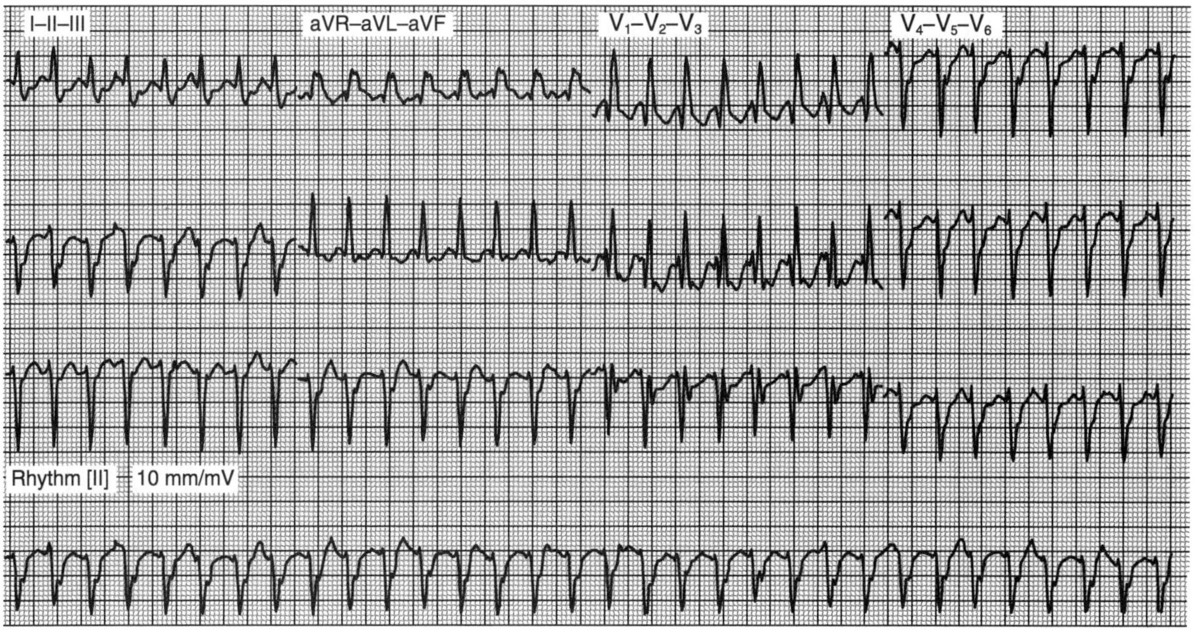

图 12–6

另一种类型的宽 QRS 波心动过速，伴电轴极度左偏，V_1 导联呈右束支阻滞图形。这两例患者的血压均正常，无严重的血流动力学障碍。维拉帕米治疗有效。

然而，QRS 波呈右束支阻滞图形，电轴极度左偏。这种心动过速与其他类型的室速临床特点也不同，通常发生在相对年轻、健康的个体，从不引起灾难性症状，如严重的循环障碍或发生休克。常见的主诉是心悸、气促或焦虑。

这仅是宽 QRS 波心动过速，可用维拉帕米治疗。在这种心动过速中应用维拉帕米是十分安全的，通常可终止心动过速。对于其他类型的室速，维拉帕米可能引起心室扑动或颤动。而对这种特定的心电图图形，则非常安全，通常有效。

这种独特的心动过速可能是分支性室速，即其起源于左后分支，产生典型的右束支–电轴左偏图形。其由异位兴奋灶加速性自主性发放冲动引起，而不是由折返引起。大多数阵发性心动过速是由折返引起的，因此预后和治疗也不同。

奇特现象：对这种类型的心动过速给予维拉帕米后，心率会逐渐减慢（如 180 次 / 分–160 次 / 分–140 次 / 分–120 次 / 分–90 次 / 分–窦性心律）。这完全不同于常见的折返性心动过速对治疗的全或无反应，反映了心律失常机制的不同。

电轴极度右偏伴右束支阻滞图形几乎可肯定为左前分支性室速，但迄今很少有病例报告。图 12–7 就是一个例子。

当然，若左心室功能不全的患者发生该类型的心动过速，可能会危及生命。这是因为心脏快速、无效的搏动，而不是因为恶化为致命性心律失常。

晚近电生理检查证实这些心动过速确实起源于分支。当呈现右束支–电轴左偏图形时，其起源于左后分支，与从心电图图形预测的一样。另一种类型室速表现为左束支阻滞图形伴电轴极度下偏（右偏）。已经证实起源于右心室流

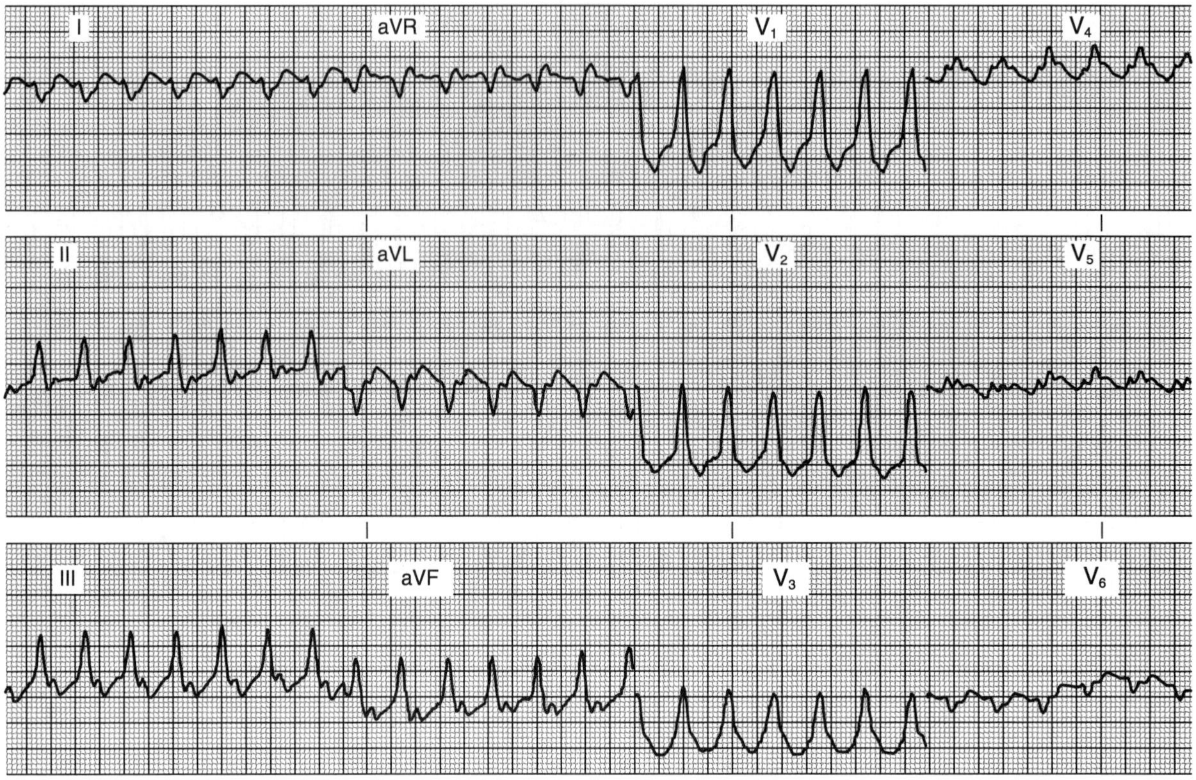

图 12–7

宽 QRS 波心动过速伴右束支阻滞图形和电轴极度右偏。这可能是起源于左前分支的分支性室速。这种病例的资料非常罕见。

出道。

两种类型的心动过速统称为特发性室性心动过速，因为两者均见于貌似正常的心脏。但两种类型的心动过速对治疗的反应迥然不同。正如前述，右束支阻滞－电轴左偏型的室速对维拉帕米反应佳，其作用也是独特的：心动过速不是突然终止，而是心率逐渐降低直至心动过速消失。而左束支阻滞-电轴右偏型室速对任何常规药物均有反应，终止通常是全或无的方式。I 类药物如利多卡因、奎尼丁或普鲁卡因胺，β 受体阻滞剂，索他洛尔，胺碘酮等为中等有效。若治疗成功，则心动过速突然终止。

这些及其他资料提示两种类型的特发性室速机制不同。右束支阻滞-电轴左偏型室速很可能是单个兴奋灶自律性增高的结果，而左束支阻滞-电轴右偏型室速很可能是微折返或后除极的触发机制。

预后和治疗

这些心动过速的预后较佳。其一般不会恶化为室颤，不会严重影响血流动力学，与心脏性猝死无关。罕见病例中，其可以复发或持续，从而引起严重症状或甚至影响生活。

治疗较简单而特异——消融！有经验的电生理医生可以定位束支系统的兴奋灶，并进行消融。临床预后很好，甚至不需考虑其他治疗。

13

隐匿性传导、传出阻滞、束支文氏型阻滞和超常传导

隐匿性传导和传出阻滞是实际上在心电图中不能看到的两种情形，需要仔细寻找线索作出诊断。这是客观存在的，并不是理论空穴；二者均经电生理检查证实，在临床上均很重要。

束支文氏阻滞和超常传导在心电图上均易识别，但较罕见，常常被漏诊。

心电图识别隐匿性传导

应当牢记冲动通过房室结的传导是“寂静”的，即其在心电图上不产生任何波形。正常情况下，通过测量 PR 间期来测定通过房室结的传导，但有时房室结仅部分被激动。这种情况可以自上也可自下发生，即无论窦性冲动还是室性异位性冲动均可在房室结内传导一定距离而不是全程通过。如何识别这种情况？通常，这比较简单。当下一次冲动到来时，房室结组织异乎寻常地处于不应期中，提示其一定被部分穿透和激动。

房室结隐匿性传导最简单的例子是在室早后发生的情形。通常，室早穿过房室结而没有全程通过至心房，下一次窦性冲动到来时房室结处于疲劳状态，室早后的第一个 PR 间期可能延长。图 13–1 是极好的例子。

图中室早每隔一个心搏出现，窦性冲动的 PR 间期延长（0.29s）。当应用利多卡因使室早消失后，PR 间期又恢复正常。显然，室早把冲动传导至房室结，穿过房室结较多的组织，使得下一次窦性冲动到来时房室结处于不应期中。

图 13–2 显示有分离的交界性心律时的隐匿性传导。在心电图的前部分，存在交界性心律伴房室分离，每个心搏 P 波远在 QRS 波后面。在第 3 个 QRS 波后，交界性心律突然出现长间歇，然后恢复。

图 13–1
室早的冲动隐匿性传导至房室结。隐匿性传导使得房室结产生不应期，导致 PR 间期延长。当室早消失后，PR 间期恢复正常。

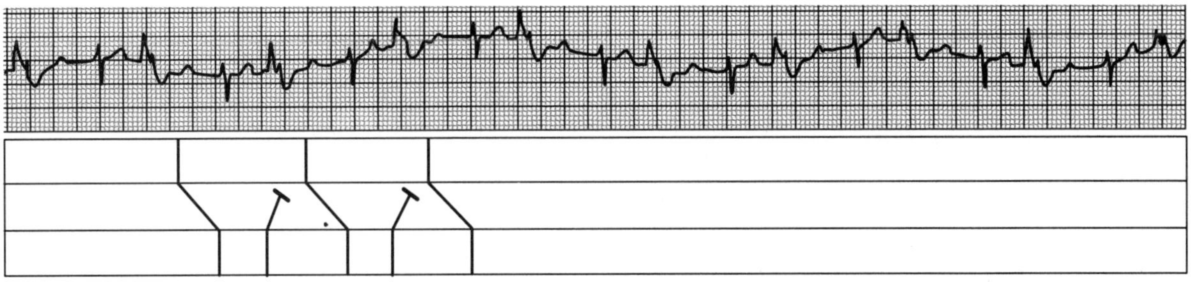

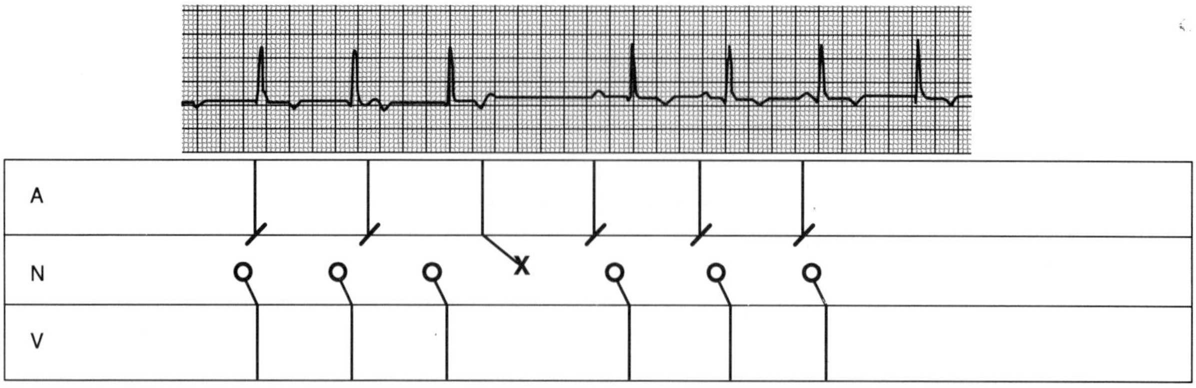

图 13–2

交界性心律伴房室分离时的隐匿性传导。当窦性冲动在交界性搏动后足够长的时间内发放时，高位房室结组织已经脱离了不应期。窦性冲动穿透了交界区起搏点的部位并使之发生重整，因此出现了长间歇。而低位房室结仍处于不应期中，未传导至心室，所以在交界性心律中出现长间歇。

梯形图显示其发生机制。在交界性心搏之后的窦性冲动发出较晚，房室结上部的组织已经脱离了不应期，因此可以穿透房室结到达交界区起搏点的部位，并使之除极。所以交界性心律出现长间歇。这就是隐匿性传导，交界区起搏点发生了重整。没有窦性冲动到达心室，因为其到达房室结时交界区起搏点以下部位仍然处于不应期中。

图 13–3 和图 13–4 是该现象的另一种表现。图 13–3 显示的是交界性心律，房室分离：在第 2 个 QRS 波之后，P 波发出较晚，房室结组织已经脱离了不应期，窦性冲动“夺获”了一次心室。

在图 13–4 中，又发生了同样的事件，只是此次窦性冲动不能穿过全程到达心室。其穿透房室结组织到达交界区起搏点并使之重整，引起明显的长间歇。因此，可见房室结隐匿性传导。判定其发生的根据是交界性心律出现长间歇，且长间歇每次发生在 P 波在交界性心搏后一定的距离。因此房室结组织已经恢复传导功能，使得窦性冲动可以穿透至异位起搏点的部位。

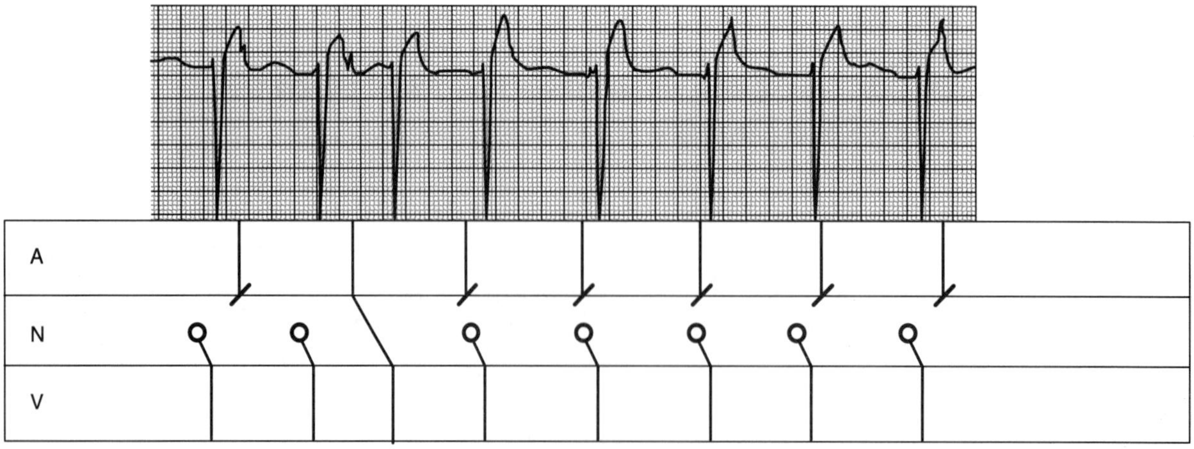

图 13–3

交界性心律伴房室分离，其中一个窦房结冲动夺获（心电图的第 3 个心搏）。

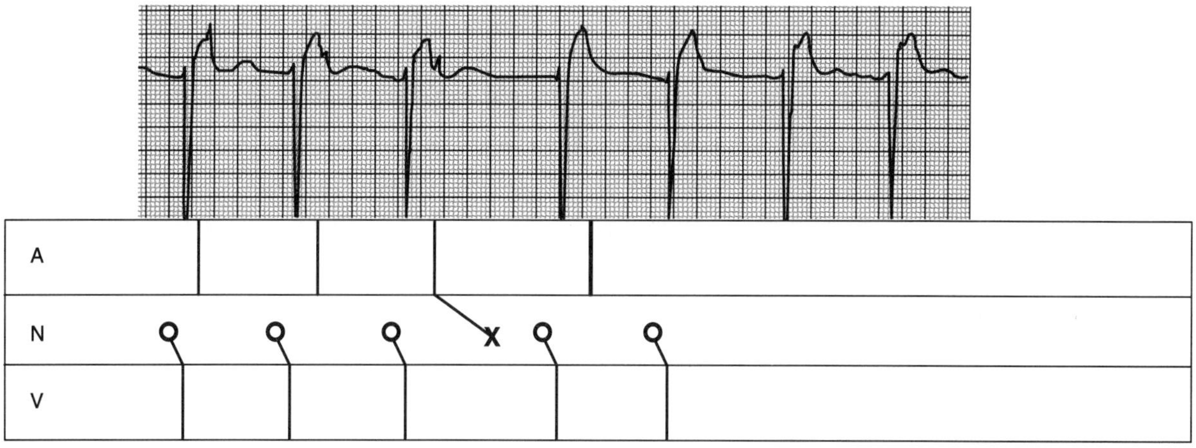

图 13-4

窦性冲动隐匿性穿透房室结。在 X 处，窦性冲动穿透交界区起搏点但并未穿透低位房室结而到达心室。隐匿性传导的证据是交界性心律出现长间歇。

隐匿性传导的前两个例子非常重要，因为其说明每个病例中的房室阻滞是不完全性的。何以见之？很简单。窦房结发出的冲动能穿透至交界区起搏点的部位，并使之重整。交界性起搏点显然可以到达心室，因为多数时间如此。因此，从心房至心室有潜在的功能通道。这仅是计时的问题。

隐匿性传导也可发生在束支系统，但在临床上这并不重要。但是房室结的隐匿性传导，正如前述的例子，在临床上评估房室阻滞时却非常重要。

传出阻滞

前面已经讨论了房室结和束支系统的阻滞。现在讨论心脏各种起搏点周围组织的阻滞。

从窦房结开始。窦房结由两种细胞组成：形成冲动的起搏细胞和把激动传导至心房的传导细胞（图 13-5）。冲动可以在这些传导细胞中发生阻滞，就像其在下方的房室系统遇到的阻滞一样。区别在于此次不能看到起搏细胞的冲动，仅在其到达心房并形成 P 波后才能看到。这种类型的阻滞称为传出阻滞，因为阻滞使冲动不能传出至传导组织。根据 P 波突然消失可以判断。

图 13-5

窦房结起搏细胞和传导细胞的示意图。

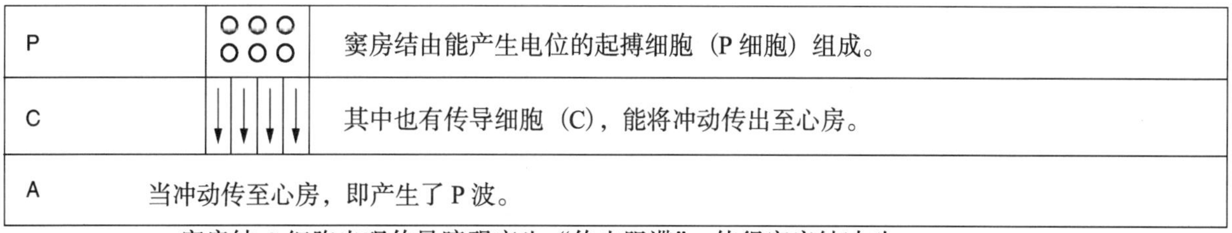

窦房结 C 细胞出现传导障碍产生“传出阻滞”，使得窦房结冲动无法到达心房。这种阻滞包括几种类型。

在典型的窦房传出阻滞中，突然出现的长间歇恰等于基础心率间期的 2 倍。窦房结起搏细胞正常发放冲动，问题在于一次冲动不能到达心房形成 P 波，但下一次冲动仍按时到达。因此长间歇等于 2 倍的基础间期，就像莫氏Ⅱ型房室阻滞中的长间歇一样（图 13–6）。

图 13–7 显示在阵发性房性心动过速（房速）伴阻滞时房性异位起搏点周围典型的传出阻滞。注意长间歇恰等于基础心房率的 2 倍。（这是该类型阻滞的首例报告，作者在 20 世纪 60 年代初在本实验室发现的。）

图 13–8 显示在窦房结周围文氏型传出阻滞。这是 3∶2 传导。2 个窦性冲动到达心房形成 P 波，但第 3 个窦性冲动被阻滞。因此，可见 2 个 P 波后出现长间歇。根据长间歇短于基础心率间期的 2 倍而判定为文氏型传出阻滞。请记

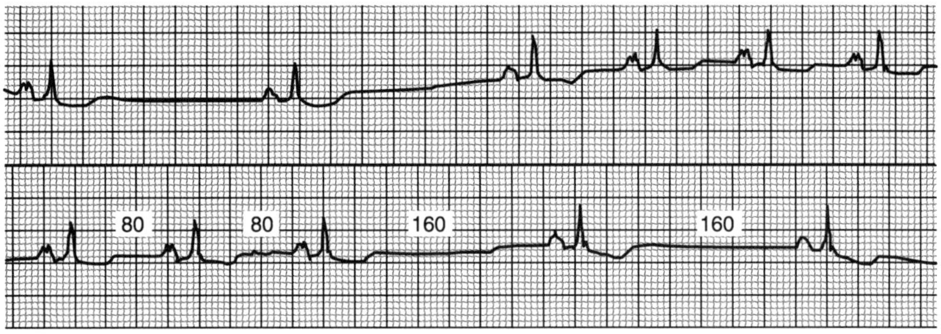

图 13–6

窦房传出阻滞时的长间歇恰是基础心率间期的倍数。

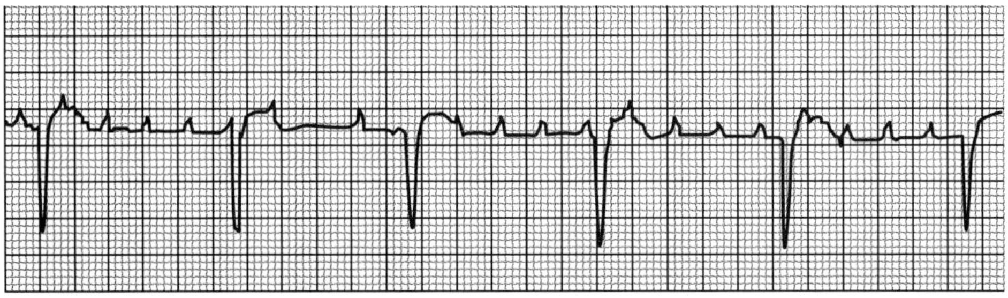

图 13–7

在阵发性房速伴阻滞时异位性房性起搏点周围的传出阻滞。

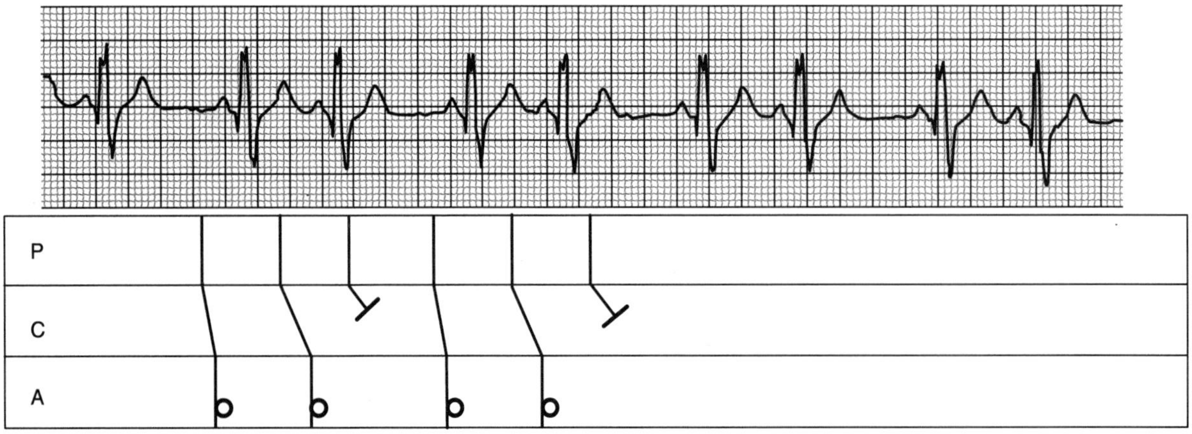

图 13–8

窦房文氏型传出阻滞，呈 3∶2 向心房传导。

住，这是I型阻滞。

加速性室性自主心律十分常见。因此，在心室心内膜下引起该心律的细胞周围传出阻滞也十分常见。阻滞常见为文氏型即I型。I型房室阻滞的另一个特点是随着PR间期逐渐延长，RR间期却逐渐缩短。当然那是因为虽然PR间期延长，但每个心搏的延长增量逐渐减少。PR间期值可为0.16s至0.24s至0.26s至0.27s，呈典型的文氏周期。在异位室性起搏点周围组织发生的I型阻滞也同样如此——RR间期缩短，典型的I型阻滞（图13-9和图13-10）。

当看到长间歇时，其可能短于长间歇前面心搏RR间期的2倍，就像房室结文氏阻滞时P波被阻滞后的长间歇一样（图13-10A）。在图13-10B中，4个QRS波的室性心搏的RR间期逐渐缩短，无疑在异位起搏点周围存在文氏型阻滞。（此时的长间歇比典型的房室结文氏阻滞时所预测的长间歇要长，但异位起搏点形成冲动所需的时间以及其发放冲动并不总是遵循精确的方式。）

束支文氏型阻滞和超常传导

图13-11显示了两种罕见的现象，如果不弄清楚则容易引起混淆。整

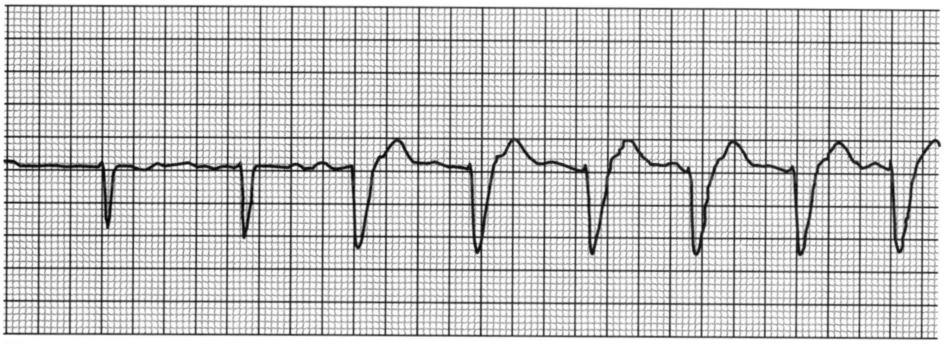

图 13-9

在房颤时自主性室性起搏点周围的文氏型传出阻滞。注意RR间期进行性缩短的特点。

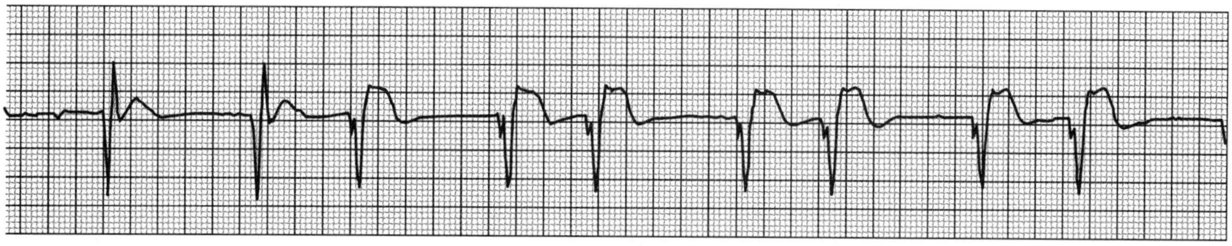

A

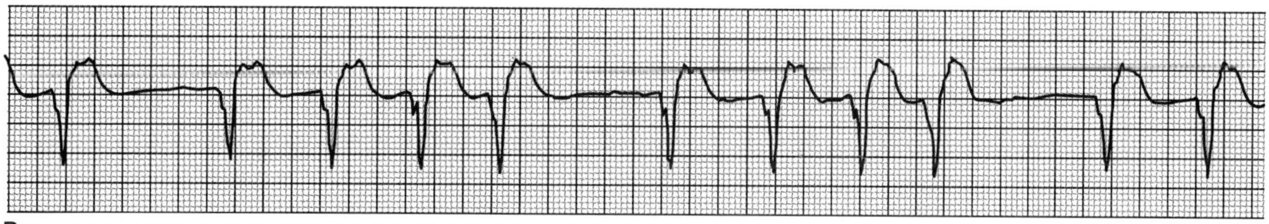

B

图 13-10

在自主性室性起搏点周围各种文氏型的传出阻滞。

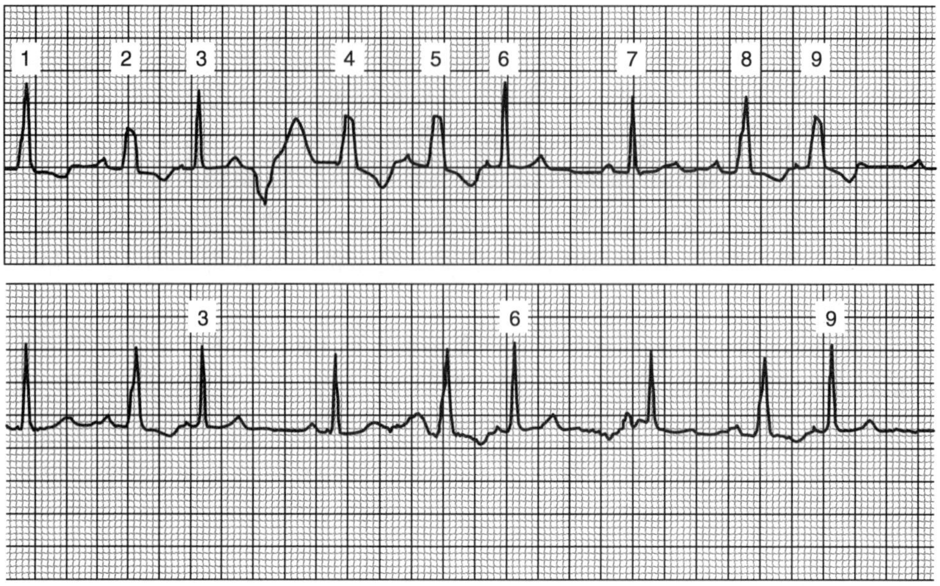

图 13–11
频率依赖性左束支阻滞合并左束支内的文氏周期及左束支内超常传导。

个心电图中有多处明显的束支阻滞。（这是 I 导联，所以是左束支阻滞。）在图左侧的第 1 个心搏（1）可见室内传导延迟，但不是完全的束支阻滞。第 2 个心搏是左束支阻滞，第 3 个心搏是正常的 QRS 波。左束支阻滞的心搏和正常心搏之间的间期很短，这个正常的心搏事实上是提前到来，因为是房早。后面是室早，其后是 2 个左束支阻滞的心搏（4 和 5）及另一个房早伴正常的 QRS 波（6）。在第 2 个房早后，出现长间歇，下一个心搏正常（7）。

现在可以得出结论。首先，第 7 个心搏提示存在频率依赖性束支阻滞，因为在长间歇后 QRS 波正常。接下来观察第 8 个和第 9 个心搏。第 8 个心搏比第 7 个心搏宽，但不是完全性的束支阻滞。第 9 个心搏是完全性束支阻滞。换言之，存在由不完全性束支阻滞向完全性束支阻滞过渡的过程。观察下图的最后 6 个心搏，也同样如此。上图最后 3 个心搏中，QRS 波逐渐增宽，直至变为完全性左束支阻滞。该冲动递减性传导，QRS 波逐渐增宽，直至完全不传导。此时出现完全性束支阻滞。到目前为止一切顺利，所有问题均合理解释。但是接下来所有规律将被打破。上图的第 3 个和第 6 个心搏以及下图的第 3、6、9 个心搏均是房早。它们提前出现，但 QRS 波是正常的。左束支阻滞消失了！此时无法根据心率来解释窄 QRS 波；心率在 90 次 / 分以上时，出现束支阻滞，但窄 QRS 波前的 RR 间期相当于心率 150 次 / 分。也无法根据 Ashman 法则解释窄 QRS 波，因为 RR 间期恰与期望的相反。也无法用慢频率依赖性差传来解释左束支阻滞，因为如上图的第 7 个心搏是窄 QRS 波，其也在长间歇后出现。这些窄 QRS 波唯一的解释是超常传导。这是非常罕见的现象，但确实存在。就在 T 波后，有时出现一段超常传导期，在本来被阻滞的组织出现传导——在本例中是左束支。

没有很好的电生理学解释，但其存在的事实是无可争辩的。超常传导可能仅出现在束支组织中。通常可以看到频率依赖性束支阻滞和束支文氏周期，如本例所示。在这种情况下，可以看到提前出现的心搏正常传导，不能用常规的室内差传的理论来解释。必须用超常传导来解释。虽然在很多心律失常专著中阐述了该现象，但在现行的心脏病学教科书中并未提及。实在可惜。

14

致死性心律失常：心室纤颤、心室扑动、尖端扭转型室性心动过速、R-on-T 现象和心脏停搏

心室纤颤和心脏静止是可以立即致死的两类心律失常，两者易于识别，无需讨论。

心室纤颤

心室纤颤发生时，心电图记录出一系列紊乱的波形，波形大小不一，表现为细颤或粗颤。当然，心电图上已经没有任何 P 波。这些波形精确地反映出心肌当时的状态。此时颤动的心脏如同濒死的海洋动物在蠕动，完全丧失了泵活动（图 14–1 和图 14–2）。

心室扑动

心室扑动实际上是心室纤颤的一种类型，在心电图上可能被误诊。其表现为大而规则的快速心室复合波，乍看可能以为是室性心动过速，然而差别就在于这些复合波没有任何有序的形态。这些复合波波形单一，从中无法区分 QRS 波和 T 波，物理学者称之为“正弦波”。心室扑动时心脏搏动的效应和在心室纤颤时是一样的。此时心脏微弱而规则的颤动，丧失了血液的泵入泵出功能，如不能及时转复心律，患者会在短时间内死亡（图 14–3 和图 14–4）。

尖端扭转型室速

过去，此类心律失常被称为“多形性室性心动过速”。后来，一位法国心脏病学者认为连续激动的电轴偏移就像芭蕾舞演员踮起脚趾在旋转（sur les pointes），便提出一个更为优雅的名称，即尖端扭转型室速（torsade de pointes）。充满魅力的法国名称有其独特的优势，故沿用至今。

尖端扭转型室速是一类重要且危险的心律失常，QRS 波的形态快速改变，逐步从直立形态转变至等电位线和倒置，然后又回复到直立形态。QRS 波的电轴偏移了大约 180 度（图 14–5 和图 14–6）。

此类心律失常容易和心室纤颤相混淆。但是与心室纤颤不同的是，渐进性改变的 QRS 波形态具有明确可辨的 QRS 波和 T 波。尖端扭转型室速通常仅短

暂发作，一旦持续发作，常常是致命性的。尖端扭转型室速多在 QT 间期延长时发生，常常是由于使用奎尼丁等药物的后果，少数情况见于先天性的心脏激动异常引起终生的 QT 间期延长（如同时合并先天性耳聋，称为 Jervell 和 Lange-Nielsen 综合征；如仅有 QT 间期延长表现，称为 Romano-Ward 综合征）。

尖端扭转型室速的治疗与心室扑动或心室纤颤完全不同，一般的教科书没

图 14–1
“细颤型”心室纤颤。电活动仅在基线水平产生微弱的颤动。

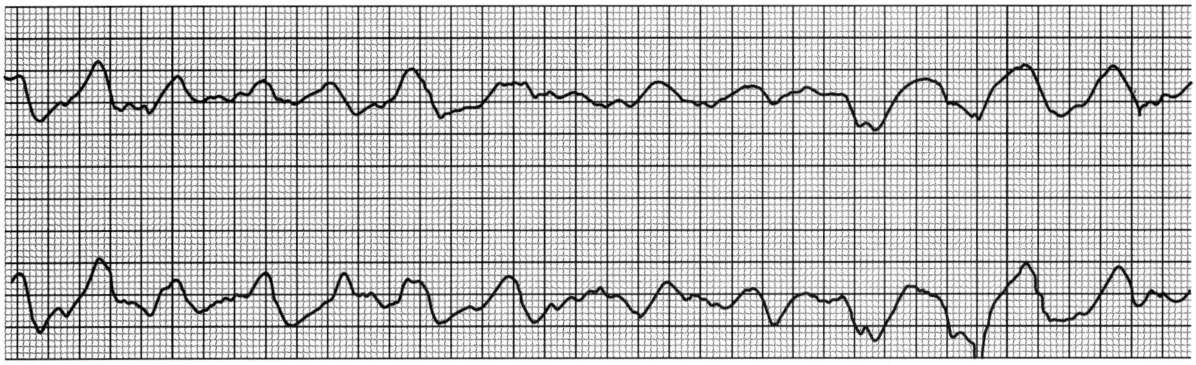

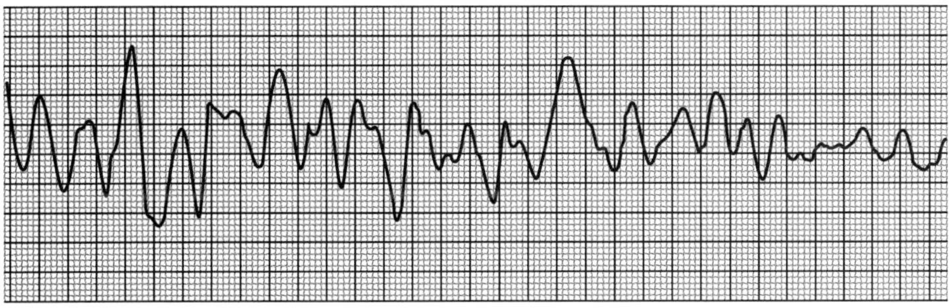

图 14–2
“粗颤型”心室纤颤。有证据表明，具有较大电位的粗颤型室颤对电转复的反应较好。

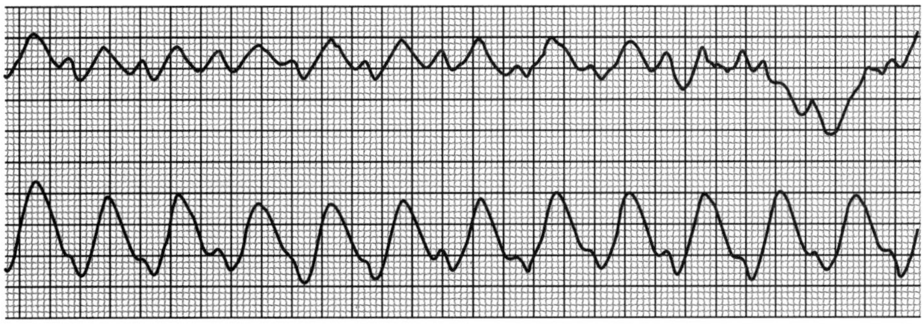

图 14–3
心室扑动。大而规则的电位偏转，无法区分 QRS 波和 T 波。该心律失常等同于心室纤颤，心脏丧失了泵血功能，会即刻死亡。

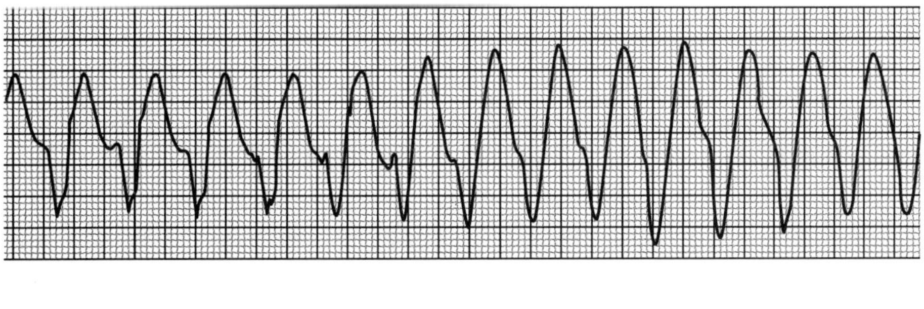

图 14–4
图左侧为明确的室性心动过速，在图右侧恶化为心室扑动，表现为不成形状、大而规则的波动。

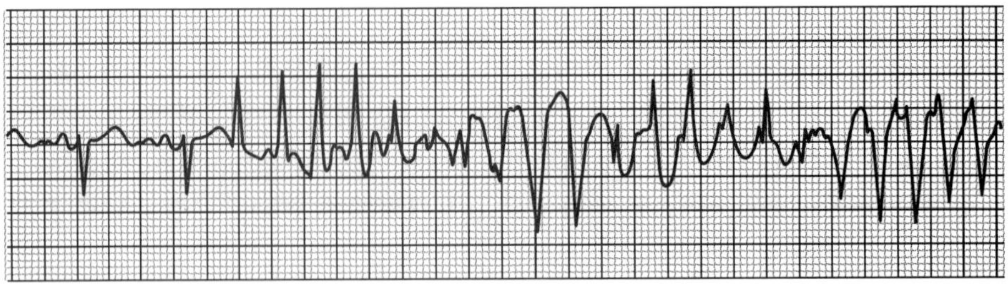

图 14–5
尖端扭转型室速。心室波群的形态从直立转变至等电位线和倒置，然后又回复到直立形态，心室波群的电轴“扭转”了大约 180 度。

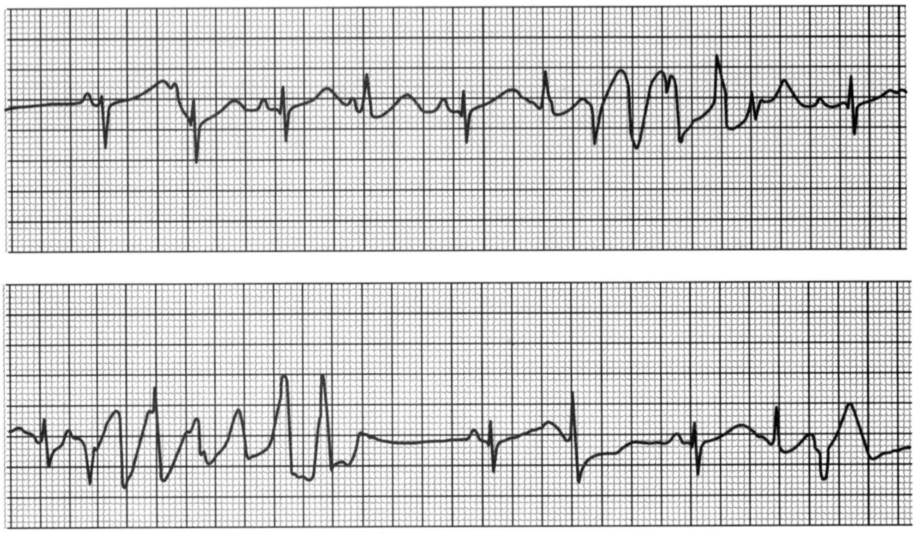

图 14–6
尖端扭转型室速。两幅图均可见短暂的尖端扭转型室速发作，伴有典型显著的电轴偏移，发作前部分搏动的 QT 间期延长。

有包括这一部分内容，现概述如下：

1. 弹丸式静脉注射 2g 镁，同时以 2mg/min 的速度静脉维持。
2. 如果尖端扭转型室速持续发作或复发，可进行心房起搏治疗加快心室率。阿托品或异丙肾上腺素也有效，但起搏治疗更为可靠。忠告：异丙肾上腺素禁用于心肌缺血患者，原因在于容易导致心肌梗死或致死性心律失常。阿托品和起搏是加快心率更为简单、安全的方法。

应用上述两种方法能够完全控制尖端扭转型室速的发作。

预防：药物引起的 QT 间期延长，应停用该药物。先天性 QT 间期延长，需用 β–受体阻滞剂。

如果 β–受体阻滞剂治疗失败，切除星状神经节常常有效。先天性长 QT 间期的类型可能与左右交感神经分布失衡有关。因此，左侧交感神经节部分切除疗效较好。

植入 ICD 是治疗尖端扭转型室速的重大进展，植入风险极低，可以几乎完全识别和控制该类心律失常。先天性 QT 间期延长出现尖端扭转型室速是植入 ICD 的理想适应证。

R-on-T 现象

众所周知，电击在某些时候可以引起心室纤颤，而有些时候则不会。为什么会出现这样的结果？Lown 等解决了这个困惑多年的问题。心脏在心动周期的某一小段时间处于易损期，此时的电击可以引起心室纤颤。而在心动周期的其他时间内，心脏是相对安全的。这也是择期心脏电复律的原则，即电复律时间应在心脏易损期以外。心脏易损期大约 0.01s，刚好位于 T 波顶峰之前（图 14–7）。

如果室早正好落在 T 波的易损期，就犹如发生一次电击，从而引起室颤（图 14–8），即所谓的 R-on-T 现象。目前，对 R-on-T 现象比以往有了更多的了解，该现象仅在下述 3 种情况下应引起重视：

1. 急性心肌缺血，如心肌梗死。
2. 低钾血症。
3. QT 间期延长。

除了上述 3 种情况，发生在心室易损期的室早并不比其他室早更为重要。

心脏静止

心电图上没有任何波形，只是一条平直的线。心脏骤停时进行心脏按压可以使基线产生漂移，看起来像是心室纤颤。此时，按压者手掌离开患者身体数秒钟，以判断是否存在心脏静止，毕竟心脏静止和心室纤颤的治疗截然不同。因此，两者鉴别格外重要。图 14–9 显示了一个典型的极为缓慢的室性自主心律演变为心脏静止。

各种高级心脏生命支持教程广泛阐述了心室纤颤和心脏静止的治疗，故不再赘述。（令人奇怪的是没有任何一本教材提及尖端扭转型室速的治疗。）

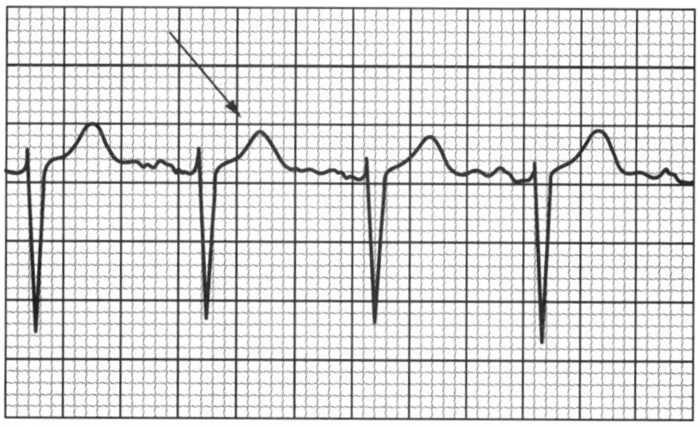

图 14–7
心动周期的易损期为 T 波顶峰前的一小段时间（箭头所示），时程大约 0.01s。

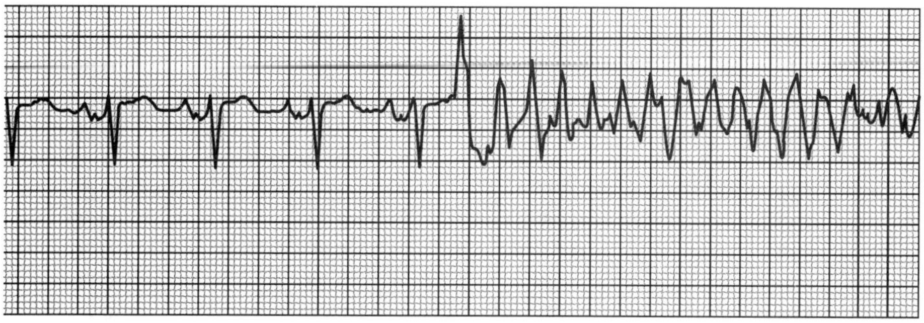

图 14–8
R-on-T 现象触发尖端扭转型室速的实例。尖端扭转型室速发生之前，室早落入最后一次窦性搏动的 T 波之中。

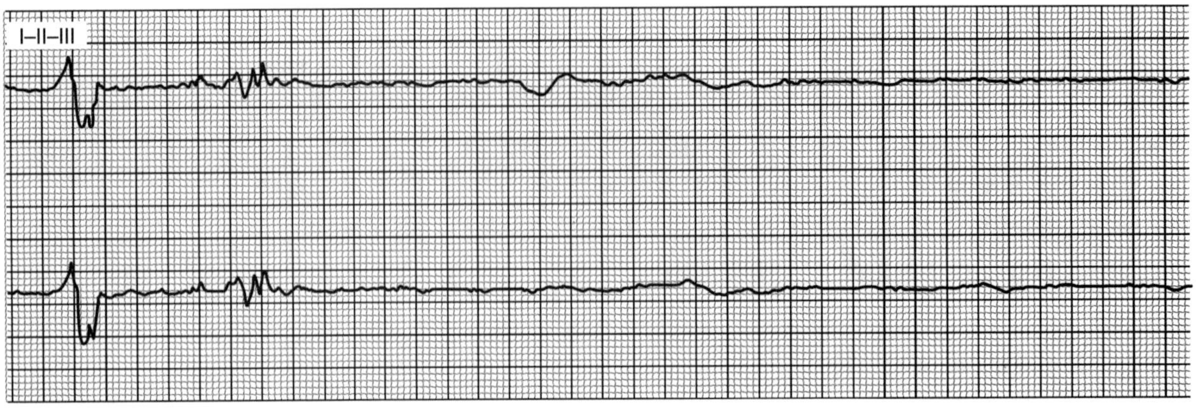

图 14–9

2 个心室自主搏动后出现心脏静止。

QT 间期的测量

QT 间期在致死性心律失常，特别是尖端扭转型室速中非常重要。下面就介绍如何测量 QT 间期和识别 QT 间期的异常延长。

QT 间期随心率改变而改变，心率增快，QT 间期则缩短，反之亦然。Bazet 公式是经心率校正后计算 QT 间期正常值的一种方法。Q-Tc 的意思就是“根据心率校正的 QT 间期”。Bazet 公式是 $Q\text{-}Tc=\frac{QT}{\sqrt{R\text{-}R}}$。Bazet 公式计算出的 QT 间期上限值男性为 0.39s，女性为 0.44s。Bazet 公式是一种相对粗略的计算方法。当前，最佳的 QT 间期正常值是 Ashman、Hull 和 Lepeschkin 的计算方法所计算出的（表 14–1）。

表 14–1 QT 间期的正常变异

心率	下限值	上限值	
		男性和儿童	女性
40	0.42	0.49	0.50
43	0.39	0.48	0.49
46	0.38	0.47	0.48
48	0.37	0.46	0.47
50	0.36	0.45	0.46
52	0.35	0.45	0.46
55	0.34	0.44	0.45
57	0.34	0.43	0.44
60	0.33	0.42	0.43
63	0.32	0.41	0.42
67	0.31	0.40	0.41
71	0.31	0.38	0.41
75	0.30	0.38	0.39
80	0.29	0.37	0.38
86	0.28	0.36	0.37
93	0.28	0.35	0.36
100	0.27	0.34	0.35
109	0.26	0.33	0.33
120	0.25	0.31	0.32
133	0.24	0.29	0.30
150	0.23	0.28	0.28
170	0.22	0.26	0.26

致死性 T 波

长 QT 综合征（LQTS）

心脏病学家常常将 QT 间期测量与心脏性猝死联系在一起。

两种长 QT 综合征与心脏性猝死有关：

1. J-L-N（Jervell 和 Lange-Nielsen）综合征：先天性耳聋、QT 间期延长和猝死。

2. R-W（Romano-Ward）综合征：同上，但没有耳聋。

长 QT 综合征的危险性在于 QT 间期延长会使室早易于落在 T 波的易损期，导致尖端扭转型室速的发生（图 14-10，亦见于本章“R-on-T 现象”）。

相关的文献资料很多，因篇幅所限，无法详尽描述，现将基本观点概述如下：

1. 不能依靠计算心电图纸上的小格来测定 QT 间期值，应以 Lepeschkin 表格校正后的 QT 间期为标准。

2. 如果 QT 间期延长，需排除中毒或代谢性原因，如药物、缺血、电解质紊乱（低钙血症）等等。参考第 23 章电解质和药物的效应。

3. 如果 QT 间期延长没有明确的原因，应仔细询问有无晕厥或猝死的家族史（这是染色体连锁的疾病，如 LQTS1、2、3 等）。

4. 这些先天性综合征患者的 QT 间期可以发生显著变化（图 14-11）。惊吓能够特征性地诱发 QT 间期变化和尖端扭转型室速。QT 间期交替是此类致死性心律失常的另外一个标志。

5. 注意寻找 T 波“切迹”，即 T 波降支上小的波动，可能是该类心律失常特有的表现（图 14-12）。

附注：短 QT 综合征

令心脏病学家困惑的是，近来的一些研究又证实了另外一个致死性的、染色体连锁的、复极化异常疾病，即短 QT 综合征。尽管现在看来，该综合征的发病率很低，但毫无疑问也是一种与猝死有关的遗传性疾病 (图 14-13)。

诊断技巧较为简单。如果校正后的 QT 间期缩短，并排除了高钙血症，则考虑诊断。

大多数已经报道的短 QT 综合征病例的校正后 QT 间期在 252±13ms 范围之内。

本综合征唯一确定有效的治疗方法是植入自动复律除颤器。β 受体阻滞剂也有效，通常可以减少电击的次数。

特别备注：就心脏性猝死和长 QT 综合征而言，鼓励同学们查阅以下两位学者的工作，即 Arthur Moss 博士（罗彻斯特，纽约）和 Peter Schwartz 博士（米兰，意大利），两位学者在该领域研究处于世界领先地位。

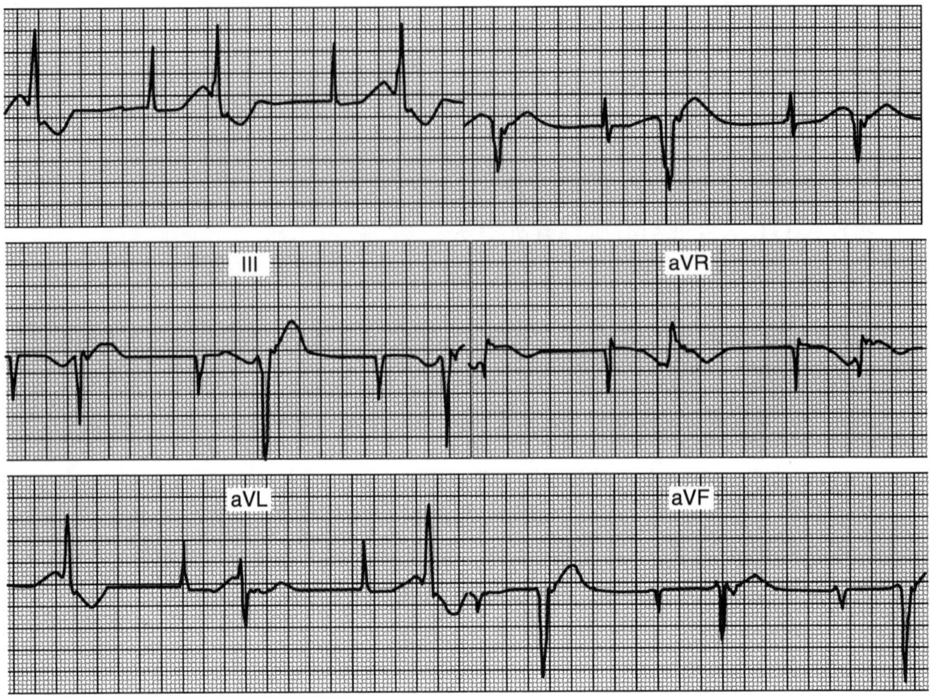

图 14–10
QT 间期延长伴室性早搏落入 T 波的易损期。易损期（Bernard Lown 博士首先报道）恰好位于 T 波峰值前的 0.10ms。

致死性 ST-T 综合波：Brugada 综合征

Brugada 综合征是另外一种致死性的遗传性疾病，仅能通过体表心电图发现。1992 年，西班牙 Brugada 三兄弟首先报道该病。

Brugada 综合征表现为右胸前导联特有的 ST 段抬高，伴右束支阻滞，不同的是本综合征 ST 段抬高仅局限于 V_1、V_2 和 V_3 导联，而其他导联则没有类似变化和对应性改变（图 14-14）。

患者可以发生尖端扭转型室速或心室纤颤，引起猝倒、晕厥或者突然死亡。本病为常染色体显性遗传，病因与心脏钠通道亚单位功能降低有关，分布于全世界，包括西班牙、意大利、东南亚和美国，亚利桑那大学也有几例报道。

唯一的治疗方法是植入自动复律除颤器，但是对于 Brugada 综合征的诊断常常遇到很多问题：

1. **ST–T 异常改变常常是间歇性的；幸运的话，才能恰好记录到 ST–T 的特征性改变。**
2. **右束支传导阻滞本身也常常是间歇性的。**

本综合征患者心电图可以是正常的。换句话说，本综合征可能是隐匿性的。

如何处理呢？

如果患者有猝倒和晕厥的病史，并排除常见的原因，如主动脉狭窄、心脏阻滞、长 QT 综合征或者肥厚型主动脉瓣下狭窄等，则进行下一步：

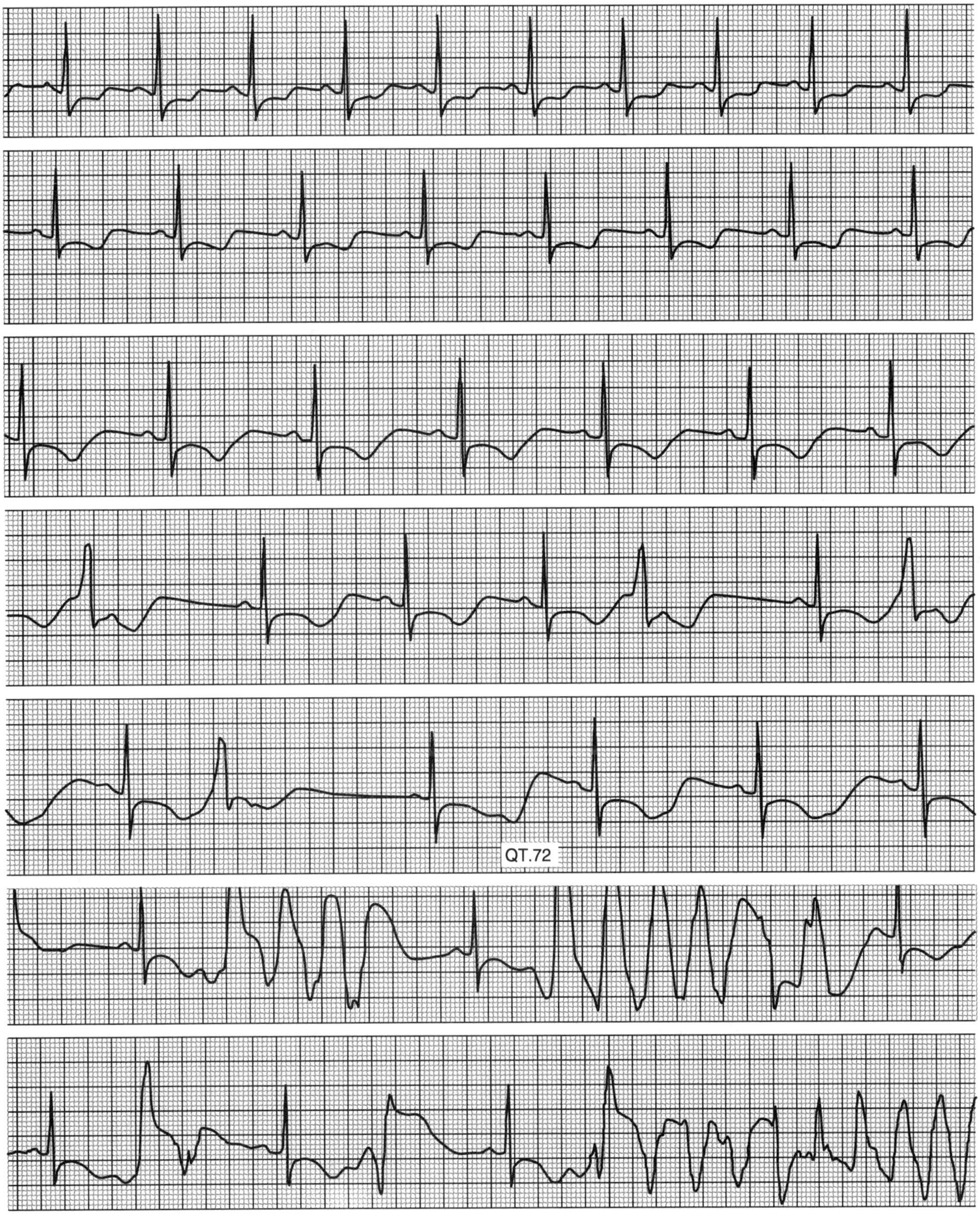

图 14–11

本图几乎包含了长 QT 综合征的所有特征。图中可见 QT 间期和 ST-T 的快速变化，最终室早落入 T 波的易损期，产生尖端扭转型室速，特别是搏动中 ST-T 的异常变化导致尖端扭转型室速。

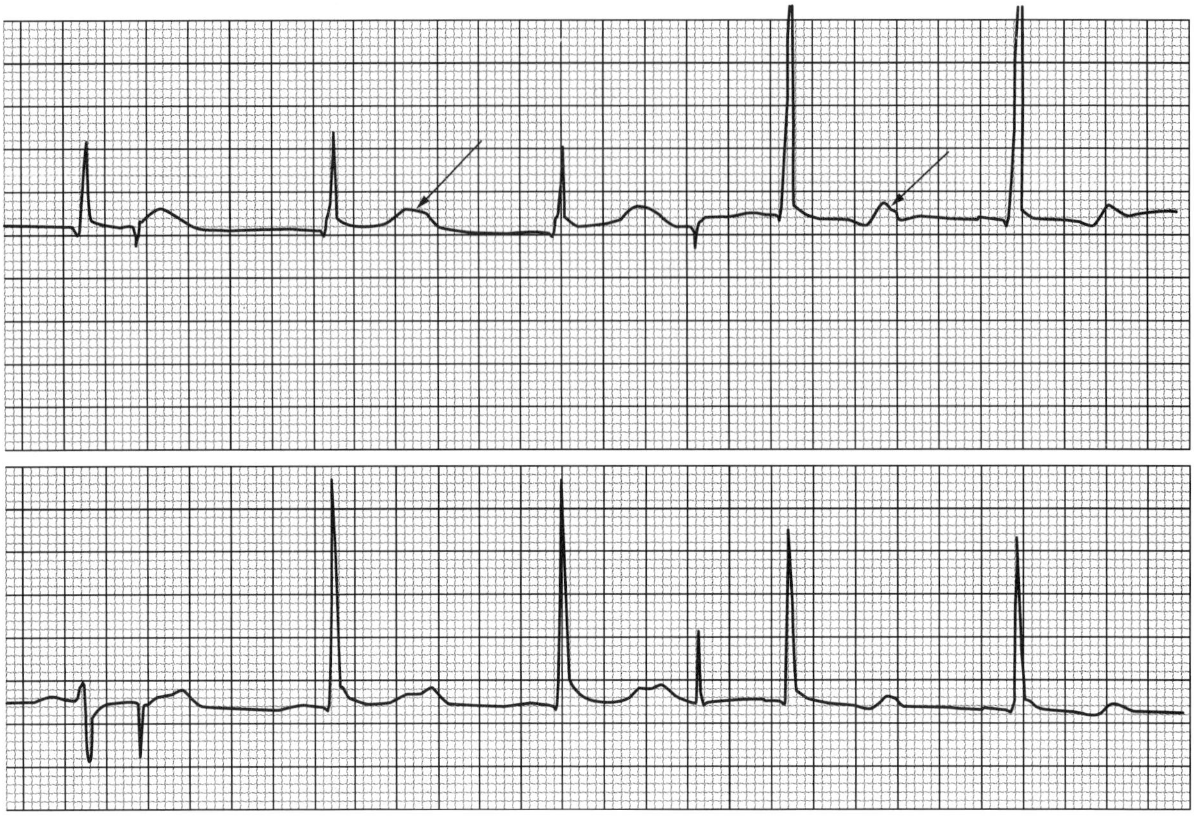

图 14–12

V_3 和 V_5 导联微小的 T 波“切迹”引起 T 波降支形态改变（箭头所示）。有趣的是 β 受体阻滞剂治疗后这些切迹渐渐消失。

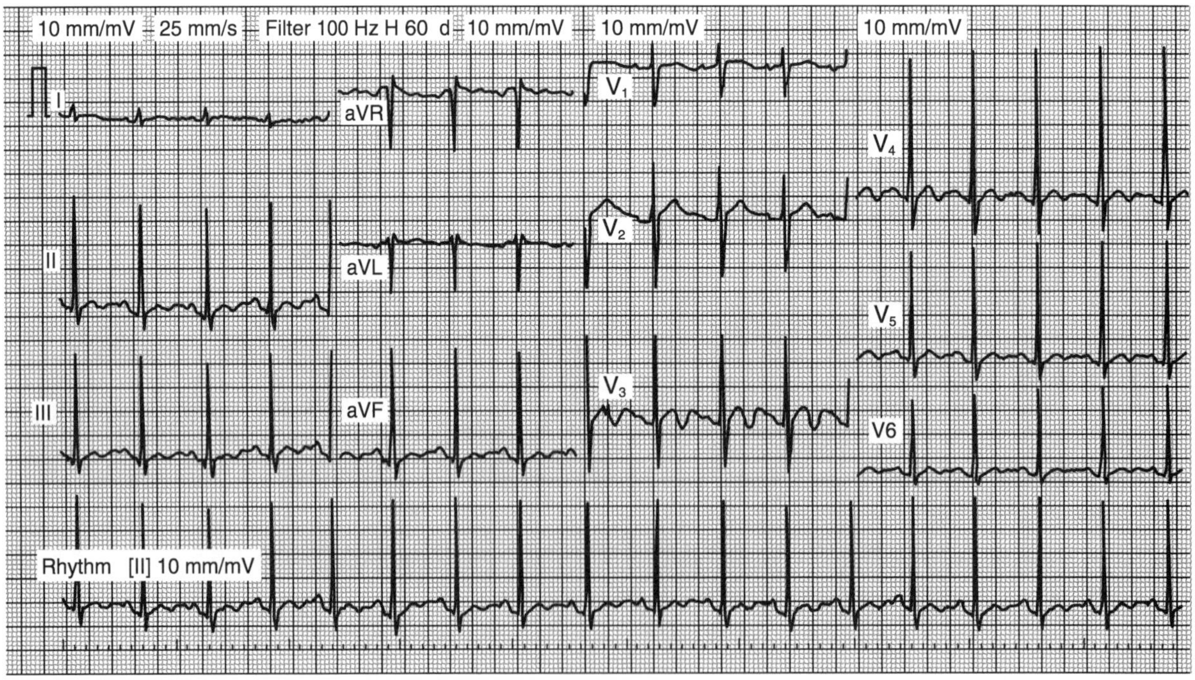

图 14–13

短 QT 间期。此处的 QT 间期为 238 ms，心率为 106 次 / 分，QT 间期明显缩短。

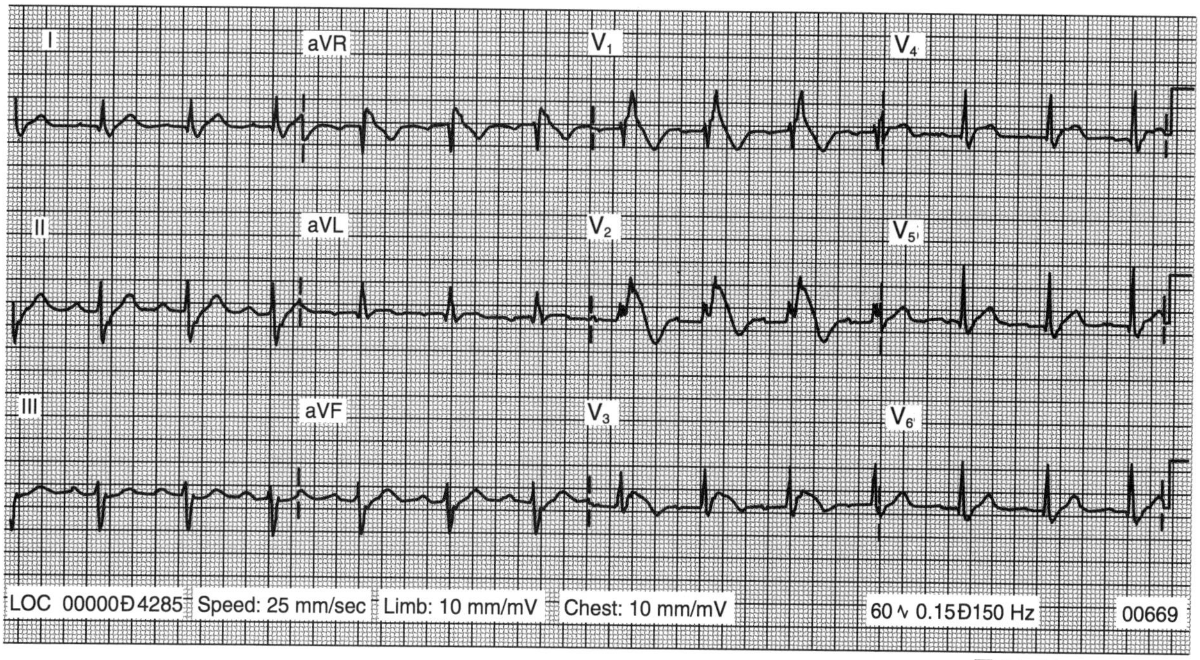

图 14–14
典型的 Brugada 综合征，可见右胸前导联 ST 段抬高。易误诊为急性前壁心肌梗死，然而相对的导联上并没有对应性的 ST 段压低。

1. 详细询问家族史，记住遗传方式。
2. 尝试采用药物激发 Brugada 综合征的心电图表现。在心电监护条件下，静脉给予治疗剂量的普鲁卡因胺，观察 Brugada 综合征患者心电图的 ST–T 改变。也可以选择其他药物，如异丙肾上腺素和双异丙吡咹等。但在美国，普鲁卡因胺可能是更为有效和安全的药物。在欧洲，阿义马林则被认为是更为特异的药物，但也有关于此药物试验假阴性的病例报道。尽管药物阳性反应可以诊断 Brugada 综合征，但药物阴性反应并不能排除 Brugada 综合征的诊断。
3. 电生理检查由于可以诱发心室纤颤所以仍然存在争议。一些学者认为电生理刺激诱发尖端扭转型室速或心室纤颤有助于诊断。然而，另外一些学者认为其对诊断起误导作用。因此，仍不清楚有创性的电生理检查是否有助于 Brugada 综合征的诊断。
4. Brugada 综合征依赖心电图诊断，因此应详尽地记录心电图。使用环形心电记录器，并确保电极位于右心前区。采用现代的长时程记录设备，使得记录时间更长一点。重复记录可能更有助于发现这种潜在致命性的疾病。
5. 如果有理由怀疑为 Brugada 综合征，而所有检查均为阴性结果，推荐在前沿领域实验室（如罗彻斯特的 Arthur Moss 博士实验室）进行基因组学检查。

参考文献

1. Bazet. Am. J Physiology, 1936;116:551.
2. Ashman, Hull, Lepeschkin. Ann Int. Med 1939;12: 1682.
3. Lepeschkin. Modern Electrocardiography. Baltimore: Williams and Wilkins, 1961.
4. Brugada R, Hong K, Dumaine R, et al. Sudden death associated with short QT linked to mutations in HERG. Circulation 2004;109:30–35.

15

病态窦房结综合征

窦房结细胞易受感染、缺血和退行性变化等影响。窦房结组织的病变通常引起异常缓慢的窦性心率。严重病例，窦房结组织可能“死亡”，完全被疤痕组织取代。

窦房结功能受抑制，若引起相关症状，则称之病态窦房结综合征（病窦综合征）。即单纯依靠心电图不足以诊断病窦综合征，必须进行病史采集。

异常缓慢的窦性冲动引起相关的症状，才能考虑病窦综合征的诊断。如果没有症状，不论心电图上心动过缓如何严重，不能作出病窦综合征的诊断。

至少 90%到 95%的窦房结功能低下的症状是脑部症状。脑组织灌注不足可能引起眩晕、晕厥前兆或者明显晕厥。少见的情况下，不适当的缓慢窦性心率可能加剧充血性心力衰竭，表现为乏力甚至呼吸困难。罕见的情况下，极为缓慢的窦性心率难以维持循环功能可引起缺血性胸痛，即一种缓慢心率依赖性的心绞痛（在过去的 30 余年中，作者仅遇到 1 例这样的患者）。

心电图诊断

窦房结功能低下表现为以下 3 种类型。

不适当的窦性心动过缓

应当谨慎诊断不适当的窦性心动过缓。正常情况下，窦性心率根据机体需求在较大的范围内变动。睡眠状态下，窦性心率可以低至 30～40 次 / 分；剧烈活动时心率可以升至 150 次 / 分或更快。不适当的窦性心动过缓指的是窦性心率持续低下难以维持任何活动条件下的循环功能。换言之，应当根据身体的即时需要来评价窦性心率。睡眠时 40～50 次 / 分的心率已经足够。但是如果患者爬楼梯，同样的心率则难以维持循环。

图 15-1 显示严重、持续性的心动过缓。患者行走或者进行其他运动，心率仍维持在 40 次 / 分的水平，而正常情况下心率本该相应得增快。由于心率如此持续缓慢，患者开始出现头晕，甚至晕厥。

窦性静止（窦性停搏）

窦房结可能会突然停搏，在数秒钟甚至更长的时间内没有任何电活动。窦

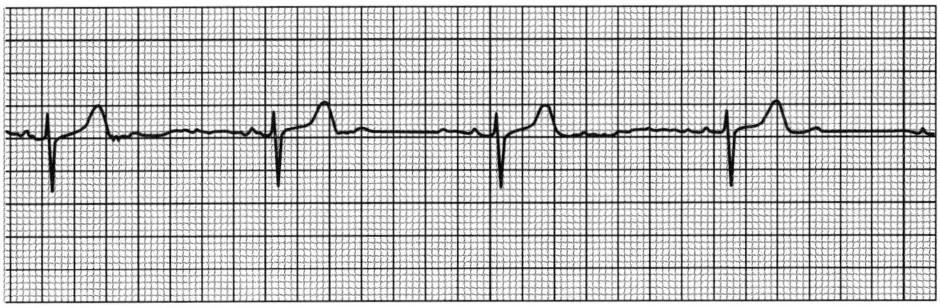

图 15–1

轻微活动（走路）时记录到的伴有症状的严重窦性心动过缓。

性静止较为常见，亦可出现于健康人群，仅在引起症状时才有临床意义。

（心脏病学如同其他医学一样，也常存在一些不符合实际的说法。其中，3 秒钟的停搏观点就是一个例子。一些学者认为 3 秒钟的窦性停搏可能是危险的，应当植入起搏器，这是一个毫无事实根据的草率观点。大样本研究证实 3 秒钟的停搏很常见，并没有危害。如果没有症状，可以不予处理。然而即便如此，不论患者是否有症状，现今少数愚昧的医生仍然根据偶然性的 3 秒停搏给予无症状的患者植入不必要的起搏器。）

窦性静止有如下 2 种形式：

1. **第一种是真正的窦房传出阻滞，相对少见。表现为 P 波和 QRS 波的突然消失，下一个搏动仍然按时出现，长间歇恰好是基础心率间期的 2 倍，即正好是 2 个 RR 间期的时间（图 15–2）。精确的 2 倍间期意味着窦房结起搏细胞仍然规律地发放冲动，只是突然间某一个冲动没有传导至心房。前面章节的图 13–5 已显示窦房结细胞分为起搏细胞和传导细胞。发生窦房传出阻滞时，起搏细胞是正常的，而传导细胞出现了临时性的功能障碍。**
2. **随意性的窦性静止更为常见，表现为 P 波的突然丧失，因此很长一段时间没有心脏搏动。窦性静止与基础的窦性心律没有关系（图 15–3）。有时在正常的窦性心律中突然出现窦性静止，且可持续很长时间。**

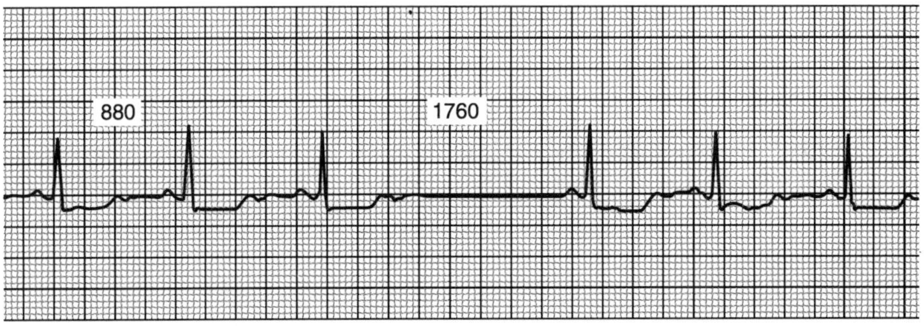

图 15–2

窦房阻滞。窦房阻滞产生的长间歇正好是基础窦性心率间期的整倍数，意味着窦房结的起搏细胞功能正常，只是偶然不能传导至心房。

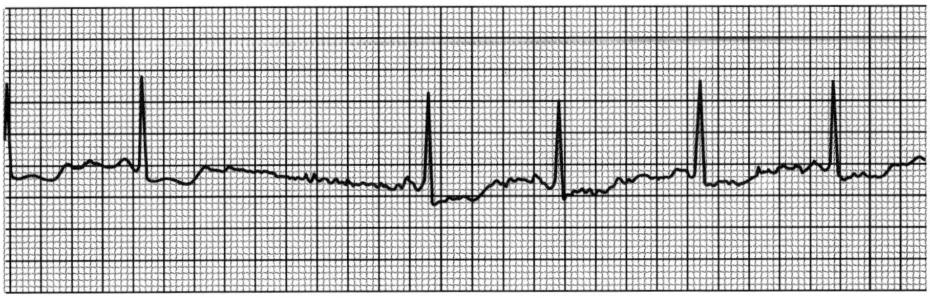

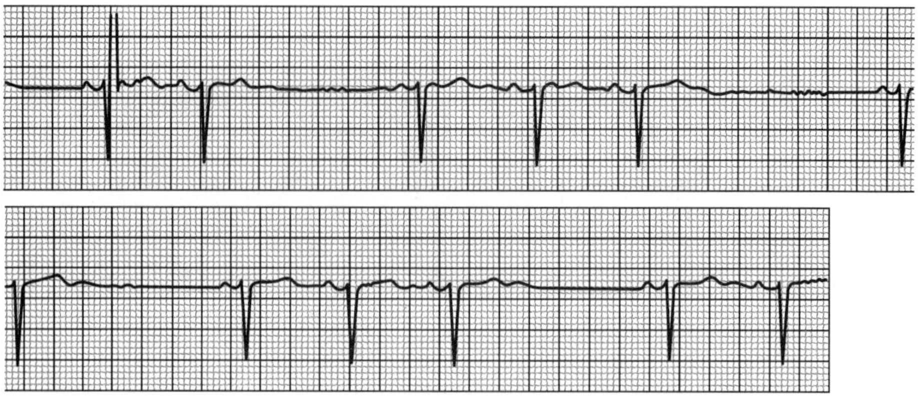

图 15-3

随意性的窦性静止，与基础的窦性心率没有关系。

如果窦性静止出现症状，反复发作，并排除药物因素的影响，需考虑植入起搏器。

幸运的是，当窦房结功能障碍时，交界区和心室的潜在起搏点通常会发放冲动维持心脏节律。图 15-4 显示窦性心率约 40 次 / 分，窦性搏动间可见 2 个交界性逸搏。如果出现交界性或者室性逸搏，总是要分析窦性心率，以判断异常缓慢的窦性心率是否是此类逸搏的原因。

图 15-5 显示的是房室结阻滞，伴有较长的窦性静止和交界区性逸搏。房室结阻滞通常伴有窦房结功能障碍，提示两者可能是同一种病理过程。记录的心电图包含了窦房结病变的全部特点，接下来要做的是问患者的相关症状。

慢-快综合征

有时某一时间段的缓慢窦性心律中会出现猝发的快速房性心律，如心房扑动、心房颤动或者房性心动过速。患者常常表现为这些快速性心律失常的其中一种，接着转变为异常缓慢的窦性心率或者频繁出现长间歇（图 15-6 和图 15-7）。

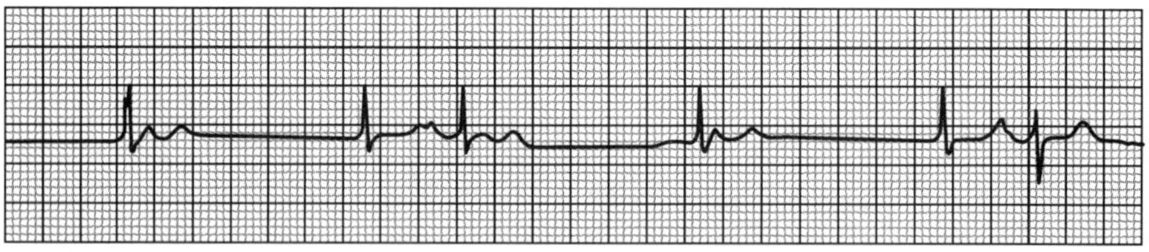

图 15-4

交界性逸搏。窦性心率只有 40 次 / 分，以至于出现几次交界区性逸搏。注意当交界性逸搏后跟随 1 个窦性心搏时，表现为成对（二联律）。这是逸搏 - 夺获二联律，是病窦综合征的典型表现。

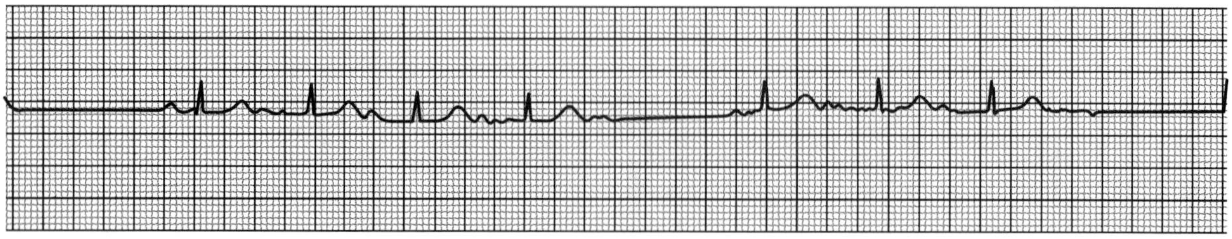

图 15-5

房室结阻滞伴随严重的窦性心动过缓和偶发交界性逸搏。房室阻滞为一度阻滞，PR 间期 0.38 s。偶然会有较短的 PR 间期，是由交界性逸搏所致，与其前面的 P 波并没有关系。

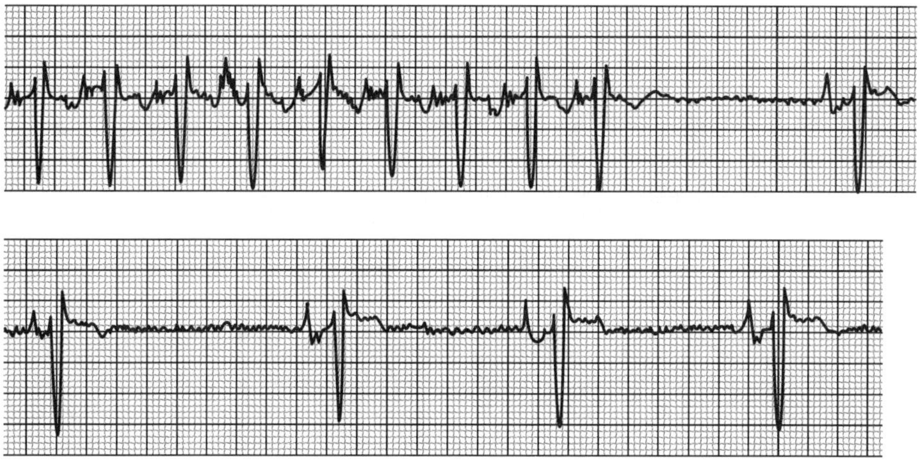

图 15-6

慢-快综合征。短阵房性心动过速之后出现伴有症状的严重窦性心动过缓。

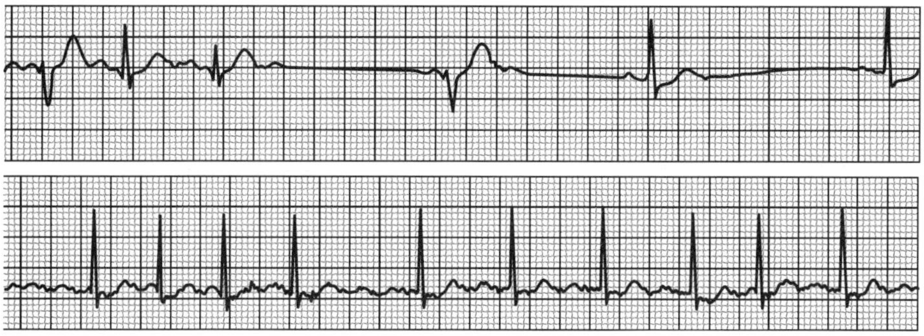

图 15-7

慢-快综合征，其“快速”部分为心房扑动。窦性心律恢复时表现为持续性的心动过缓。

这是慢-快综合征的一种表现形式。这种表现出现的原因是什么？可能的解释是长时间的窦房结冲动停止导致了异常快速的心律，但是这种解释并不全面。

注意：诊断慢-快综合征需要在快速性心律失常事件之间记录到一段长时间的心动过缓，仅根据阵发性的扑动、颤动或者心动过速不能作出慢-快综合征的诊断。多数情况下，快速性心律失常之间多为正常的窦性心律，而诊断慢-快综合征一定要有症状性心动过缓的依据。

图 15-8 就说明了这一点。图中示阵发性心房颤动伴随短时间的窦性心律。因为没有心动过缓现象，因此这并不是慢-快综合征。在 V_1 导联有 3 次窦性搏动，在 V_2 导联有 2 次窦性搏动，窦性搏动频率大约为 80～88 次 / 分，提示窦房结功能正常。

慢-快综合征的变异形式是病窦综合征伴有假性阻滞。图 15-9 显示严重的

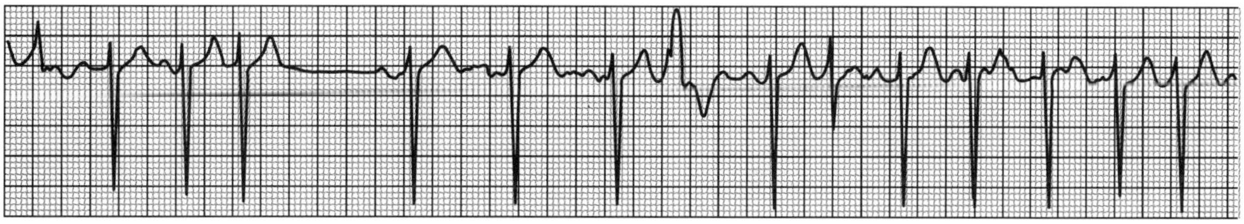

图 15-8

不是慢-快综合征。图例为阵发性心房颤动（粗颤），在阵发性房颤之间为正常的窦性心律，窦性心率也正常。该患者可以安全地使用抗心律失常药，如奎尼丁或者普鲁卡因胺，不需要植入起搏器。

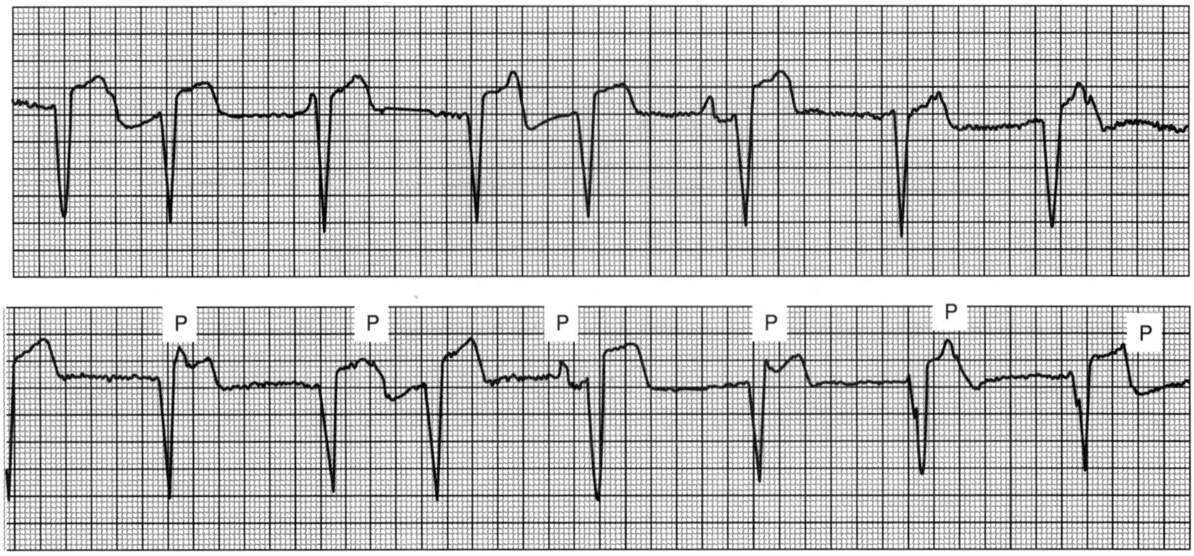

图 15–9

假性阻滞。严重的窦性心动过缓，频率 40 次 / 分，伴有交界性逸搏。注意偶发的窦性夺获，下图第 2 个 P 波所示。上图也可见 2 个明显的窦性夺获。窦性夺获是由于缓慢的窦性心率引起的干扰性房室分离，并非完全性房室阻滞。

窦性心动过缓，频率约为 43 次 / 分，缓慢的心率导致交界性起搏点产生逸搏，在逸搏和逸搏心律之间可见窦性搏动。

要点：尽管有一段时间出现完全性房室分离，但只是没有 P 波，并不是房室阻滞，此类患者不需要植入起搏器，仅需停用一些抑制窦房结的毒性药物(本例是可乐定和洋地黄)。

病窦综合征的神秘性

正常情况下，如果窦房结未按需发放冲动，交界区和心室的潜在起搏点通常会发放冲动。但是，病窦综合征时并不经常是这样，而是出现长时间的停搏，并引起相关的症状。如果低位的起搏点功能正常，应该不会引起症状，也就没有病窦综合征。因此，病窦综合征实际上是自窦房结到心室的所有起搏系统功能障碍。至今，为何会出现这种表现仍没有合理的解释。

忠告：90%以上的轻度窦房结功能障碍是医生造成的。很多药物均能抑制窦房结功能：

1. 洋地黄
2. 奎尼丁
3. 普鲁卡因胺
4. 钙拮抗剂
5. β 受体阻滞剂
6. 可乐定
7. 吗啡和其他阿片类物质
8. 抗精神病药物
9. 所有较新的抗心律失常药物，如胺碘酮、索他洛尔和普罗帕酮

心肌梗死时窦房结功能可能会暂时受到抑制。恶心、呕吐可以刺激迷走神经，引起显著长间歇。高钾血症和甲状腺功能低下能够减慢窦房结频率。换言之，诊断病窦综合征需要排除药物和其他代谢性异常等因素。真正的病窦综合征并不常见。在繁忙的医院，我大概每年只遇到 1 例真正的病窦综合征患者。

病窦综合征通常并不威胁到生命。英国的一项大规模研究没有发现 1 例心脏骤停是病窦综合征引起的。文献中曾有心脏骤停是由于窦房结功能障碍引起的罕见报告，但并没有得到充分的证实。（如果病窦综合征患者正在开车时发生晕厥，很明显会威胁到生命!）

病窦综合征的唯一治疗方法是植入永久性起搏器。对于慢 - 快综合征患者，有必要使用抗心律失常药物治疗快速性心律失常。

偶然出现好的结果：如果慢–快综合征表现为阵发性心房颤动，医生则希望心房颤动能够持续存在。此时，窦房结功能就无关紧要，只需按照普通心房颤动患者处理就可以了。因为大量颤动样冲动传导至房室结，所以并不需要植入起搏器，只需控制心室率。

诊断病窦综合征需要记录到症状发生时的心电图，包括常规心电图、事件记录器或者动态心电图。事件记录器的益处是显而易见的，可以携带两周，记录到多达 15 次的心律失常事件，可循环存储 5 分钟。换言之，总是有可能记录到症状发生时的心电图。症状发生时的心电图是诊断的金标准，不必再进行其他检查。

过去曾尝试采用侵入性方法检测窦房结功能，但是这些方法的灵敏度太低，已经完全被废弃。如果仍有电生理学家热衷于该项研究，则应该采取一切措施阻止这种行为。如今侵入性电生理检查对于诊断病窦综合征没有任何价值。

16

洋地黄中毒相关的心律失常

近些年来，洋地黄的作用已经十分明确。洋地黄可以通过抑制房室结传导而减慢心室率，可以降低心房和房室交界区异位兴奋灶，同时有轻度的正性肌力作用。洋地黄同样也是世界上被滥用最多的药物。临床医生常常习惯性地给一些老年患者处方洋地黄，但事实上这些患者并不需要，而且此时其副作用远大于疗效。尤其是其可以引起各种心律失常，其中的一些是很危险的；即目前常说的抗心律失常药物的促心律失常作用。洋地黄中毒相关性心律失常如今要比几年前少见一些，但仍旧屡见不鲜。它们具有危险性！

图 16–1 解释了洋地黄的双重毒性作用。首先，其会刺激迷走神经。其次，其会诱发心脏任何部位异位兴奋灶发放冲动。由于迷走神经对心脏起抑制作用，当该神经被过度激活则会抑制窦房结的功能，从而出现心动过缓甚至停搏，即洋地黄亦可引起“病态窦房结综合征”（见第 15 章）。

洋地黄中毒的诊断：四项准则

准则一

如果服用洋地黄的患者出现轻度窦房结功能异常，则首先怀疑洋地黄中毒是其病因。

迷走神经的过度刺激可以引起房室结阻滞，这在洋地黄中毒时非常常见。洋地黄引起的房室阻滞通常局限在房室结，不会出现在束支系统。原因很简单：洋地黄通过兴奋迷走神经导致房室结阻滞；迷走神经的分布仅达房室结的底部，不能抵达束支系统（图 16–2）。

洋地黄中毒可以引起任何一种形式的房室结阻滞，包括一度传导阻滞、2∶1 传导阻滞或其他固定比率的传导阻滞、二度 I 型传导阻滞（文氏型阻滞）以及完全性传导阻滞。

但是，洋地黄中毒不会引起莫氏 II 型传导阻滞，这是由于莫氏 II 型传导阻滞发生在束支系统，不会发生在房室结。迷走神经的神经纤维不能抵达束支系统，故洋地黄中毒对束支不起作用。

准则二

如果服用洋地黄的患者出现房室结传导阻滞，高度提示洋地黄中毒。

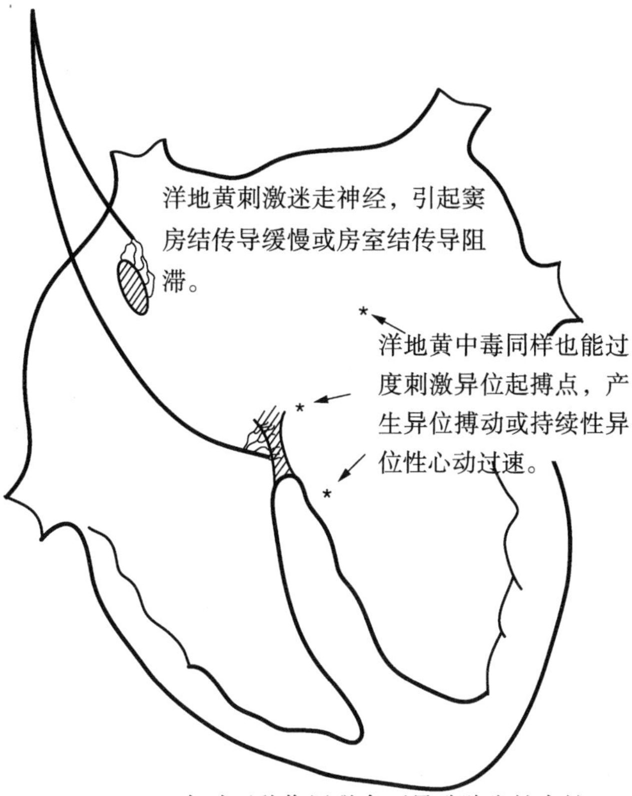

图 16–1
洋地黄的双重毒性作用。

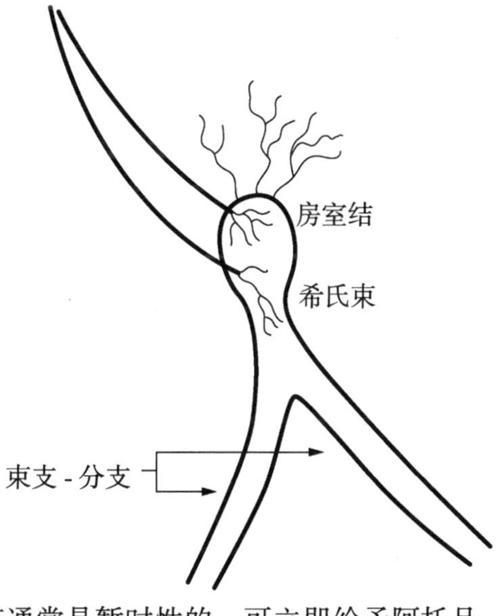

图 16–2
迷走神经的解剖示意图。迷走神经纤维到达房室结甚至穿过希氏束。迷走神经不到达束支系统。因此，由迷走神经兴奋产生的传导阻滞仅局限于房室结。

洋地黄中毒引起的房室结传导阻滞通常是暂时性的，可立即给予阿托品，有时需用临时起搏器。

洋地黄中毒还可刺激心脏的任何部位（心房、房室交界区、心室）异位兴奋灶，导致出现单次心搏或持续性的心动过速。

室早是由洋地黄中毒引起的最常见的心律失常。当应用足量洋地黄的患者出现频发的室早，尤其是合并二联律或三联律。洋地黄中毒往往是心律失常的原因。此时，应该停用洋地黄，并观察心律失常是否消失。

准则三

如果服用洋地黄的患者出现异位心搏，尤其当异位起搏点在心室时，提示洋地黄中毒。

准则四

以下介绍一条金箴。如果能够掌握则可以拯救患者的性命：服用洋地黄的患者出现的某些类型的阵发性心动过速，除非能够证明其他原因，通常认为是由洋地黄中毒引起的；另一方面，一些类型的心动过速从来不是洋地黄中毒引起的。

例如，房室结折返性心动过速、房室结交互性心动过速（旁路）、真正的儿童异位性房性心动过速均与洋地黄毒性无关。

而服用洋地黄的患者出现加速性交界性心律、室性心动过速或阵发性房速伴房室阻滞等，则应首先考虑洋地黄中毒，除非证实是其他原因。

1. 快速的交界性心律是洋地黄中毒引起的持续性心动过速中最常见的类型。其可表现为几种形式。图 16–3A 显示的是真正的阵发性交界性心动过速，心率 148 次/分；图 16–3B 显示加速性交界性心律，心率 90 次/分。两种心律失常均是洋地黄中毒的结果。因此，洋地黄中毒既可表现为正常高限的加速性交界性心律，也可产生真正的阵发性交界性心动过速。

2. 室性心动过速无疑是洋地黄中毒引起的阵发性心动过速中最为危险的类型，其表现与其他室性心动过速一样。需要通过追溯病史方能诊断。

洋地黄水平

诊断由洋地黄引起的房室结阻滞或阵发性心动过速只能根据患者有无服药史以及前述的假设来推断。测定血液中洋地黄的水平仅能证实患者确实服用了洋地黄。

血清中洋地黄（地高辛）的水平与药物的毒性或治疗作用无关。有的患者在 0.9 ng/ml 低水平时就出现了毒性反应，有的患者在 2.8～3.0 ng/ml 高水平却仍达不到治疗效果。所以，必须通过病史和心电图检查才能诊断洋地黄中毒。

再次重申：根据上述，医生可做出洋地黄中毒的临床假设。如果服用洋地黄的患者出现房室结传导阻滞或某几种阵发性心动过速，除非能证明其他原因，否则可以假定洋地黄中毒。为什么要强调其重要性？原因是洋地黄中毒性心动过速是非常危险的。保守地评估其总的危险性，给予过量洋地黄的死亡率约为 36%。

阵发性房性心动过速伴传导阻滞

现在我们遇到的是一例危险的洋地黄中毒相关性心律失常，从心电图中可以识别。图 16–1 包含两个要素，显示的是心房异位起搏点加速合并伴有房室

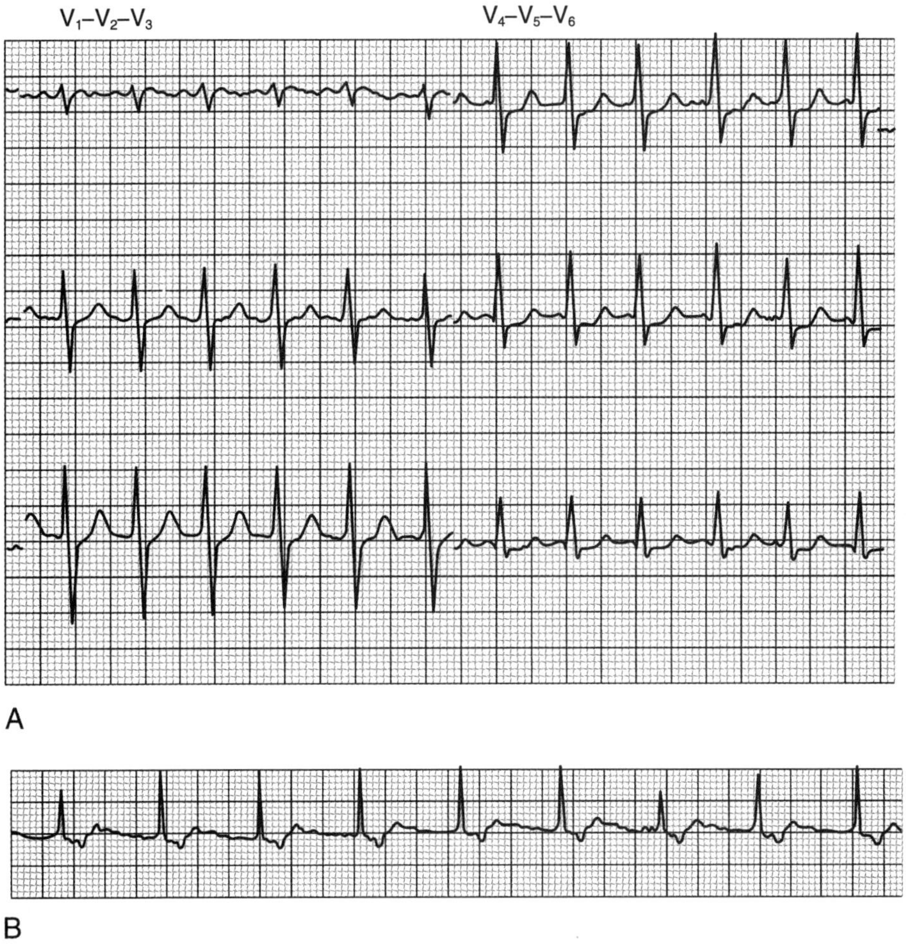

图 16–3
A.阵发性交界性心动过速，心率 150 次 / 分；B.加速性交界性自主心律，心率 90 次 / 分。两者均是洋地黄中毒引起交界性心律的例子。

结阻滞。

图 16–4 中，P 波规整，频率较快，214 次 / 分，并且 P 波每隔 1 个被阻滞，存在 2∶1 房室结阻滞（由于 QRS 波很窄，推测阻滞部位位于房室结）。诊断为阵发性房性心动过速（房速）合并传导阻滞。记住，在作出这个诊断时，首先要注意到 P 波快速而规律地出现，因此诊断阵发性房速。然后再观察：并不是所有的 P 波都能下传至心室，因此推断存在某种程度的房室阻滞。以上就是观察心电图所需要作出的结论，而至于阻滞的类型属于一度、两度或是其他则并不那么重要。

记住诊断阵发性房速伴传导阻滞的两个要素：

1. 存在心动过速，P 波快速而规律。
2. 一些 P 波被阻滞。

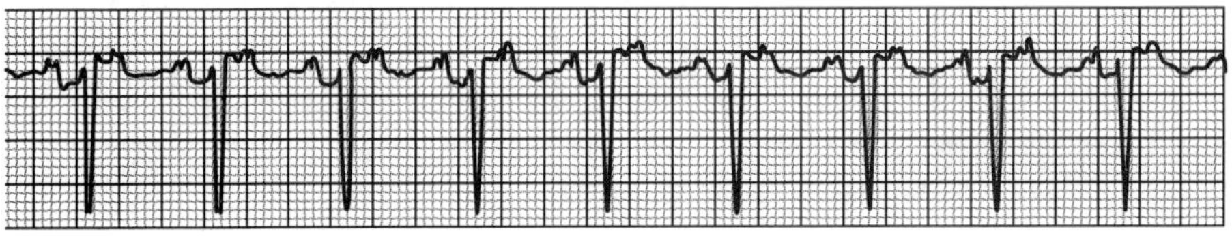

图 16–4
阵发性房速伴 2∶1 传导阻滞。

大约 90%的阵发性房速伴传导阻滞是由洋地黄中毒合并低血钾引起的。治疗的方法是快速地静脉补钾。此时，继续给予洋地黄将很可能是致命的。

图 16–5 至图 16–9 显示了阵发性房速伴传导阻滞的各种变异形式。注意心室率可快可慢，可规律可不规律，这取决于心房率和阻滞的程度。这些心律失常很容易与房颤相混淆。

用“极度不规则”来定义房颤是一个最愚笨的医学术语。至今，同学们已经能列举出很多能够引起心律极度不规则的心律失常。阵发性房速伴传导阻滞就是其中之一。

如果误认为图 16–4 中显示的快速而不规则的心律是由房颤而引起的，给予患者更多的洋地黄，最终可能导致患者死亡。将其定为医疗事故，将无从辩护。

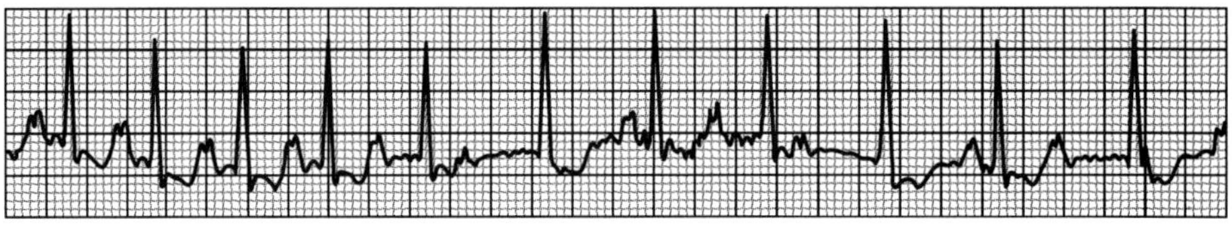

图 16–5

阵发性房速伴传导阻滞。在前 5 个心动周期中，PP 间期逐渐延长直到一个 P 波发生阻滞。第 6 个心搏为交界性逸搏，之后紧跟文氏周期。在传导阻滞程度改变时可以观察到心室律不规则。

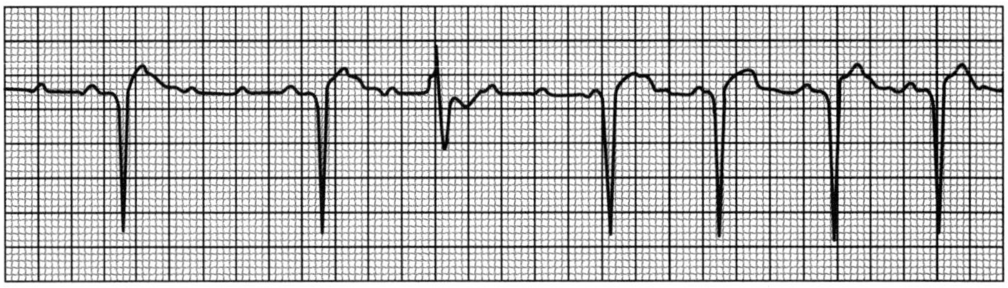

图 16–6

阵发性房速伴不同比率的传导阻滞。仅从图的右侧，很难做出诊断。图的左侧是典型的房性心动过速，可以看到清晰的 P 波，房率 210 次 / 分，但并非所有的 P 波都下传至心室，存在房室阻滞。由此可诊断阵发性房速。此外，在图的右侧可以观察到有些 P 波藏在 QRS 波中，且伴有不同程度的房室阻滞。辨别阻滞的类型并不重要，重要的是要判断出是房性心动过速伴房室阻滞。

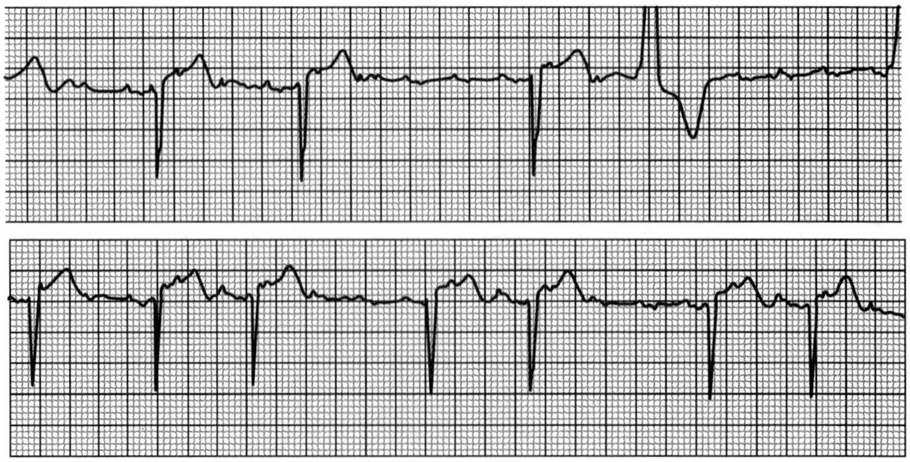

图 16–7

阵发性房速伴传导阻滞，传导比率从 3∶1 至 6∶1 不等。其有 2 个诊断要点：P 波快速而有规律，频率在心动过速范围内；不是所有的 P 波都下传至心室。以上就是诊断这种危险的心律失常的线索。

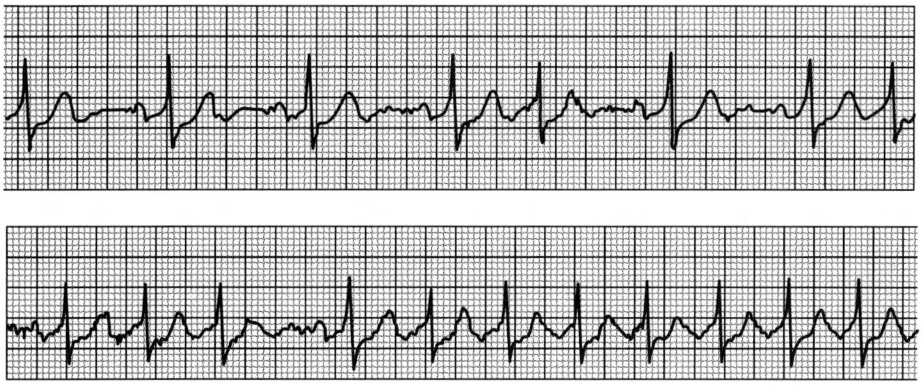

图 16–8

阵发性房速伴数种房室阻滞类型。上图由 2∶1 传导阻滞转变成文氏阻滞伴 3∶2 传导阻滞；下图由 4∶3 文氏周期转变为一度传导阻滞，PR 间期 0.3s。在 2∶1 传导阻滞中，很难见到隐于 T 波的 P 波，但文氏阻滞时 T 波形状的改变使隐藏的 P 波易于发现。心房率约为 128 次 / 分。

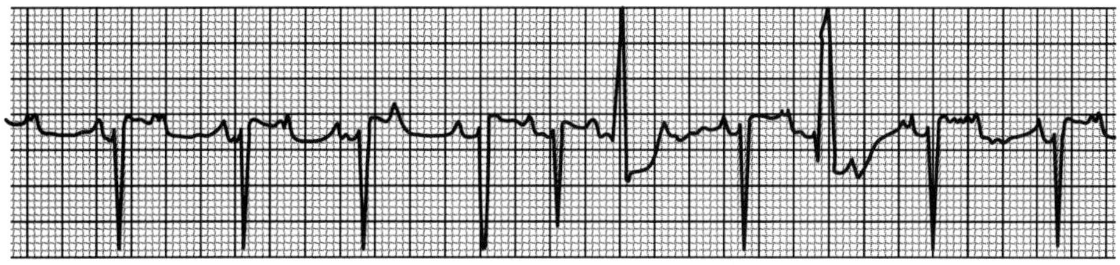

图 16–9

阵发性房速伴 2∶1 传导阻滞，且间断出现室早。心律规则缓慢，心率 80 次 / 分。忠告：很难将其与正常的窦性心律区分。应密切观察心电图，如果患者有洋地黄服药史，应高度怀疑房速。

特殊的差别：如果细心可以发现，房扑和阵发性房速伴传导阻滞之间有一些相似之处。两者都存在异常快速而规则的心房律以及某些类型的房室阻滞，使得两者很容易混淆。

但是，两者之间仍有几条重要的差别。房扑的心电图上可有典型的房扑波形。阵发性房速则有典型的各自独立的 P 波，中间则是等电位期。房扑时心房率可以非常快，成人可达 300 次 / 分。阵发性房速的心房率很少超过 250 次 / 分。房扑几乎不可能是由于洋地黄中毒引起的，而阵发性房速伴传导阻滞则通常由洋地黄中毒引起。用洋地黄治疗房扑非常有效，而将其用于阵发性房速伴传导阻滞则是致命的。

仔细研究图 16–10，必须区分这两种心律失常，一旦区分错误，后果将是致命的。

洋地黄中毒和房颤：非常特殊的情况

临床上几乎所有房颤都会用洋地黄治疗，而大多数的洋地黄中毒正是由此产生的。因此，识别房颤时洋地黄中毒就显得至关重要。如果牢记洋地黄的药理学特点，识别其中毒并不困难。

房颤时洋地黄诱导的房室阻滞

如果是不完全性房室阻滞，没有 P 波可以测量，因此只能根据心率判断是

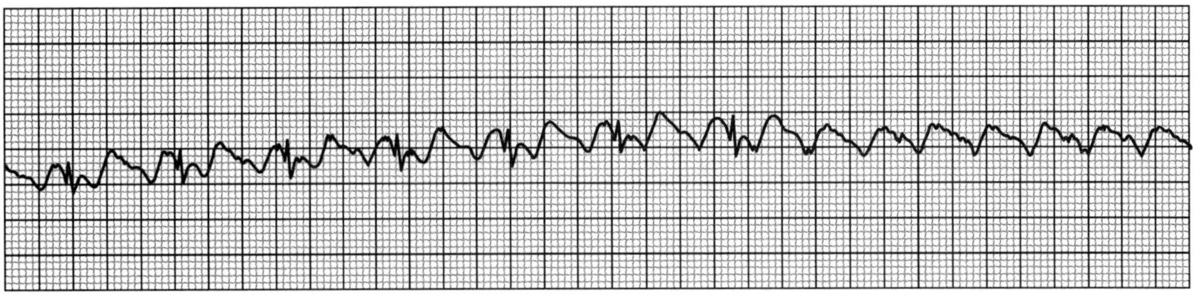

图 16–10

典型的心房扑动波。图右侧，颈动脉窦按压使房室结发生阻滞，未见 QRS 波。房扑波显而易见，其波形连绵，两波之间不存在平台或等电位期。与图 16-3 至图 16-8 的 P 波进行比较。虽然心房率与房扑频率大致相同，但这些图中可见有明确的 P 波，两波之间有平台或等电位期。

否存在房室阻滞。图 16–11 显示的是房颤伴缓慢的心室率。图中心室律不规则，因而可判定房颤的冲动可以部分下传至心室。但由于其通过房室结的速度太慢，由此而判定存在高度的房室阻滞。必须停用洋地黄！

要诊断房颤时的完全性房室阻滞不难（图 16–12）：心室律规则，心室率不超过 45 次 / 分。心室律规则提示完全性房室分离，即此时是由潜在起搏点驱动心脏，房颤的冲动无法通过房室结；而缓慢的心率提示传导阻滞是完全性的。

干扰性房室分离和房室阻滞

请记住在第 7 章讨论的干扰性房室分离现象。相同的现象同样存在于房颤伴不完全性房室结阻滞情况下。来源于心房的传导速度减慢到恰能使房室交界

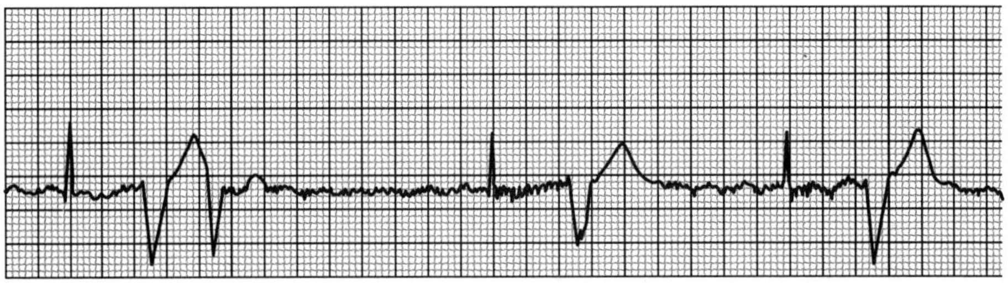

图 16–11

心房颤动伴高度房室结阻滞以及频发的室早。室早向房室结隐匿性逆传使房室结阻滞的程度可能更严重，如本例所示。

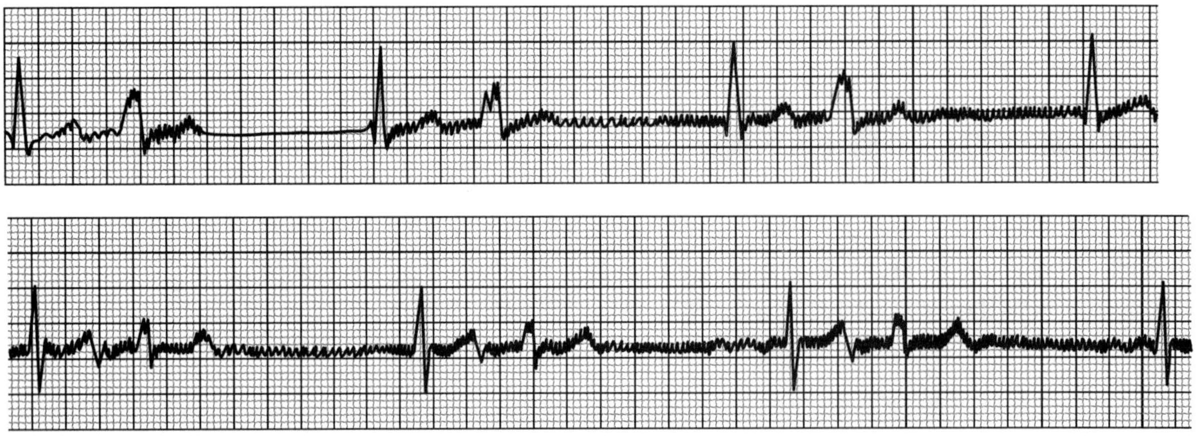

图 16–12

心房颤动伴完全性房室结阻滞和室早，二联律形成。

区或者心室的异位兴奋灶发生“逸搏”，并且调整心脏的节律。图 16–13 中显示了房颤，第 1 个心搏及其他用 f 标记的均是自颤动的心房传导的。在多数情况下，可以看到 QRS 波较宽的规则节律（V），这是室性自主心律，表示存在某种程度的房室结阻滞。同时，那些偶尔出现的正常波形又表明这种传导阻滞是不完全性的。

当房颤患者的脉搏变得规律时，要当心！这并不一定意味着已经恢复了窦性心律。如果脉搏慢而有规律，很可能存在完全性房室阻滞。如果出现的是正常心率范围内的规则节律，这很可能是自主心律伴部分房室阻滞。但无论是何种情况，均提示洋地黄中毒。

异位性搏动

洋地黄中毒时心电图上最常见的单一表现是室性异位性搏动。图 16–14 是典型表现，当室早开始频发或成对出现时，常怀疑是洋地黄中毒。

阵发性心动过速

如果房颤时心律变规则且心室率较快，则出现阵发性心动过速。图 16–15 和图 16–16 分别是交界性心动过速和室性心动过速，分别按照相应的心动过速诊断标准来判定。

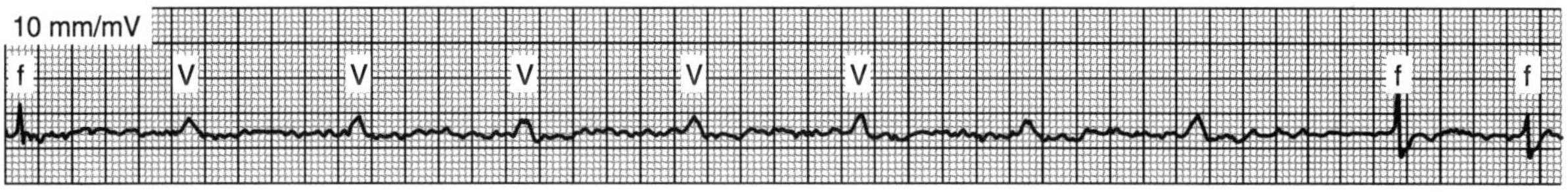

图 16–13

心房颤动时出现一阵室性自主心律（V），频率 60 次 / 分，部分搏动是房颤下传的（f）。存在高度传导阻滞，但不是完全性的。

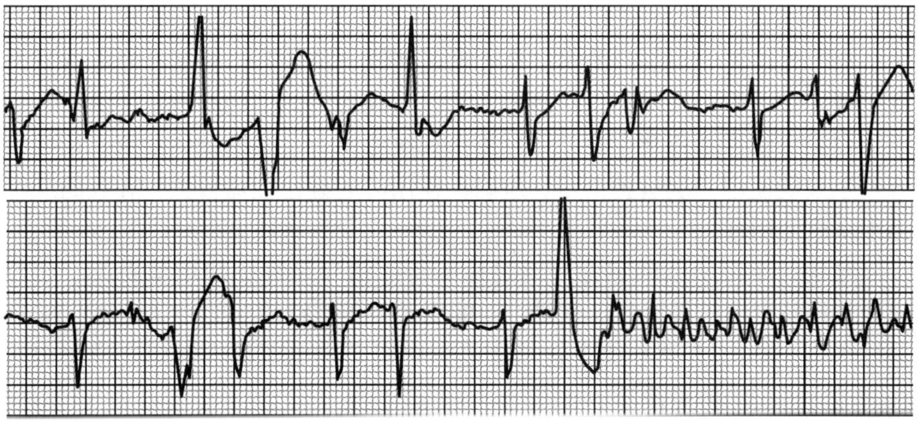

图 16–14

心房颤动时出现许多多源性室早，最后演变为室颤。该图显示了洋地黄中毒可能出现的致命后果。

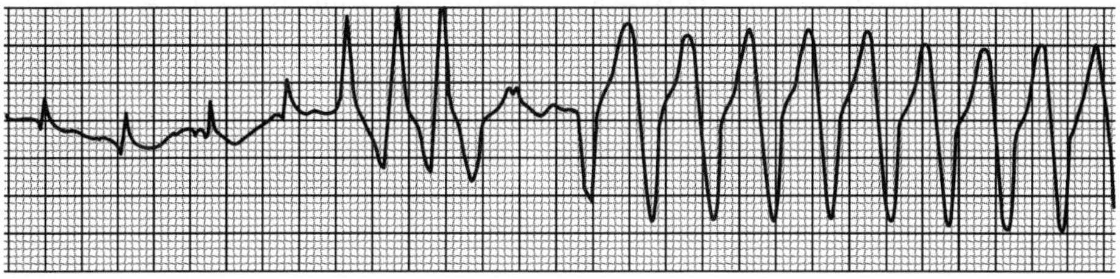

图 16–15

洋地黄中毒引起慢性房颤患者出现室性心动过速。

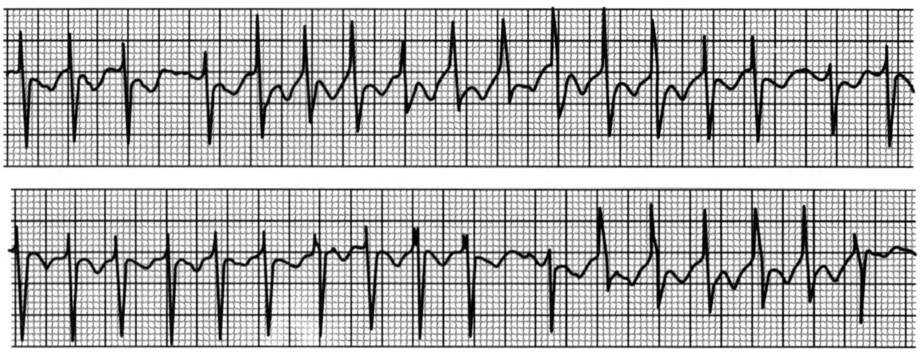

图 16–16
洋地黄中毒引起慢性房颤患者出现持续很长时间的交界性心动过速。注意 QRS 波较规整，偶尔出现差异性传导。心动过速持续时间长短不一，因此脉搏有时不规则。仅从临床体格检查与房颤鉴别困难。

房颤时洋地黄中毒的诊断流程

下述诊断流程有助于在房颤患者中发现洋地黄中毒。

A. 心律不规则，心率缓慢，是不完全性的房室阻滞。
B. 心律规则，心率缓慢或正常，存在 3 种可能性：
1. 正常的窦性心律已经恢复。
2. 房颤持续，并伴完全性房室分离。此时应做心电图！
a. 如果心率≤45 次/分，则是完全性的传导阻滞；
b. 如果心率在正常范围内，则是自主性心律合并部分房室阻滞。
C. 心律规则，心率较快（超过 140 次/分），则是阵发性心动过速。

除非正常的窦性心律已经恢复，上述列举的所有可能都意味着洋地黄中毒！

治疗提示

治疗洋地黄中毒引起的室上性心动过速没有特效药。注意补充电解质，尤其是钾和镁，维持浓度在正常高限水平，直到患者体内的洋地黄逐渐代谢、排泄。如果心动过速危及生命，可以用诸如抗原结合片段的抗体治疗。记住，患者一生只能使用一次这种治疗，应确保使用时的确已性命攸关！在我的从医生涯中从未使用过。

洋地黄中毒引起的室性心动过速的特效治疗是静脉使用苯妥英。疗效迅速，作用特异，效果满意。这是唯一能用苯妥英进行治疗的心律失常。每 5min 静脉慢推 100mg 直到心律失常消失或者中枢系统出现毒性反应，最大剂量为 1g。然后进行维持量治疗。

阵发性房速伴阻滞时应该相对迅速地补钾——10mmol/h，如果患者病情严重，可相应增加剂量。

17

心肌梗死

首先从心肌梗死（心梗）的病理生理学开始讨论。心肌梗死是由冠状动脉突然闭塞引起的。多数病例是由于病变血管中血栓形成。偶尔可见由于血管内膜下出血，动脉粥样硬化的斑块被撬起，即使没有血栓形成，也能够形成冠脉阻塞。非常罕见的情况下，貌似正常的动脉也能形成血栓。解剖学上正常的血管如果发生痉挛也能引起血管闭塞，出现梗死。在可卡因依赖的人群中，血管痉挛和动脉硬化加速形成经常合并出现，造成二三十岁的年轻人死亡。总之，无论何种原因造成的血管闭塞，都会在几秒钟之内引起相应部位的心肌细胞出现异常的电生理学变化。

是否还记得在生理学实验中，挤压青蛙腓肠肌时会记录到“损伤电流”？急性缺血性心肌细胞同样会产生这种“损伤电流”（图 17–1）。如果在缺血部位的心外膜上安放一个电极，即可记录到 ST 段的偏移：ST 段将会抬高（图 17–2）。ST 段可以反映损伤电流是由于心电图机传入的平衡电流可以抵消心动周期中其他时间段的损伤电流。

心电图诊断心肌梗死中有一条极其重要的原则，即在梗死部位 180° 相反的另一侧心壁可以记录到 ST 段的压低（图 17–3）。这是图像对消的现象。即在心脏电场一侧记录到的图形，在另一侧记录则完全颠倒。不过镜像改变不是左右颠倒，而是上下颠倒。梗死部位对侧记录到的改变称为对应性改变，直接在梗死部位上方记录的改变则称梗死改变。

观察朝向梗死部位的导联。假设如果出现了下壁心梗，应观察 aVF 导联（左下肢加压肢导联）。如果站在大腿和躯干的交界处直接向上看，将正对着心脏下壁或膈面，那里正是 aVF 导联所记录的部位（图 17–4）。ST 段的抬高也许只有 1mm 或更少，也许可以很高——5～10mm 甚至更多（图 17–5）。

在图 17-6 中显示的是进一步的演变。可见 ST 段有一个向上拱起的弧度，称为 Pardee 弓背曲线，以其首位描述者的名字命名。也有人将其描述为“墓碑”曲线，这个称谓不错，包含了所有的喻义。

除极波形的扭曲是第二个改变。当心肌细胞缺血时，此时除极的冲动传导缓慢且离散，除极的波形扭曲，表现在 QRS 波上。QRS 波最常见和特异的变化是初始负向波即 Q 波。在图 17–7 中，中央的阴影区域代表心肌的早期坏死区，Q 波很可能从该部位起源的。如果病理性的 Q 波伴随 ST 段抬高，并开始出现 T 波倒置，则可以绝对肯定地诊断为心肌梗死。病理性 Q 波是指 Q 波宽 0.04s 以上。在许多比较早的文献中会强调应在相同导联上比较 Q 波与 R 波在深度上的变化。而病理学研究已经证实，Q 波的宽度才是诊断要点。见图 17–8，下图的 Q 波要比上图的 Q 波深得多，但两幅图中的 Q 波均很宽——均大于

图 17–1

有病变的冠状动脉被血栓阻塞，数秒钟内发生缺血性改变。

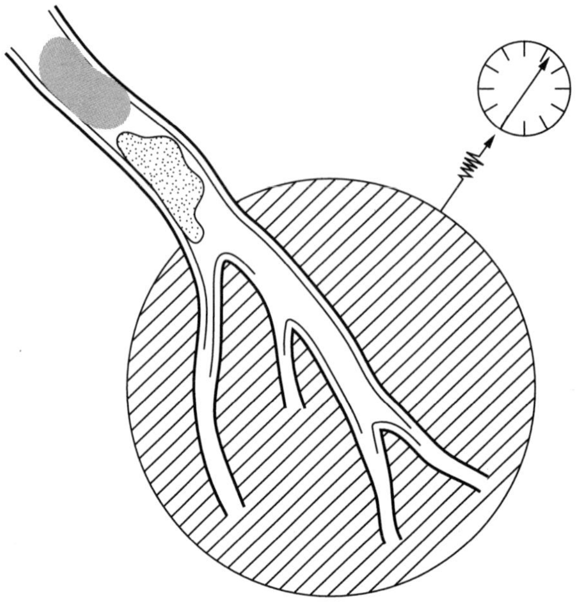

图 17–2

急性缺血组织产生了损伤电流，在 ST 段可记录到较小的稳定电流。在朝向梗死区的导联可见 ST 段抬高。

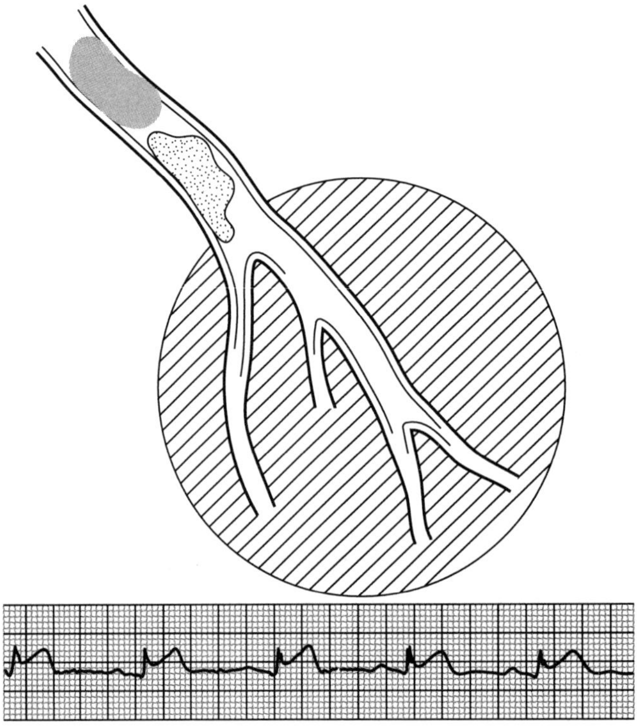

图 17–3

在与梗死区相对的心电场部分出现对应性或倒置的电改变。

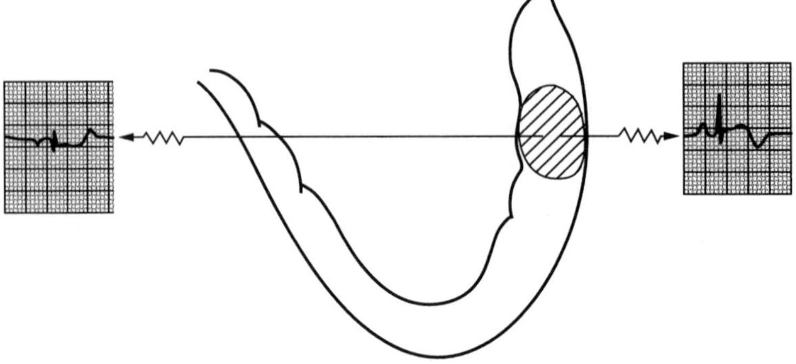

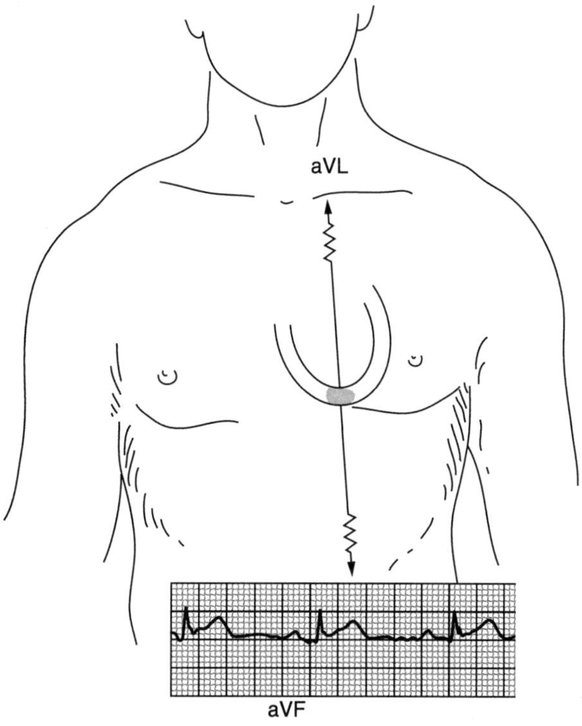

图 17–4
梗死图形，下壁导联（Ⅱ、Ⅲ、aVF）ST 段抬高。

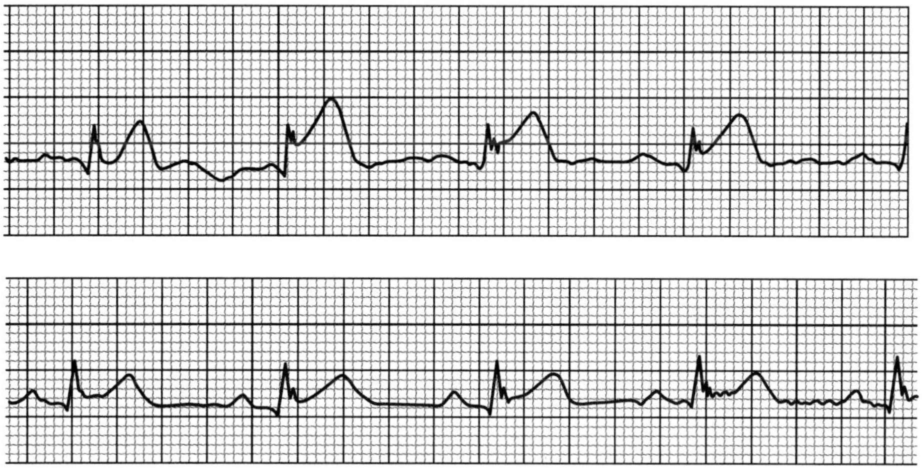

图 17–5
心肌梗死时各种 ST 段抬高表现。

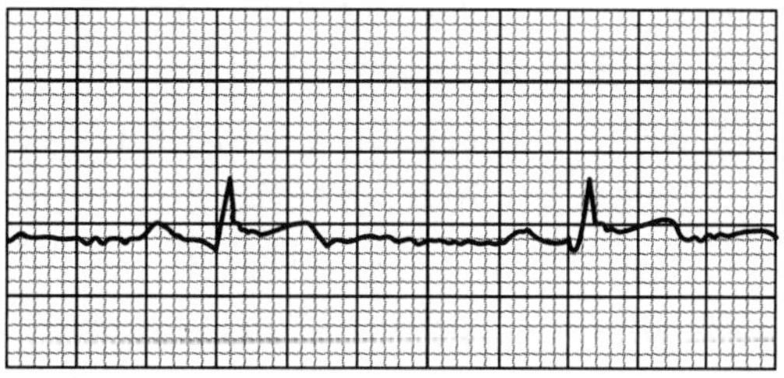

图 17–6
ST 段进一步演变，ST 段弓背向上抬高，T 波开始倒置。

0.04s。因此两者均是病理性 Q 波。

所有的损伤组织最终不是坏死就是恢复。但无论何种情况，损伤电流均消失，心电图上 ST 段都将恢复到基线。与此同时，T 波的波形逐渐改变，方向与 ST 段偏离的方向相背，可以用以区分 ST–T 改变是心肌梗死还是心肌肥大

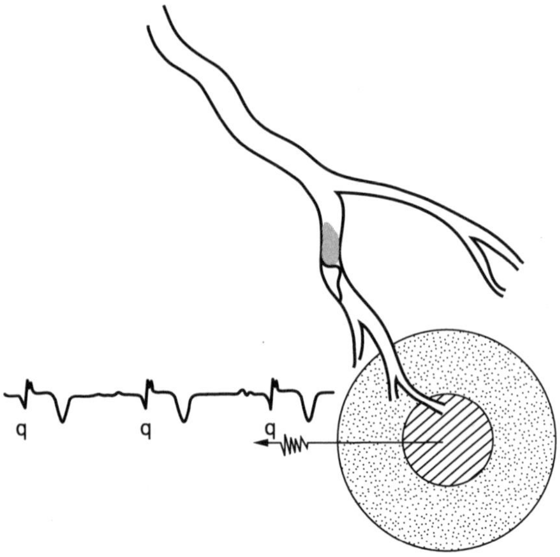

图 17–7
病理性 Q 波（q），可能来自于梗死灶坏死中心的电场向量的改变。

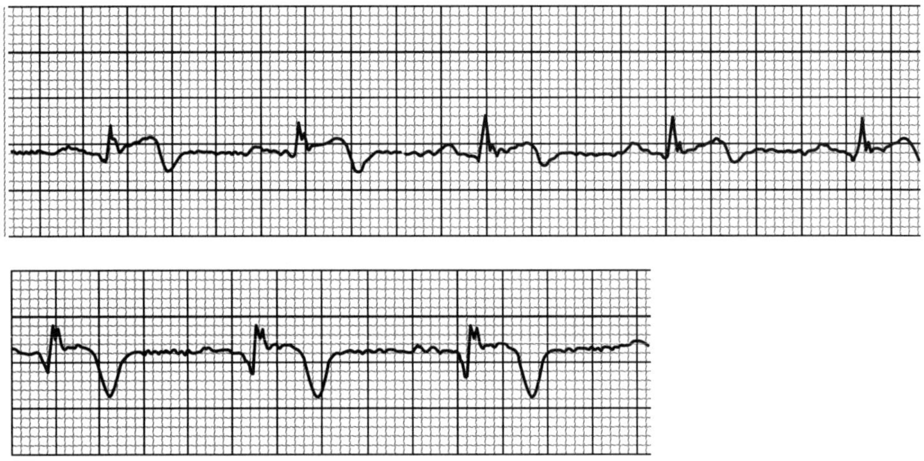

图 17–8
病理性 Q 波的各种变异。要点在于其宽度都是 0.04s，注意 T 波开始倒置。

所致。

图 17–9 代表心肌梗死进展到“稳定”阶段。一度被抬高的 ST 段又回到了基线，而 T 波被倒置。整个过程需时数分钟、数小时或者数天。心肌梗死的全部演变过程有时可在 24 小时内就完成，有时则要耗时 2 周之久。最后一点值得注意，Gorlin 等的研究表明一次普通、无并发症的心肌梗死的全部演变需要 2 周。不要因为心肌梗死 1 周后仍然存在 ST 段偏离，就变得焦虑或者开始考虑是否要进行导管检查。此时仍属正常现象。

现在准备运用对应性偏离或“颠倒图像”的原理来诊断心肌梗死。确保已经清楚地了解什么是对应性改变，尝试着画一下心肌梗死完全演变的心电图，需要画出 Q 波、抬高的 ST 段以及倒置的 T 波（图 17–10）。现在，将画纸翻向背面，然后上下颠倒，将画纸对向光源。对比 A 和 B 两张图可以发现，A 图是 B 图的图形对应性改变，反之亦然。A 图中的 Q 波在 B 图是 R 波，A 图中抬高的 ST 段在 B 图中被压低，A 图中倒置的 T 波在 B 图是直立的。B 图所示的正是心肌梗死的对应性改变，其和“直接”的梗死图形有着同样重要的诊断价值。从现在开始，将使用术语“梗死图形”和“对应性改变”；再次强调要理解其含义。

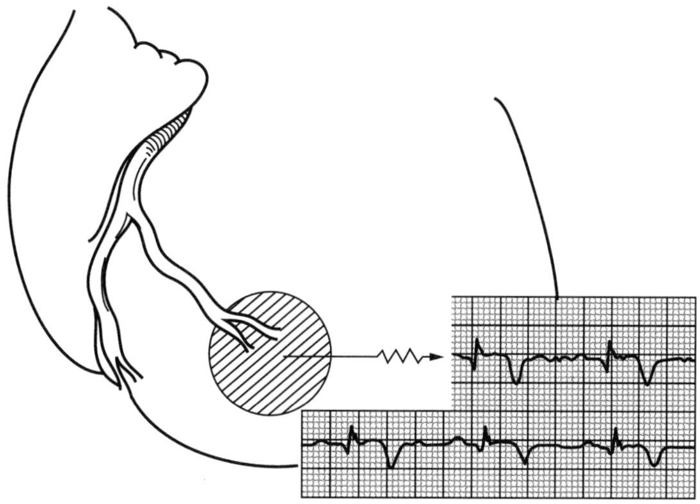

图 17–9
心肌梗死发展至稳定阶段，此时 Q 波、ST 段几乎回到基线，而 T 波倒置。

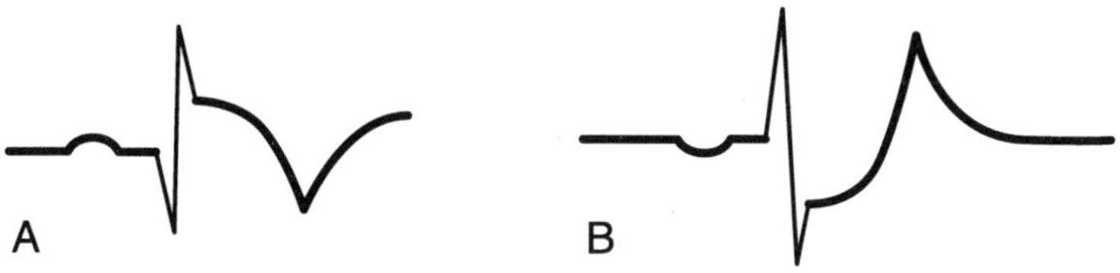

图 17–10
想象对应性改变的简单方法。在心脏一侧记录到的心电图像（A），即是在心脏对侧记录到的图像（B）的上下颠倒的镜像。

在图 17–11 中可以看到 aVF 导联上显著的 ST 段抬高，毫无疑问存在急性下壁心肌缺血。注意 aVL 导联的对应性改变，恰与 aVF 的偏离方向相反。因此，当看到左下肢导联（Ⅱ、Ⅲ和 aVF）出现心肌梗死变化，可以诊断下壁心肌梗死。同时在与之 180° 相反的另一侧导联即Ⅰ和 aVL 导联找到对应性改变，故可确诊。

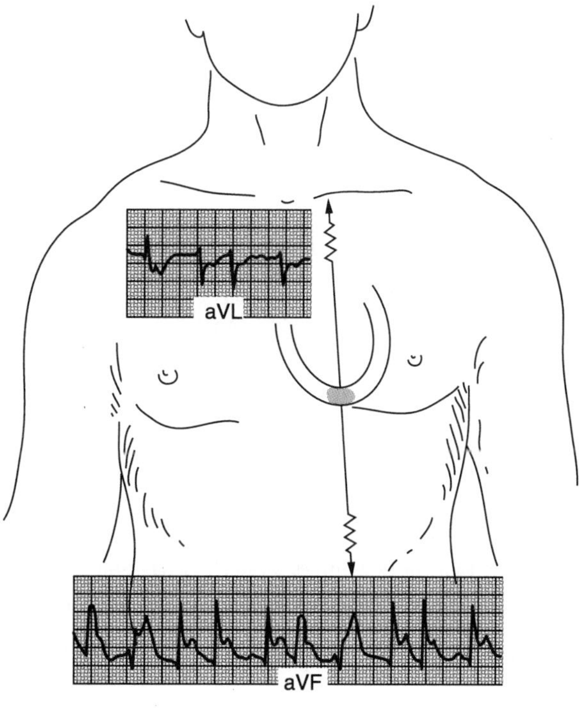

图 17–11
下壁心肌梗死，aVF 导联为梗死图形，aVL 导联为对应性改变。

当看到这样的对应性改变，即可 100% 肯定心肌梗死的诊断。（很遗憾，从事心肌梗死溶栓研究的人员中，不包括那些在心电图方面有见地的人士，为溶栓治疗设立了诸如“临近导联 ST 段抬高 2mm”的心电图诊断标准，却忽视了心肌梗死时最具特异性的 ST-T 变化——即本文所述的对应性改变。多数资深的心电图学专家认为 ST-T 对应性改变结合重要的临床症状，在诊断心梗时要比单纯的 ST 段抬高更特异。）

Q 波的要点

病理性 Q 波是指宽度超过 0.04s，此时的 Q 波通常为异常表现，往往提示新鲜的或陈旧性的心肌坏死。复习图 5-1 的生理性的间隔性 Q 波。请记住室间隔的激动在正常情况下可以产生窄的 Q 波。以下是几条规律：

随身携带放大镜，因为有时需要测量间期精确到百分之一秒。

1. 宽度为 0.02s 的 Q 波是正常的或者是间隔性的 Q 波。
2. 宽度为 0.04s 的 Q 波是病理性的。
3. 宽度为 0.03s 的 Q 波临界性的，可能是病理性的。

掌握这些基本要点，诊断心肌梗死并予以解剖学定位

以下是基本规则：

前壁梗死

心前区导联可以看到心肌梗死图形。通常不存在对应性改变，因为无法从心前区导联的对侧，即左心室后壁的位置进行记录（图 17-12）。前壁梗死可以分为前间隔梗死（V_1、V_2 或可能 V_3）和前侧壁梗死（V_5 和 V_6）。（见本章后面的例子。）

1. 下壁梗死：Ⅱ、Ⅲ和 aVF 导联呈梗死图形，Ⅰ、aVL 导联呈对应性改变（见图 17-11）。
2. 侧壁梗死：Ⅰ、aVL 导联或偶尔在 V_5、V_6 导联上呈梗死改变；Ⅱ、Ⅲ、aVF 导联呈对应性改变 （图 17-13）。

后壁梗死

只有在心前区导联找到对应性改变时，方能诊断。这是由于心后壁电活动不能够被心电图直接记录（图 17-14）。V_1 导联高耸的 R 波实际上是颠倒的 Q 波，压低的 ST 段是心脏电场的对侧 ST 段抬高的镜像。下壁梗死时通常也发生

后壁梗死。如果Ⅱ、Ⅲ、aVF 导联显示心肌梗死图形，且 V_1、V_2 或 V_3 导联出现对应性改变，即存在下壁合并后壁梗死（图 17–15）。要学会进行辨认，因为通常下壁合并后壁梗死要比单纯的下壁梗死危害大得多。本章后文将列举一系列有关心肌梗死的例子，它们与之前描述的基础心肌梗死图形有一些差异。

在这里有必要讲述一下近来一些关于该问题的医学观点。当谈到“对应性改变”时，有些人可能回想到十年前或更早之前出版的论文，认为 ST 段的倒置与另一支冠状血管曾经同时出现缺血有关等。某些研究者分析心肌梗死时的冠状动脉造影结果后发现，其他的几支冠状动脉也存在病变。这个现象并不惊

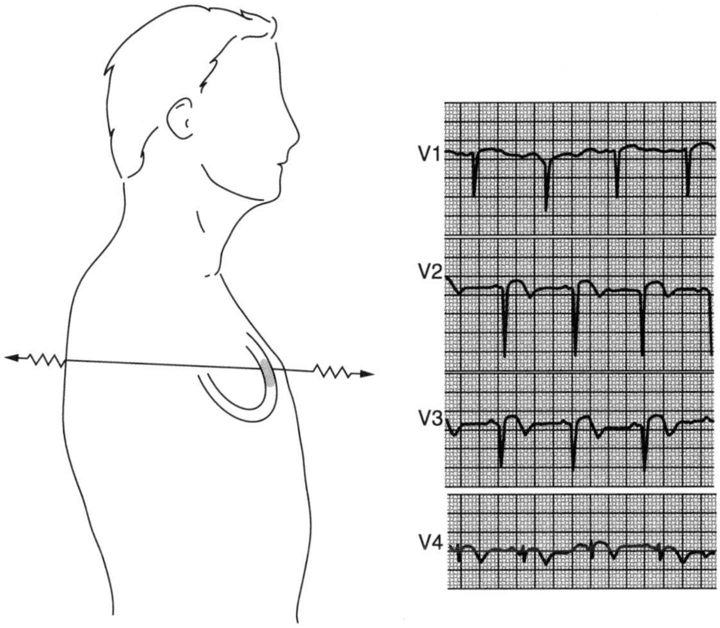

图 17–12
前壁心肌梗死，在 V_1~V_4 导联上有 Q 波，ST 段抬高，T 波倒置。

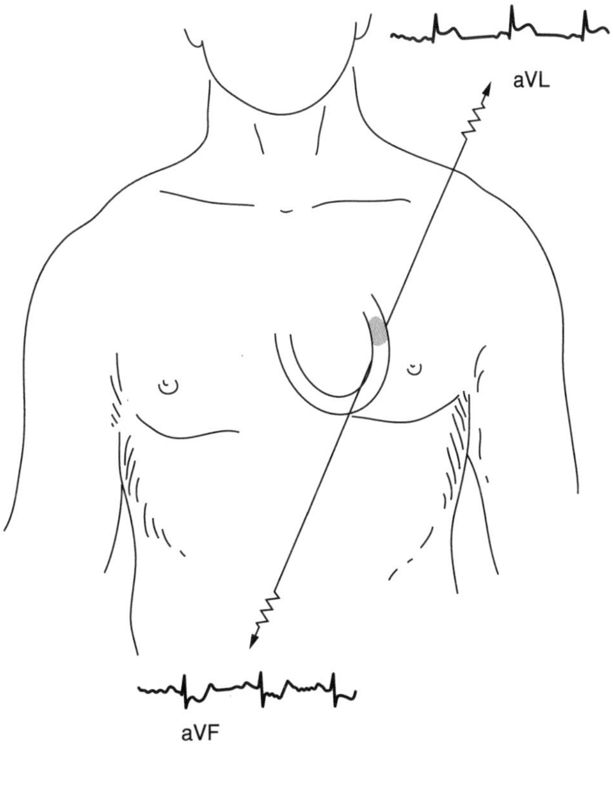

图 17–13
“高”侧壁心肌梗死。在 aVL 导联为梗死图形，而在 aVF 导联呈对应性改变。

图 17–14

后壁心肌梗死。心电图机无法在心肌后壁上直接记录，因此诊断需根据心前壁导联（V_1～V_3）记录的对应性改变。此时，ST 段压低累及的心肌范围愈广，预后愈差。因此，如果 ST 段压低甚至累及 V_6 导联，则提示大面积后壁心肌梗死。

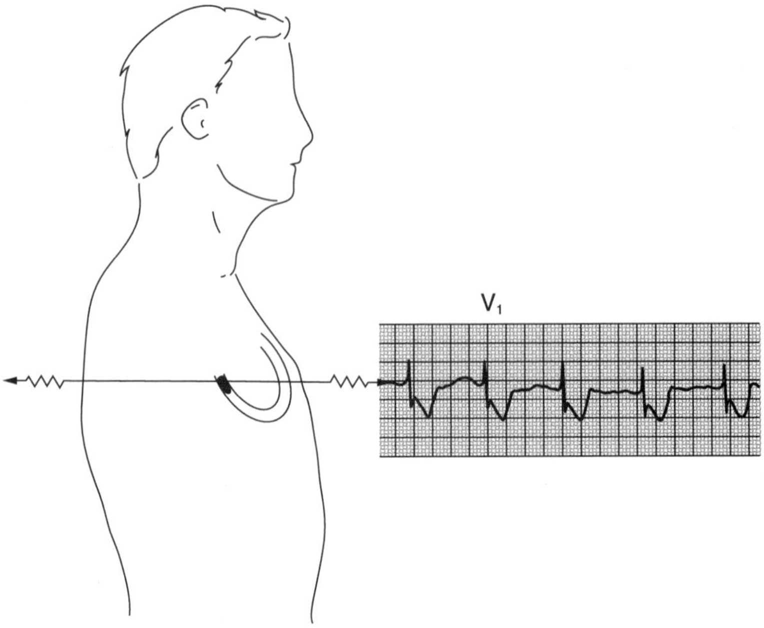

图 17–15

心肌下壁合并后壁梗死。

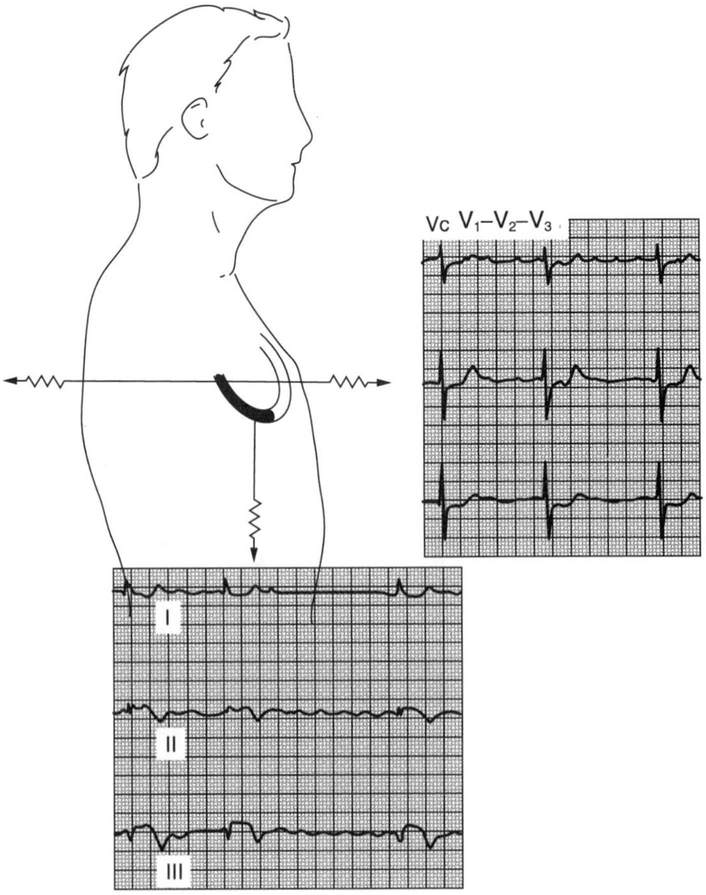

讶，可以说大约有一半心肌梗死的患者存在多支血管病变。于是这些研究者推断对应性改变是两支冠状动脉同时缺血的结果， ST 段的变化的时间是一致的，但方向又是相反的。实际上，该论点有许多令人吃惊的巧合。虽然后继的研究者阐述了 ST 段对应性改变的基础，推翻了“远期巧合”的假说，但许多文献上的陈旧论点仍让人们迷惑不解。不要理会这些。

注意右心室梗死的心电图变化，其总是伴有下壁梗死。此外，右心前区导联的诊断意义较大。右心前区导联记录的位置在右心前区，V_4R 在右锁骨中线记录，以此类推。在这些导联上用心电图诊断右心室梗死的特异性较好，右心前导联上出现的 ST 段抬高 1mm 或更多灵敏度和特异度均高。与左侧的导联一样，将会出现典型的“弓背图形” 或者“墓碑”曲线。

心肌梗死的心电图诊断注意事项

1. 不要过分依赖心电图！心电图也许可以帮助诊断心肌梗死，但无法判断心梗的范围或严重程度，是心内膜性的还是透壁性的。可能有的患者出现一个倒置性 T 波就已表现为心源性休克，而另一个患者整个心前区都出现了 ST 段抬高但毫无症状。这些是不能通过心电图预知的！

2. 以上的图例都是典型的心肌梗死表现。记住在临床上遇到的心梗的心电图可能只有其中的一部分表现，例如 ST 段偏移，T 波变形或病理性 Q 波。如果症状典型或是怀疑为心肌梗死，心电图上的任何急性改变都应成为诊断心肌梗死的证据。

3. 不要忘记正常的间隔性 Q 波和病理性 Q 波的区别。

4. 再一次重申。心肌梗死的演变进程可在数小时内完成，也可能达 2 周之久。如果心电图发展缓慢，不要采取过度治疗措施，除非有进一步的心肌缺血症状或体征出现，否则无须干预。（由于如今时常因过度使用不必要的导管检查，这条建议很重要。）

5. 何时宽大的 Q 波是正常的？在 V_1 导联（有时是 V_2）和Ⅲ导联。

右心前区导联朝向呈负电荷的心腔，常常可记录到正常的 QS 波——与 aVR 导联相似。另一方面，若 V_1 导联有小 R 波，而左侧导联如 V_2、V_3 或 V_4 记录到 Q 波，则根据 Q 波可 100%诊断心肌梗死。

约 15%的正常人在Ⅲ导联可出现 Q 波。aVL 和 aVF 导联实际上是分别在左肩部和左腿部记录电位。Ⅲ导联决定于两点间的电位差。当左下肢（aVF）同左上肢（aVL）相比为正时，在Ⅲ导联记录到向上的波形；当 aVF 同 aVL 相比为负时，Ⅲ导联记录到向下的波形。“负性”也简单意味着“正性较小”。

假设 aVF 导联 R 波高 2mm，aVL 导联 R 波高 8mm。aVF 导联与 aVL 导联的比值为负，因此在Ⅲ导联波形向下，即 Q 波。这是假性 Q 波，因为 aVL 记录的电位比 aVF 高。Ⅰ和Ⅱ导联不会存在该问题，因为其无关电极是 aVR 导联，后者总是负的。因此临床上不看Ⅲ导联而看 aVF 导联，后者是真正的左下肢电位。

等位性 Q 波

Q 波是心室除极开始的异常，在体表心电图上表现为初始负向波。这种除极的异常是否永远会以负向波的形式出现？当然不是，其可以是正向的，这取决于记录导联，例如后壁梗死在 V_1、V_2 导联出现了高耸的 R 波。实际上，心肌梗死可以表现为 QRS 波上任一部分的变化，可以有多种不同的表现形式。

如果考虑到与梗死相关的病变部位和类型，则显然 QRS 波可以产生很多种变化。同初始向量一样，QRS 波的中间和终末向量也可发生变化。在体表心电图表现为电位的增高或降低、波的斜率改变以及方向的改变等。很多学者将这些变化统称为等位性 Q 波，后者是重要的诊断信息。虽然那种认为心肌梗死仅改变 QRS 波的初始向量、总是产生负向波的观点过于草率，但是可以根据此粗糙地鉴别 Q 波型和非 Q 波型心肌梗死。

等位性 Q 波的类型

1. **心后壁梗死时在右心前区导联出现的高耸 R 波是最被公认的等位性 Q 波（图 17–16）。**
2. **额面轴的剧变亦是常见的心梗变化。下壁梗死使向下的向量丢失，故 aVF 导联的 R 波变小，aVL 导联的 R 波变高，电轴左上偏，指向残存的心肌细胞（图 17–17）。**
3. **心前区导联局部 R 波缺失被广泛认为是等位性 Q 波（图 17–18）。**
4. **QRS 波各个部分出现切迹或钝挫也十分常见（图 17–19 和图 17–20）。**
5. **电轴突然出现难以解释的偏移——在此例中向右偏移。其由侧壁梗死引起，是左侧传导心肌缺失的结果（图 17–21）。**

谬论 1

你也许听说过有"Q 波型梗死是透壁性梗死，无 Q 波型梗死是心内膜下梗死"这种说法。这种观点毫无凭据。这种说法是基于 Prinzmetal 的错误观点，他之后承认了这个错误，但每一本教科书都把它奉为真理，重复了这个错误。事实上，病理学研究显示约有半数的 Q 波型梗死是心内膜下的，大约有一半的无 Q 波型梗死是透壁性的。Q 波仅提示存在心肌梗死，但不能提供病理学信息。早在 1983 年我已在《美国心脏病学会杂志》第一期上废止了这种说法[1]。

谬论 2

许多心脏病学家曾认为病理性 Q 波一定意味着某些特殊的病理原因，使得这类医学文献有五六年都是无稽之谈。他们认为，无 Q 波型心肌梗死意味着梗死是"不完全的"或者"不稳定的"，故需积极的干预。然而我和我的同事都废止这一谬论，我们发现没有确实的证据可以支持这种观点。我们还发现声称

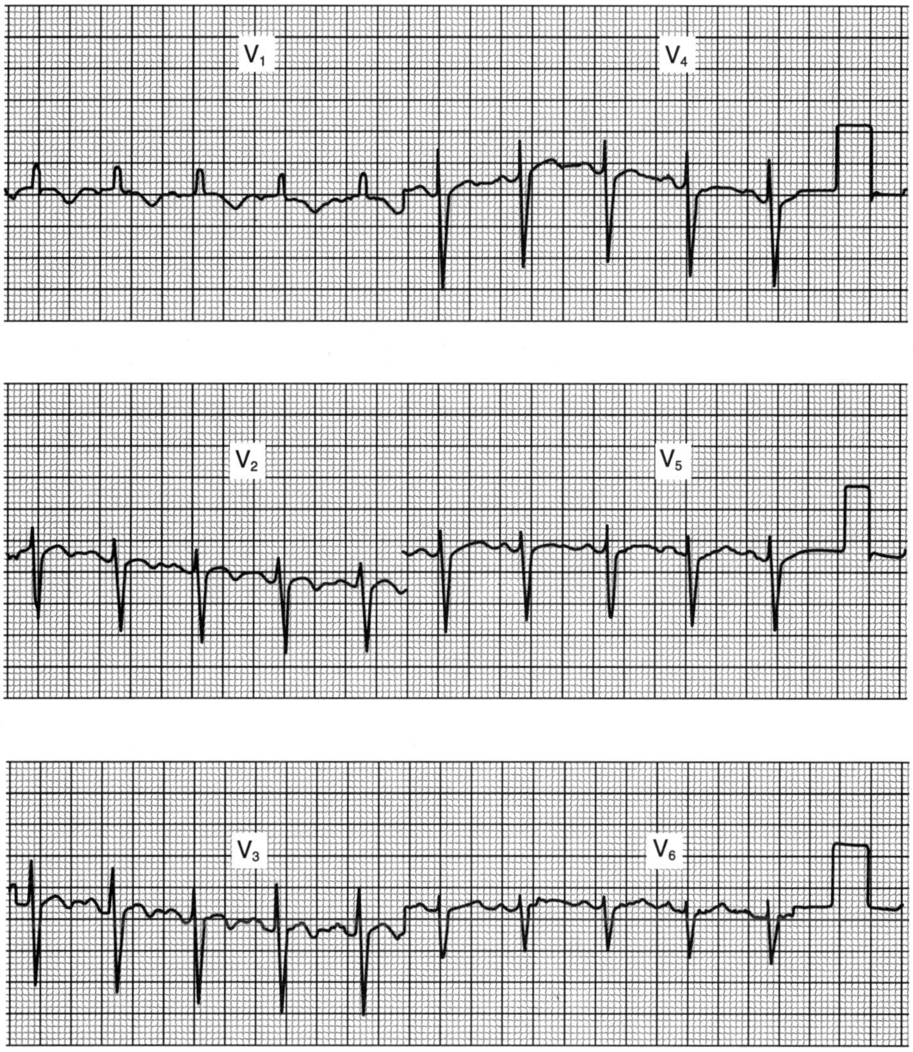

图 17-16
等位性 Q 波。V_1 导联的高 R 波实际上是一个上下颠倒的 Q 波。

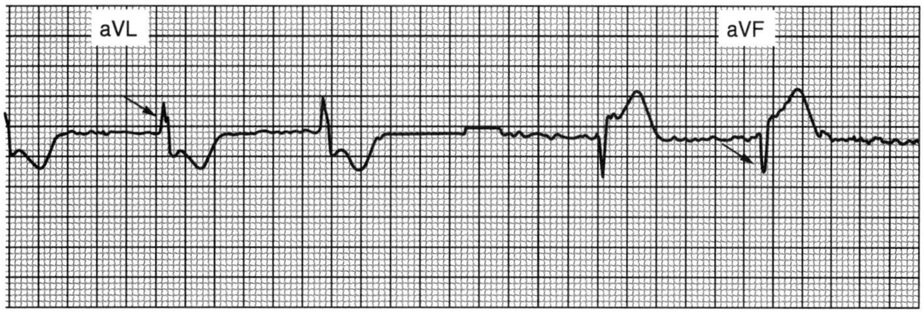

图 17-17
等位性 Q 波。在 aVL 导联新出现高 R 波，在 aVF 导联新出现深 S 波，反映了下壁心肌梗死时下壁心电向量的缺失。

无 Q 波型心肌梗死是不稳定的这种观点在诊断上就有漏洞[2]。

病理性 Q 波有什么意义？它仅能提示存在心肌坏死，通常源于心肌梗死。一般，Q 波型梗死要比无 Q 波梗死的梗死面积大。但由于这两种梗死类型在图形上有重叠，不能仅仅依据这一差别就作任何有实际临床意义的结论。

最后需特别注意 aVL 导联何时重要，何时不那么重要？由于 aVR 导联记录的是腔电位，正常情况下其记录的均是负向波。有时由于出现垂直心，aVL

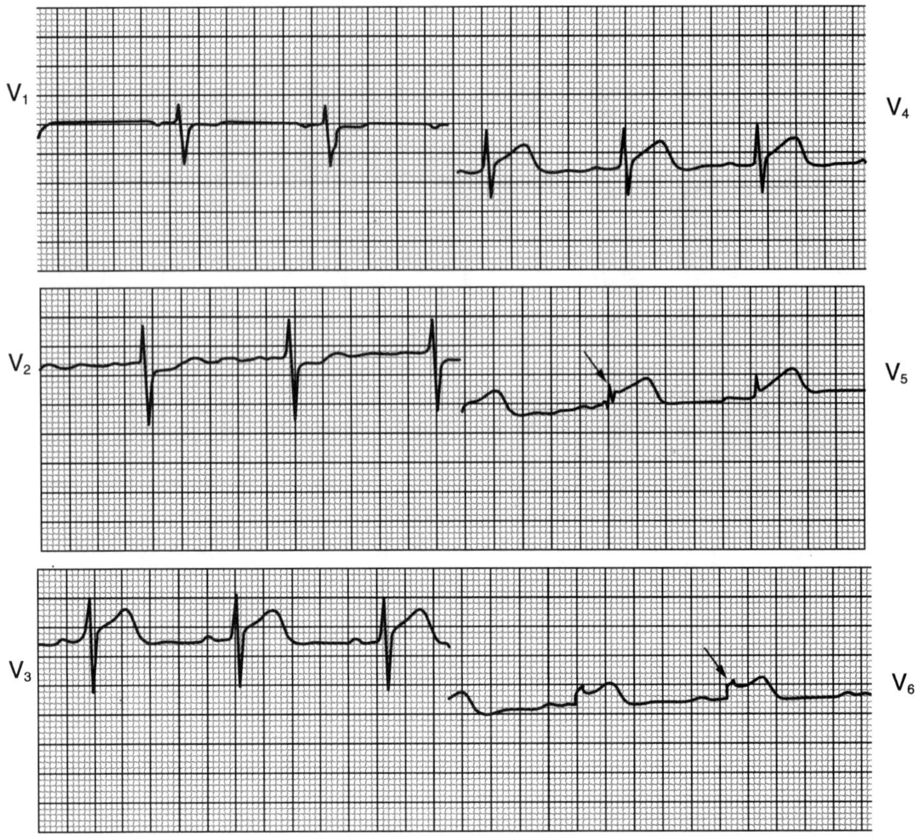

图 17–18
等位性 Q 波。前壁心肌梗死时，心前区记录的 R 波电压突然下降。

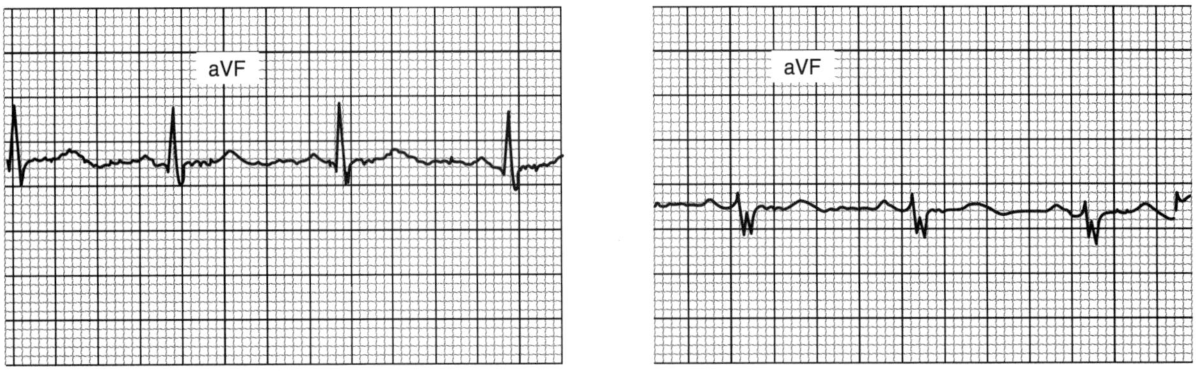

图 17–19
等位性 Q 波。下壁心肌梗死第 1 天，aVF 导联的 R 波缺失提示下壁心肌的坏死。

导联记录了同样的电位，也可呈负向波（图 17–22）。当 aVL 导联上的图形类似于 aVR 导联，方可忽略负向波。另一方面，如果 aVL 导联在间隔左侧记录，则可看到间隔 Q 波，其后有 R 波或略高的 R 波。此时出现病理性 Q 波是心肌梗死特异性标志。

最后，图 17–23 至图 17–41 列举了各种心肌梗死的心电图，这些心电图显示了心梗可产生的各种心电图变异或是上述各种简单变化的组合。需要花时间仔细学习！

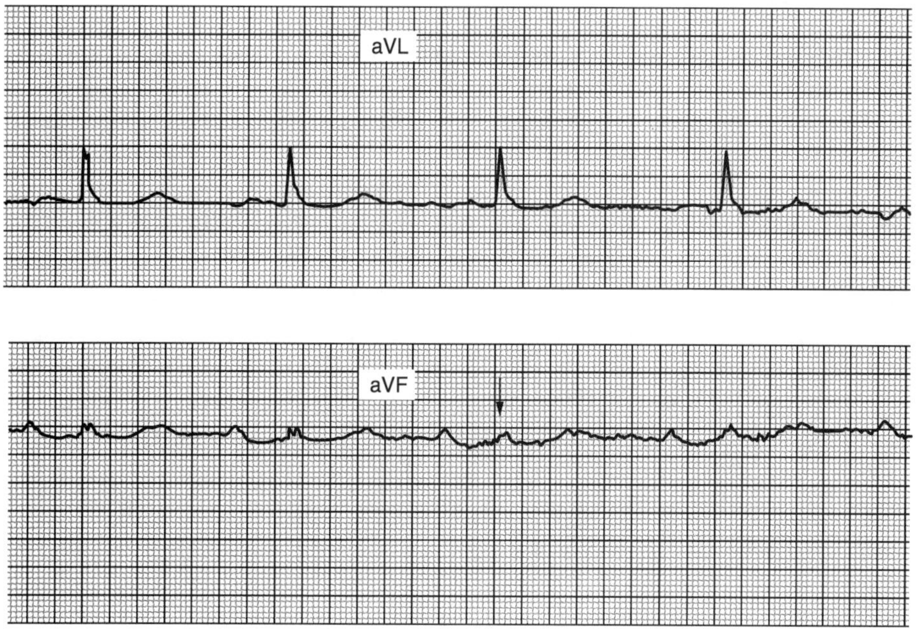

图 17–20

等位性 Q 波。心梗前在 aVF 导联上可见高耸的 R 波并且 aVL 导联上小 r 波后跟深 S 波。下壁心肌梗死 24 小时后，aVF 导联上波群短小且有钝挫（箭头所示），而 aVL 导联转变为单一高耸的 R 波。

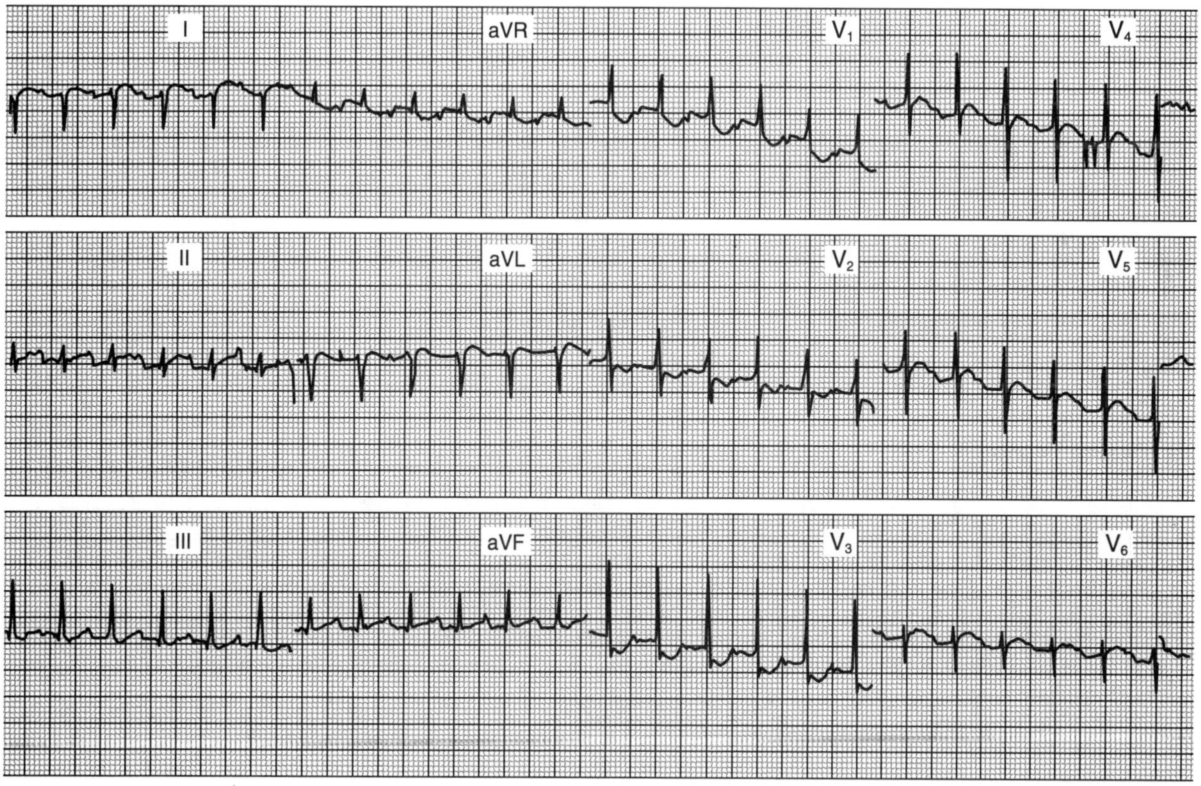

图 17–21

等位性 Q 波。心电图在过去的 2 周正常，而现在电轴显著右偏，V_5 和 V_6 导联上 R 波明显丢失，而 V_1 导联 R 波高耸。QRS 波出现的这些变化和病理性 Q 波一样重要，均提示心肌梗死。

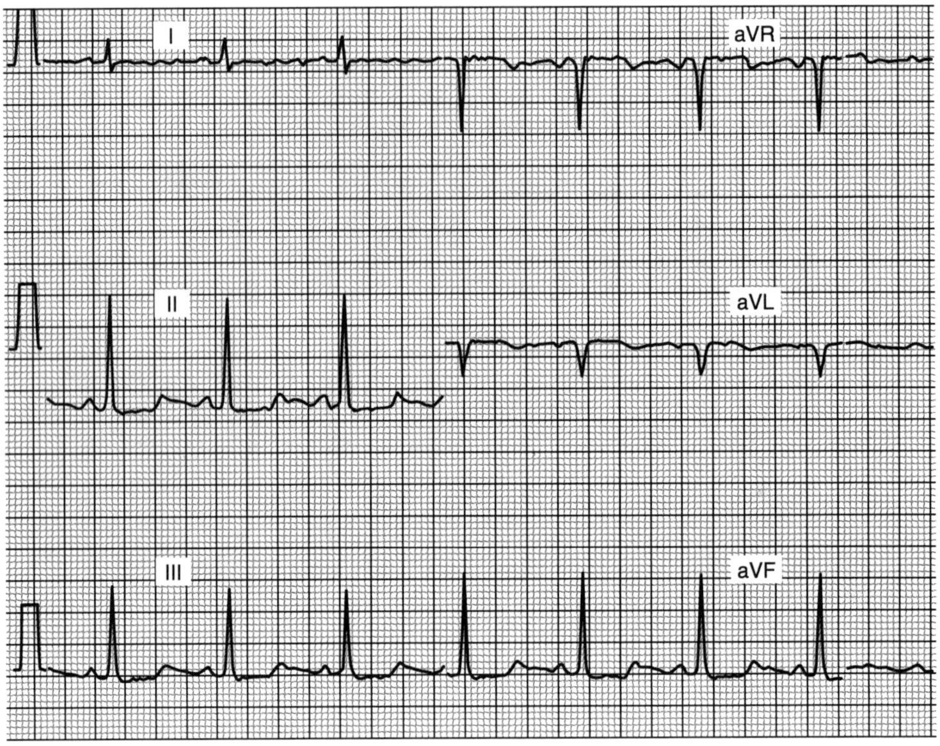

图 17–22

aVL 导联上的“心腔”电位。aVL 导联与 aVR 导联极其相似，意味着 aVL 导联记录的是处于带有负电荷的左心室下壁。因此，aVL 导联记录的 QRS 波形态在此例中没有多少实际价值。

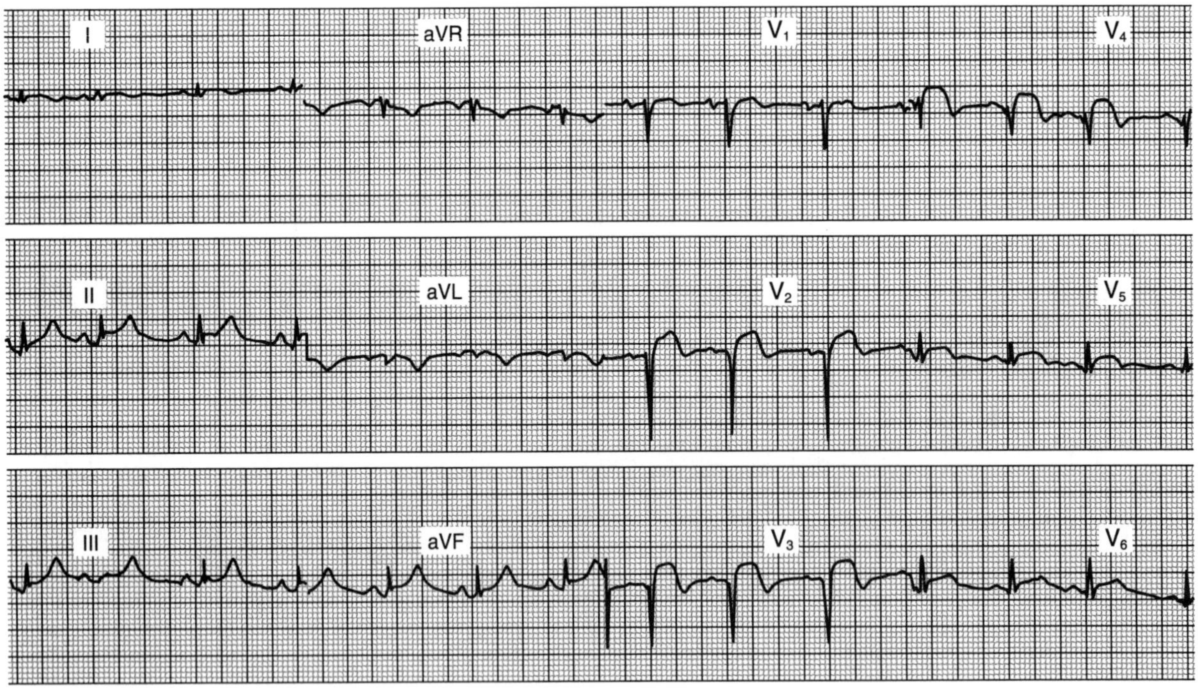

图 17–23

注意 V_2~V_4 导联上的 Q 波。整个 QRS 波可由单纯负向波即 Q 波构成，有时被称之为 QS 波。V_2～V_5 导联的 ST 段抬高，且 aVL 导联 T 波倒置。因此诊断为前壁及侧壁心肌梗死（aVL）。

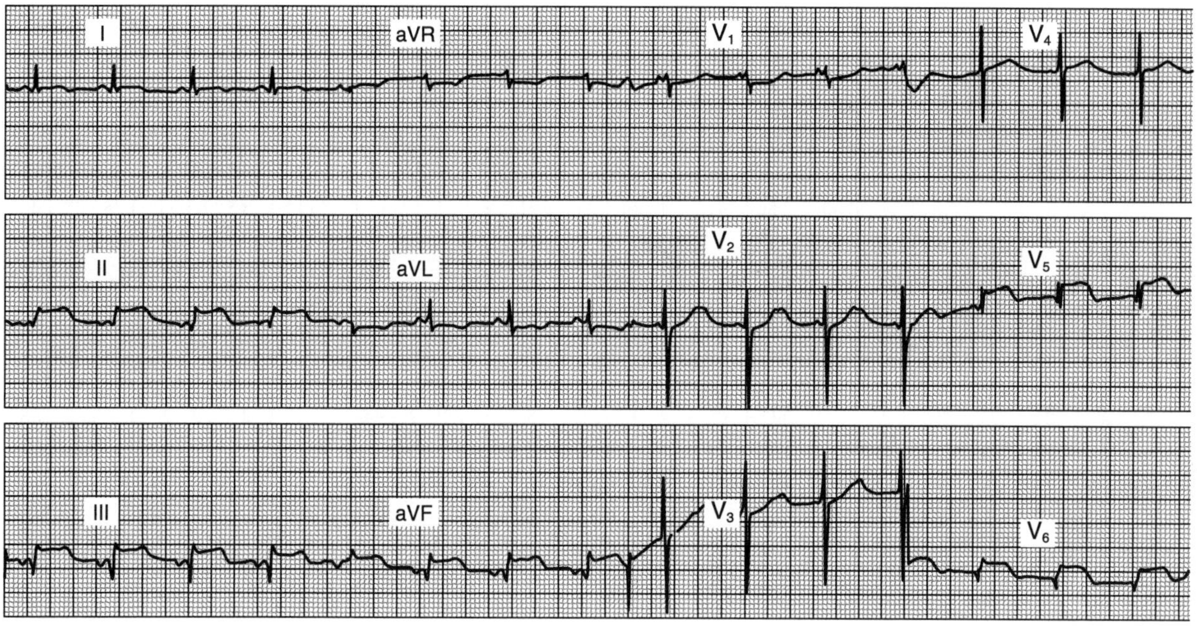

图 17–24

Ⅱ、Ⅲ、aVF 和 V_6 导联上的 Q 波，这些导联以及 V_5 导联 ST 段抬高，aVL 导联上 ST 段压低。该图所示为典型的下壁心肌梗死，在Ⅱ、Ⅲ、aVF 导联上均可见梗死图形，aVL 导联出现对应性改变。下壁梗死时 V_5、V_6 导联出现梗死图像很常见，这是由于供应下壁心肌的动脉通常同时供应左室侧壁下段。理解Ⅱ、Ⅲ、aVF、V_5 和 V_6 导联上的变化来自同一个而非两个不同的梗死部位是十分重要的。

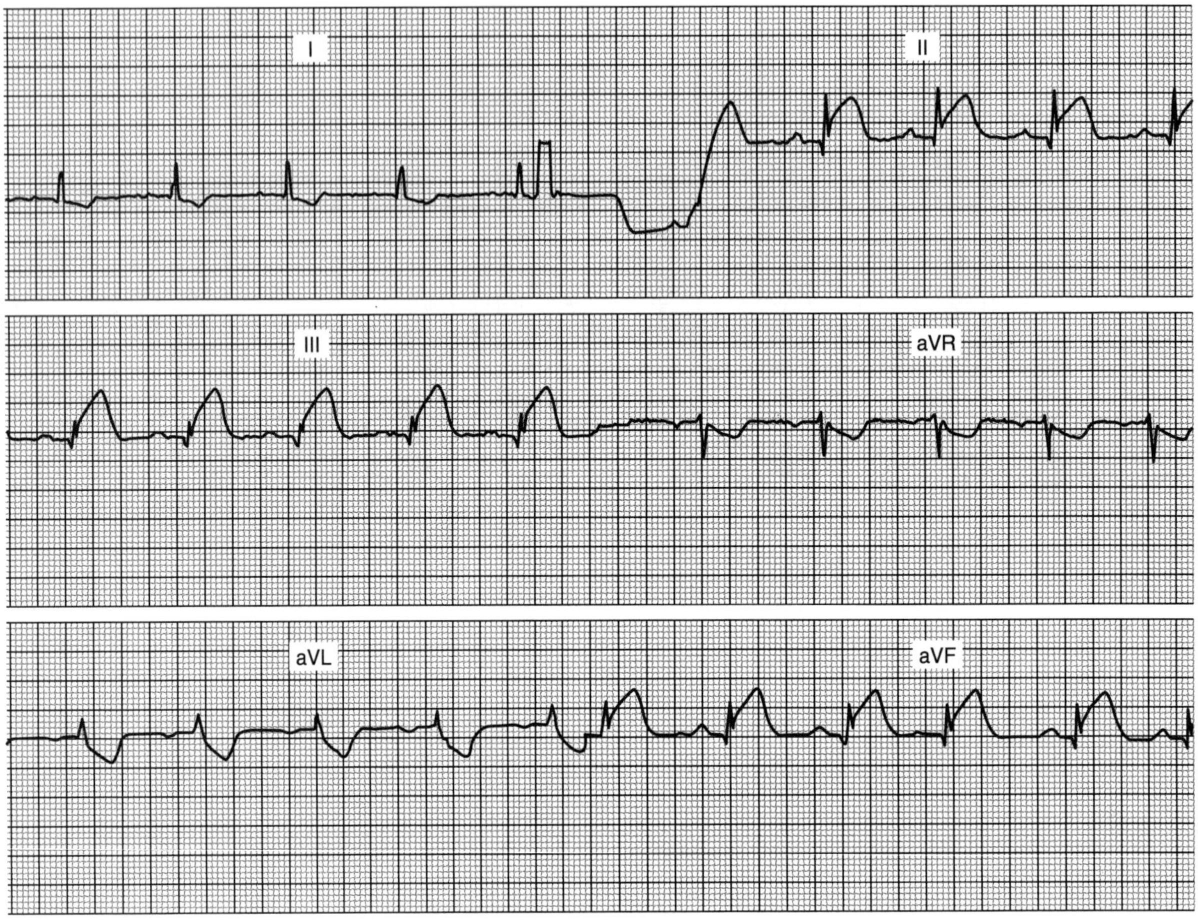

图 17–25

典型的 ST 段对应性改变，Ⅱ、Ⅲ、aVF 导联 ST 段抬高，而 I、aVL 导联 ST 段压低。仅凭这些导联即可以确诊为下壁心肌梗死。

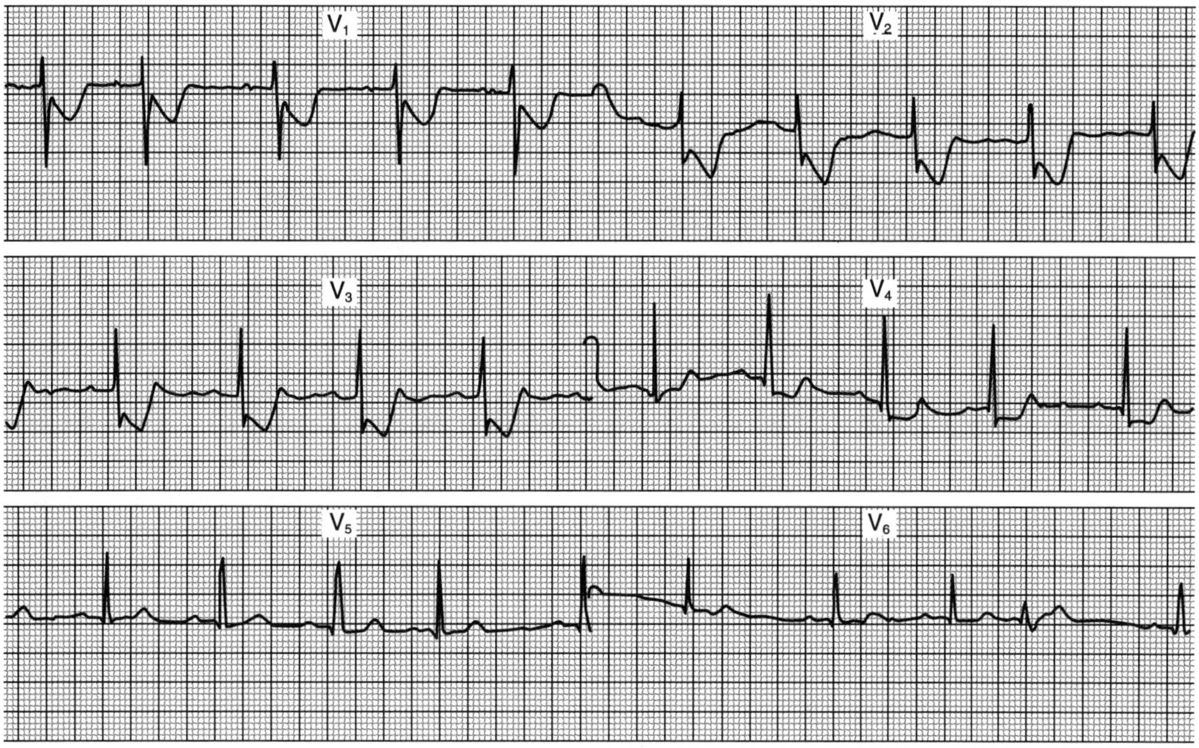

图 17–26

图 17-25 患者胸导联心电图。心前区导联有高耸的 R 波和明显压低的 ST 段，此时可确诊为后壁心梗。（想象将这些图像上下颠倒，会得到将电极直接放置在梗死的后壁记录的心电图。）

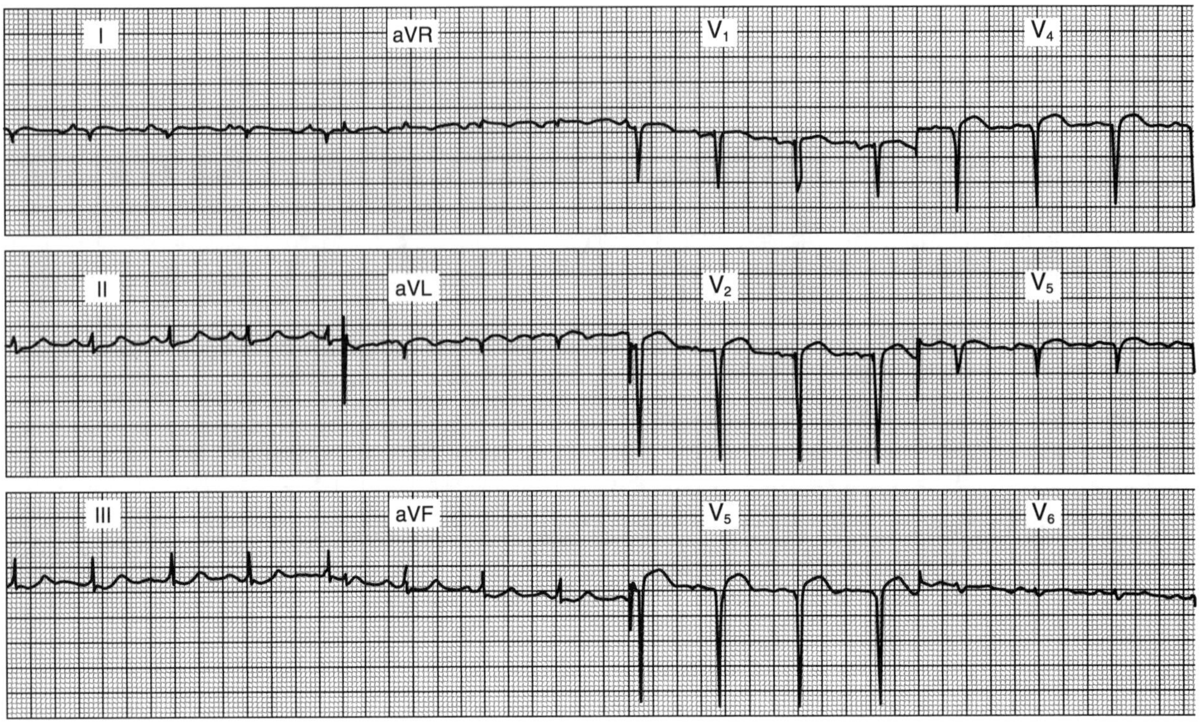

图 17-27

Ⅰ、aVL、V_2～V_5 导联 Q 波形成，aVL、V_2、V_5 导联 ST 段抬高，证明存在前壁和侧壁心肌梗死。Q 波的要点：V_1 导联含小的 r 波，而 V_2～V_5 导联 r 波消失，出现真正的 Q 波。有时 V_1 或 V_2 导联为 QS 波，这仅是由于心脏电场位置变化的缘故。但是，如果右心前区导联如在 V_1 导联出现 rS 波群，并且该点以左的导联 r 波消失、Q 波出现，此时可明确判断这些 Q 波为病理性 Q 波，并诊断为前壁心梗。

图 17-28

V_1～V_3 导联上有深 Q 波（QS 波），ST 段抬高，T 波开始倒置。以上显示为典型的前间壁心肌梗死。

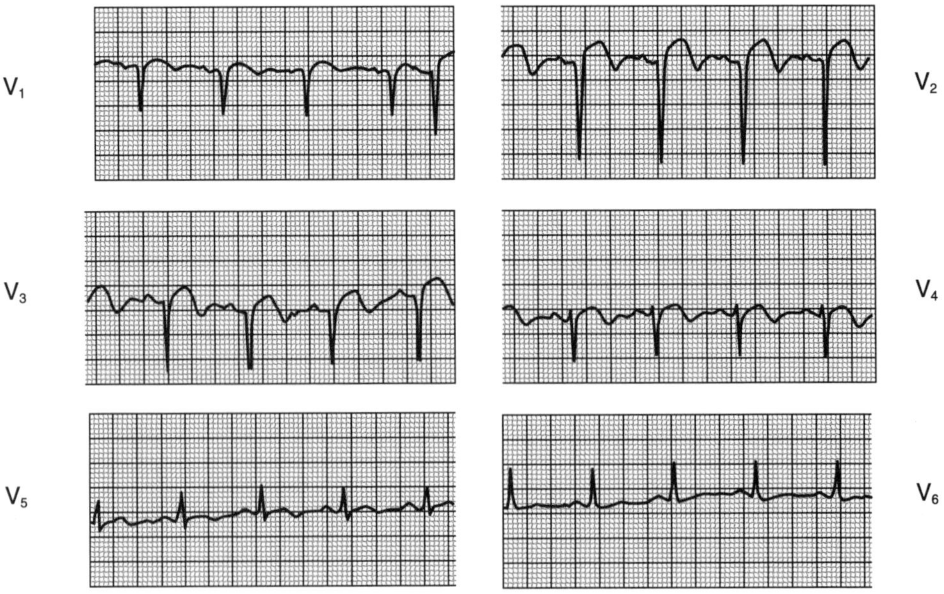

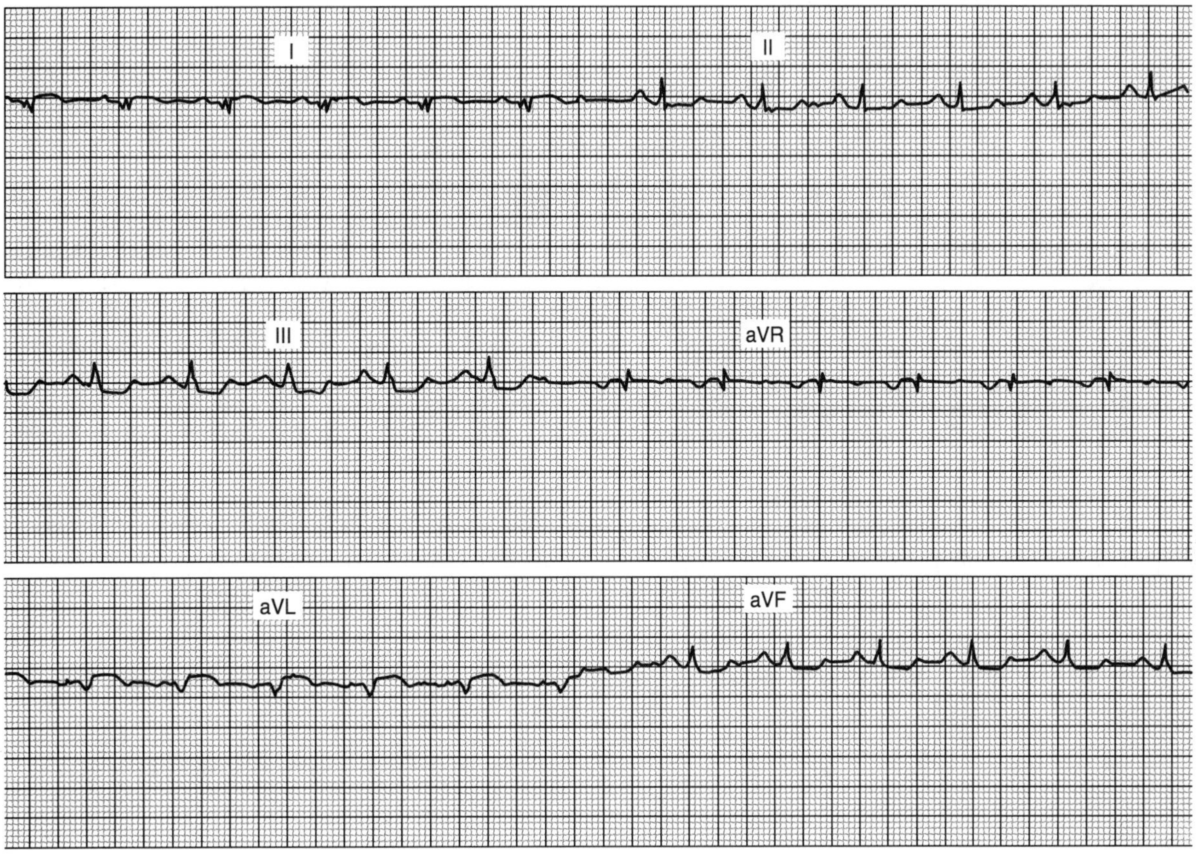

图 17–29

Ⅰ、aVL 导联 Q 波，ST 段抬高。Ⅱ、Ⅲ和 aVF 导联对应性改变。这是真正的高侧壁心肌梗死。这与可在 V_5、V_6 导联上显示的低侧壁梗死（常见于下壁心梗）形成鲜明对比。

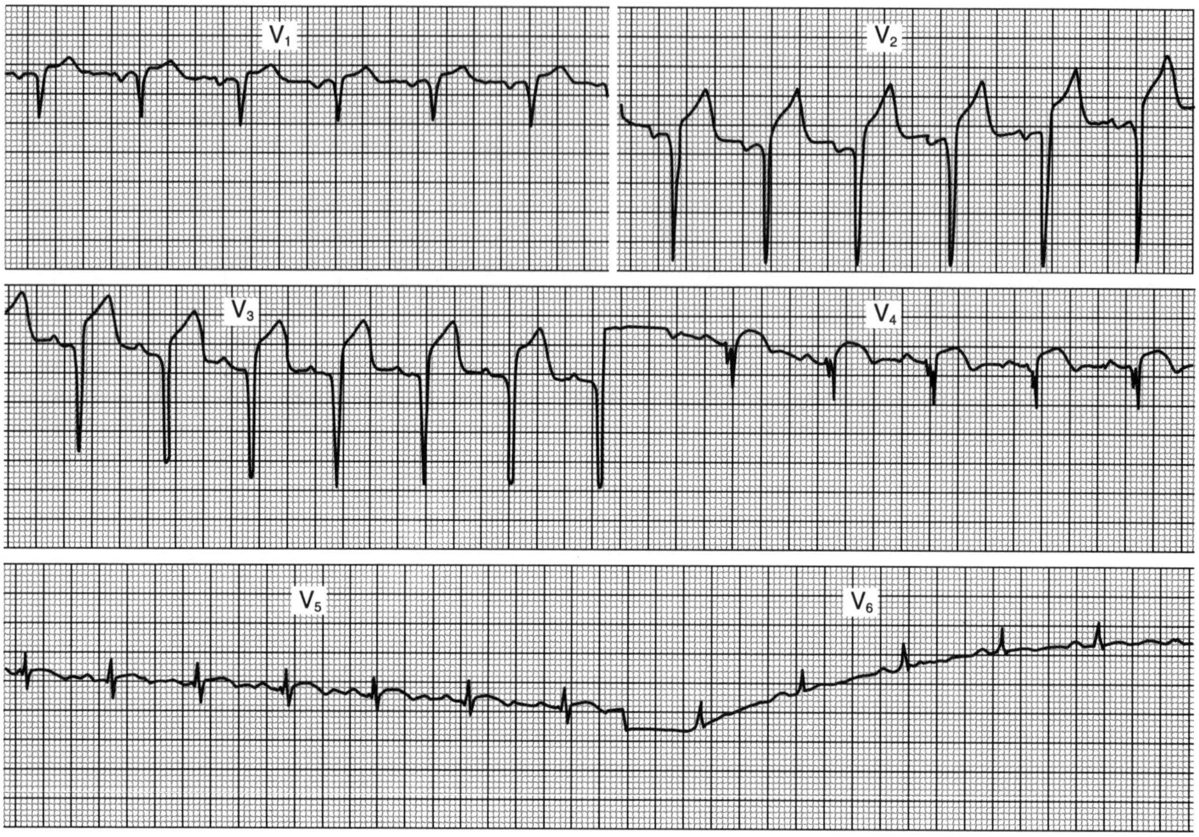

图 17–30

超急性 ST-T 改变。V_2 和 V_3 导联上 ST 段显著抬高，T 波直立，这些提示为急性前壁心肌梗死。

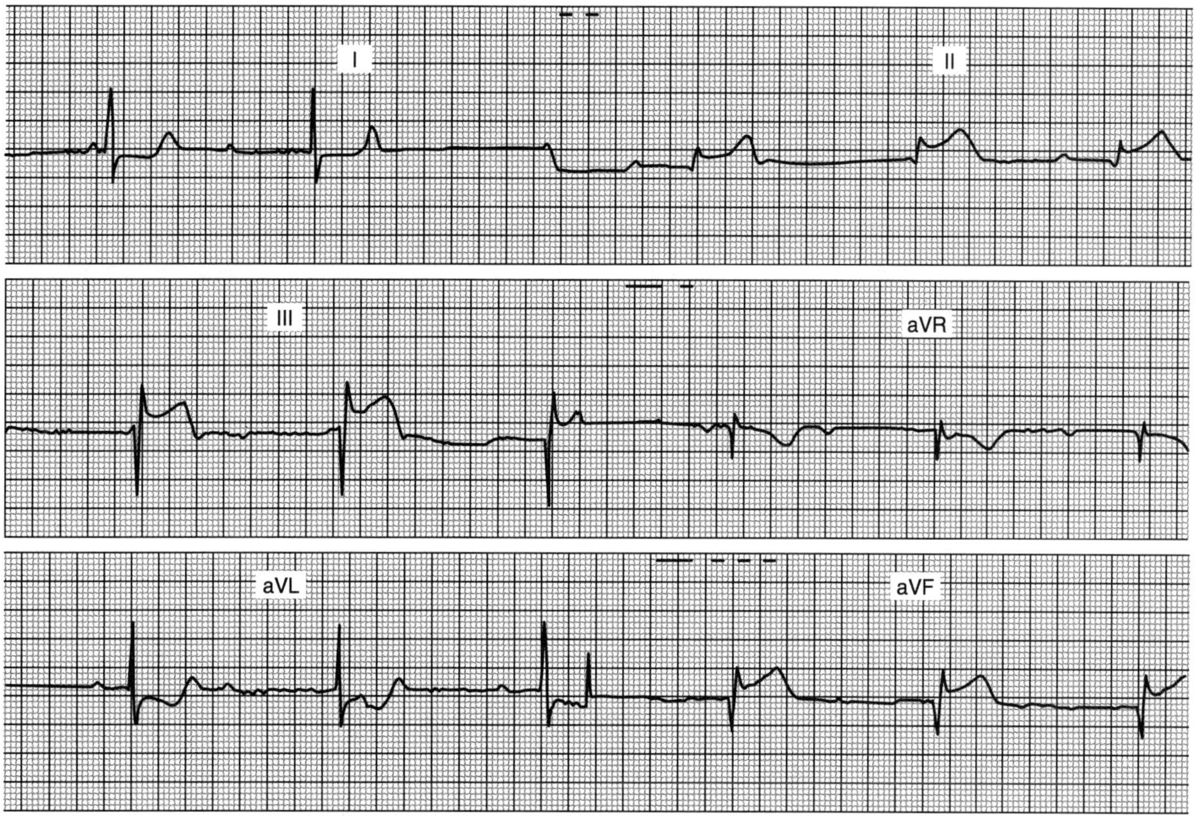

图 17–31

综合应用所学知识。此例中室律规则，心率为 41 次 / 分，窄 QRS 波，P 波与 QRS 波无关。诊断：（1）完全性房室分离伴交界性心律；（2）心室率小于 45 次 / 分；（3）等位性 Q波；（4）没有夺获，图中 P 波较少，尚不足以检测房室传导系统。结论：完全性房室阻滞，阻滞部位在房室结（窄 QRS 波）；下壁心肌梗死（I 和 aVL 导联 ST 段压低，Ⅱ、Ⅲ和 aVF 导联 ST 段抬高，Ⅲ和 aVF 导联含 Q 波）。下壁心肌梗死常伴有房室阻滞，这是由于供应下壁心肌的动脉有 85%的可能同时供应房室结。

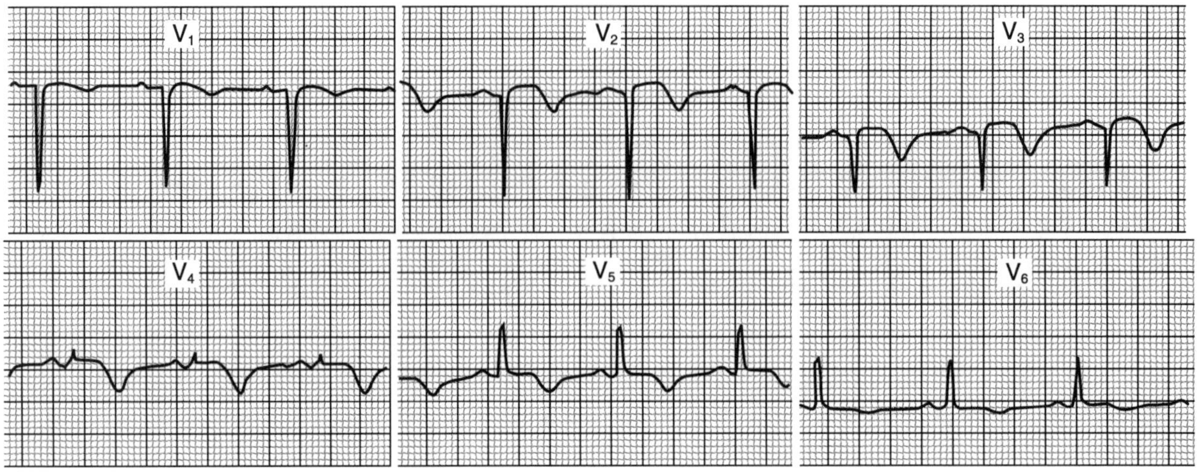

图 17–32

V_1 导联袖珍的 r 波，V_2、V_3 导联 QS 波，V_1～V_4 导联 T 波倒置。前间壁心肌梗死几乎都是由左前降支（LAD）的病变所致。

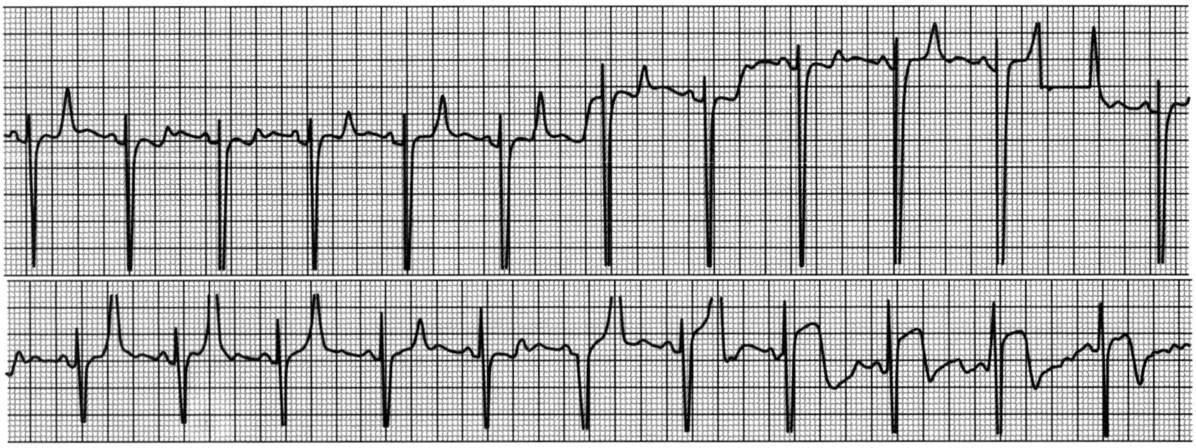

图 17–33

图中显示是在约 23s 内发生的梗死心电图（V_4 导联）。记录时，患者胸痛发作，注意 T 波形状的变化。上图显示 T 波由直立变为倒置之后再次直立。下图显示典型的损伤电流出现，并伴有 ST 段墓碑状抬高，且在 5 个心动周期内演变为 T 波倒置。演变如此迅速！

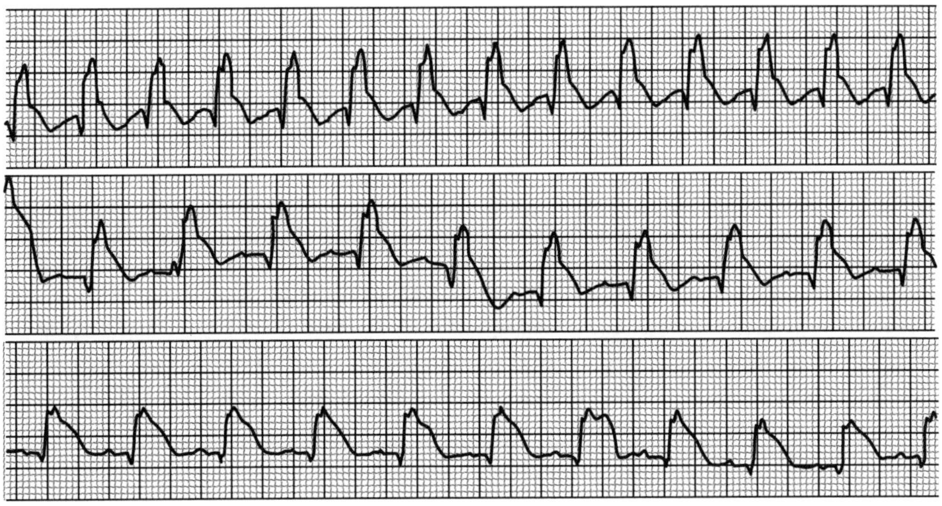

图 17–34

又一例心梗初期极度的 ST 段抬高。上图提示束支阻滞，但是在下两幅图中，仅能发现极度的 ST 段抬高，高度甚至超过 R 波的顶点。

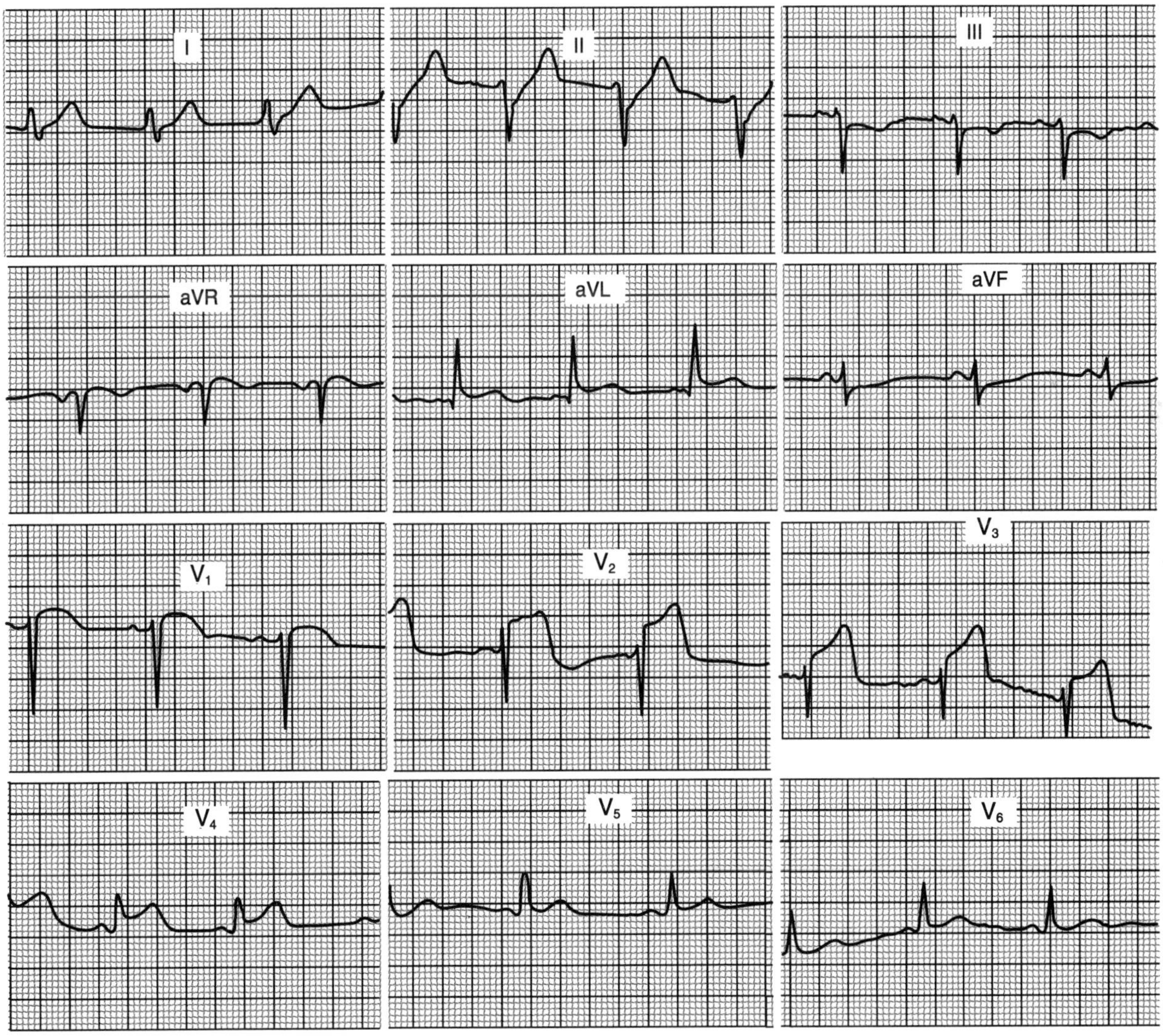

图 17–35

V_2～V_4 导联显示超急性 ST 段抬高，Ⅱ、Ⅲ、aVF 导联对应性 ST 段压低。

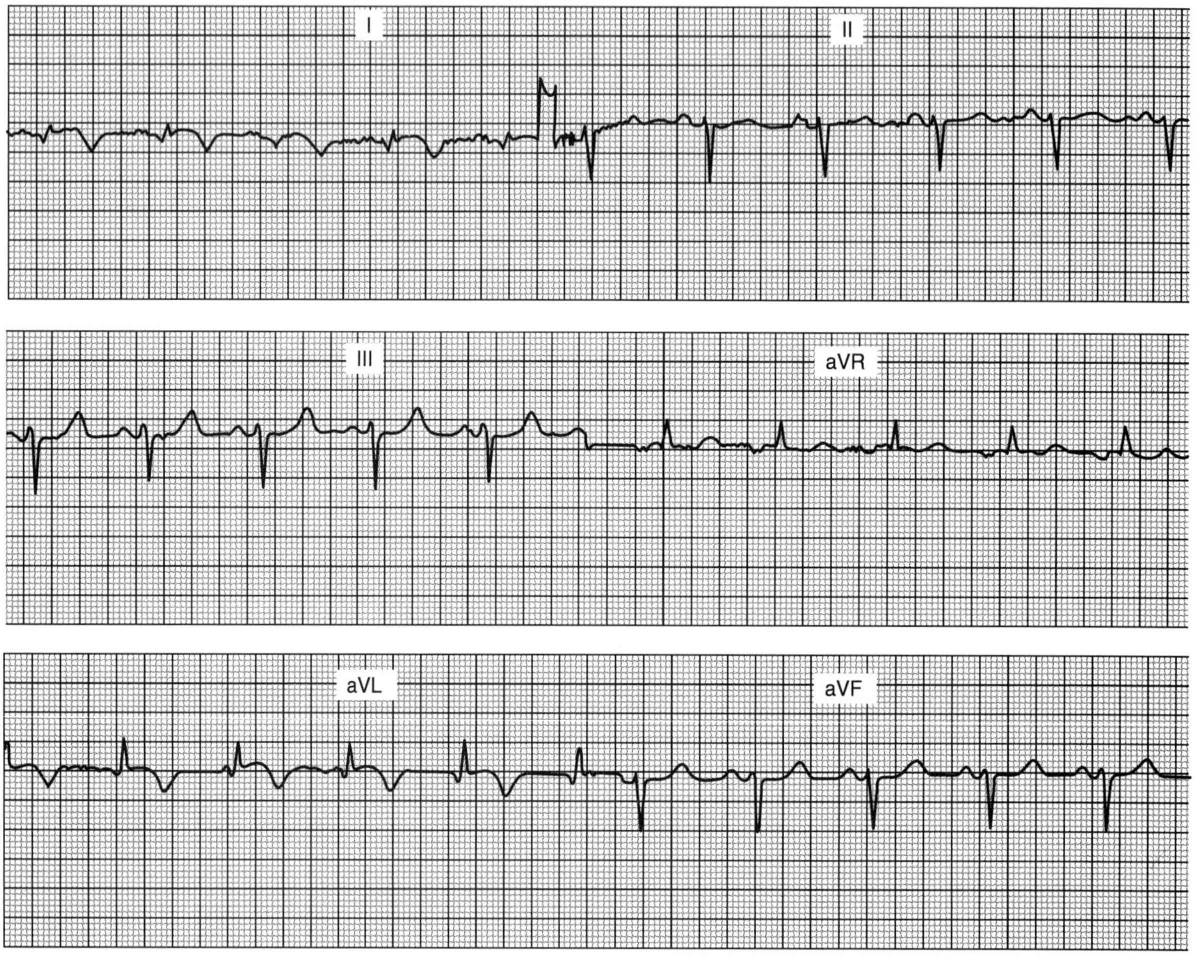

图 17–36

高侧壁心肌梗死，心梗图形局限于 I 和 aVL 导联。aVR 导联形态有趣，含高耸的 R 波，是 aVL 导联 Q 波的对应性改变。

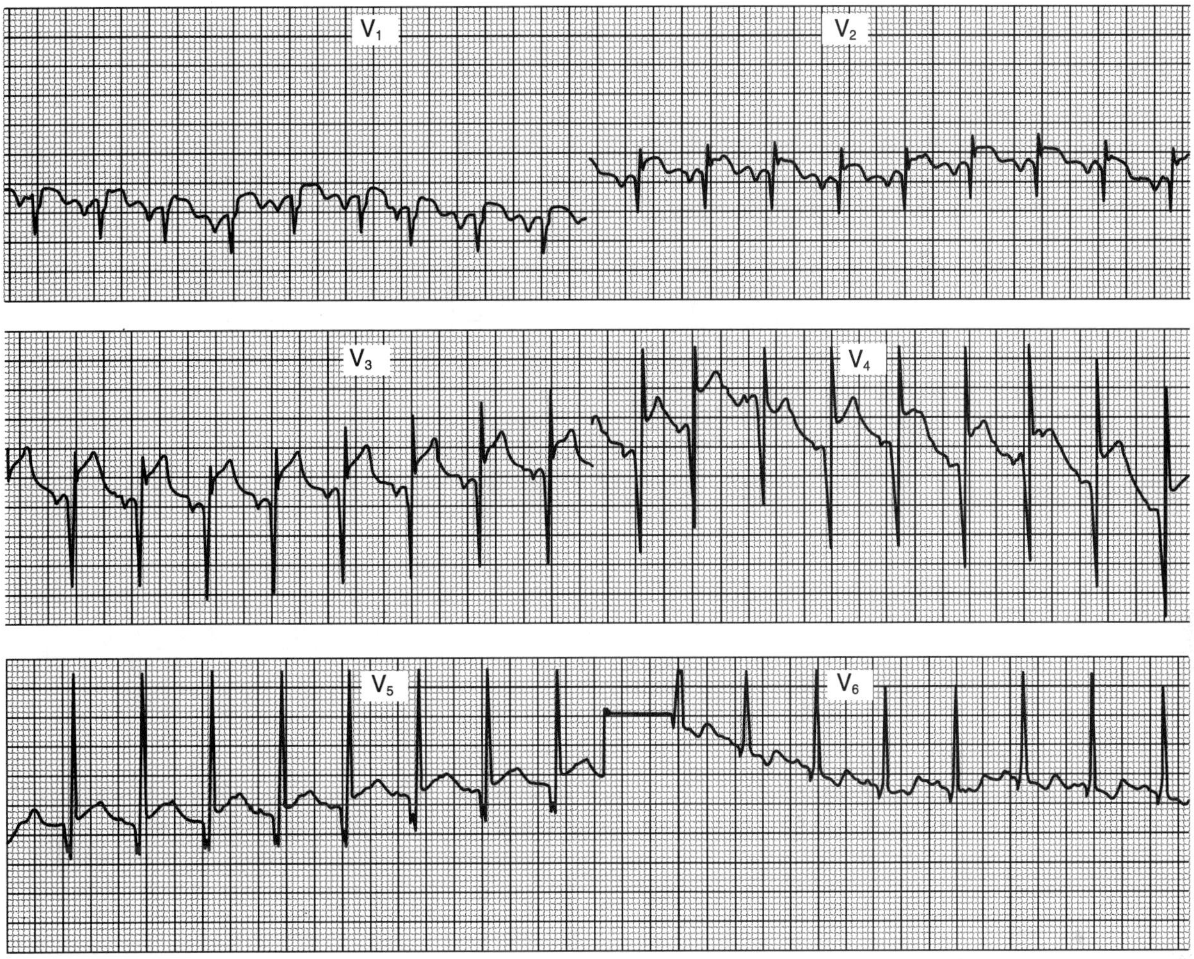

图 17–37

心前区导联超急性心梗的改变。在 V_1～V_5 导联可见 Q 波。有趣的是 V_6 导联开始出现对应性的 ST-T 改变。

图 17–38

超急性心梗 ST-T 改变的典型例子。注意加速性交界性心律，并有室早，P 波消失。（发病初期的心电图提示预后不良。奇怪的是，该患者预后良好，未发生心血管事件。）

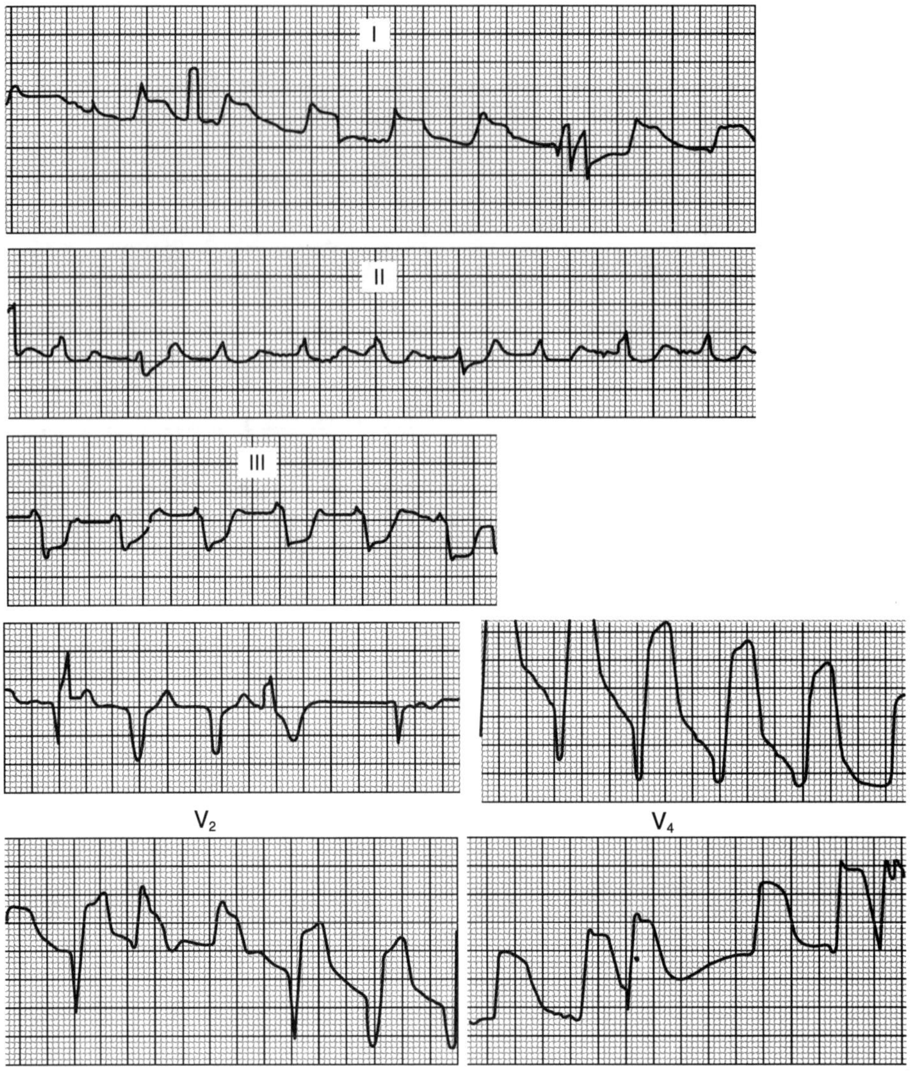

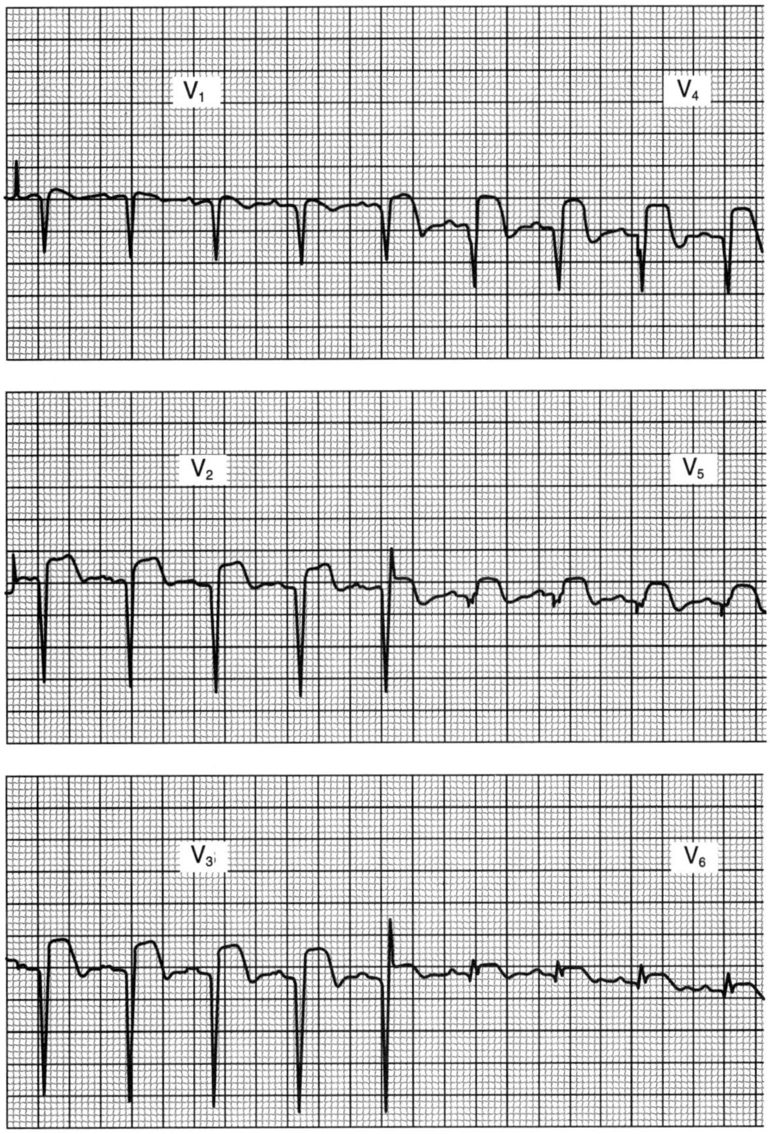

图 17–39

此例到处可见 Q 波和等位性 Q 波（V_1～V_5 以及 aVL 导联上的 QS 波相当于在额面导联上低电压）。广泛的 Q 波提示大面积心肌梗死。

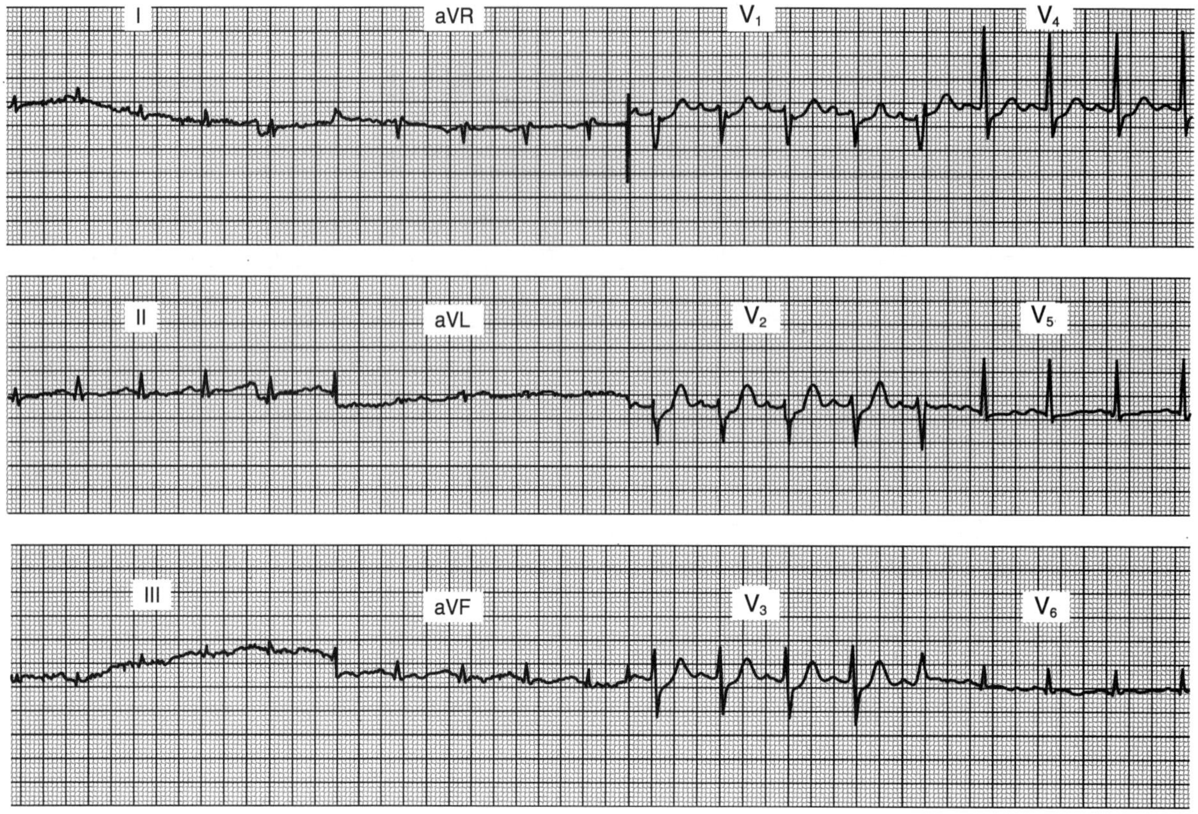

图 17-40

此例静息下的心电图，心前区导联 ST 段压低的限度轻微但十分危险！这里提供了四种可能：洋地黄效应、低钾血症、心肌肥厚或缺血。如果排除了前三者，通常推断心前区 ST 段压低即意味着心肌缺血。该观点不为许多作者强调，但它是绝对可信的。

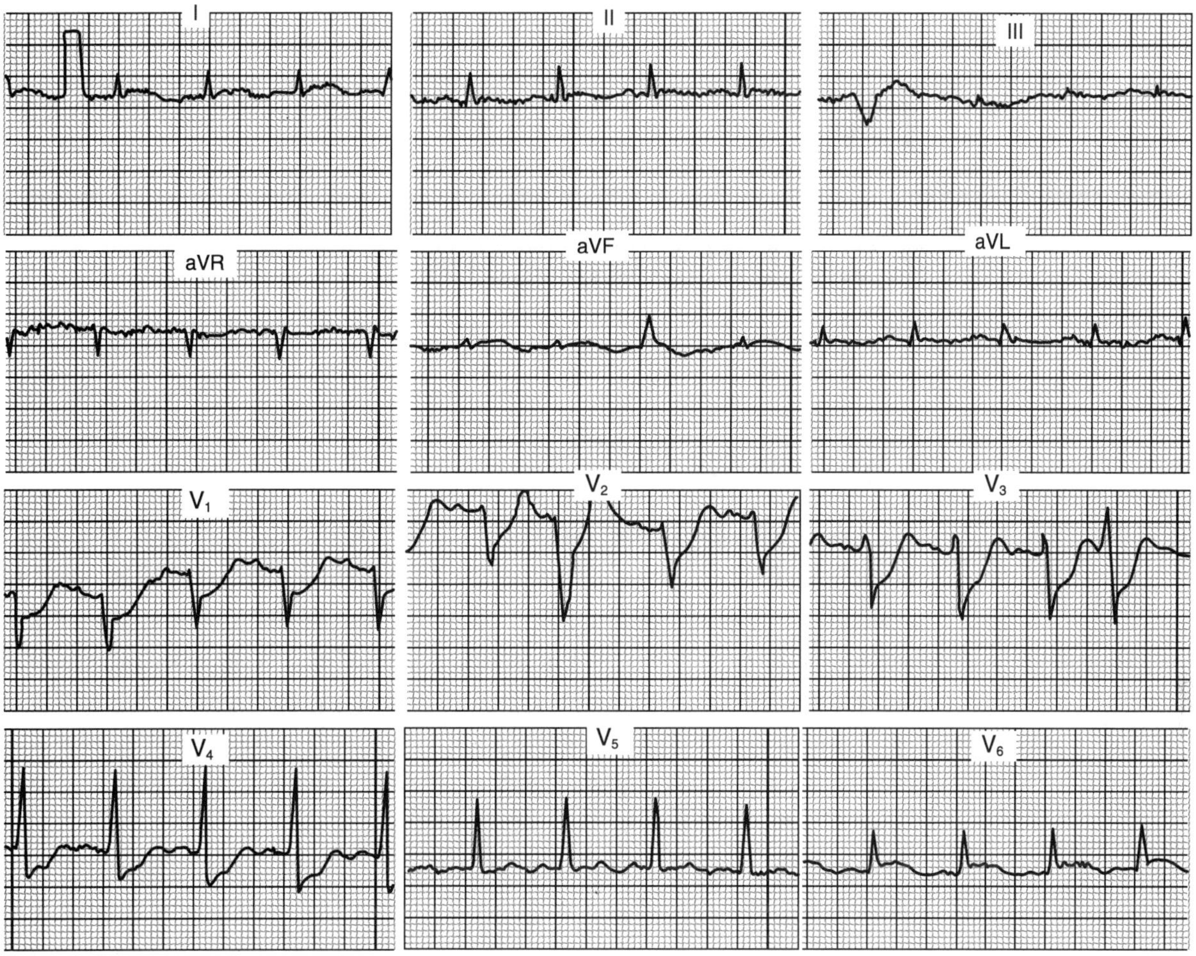

图 17–41

又一例心前区导联 ST 段压低，但它较图 17-40 更显著，V_6 导联对应性的 ST 段抬高更支持其诊断。重点需要记住，在相对的心前区导联（如 V_1 和 V_6 相对）可见到对应性 ST 段改变，有时是心肌梗死的重要标志。

18

束支阻滞时心肌梗死的诊断

右束支阻滞时的心肌梗死

在右束支阻滞时要诊断心肌梗死很容易。大多数心肌梗死发生在左心室。当右束支阻滞时，左心室的激动仍正常，因此可按照诊断心肌梗死的方法去阅读心电图——但有两个明显的区别。首先，忽视具有右束支阻滞特征的终末波形增宽，即 V_1 导联的宽大终末 R 波和 I 、V_6 导联的宽 S 波。这些宽大的波形是传导阻滞所致，与心肌梗死无关。其次，要记住在被阻滞的心室出现倒置的 T 波是很正常的。换言之，出现宽大终末 R 波的导联上往往会有 T 波倒置——通常是在 V_1 和 V_2 导联，偶尔出现在 V_3 导联上。此外，这种倒置的 T 波是传导阻滞的表现，是右束支阻滞的正常组成部分（图 18–1）。

除此以外，可以应用没有右束支阻滞时心肌梗死的诊断标准来诊断。无论有无右束支阻滞，Q 波的意义都是一样的。ST–T 波形亦是如此。从图 18–2 和图 18–3 可以看到，图中存在明显的病理性 Q 波，在被阻滞心室的导联上有典型的“墓碑状”ST–T 改变。

关于 T 波和右束支阻滞的重要注解

虽然在被阻滞心室看到倒置的 T 波很正常，但是在记录左心室的区域，即 V_4、V_5 或 V_6 导联，不应看到倒置的 T 波。导联上不能看到宽大终末 R 波时，表示已离开被阻滞心室的电场，该点左侧导联的 T 波都应该是直立的。如果 T 波在正常激动的心室上是倒置的，则是异常的（图 18–4）。

左束支阻滞时的心肌梗死

其诊断较前者要难得多，有时甚至无法诊断。很多时候只能说肯定存在左束支阻滞，也只能下此结论（图 18–5）。然而，有时也可存在一些有益线索：

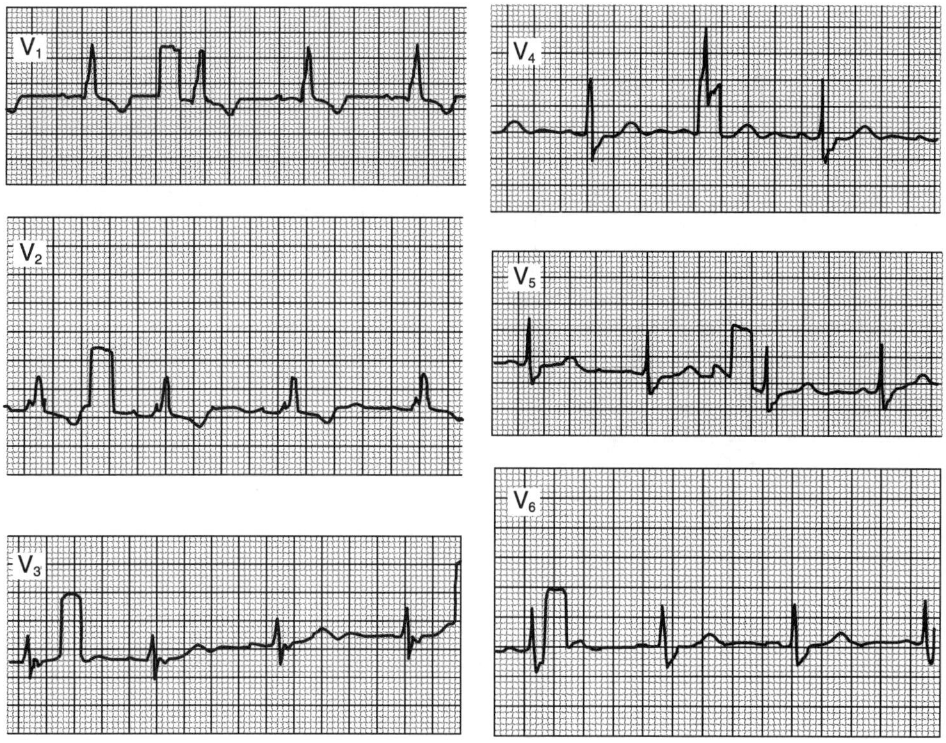

图 18–1

右束支阻滞时正常的 T 波，注意 T 波仅在含宽 R'波的心前区导联才会出现倒置，即位于被阻滞的心室上方的导联。

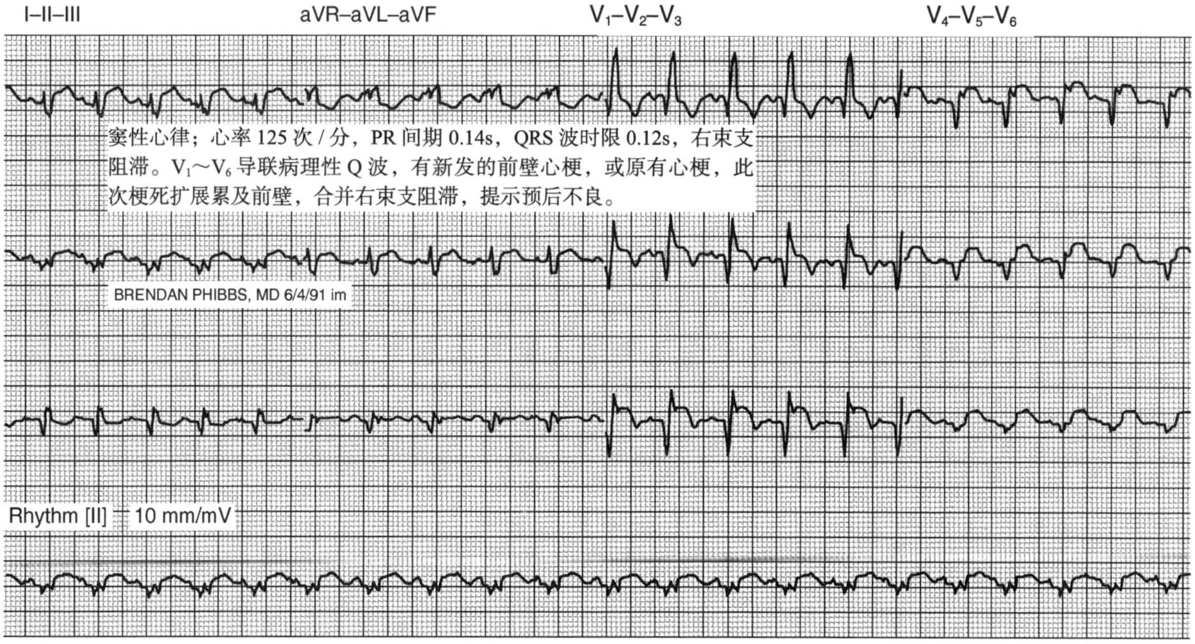

图 18–2

右束支阻滞伴前壁心肌梗死。注意Ⅱ、Ⅲ、aVF 及 V_1～V_6 导联上的病理性 Q 波。整个心前区导联，可以看到 ST 段特征性的墓碑状抬高及方向与其相反的 T 波倒置。图中尽管存在右束支阻滞，心肌梗死依旧显而易见。

图 18–3

右束支阻滞和房颤时前壁心肌梗死的显著变化。V_2～V_5 导联存在 Q 波和明显的墓碑状 ST-T 改变。

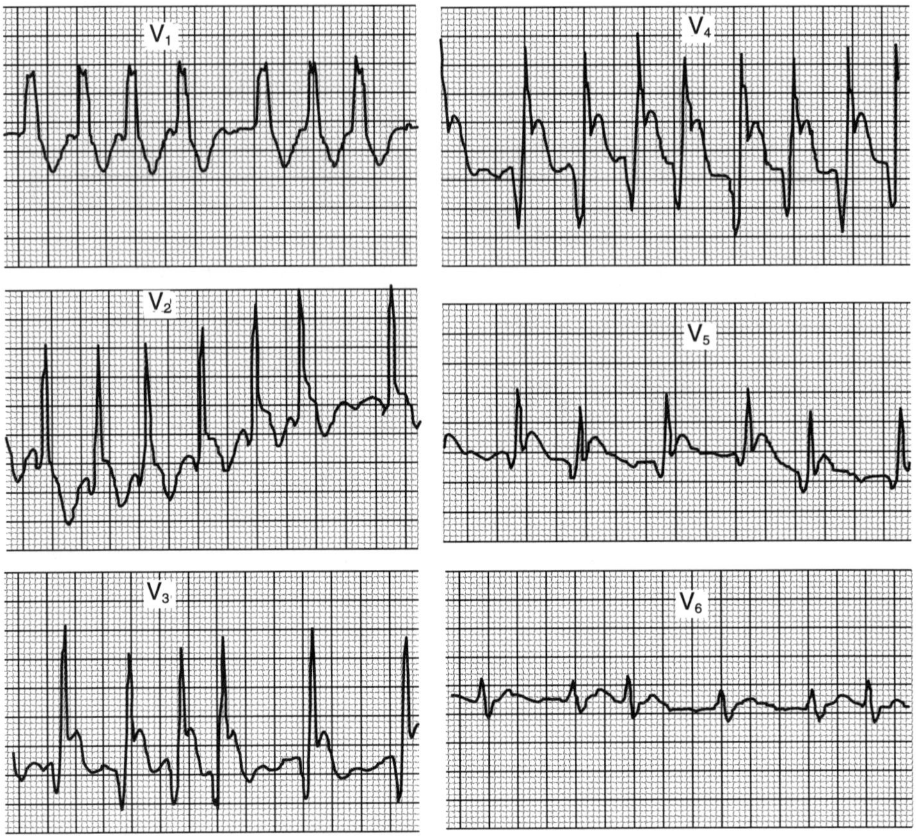

图 18–4

右束支阻滞时左心前区导联异常的 ST-T 改变。V_1 和 V_2 导联 T 波异常可归因于传导障碍。但 V_3～V_6 导联电极记录的区域在未受阻滞的心室即左心室，故 T 波应直立。若非直立，视为异常心电图(箭头所示)，与其他异常共同提示心肌病理状态。

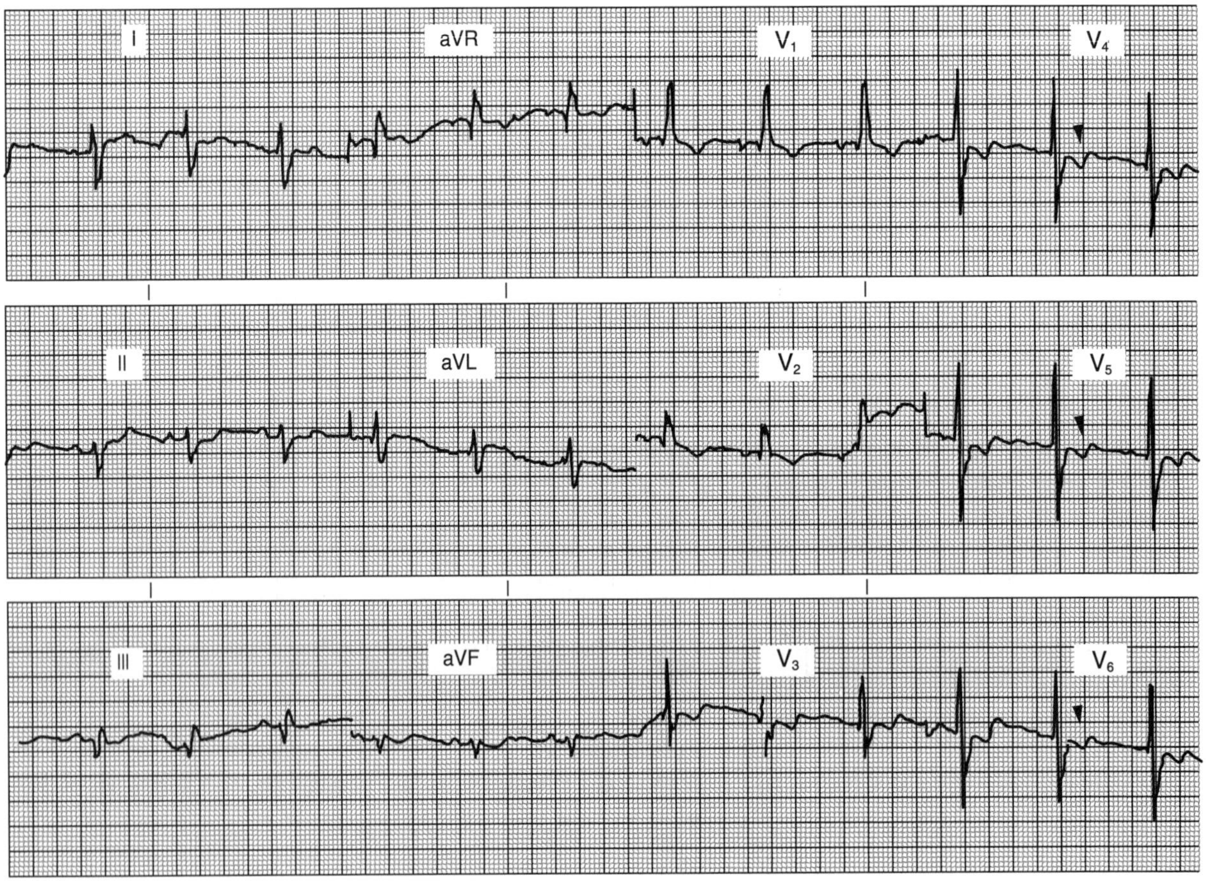

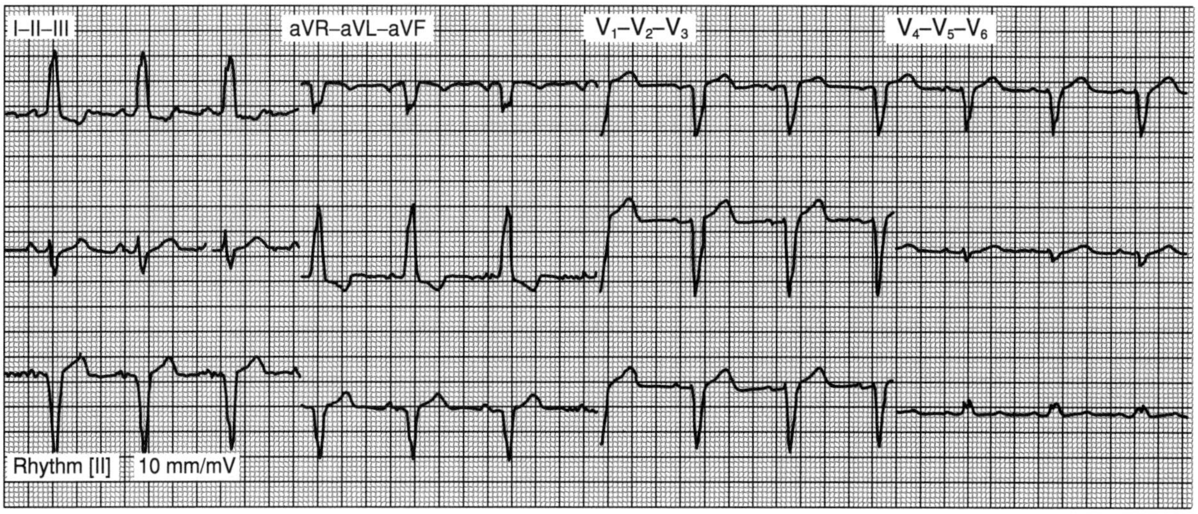

图 18–5

典型的左束支阻滞。图中 ST-T 异常改变显而易见，符合束支阻滞的变化。

1. **即使存在左束支阻滞，任何病理性的 Q 波仍旧有其重要意义（图 18–6 和图 18–7）。左束支阻滞本身并不产生病理性 Q 波。若看到病理性 Q 波，其一定是心肌病理性改变的结果，而非传导阻滞的结果。**
2. **左束支阻滞具有特征性的 ST–T 改变。ST–T 向量背离 QRS 向量，因此存在宽 R 波的导联上可见 ST 段压低以及 T 波双向或倒置（图 18–8）。然而，有些 ST–T 改变并不符合左束支阻滞的特征，例如典型的墓碑状 ST–T，则即使伴有左束支阻滞，仍应视为由急性心肌缺血造成（图 18–9）。换言之， ST 段抬高或压低有些是左束支阻滞的结果。当 ST 段抬高或压低不符合左束支阻滞的特点时，可以诊断心肌缺血。因此，在有宽 R 波的 I、aVL、V_6 导联上，ST 段压低应视为束支阻滞的结果；当这些导联上出现 ST 抬高，则并非由于传导阻滞引起，而应提示心肌缺血。相反，在有宽 S 波的 V_1、V_2 和 V_3 导联上，左束支阻滞可使 ST 段抬高；当这些导联上出现 ST 段压低，则是急性心肌缺血的可靠标志。**

把这些要点记在心里，来看一看图 18–10，在Ⅲ和 aVF 导联上识别典型的心肌梗死图形，有病理性的 Q 波和墓碑状 ST–T 改变。尽管存在左束支阻滞，仍可以很有把握地诊断为心肌梗死。

图 18–11 和图 18–12 分别是伴有右束支和左束支阻滞时诊断心肌梗死的两个典型的例子。这本书在即将发行之际，一项超过 21 000 例心肌梗死的研究证实了上述伴有左束支阻滞的心肌梗死的诊断方法的可靠性，尤其是参照 V_1、V_2、V_3 导联的 ST 段压低。在这些导联上，传导阻滞本身不产生 ST 段压低。

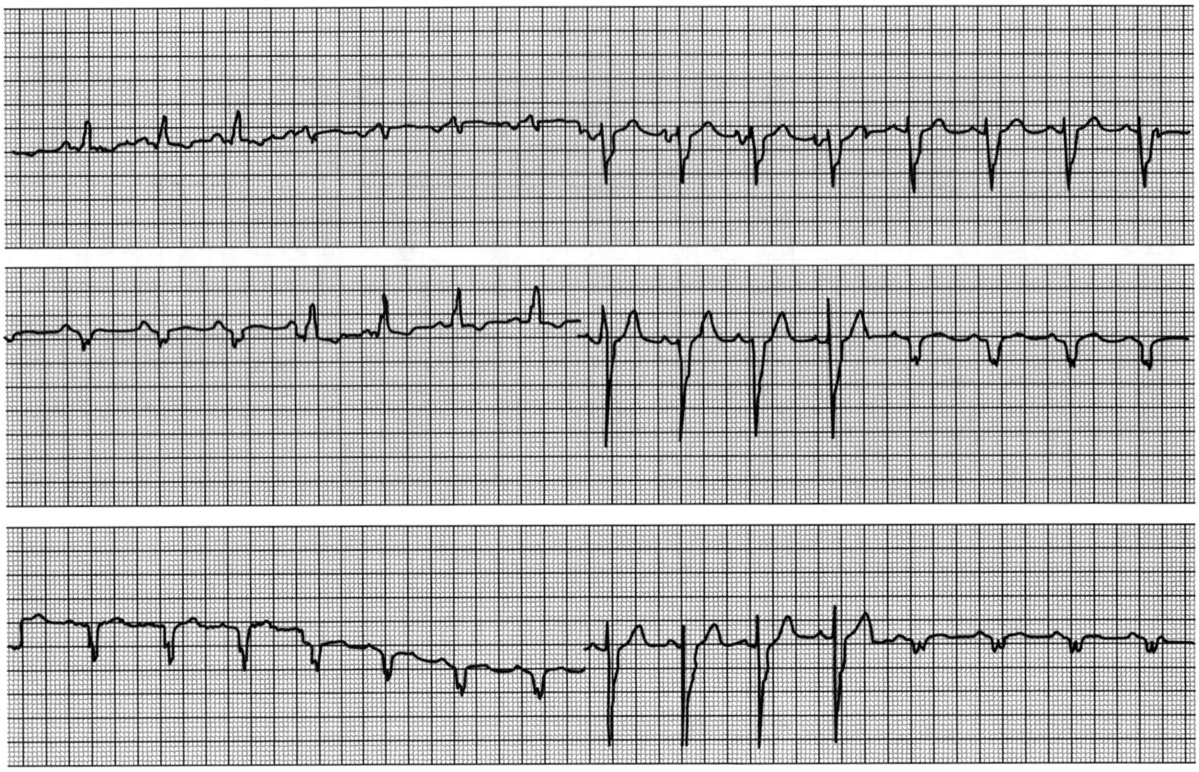

图 18-6

左束支阻滞，Ⅱ、Ⅲ、aVF、V_5和V_6导联病理性Q波，实际上是QS波。尤其注意V_1~V_4导联有R波；而在V_5、V_6导联上R波消失，呈QS型，可证实存在梗死或类似的病理状态。不能简单得将异常QS波归因于传导阻滞。

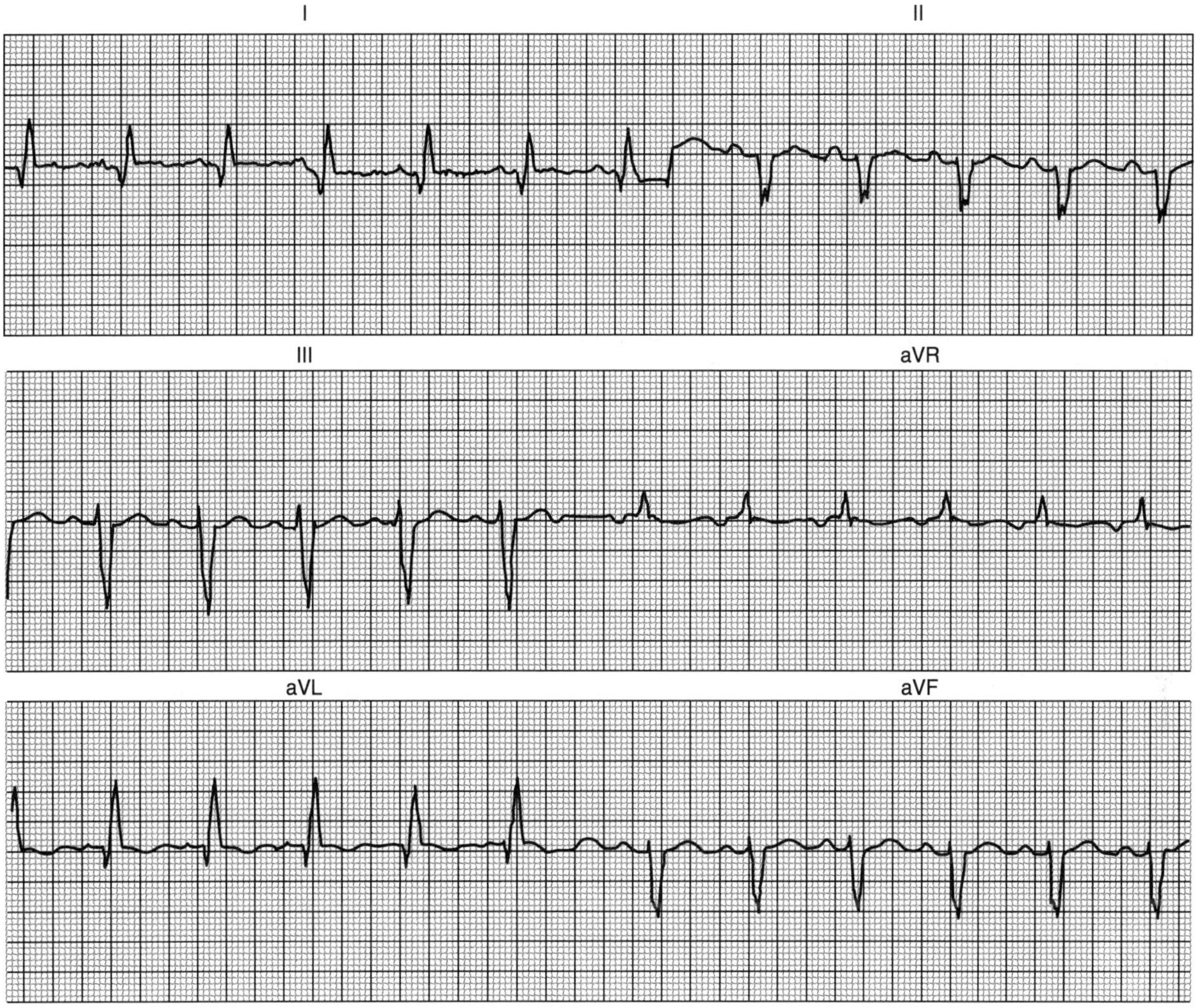

A

图 18–7

左束支阻滞。Ⅰ、aVL 和 V_6 导联可见病理性 Q 波，提示侧壁心肌梗死。同样注意 V_6 导联上典型的 ST 段墓碑状改变。

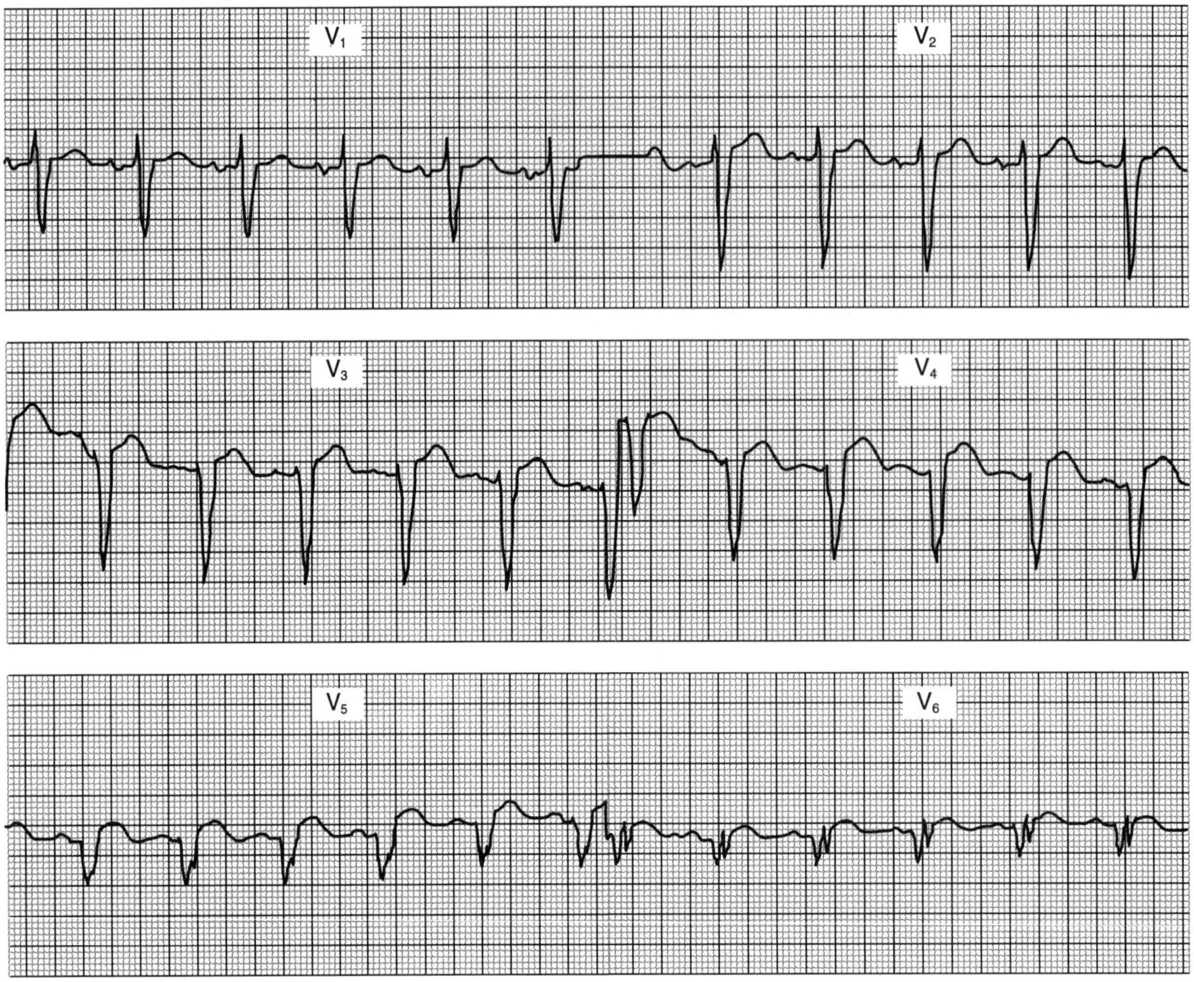

B

图 18–7（续）

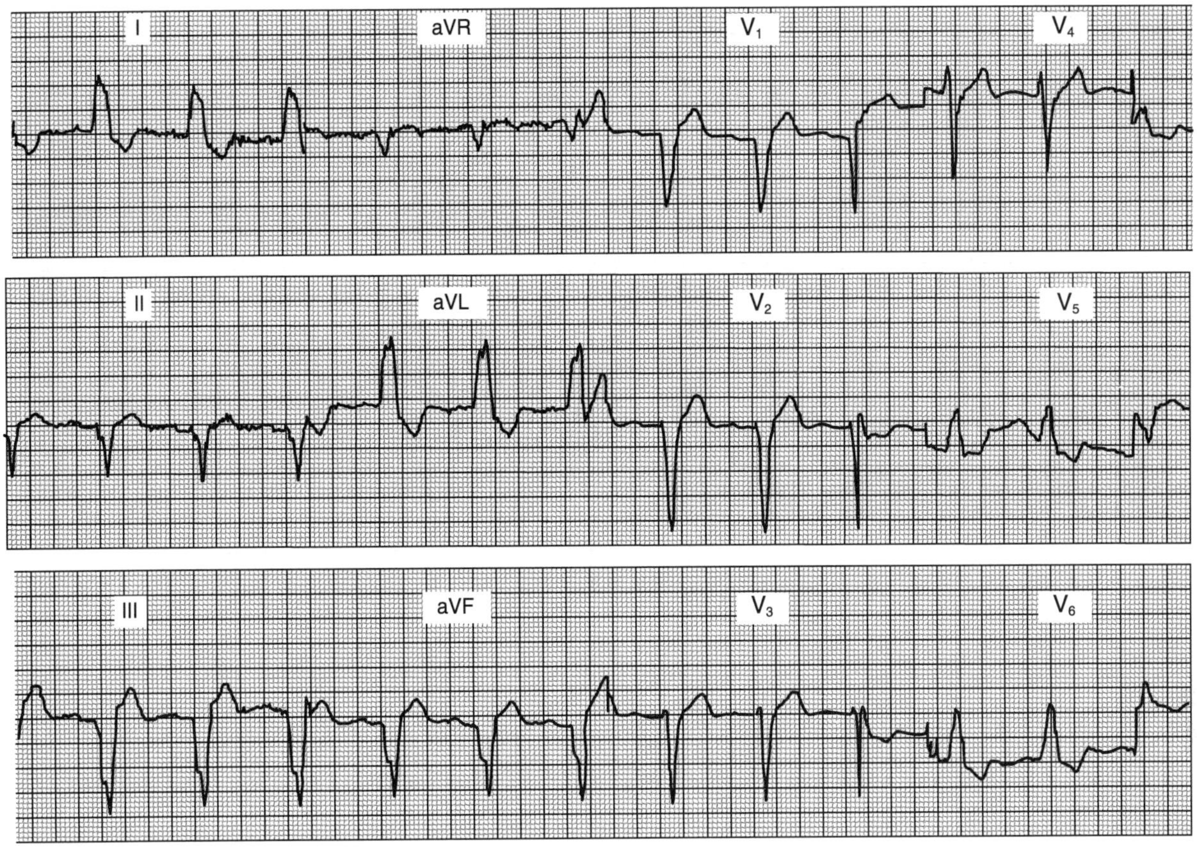

图 18–8

图中的左束支阻滞伴有非常显著的 ST-T 改变，符合传导障碍。注意在宽 R 波的导联 ST 段压低、倒置的曲棍形 T 波，而在有宽 S 波的导联中这些改变恰好相反，并对照观察此前图示中的墓碑状 ST-T 改变。这些差别很明显并有诊断价值。

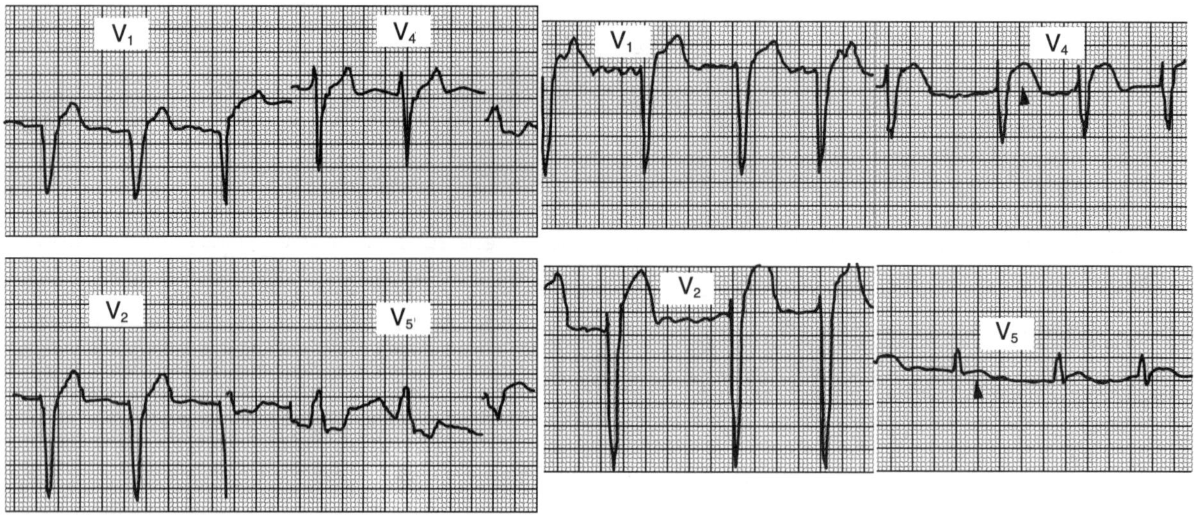

图 18-9

单纯左束支阻滞的 ST-T 改变与兼有 LBBB 的墓碑状 ST-T 改变（箭头所示）的比较。当左束支阻滞时出现典型的梗死性 ST-T 改变，尽管传导障碍同样会造成 ST-T 改变，但依旧可以做出准确诊断。

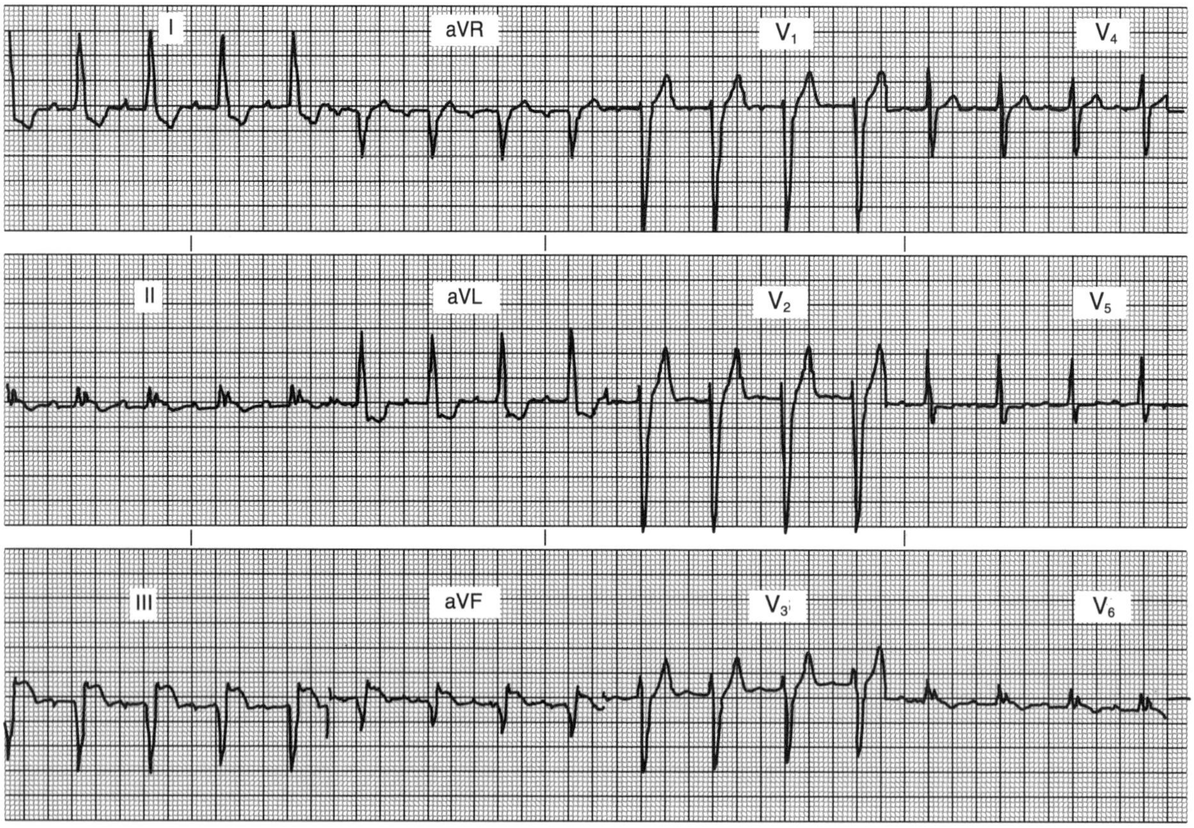

图 18-10

左束支阻滞时明显的下壁心梗图形。

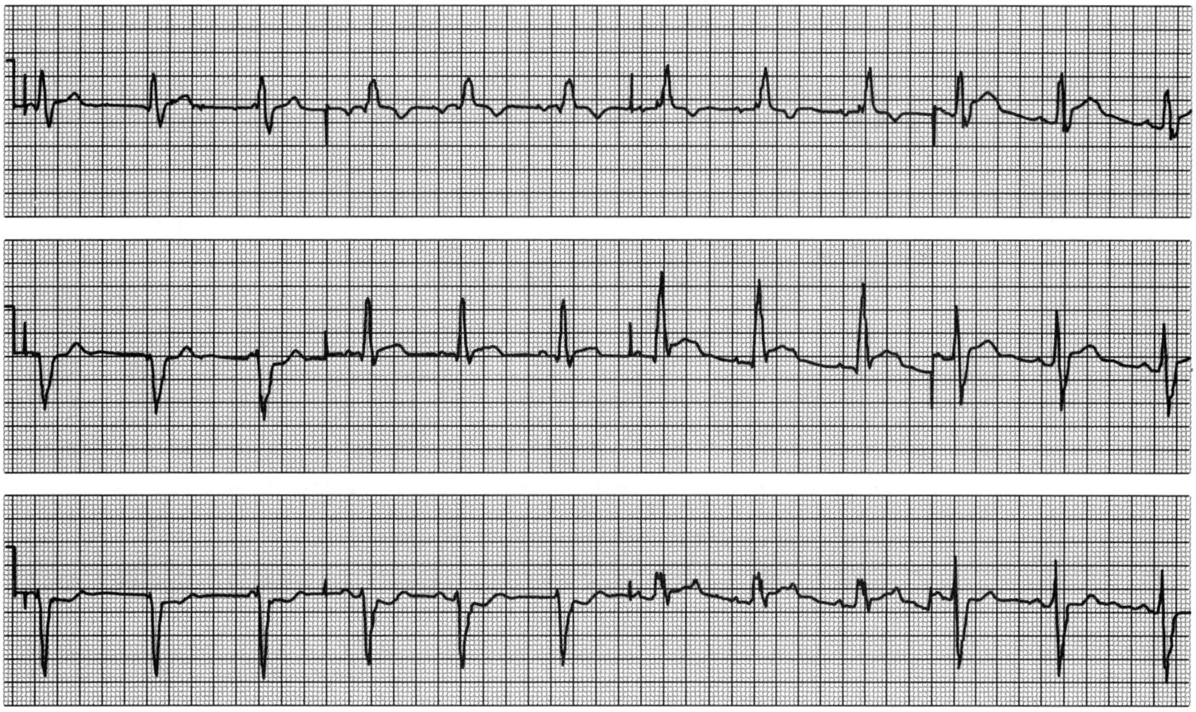

图 18–11

右束支阻滞时急性前壁心肌缺血的 ST 段变化，图中 V_2～V_5 导联 ST 段的抬高与单纯右束支阻滞时完全不同，同样应注意Ⅱ、Ⅲ、aVF、aVL 导联对应性改变。

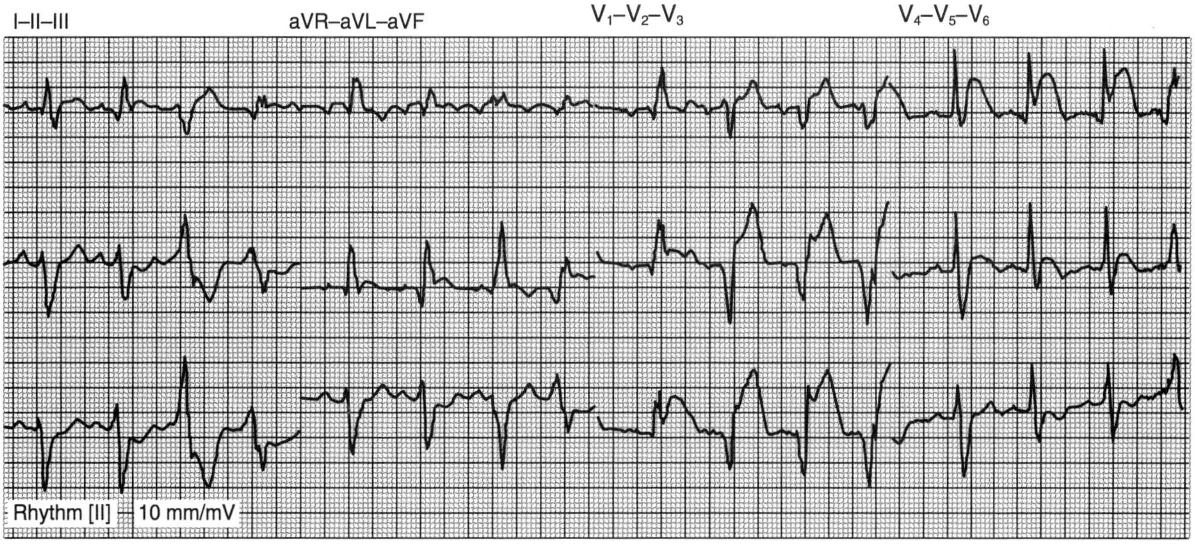

图 18–12

左束支阻滞时前壁心肌梗死超急性 ST-T 改变。注意 I、aVL 导联与Ⅱ、Ⅲ、aVF 导联对应性改变，前者 ST 段抬高，后者 ST 段压低。

19

短暂性心肌缺血和心绞痛

心绞痛是一种症状，更确切地说，是一组症状。短暂性心肌缺血则是一种病理状态，指的是某部分心肌短暂性出现血流量不足。有时短暂性的心肌缺血会产生机体的不适感，称之为心绞痛。有时也会无症状出现。

短暂性的心肌缺血症状可以是各种各样的。首先，可能根本不出现任何症状。短暂性心肌缺血可能完全是隐性的。短暂性心肌缺血可以迅速降低左心室功能，使患者出现左心衰竭的部分或全部症状。短暂性心肌缺血还可以出现心律失常，甚至引发猝死。换言之，短暂性心肌缺血可以产生一系列不同的症状和体征，而心绞痛只是这些症状的其中之一（表 19–1）。

心电图在两方面对短暂性心肌缺血的诊断有帮助：

1. 在心绞痛发作时心电图发生异常改变，可以证实心绞痛的临床诊断。
2. 当无症状或症状不典型时，心电图仍可出现变化，由此为诊断冠脉疾病提供客观证据。

短暂性的心肌缺血顾名思义暗示了症状是短暂的，其心电图变化亦是如此。

短暂性心肌缺血最常见的心电图变化是 ST 段偏移——抬高或压低（图 19–1），同时还可存在 T 波改变，T 波可以由直立演变成倒置，反之亦然（图 19–2）。在图 17–33 前半部分观察到这种变化，该图记录到了在心肌梗死发生前数秒 ST–T 的改变。

短暂性心肌缺血没有特异性的 ST–T 变化，任何急性改变均可能有意义。需记住的要点是：短暂性心肌缺血有时可引起 ST–T 改变甚至是 QRS 波的变化。缺乏急性变化并不能排除心绞痛，但心绞痛期间出现心电图变化则是急性心肌缺血强有力的证据。

但问题是：ST–T 改变对检测短暂性心肌缺血的灵敏度和特异度如何？恐怕尚无定论，因为迄今尚无恰当的相关研究。由于当患者躺在医院的病床上发生疑似心绞痛时，护士就会给其使用硝酸甘油类药物，然后才能记录 12 导联心电图。这也是情理之中的——你不应为了做研究而让患者忍受痛苦等待心电图检查。因而至今无人对自发性心绞痛时 ST–T 改变进行适当的研究。人们假设，在心绞痛时出现的心电图变化对短暂性心肌缺血有很高的特异度。那么，其灵敏度又如何呢？在出现真正的自发性心绞痛时，心电图仍然表现正常的概率是多少？答案无人知晓。

表 19-1 短暂性心肌缺血的症状

1. 心绞痛
2. 短暂性左心室功能受损，伴随典型的充血性心衰症状
3. 心律失常
4. 非特异性症状。例如，恐惧、皮肤感觉异常。
5. 猝死
6. 无症状（隐性缺血）

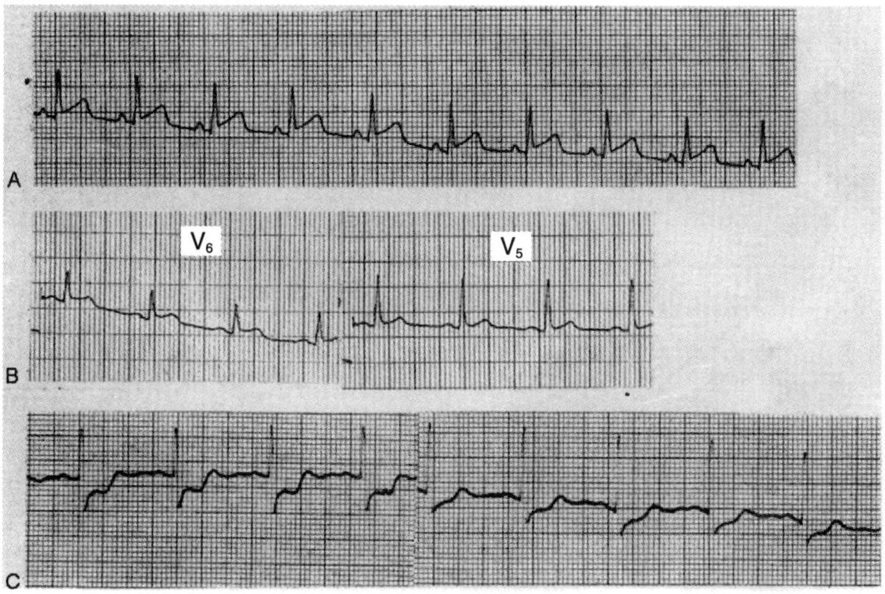

图 19-1
短暂性心肌缺血时的 ST 段变化情况，临床上表现为心绞痛。A. ST 段变化较明显；B. ST 段变化较小，但也有意义，因为其是症状发作时的心电图，ST 段与以前记录的基线 ST 段相比有改变。C. 图左侧可见典型的 ST 段水平型下移 4mm，诊断为心肌缺血；图右侧的上斜型 ST 段改变意义较小，但如果这种程度的改变伴有临床症状，根据经验可以确诊为心肌缺血。

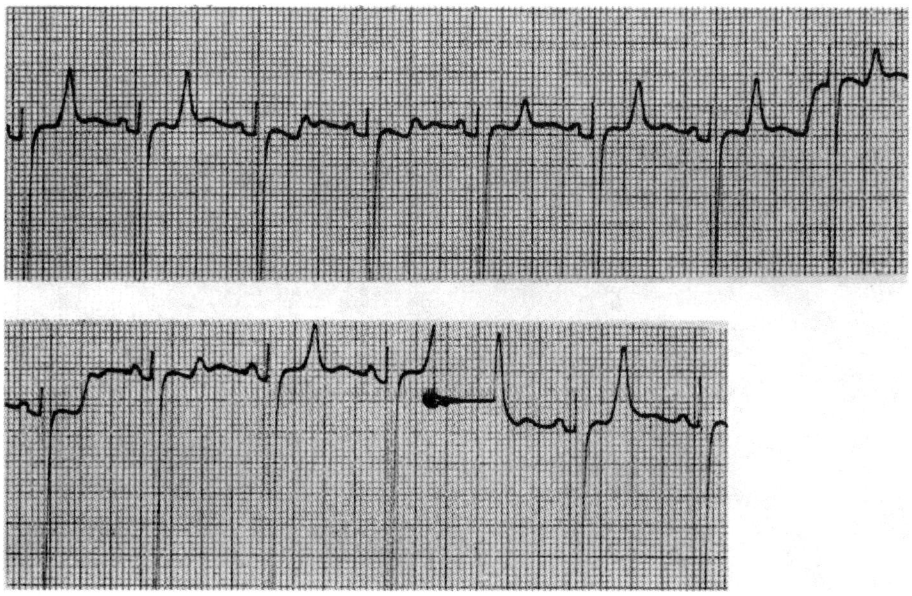

图 19-2
心绞痛发作数秒钟内出现的 ST 段和 T 波的显著改变。这些心电图是连续记录的。

相比人们在自发性心绞痛时 ST 段变化这个问题上的未知，有关在人为负荷下如负荷试验中 ST 段变化形式和程度的资料则要翔实得多。有如下几条可信的相关规则：

1. 任何由躯体应激导致的 ST 抬高都是有意义的，提示心肌缺血。
2. ST 段压低可分为两种类型：J 点压低，水平型或下斜型压低。
3. J 点压低指的是只有 ST 段和 QRS 波交界处的 J 点出现压低波形，余下的 ST 段波形向上（图 19–3）。在运动试验中出现的 J 点型 ST 段压低，仅当压低非常严重时（超过 4mm）才有临床意义。同样要考虑压低后再抬高的那部分 ST 段的上升速度。如果在 QRS 波后的 0.08s，ST 段的压低仍≥2mm，则具有临床意义，往往提示心肌缺血（图 19–4）。
4. 水平型或下斜型压低指的是 ST 段和 QRS 波交界的 J 点后有一至少历时 0.08s 的水平或下斜表现，ST 段下移（图 19–5）。出现该类型的 ST 段压低时：
   a. 压低 0.5mm：有可能存在心肌缺血（概率约为 50%）。
   b. 压低 1mm：很可能存在心肌缺血（概率约为 75%）。
   c. 压低 1.5mm~2mm：几乎能肯定是心肌缺血（概率约为 90%）。

已有数千例冠状动脉造影确诊的冠脉疾病参与对上述规则的评估，结果证实上述规则是可靠的。

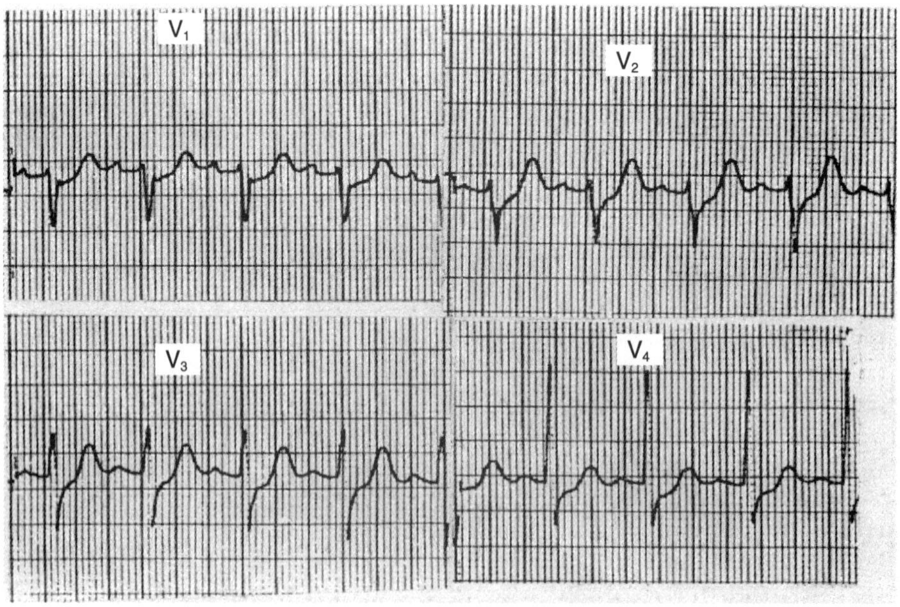

图 19–3
ST 段中度 J 点型压低并呈上斜型改变，这是在负荷试验中常见的变异。

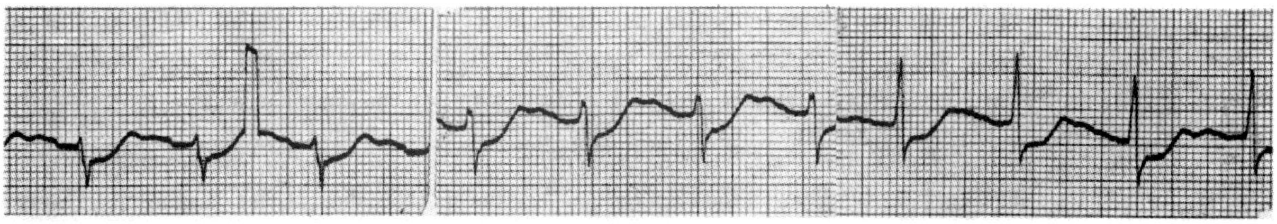

图 19–4

较深的 J 点型 ST 段压低。若 QRS 波与 ST 段的交界处的 J 点下移 4mm 或以上，则高度提示心肌缺血。

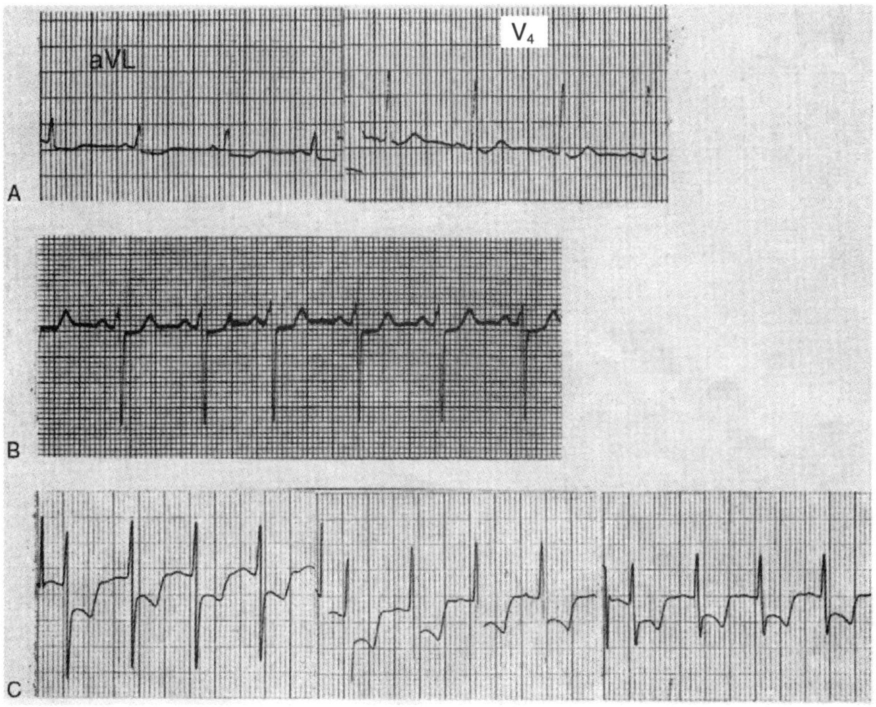

图 19–5

ST 段呈水平型或下斜型压低。ST 段压低的程度以及是否可以诊断短暂性心肌缺血请参见正文描述。

1. 无症状性心肌缺血有何重要性？现有数据提示无症状心肌缺血和有症状的心肌缺血的临床意义是完全一样的，它们本质都是心肌缺血。症状的存在与否是偶然的，与自主神经有关。
2. 无症状性心肌缺血有多常见？我和我的两个同事在 1968 年发表了可能是此研究领域的第一篇文章[1]。我们研究了大量已被确诊患有冠脉疾病的患者，记录他们在运动试验中急性 ST 段改变时的症状。只有 41%的患者有疼痛感，然而有 46%的患者描述了诸如严重的突然的呼吸困难、皮肤感觉异常或恐惧等其他症状，10.8%的患者则无任何症状。因此，心肌缺血可无症状，或约一半表现为疼痛以外的其他症状。表 19–1 有助于理解这个现象，许多短暂性心肌缺血的症状实际上是急性短暂性左心衰的临床表现。

无心电图变化的心肌缺血发生概率是多大？答案无人知晓。有一项线索显示，约有 20%的踏车试验呈“假阴性”，即已确诊冠脉疾病，而运动时的心电图却没有改变。每位临床医生都知道一些已经证实有冠心病的患者即使发生明显的心绞痛，心电图的表现却常是正常的。毫无疑问，短暂性心肌缺血可不伴有心电图的改变，但是没有数据可以提示其发生几率究竟是多少。

参考文献

1. Phibbs B, Holmes R, Lowe C. Transient myocardial ischemia, the significance of dyspnea. Am J Med Sci 1968;256:210–221.

20

心包炎

仅有几种疾病可以根据心电图作出准确地诊断。除了心肌梗死，心包炎也是其中之一。心包炎仅能在心包产生损伤电流，而心肌并不受累（图 20-1）。因为心肌并不受累，所以心包炎与心肌梗死的心电图有两个重要区别：

1. 1 个或以上的导联 ST 段会抬高，但永远不会压低。再次重复，心包炎时没有对应性 ST 段压低，仅有 ST 段抬高。可以在多个导联或者仅在少数几个导联见到 ST 段抬高。多数情况下 ST 段抬高是广泛性的。
2. 因为心肌不受累，所以 QRS 波不受影响，无 Q 波或其他变化。变化完全仅限于 ST–T。

请看图 20–2 和图 20–3。这些是心包炎时心电图异常的典型例子。注意广泛的 ST 段抬高而没有对应性压低（aVR 除外，该导联不计其内）。当心包炎恢复后，ST 段又回到基线——通常在 72 小时内。有时仅发生这些改变。在另一些病例，T 波可能逐渐倒置，与 ST 段偏移的方向相反，如同梗死时的演变一样（图 20–4）。整个演变过程可能需要 3～5 天——平均而言，比梗死的演变时间短。

David Spodick 博士是该领域的前沿研究者。他提出了心包炎的特征性心电图表现。急性心包炎时，PR 段常常表现为特征性下斜形压低——当 PR 段接近 QRS 波时下斜尤为明显（图 20–5）。该表现对诊断急性心包炎的特异度较高，但这种特殊征象的灵敏度尚未得到证实。换言之，该表现是诊断心包炎的重要证据；但不要因为没有该表现就排除心包炎。

心包积液与心脏压塞

图 20–6 显示了电交替的奇特现象。在心前区导联，QRS 波发生了极性的交替——上下交替。而在其他导联，其仅是简单的幅度交替。没有人知道其发生机制，直到后来心导管和超声心动图问世后，人们可以看到心脏的运动。心脏压塞时，心脏像钟摆一样前后摆动——因此产生了电交替。

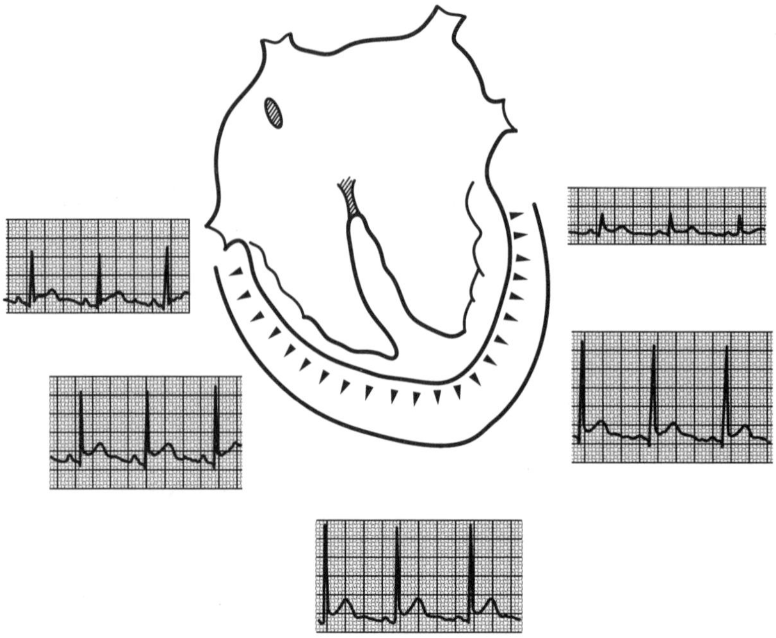

图 20–1

心包炎的损伤电流。仅有心包受累，偶尔心外膜也受累。损伤电流仅记录到向上的波形，永远记录不到对应性的向下波形（aVR 除外，在此情况下不需考虑）。

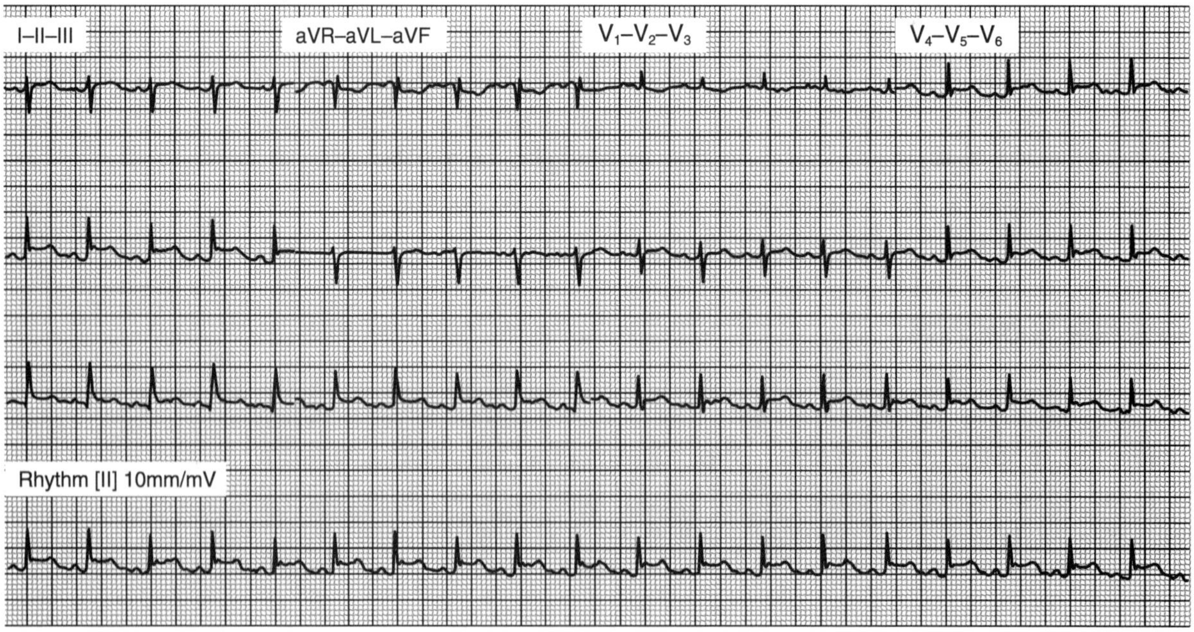

图 20–2

心包炎的典型心电图改变，Ⅰ、Ⅲ、aVF、V_3～V_6 导联 ST 段抬高。

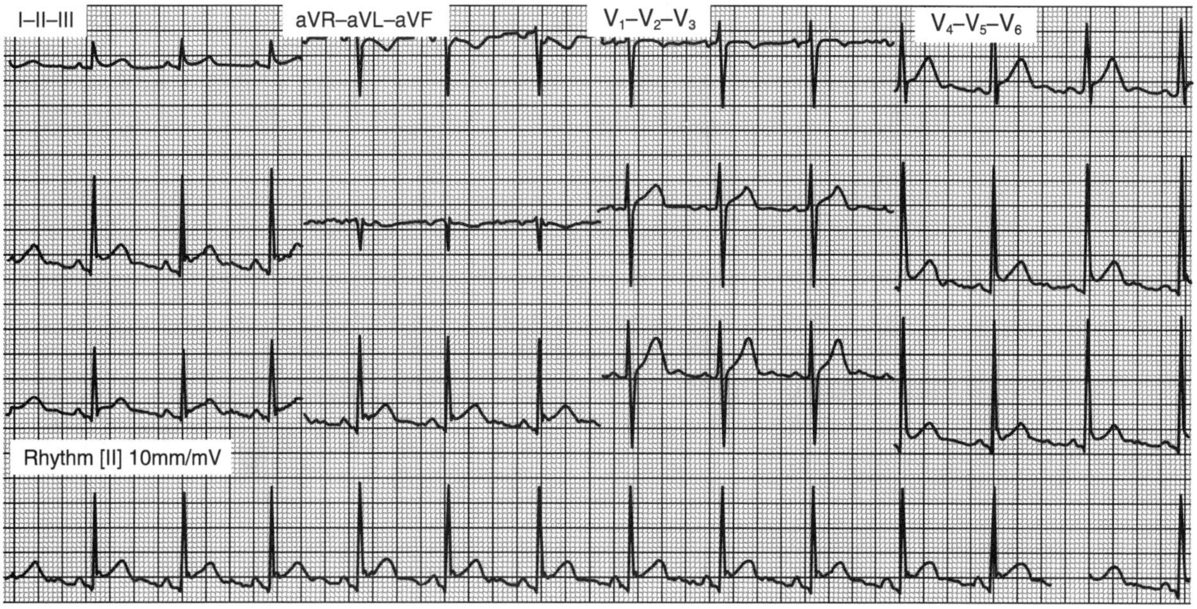

图 20–3

心包炎。除 aVR、aVL 和 V_1 导联外所有导联有明显的 ST 段抬高。注意 PR 段下移。

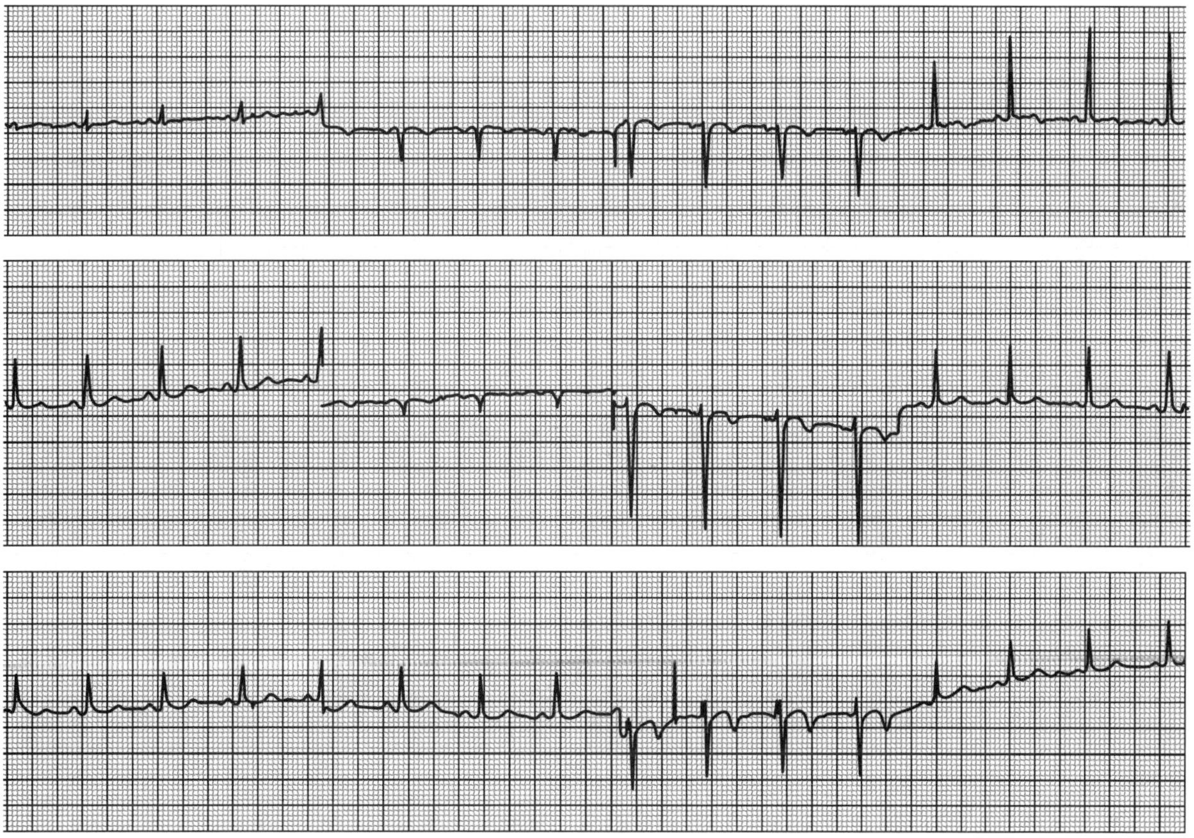

图 20–4

心包炎的晚期演变。V_1～V_4 导联 T 波倒置。如果仅根据此图，很难与前壁心肌梗死鉴别。

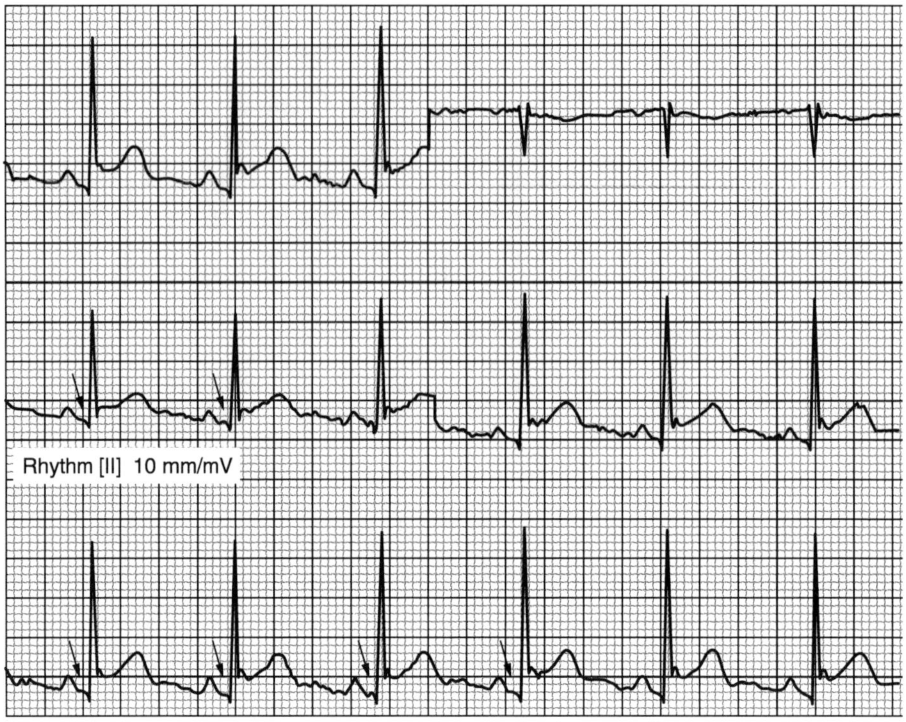

图 20–5

Spodick 征。放大的心电图显示 PR 段下移(箭头所示)。

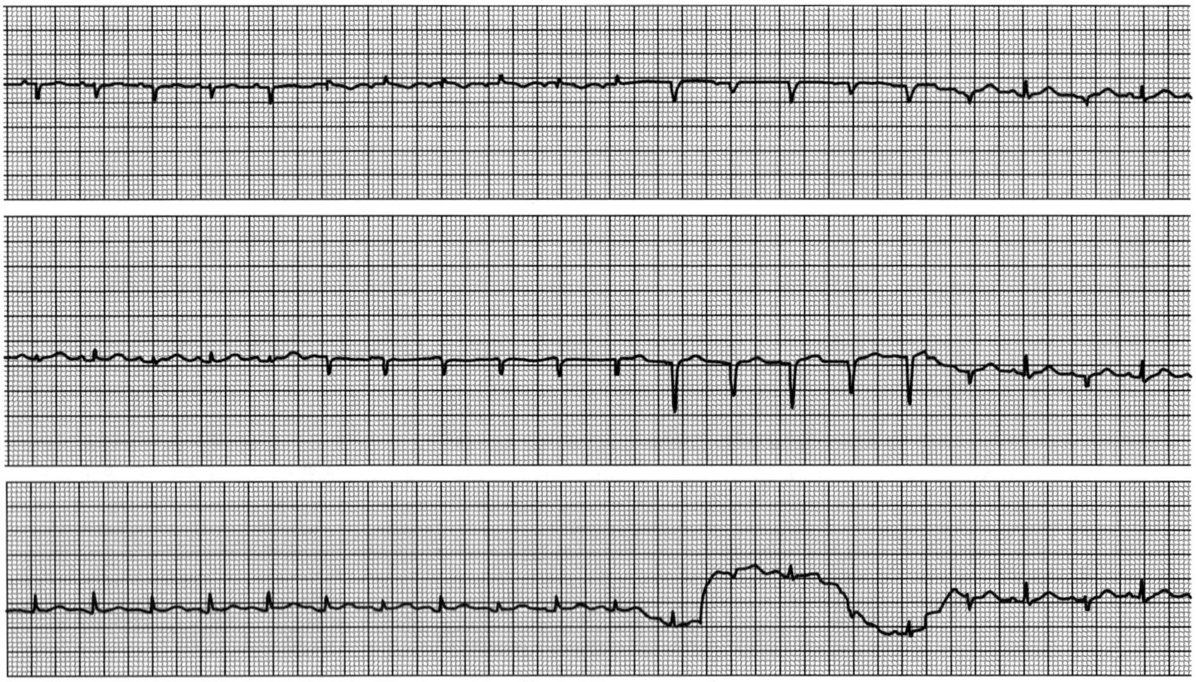

图 20–6

心包压塞时的心电图。注意心前区导联 QRS 波方向的显著变化。(From Spodick, D. The Pericardium: A Comprehensive Textbook. New York: Dekker, 1997.)

21

心脏增大:肥厚和扩张

平均额状面心电轴的测量对诊断各种类型的心脏增大有重要意义。凡阅读本书的人大概都已知道如何计算心电轴，若尚存有疑问，可以查阅附录Ⅱ。

“正常”心电轴：年龄和体型的影响

许多教科书陈述“正常”心电轴在0度和90度之间，这纯属危险的误导。在判定心电轴是否正常之前，必须先根据年龄和体型进行校正。

婴儿由于胎儿期肺循环压力较高，出生后就是电轴右偏。电轴右偏100度对婴儿而言都是正常的。出生之后，电轴会随着生长发育逐渐向左移动，因此到了成人期电轴呈0度甚至略负都是正常的。体型瘦长的人多电轴右偏，这是由于心脏接近垂直位。矮胖体型的人大都电轴左偏，这是由于心脏向左侧平躺，有时甚至近水平位。如果一个10岁儿童电轴左偏达+10度，即提示异常状态，因为相当于该年龄阶段的儿童而言电轴过于左偏了。如果一个65岁、体重超重的老者电轴右偏达+90度，即提示严重异常，必须检查是否有使右心负荷增加的因素，例如肺栓塞。在决定电轴是否正常之前，必须先校正年龄和体质因素。

心脏增大

心脏增大可以由心脏扩张、肥厚或两者兼具引起。心室舒张充盈末期血流量增加会造成心室扩张，这可能是瓣膜反流或室间隔缺损的结果。同样，心室收缩阻力异常增高会造成心室肥厚，主动脉瓣狭窄和高血压是其最常见的病因。当衰竭的心脏无法再平衡心脏流入血量和泵出血量时，继肥厚后也可出现心脏扩张。许多医生没有认识到慢性缺血可以导致心室肥厚。实际上，缺血性心肌病可能是心室肥厚最常见的一个病因。

心房增大通常是心房容量被动增加的结果——例如心房扩张。

曾经有一段时间，人们试图根据心电图来区分心室肥大和心室扩张——心脏收缩期和舒张期的负荷过重，然而这些努力是徒劳的并最终被放弃。实际上，心电图只能诊断心脏增大，且假阳性和假阴性结果也较高，因此明智的心电图医生从不单凭心电图就武断行事。

心房增大的心电图诊断

就如同学习束支阻滞一样，让我们首先从“三条规律”开始。首先，肢体导联上的 P 波宽 0.12s 或者高 3mm，则支持心房增大。其次，如果 P 波宽 0.12s 并有切迹，就几乎可以断定为左心房增大。这就是经典的二尖瓣型 P 波，法国人如此命名是因为其最常出现在二尖瓣病变引起的左心房增大时（图 21–1A）。二尖瓣型 P 波最常见于Ⅱ、Ⅲ导联。最后，如果Ⅱ、Ⅲ和 aVF 导联上的 P 波高 3mm，并呈尖顶（由于它看上去就像高耸的大教堂，故称“哥特式”P 波），则提示右心房增大。由于这种 P 波往往见于严重肺病且伴肺动脉高压的情况下，故将其称作“肺型 P 波”（图 21–1B）。一些学者认为 P 波达 2.5mm 高时就已可诊断心房增大，即当 P 波宽 0.10s 或高 2.5mm，他们就作出了心房肥厚的诊断。我宁愿选择特异度，即使可能降低了灵敏度，故采用上述标准。

V_1 导联上的 P 波也有助于诊断。把右心房想象成前心房，把左心房想象成后心房。仔细观察心电图上的 V_1 导联，就会发现大多数 P 波先为略微向上的波，然后出现小的负向波（图 21–2）。这是因为右心房在前，其激动波朝向 V_1，产生了向上的波。同样由于左心房在后，其激动波背离 V_1，于是引起了之后的负向波。如果 P 波任一正向或负向部分所占面积大于等于 $1mm^2$，就提示心房异常，不是心房增大就是出现了传导缓慢（图 21–3）。

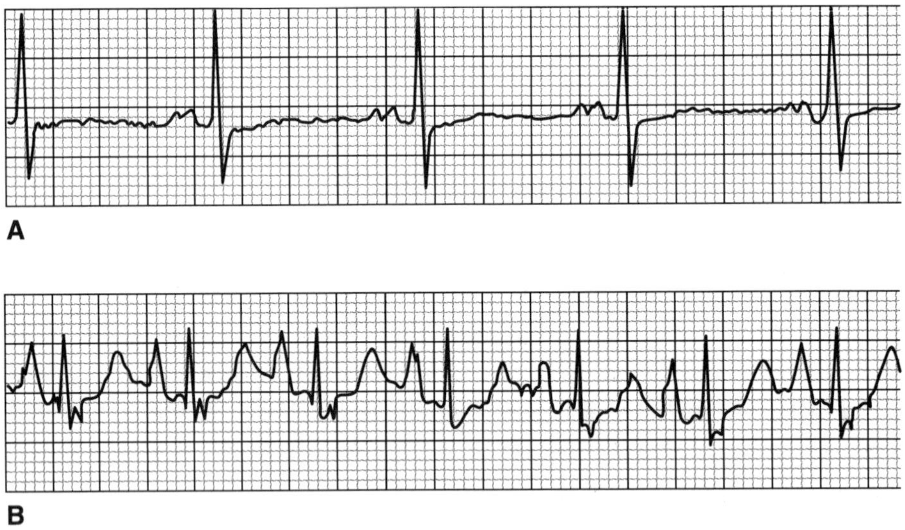

图 21–1

A.肢体导联提示左心房增大；B.肢体导联提示右心房增大。

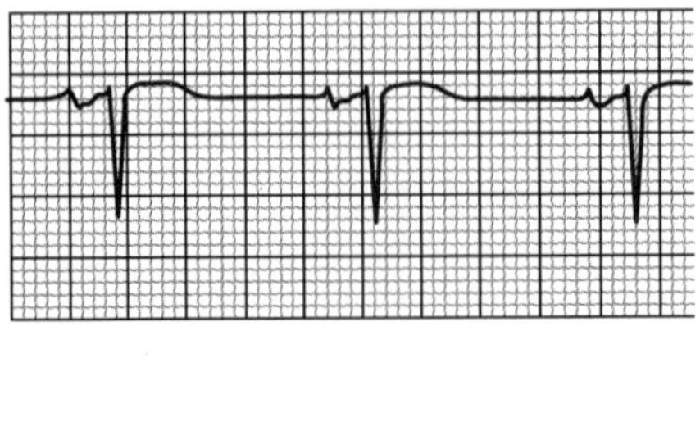

图 21–2

V_1 导联正常双向 P 波。注意 P 波为正负双向（先正后负）波，这些波分别代表了右心房和左心房激动。

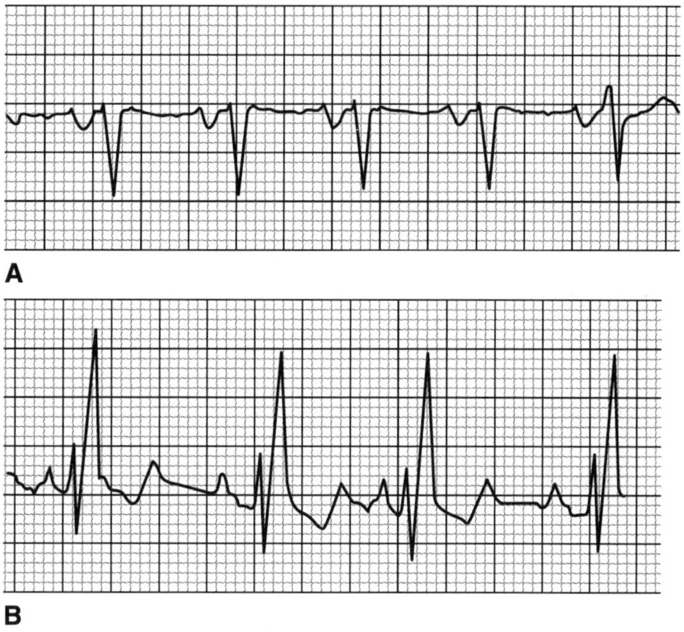

图 21–3
A.左心房增大。V_1 导联 P 波的负向部分较深。在该图中，增大的左心房位于心脏后方。V_1 导联 P 波的负向部分较大是因为左心房的激动背离 V_1 导联。负向 P 波的面积至少为 $1mm^2$ 才有意义。 B.右心房增大。表现为 V_1 导联 P 波正向部分高而宽。右心房位于心脏前方。V_1 导联高大 P 波部分是正向的，因为右心房激动是朝向 V_1 导联的。P 波正向部分的面积至少 $1mm^2$ 才有意义。

左心室肥厚的心电图诊断

心室肥厚的诊断基于一些简单的概念：

1. 由于心肌越厚，R 波越高，故异常高的 R 波是心肌肥厚重要的标准之一。很显然，如果心脏一侧电场出现异常高 R 波，则在另一侧将出现异常深 S 波。因此，过高的电压无论是正向或负向，都是心肌肥厚的关键诊断标准（图 21–4）。

2. 平均心电轴会移向心肌最厚处。如果左心室增大，平均电轴将会左偏。同样，如果右心室肥厚，电轴将会右偏。

3. 心室肥厚的导联上可出现特殊的 ST–T 改变，包括 ST 段压低、呈下斜形，T 波倒置、呈曲棍形且缓慢下降，快速上升（图 21–5）。

4. 左心房增大。因为二尖瓣在整个心舒张期都呈开放状态，此时增加的左心室压力将传递至左心房，随之出现左心房增大。若无二尖瓣病变时，左心房增大可较可靠地反映左心室增大和左心衰。

5. 类本位曲折起点延迟。心肌越厚，激动波的传导就越久。因此当心肌异常增厚时，R 波完成从底端到顶端的上升过程要比正常花更长时间。这一时间间期被称为类本位曲折开始时间。类本位曲折定义为从 QRS 波起点至 R 波顶点开始快速下降的时间。（更合理的说法应该是 R 波形成时间，但是医学名词专家宁愿用复杂的术语而不愿用简单的代替。）正常值应小于 0.05s。

图 21-4
左心室肥厚时电压增高。心肌增厚或称肥厚产生异常高大的 R 波。

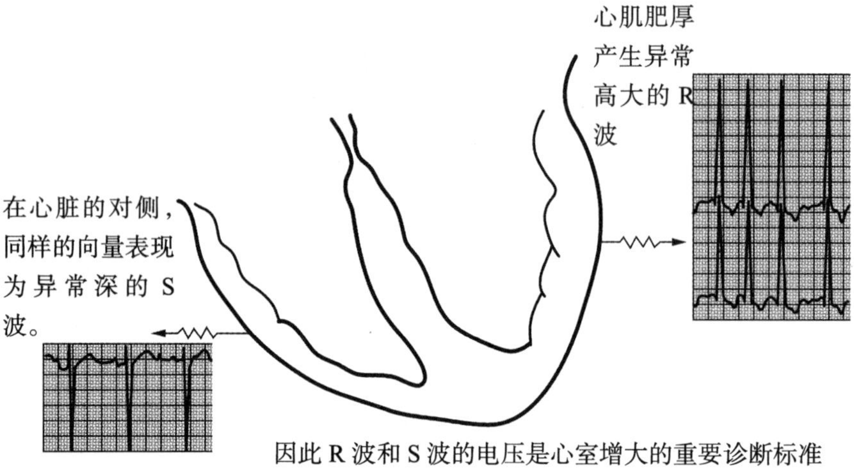

图 21-5
左心室肥厚时 ST-T 劳损样改变。

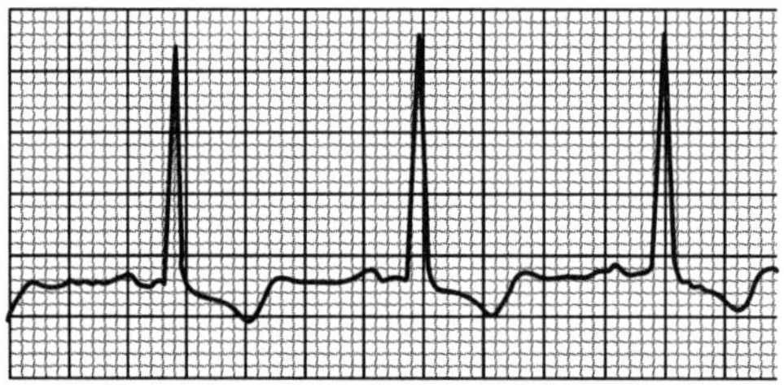

将上述因素综合起来即可诊断左心室肥厚。Romhilt 和 Estes[1] 提出了目前最权威的诊断标准。这些研究者通过尸检测定心室壁的厚度和心室质量，作为比较依据，并建立了积分系统，见表 21–1。注意表中“电压增高”指的心前区导联 R 波振幅大于 30mm, 肢体导联 R 波振幅大于 20mm。该积分系统提出的诊断与左心室肥厚临床相关性很好。

表 21–1 诊断左心室肥厚的 Romhilt–Estes 积分系统

1. 电压。符合下列任一标准得 3 分：肢体导联的 R 或者 S 波，20mm；V_1～V_2 导联的 S 波，30 mm；V_5～V_6 导联的 R 波，30 mm。
2. ST-T 心肌劳损样改变：2 分。
3. 左心房增大：3 分。
4. 电轴左偏 30 度或更多：2 分 *。
5. QRS 波时限≥0.09s（<0.12s）：1 分 †。
6. V_5、V_6 导联 R 波形成时间（类本位曲折）0.05s 或更多：1 分。
7. 左心室肥厚：5 分。
8. 可能有左心室肥厚：4 分。

* 电轴左偏是指电轴在 -20°～-30° 范围。极度电轴左偏 -40° 或以上则提示存在左心室的传导延迟（左前分支阻滞），这样的电轴不能用于诊断左心室肥厚。

† QRS 波时限≥0.09s 的标准仅当其宽度小于 0.11～0.12s 时有效，后者提示 QRS 波增宽不是由束支阻滞引起。

From Romhilt DW, Estes EH. Point-score system for the ECG diagnosis of left ventricular hypertrophy. Am Heart J 1968;75:752.

在心导管术和超声心电图应用之前，Sokolow 和 Lyons[2] 也曾做过类似研究，但该研究并没有应用尸检测量方法，仅仅比较了罹患和未罹患高血压的患者，并假设高血压患者更易发生左心室肥厚。基于这个薄弱的依据，他们推断如果 V_2 导联的 S 波与 V_5 导联的 R 波电压之和达 35mm，则很有可能存在左心室肥厚。后续的其他研究又补充了 aVL 导联上 R 波振幅超过 11mm 作为诊断左心室肥厚的标准。这些电压标准至今仍广泛使用，很值得进一步检验其准确性。

Cumming 和 Proudfit[3] 将电压标准与尸检结果进行比较，Sokolow 和 Lyons 的标准（$R_{V5}+S_{V2}>35mm$）在实际运用过程中会产生 39%的假阳性率，换言之，该标准诊断为左心室肥厚者，约 40%实际上是正常的。aVL 导联的电压标准也同样不那么准确：假阳性率达 36%。如果联合心前区导联和 aVL 导联的电压标准，则诊断的准确率可以得到提高，但该研究没有得出具体的数字。

Reicheck 和 Devereux[4] 结合尸检数据和左心室肥厚的心电图标准进行了精确的研究。他们的结论是具有可重复性的。

1. 在左心室肥大呈中等发病率的临床患者人群中，Romhilt–Estes 和 Sokolow–Lyons 电压标准都有很高的特异度：符合标准者提示左心室肥厚的准确度为 95%。
2. 两者的灵敏度都不高。不符合标准者并不意味不存在左心室肥厚。Romhilt–Estes 标准的灵敏度仅有 50%，Sokolow–Lyons 标准仅有 21%。换言之，心电图正常不能排除左心室肥厚。即使是目前最好的诊断标准，心电图对左心室肥厚的漏诊率约为一半。
3. 在左心室肥厚发病率较低的人群中（小于 10%），假阳性率要高于真阳性率。换言之，在该人群中，由心电图误诊为左心室肥厚要比真正的左心室肥厚更常见。因此，在常规的身体检查或人寿保险申请时，不能仅凭心电图就诊断左心室肥厚，尤其在只采用电压标准的情况下。

图 21-6 显示了左心室肥厚的许多诊断标准。

右心室肥厚的心电图诊断标准

心电图诊断右心室肥厚的效果要比左心室肥厚好，Chou 和 Helm 的分类方法[5] 对诊断非常有裨益。

1. A 型右心室肥厚。诊断很简单，V_1 导联为单纯 R 波，因此看上去就像字母 A。此时电轴极度右偏（图 21–7），这是右心室肥厚最严重的类型。A 型图形表明右心的压力极高，至少是系统循环压力的 2/3。肺动脉收缩压力将在 85mmHg 或更高范围内。此型右心室肥厚常伴有肺动脉狭窄或严重的先天性从左向右分流。图 21–8 是典型的 A 型右心室肥厚。

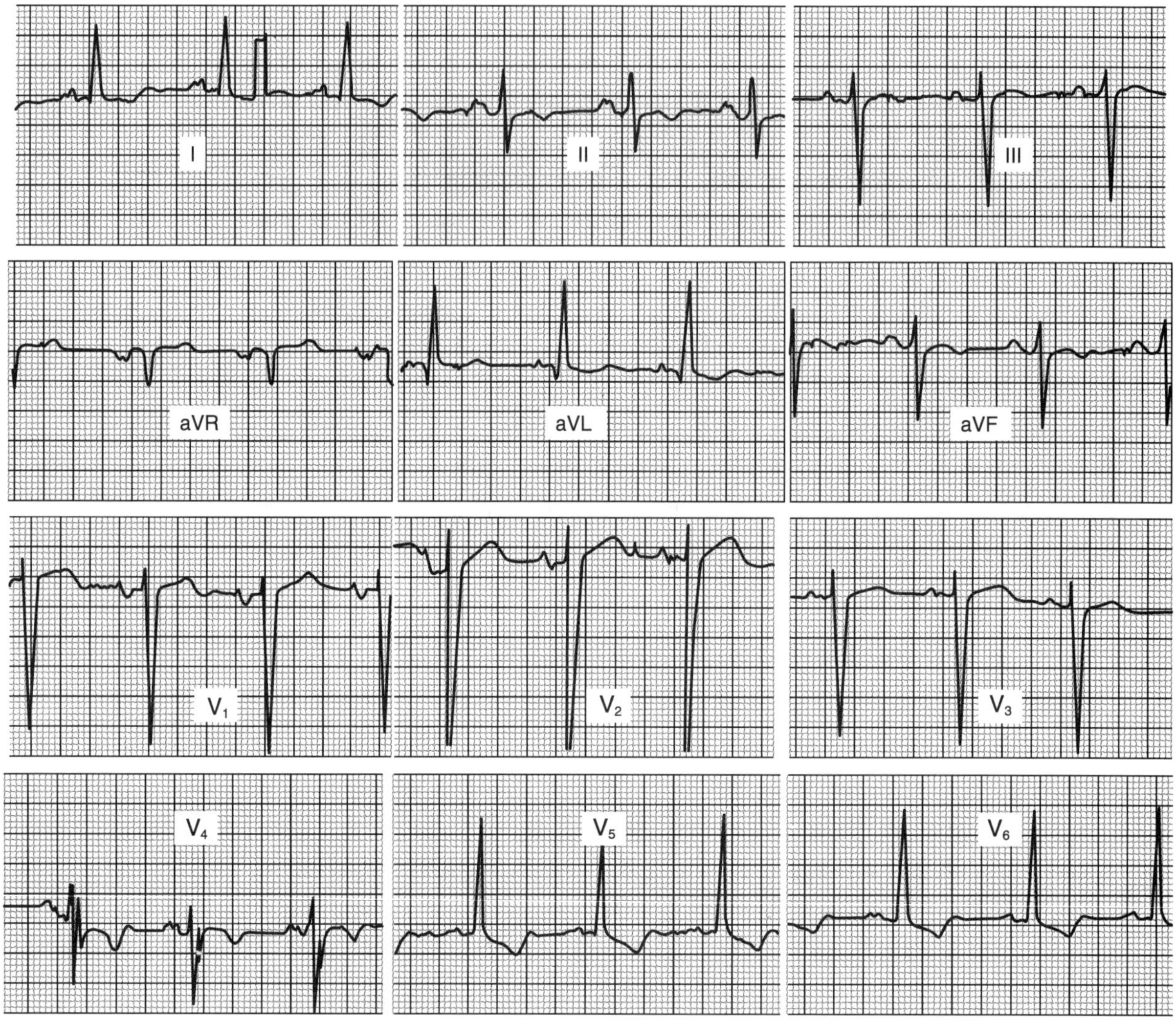

图 21-6

左心室肥厚，具备 Romhilt-Estes 评分系统的所有参数：电压、电轴、ST-T 劳损样改变、类本位曲折起点延迟。

2. **B 型右心室肥厚**。言下之意即不如 A 型严重。在 V_1 导联上，最初的一个高 R 波后紧跟着一个 S 波出现。R 波振幅至少和 S 波相等。A 型和 B 型的重要区别在于 V_1 导联上的终末 S 波。B 型右心室肥厚在额面导联上呈电轴右偏（图 21-9），伴有中度肺动脉压升高和右心压力增高，例如，肺动脉压为 60/40mmHg。二尖瓣狭窄常看到该型心电图。图 21-10 就是典型的 B 型右心室肥厚。
3. **C 型右心室肥厚**。此型的心电图最具疾病特异性。美国科罗拉多大学 Carl Schmock 博士等进行了严谨的相关性研究，证明了它仅独一无二地出现在慢性阻塞性肺病患者中，且大多属于“肺气肿型”，其主要病理变化包括末梢支气管和肺泡膨胀过度。Ⅰ、Ⅱ和 Ⅲ 导联均呈负向，即在这三个导联上 S 波占优势。额面电轴在-90°～-180°之间，电轴如此右偏，相当于左偏，因此被称为“电轴错觉”或“假性电轴左偏”。在心前区导联（V_1～V_6）均可见到这种独一无二的波形——小 r 波后深 S 波（图 21-11）。这种图形非常具有特异性。如果见到它，即可确诊为慢性阻塞性肺病（肺气肿型）（图 21-12）。

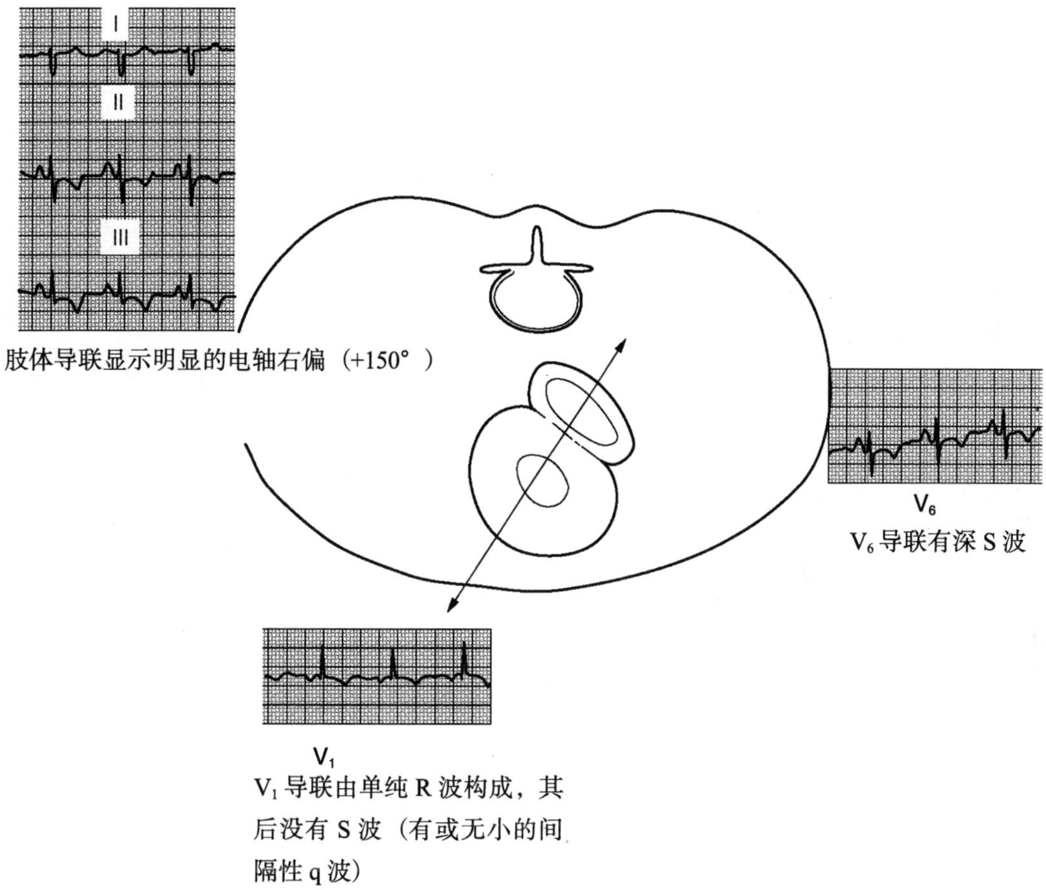

图 21–7

A 型右心室肥厚的解剖和心电图。右心室压力明显增高，如肺动脉狭窄或严重肺动脉高压时。在整个心脏除极过程中，右心室的向量大于左心室的向量。如果是肺动脉高压引起的，则肺动脉压力至少是系统循环压力的 2/3。

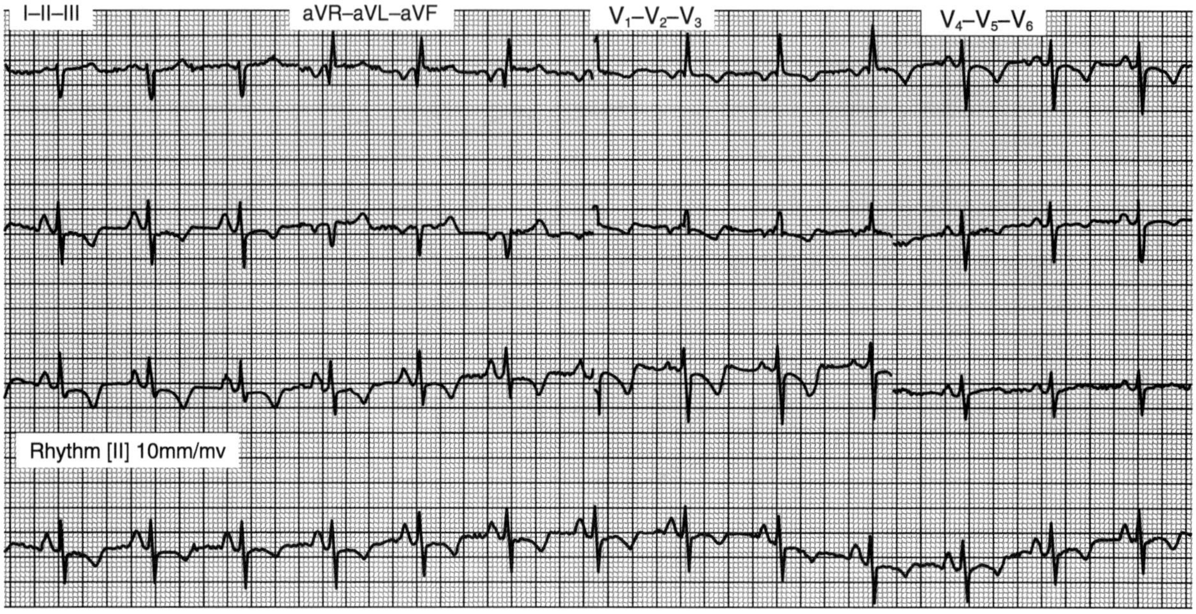

图 21–8

典型的右心室肥厚心电图，反映肺动脉和右心室压力严重增高。

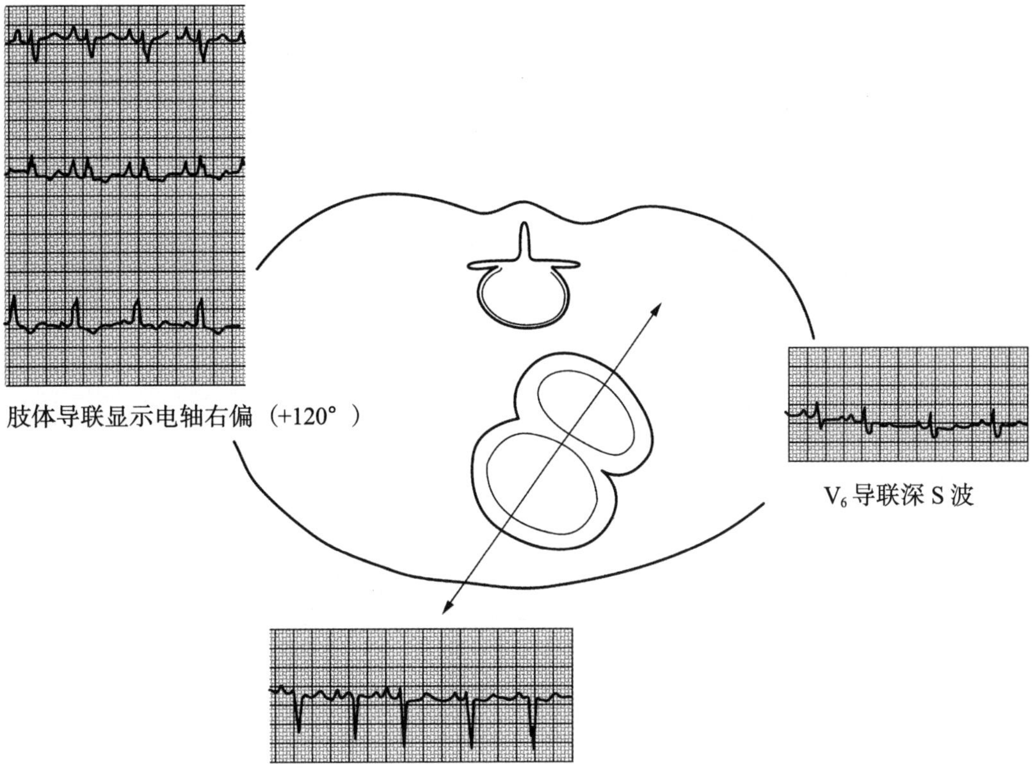

图 21–9

B型右心室肥厚的解剖和心电图。这是中度右心室肥厚的心电图，例如二尖瓣狭窄伴肺动脉高压（60/40mmHg）。开始时右心室向量为主，但最后左心室激动使得向量指向左。

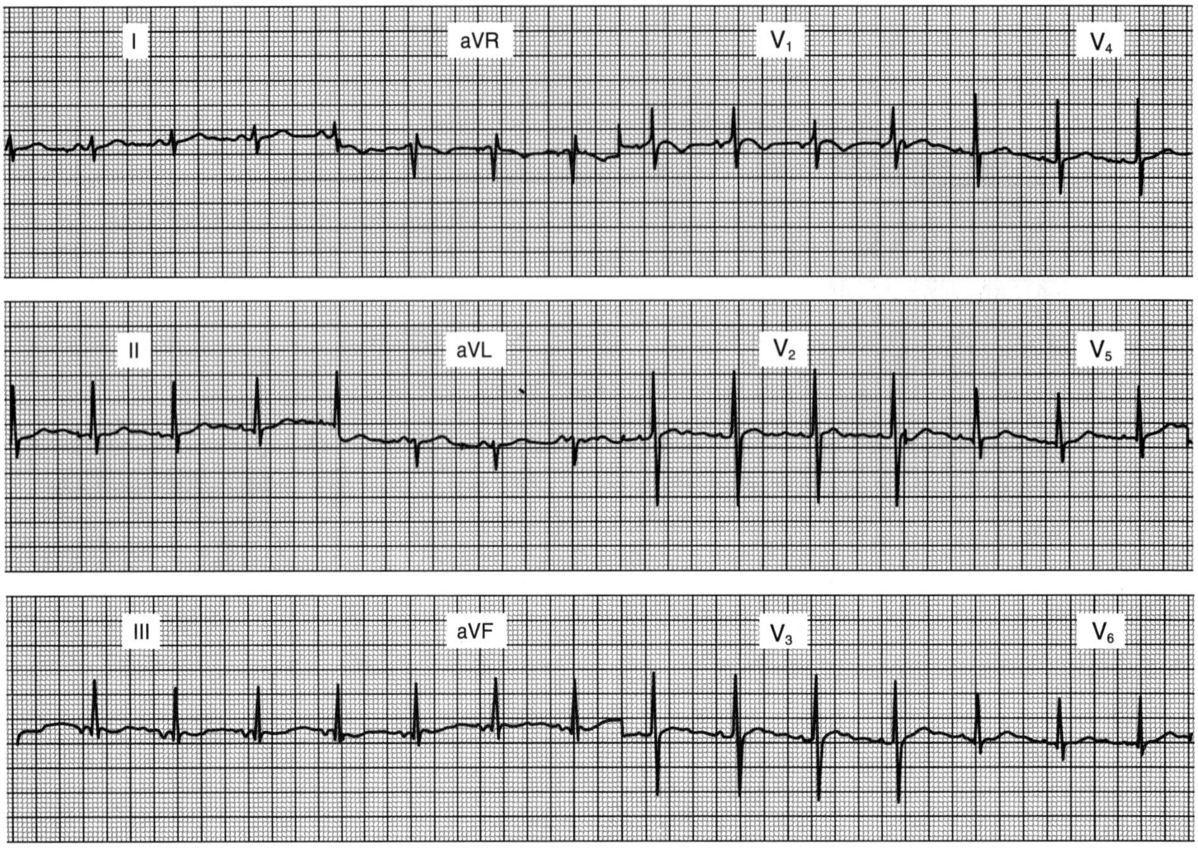

图 21–10

典型的 B 型右心室肥厚伴肺动脉和右心室压力中度增高。

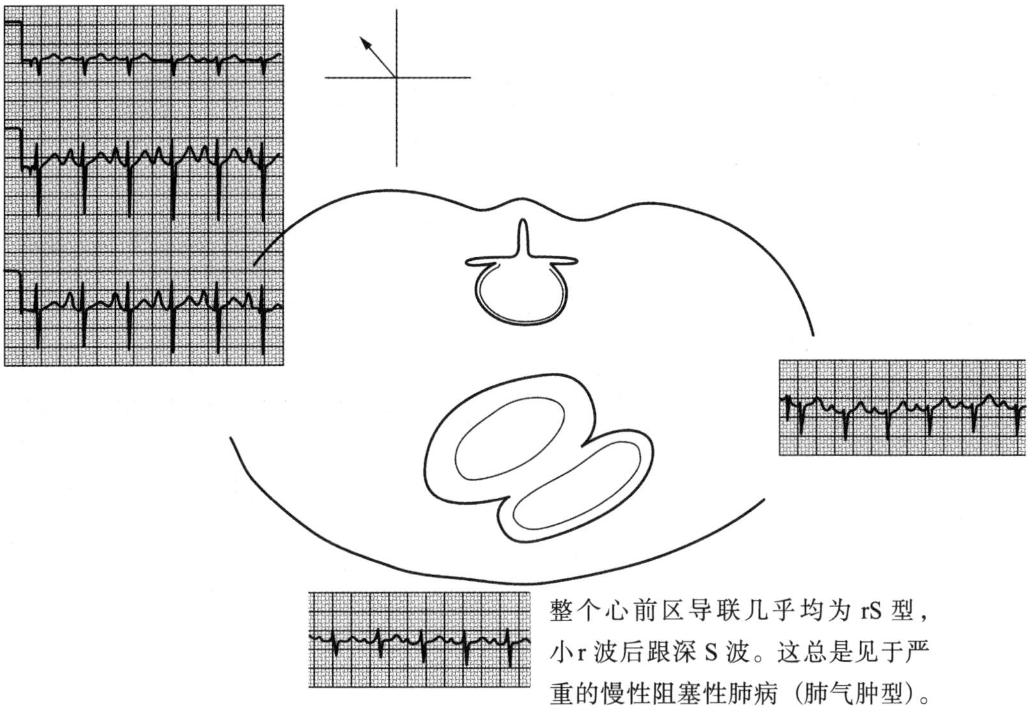

图 21–11

C 型右心室肥厚的解剖和心电图。这是奇怪的、高度特异的心电图类型。肢体导联电轴极度向右导致左偏，约 +240° ，如图所示。有时在肢体导联称 S1-S2-S3 图形；也曾称为电轴幻觉和假性电轴左偏。

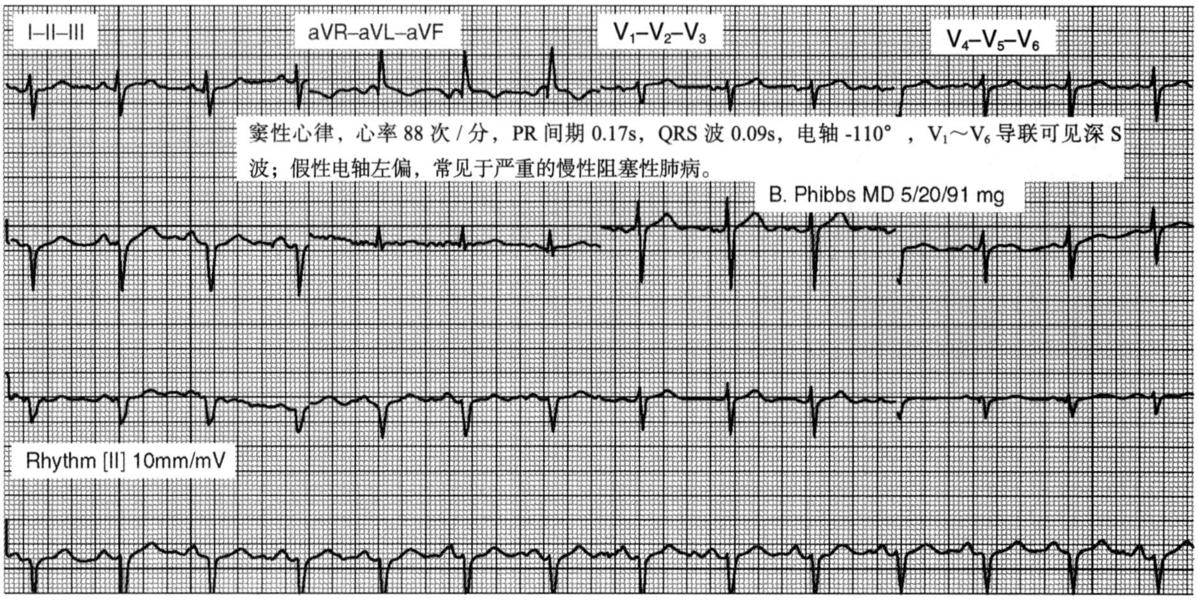

图 21–12

典型的 C 型右心室肥厚（慢性阻塞性肺病所致）。

22

非特异性心肌病变

阐述一下心电图的局限性。可以说75%心电图异常的患者无法归类于前面三章所描述的特异性疾病。真正的心电图专家会承认心电图的局限性并且一天中会多次应用非特异性这个术语。也就是说，心电图可以反映某种类型的心肌病变，但具体存在何种心肌病变及其严重程度仅凭心电图是无法判定的。也不要试图去判定。克制和谦虚是优秀的心电图专家所必备的美好品德，过分解读可能导致诊断错误和医疗纠纷。

许多疾病和毒物均会伤及心肌，且最终将导致心肌细胞死亡并被瘢痕组织所代替。这些改变会反映在心电图上，表现为非特异性异常。

即使没有发生心肌梗死（心梗），冠心病也会引起心肌弥漫性瘢痕化。对生前患有慢性心绞痛患者进行尸检总是发现心肌中有很多分散的瘢痕组织。这是缺血性心肌病的基础。有时甚至会形成大面积的瘢痕组织。J. Willis博士称之为大块病变，存在缓慢形成的大块瘢痕组织，但没有发生梗死。

病毒感染（包括艾滋病、红斑狼疮、结节性多动脉炎、肉瘤病以及硬皮病），药物如可卡因，毒物如铍都能使心肌产生瘢痕而丧失功能。此外，有很多患者后来证实存在没有明确病因的心肌病——特发性心肌病。

这些疾病没有特异性的心电图改变。但可见到一些易使你诊断为心肌病变的心电图变化，就到此为止。

心电图诊断

这些心电图改变多表现在T波上。前面已经阐述了心梗、心包炎以及心肌肥厚时“特异”的ST-T改变，现在讨论“非特异性”T波改变的诊断标准。

在大部分导联中T波应该是直立的，而平坦的、双相的、倒置的T波是异常的。注意是“大部分”而不是“全部”。在有些导联中T波倒置是正常的。正常人在aVR导联中T波总是倒置的。在Ⅲ、V_1或V_2导联T波也可倒置（图22-1）。若T波双相或倒置而其他导联没有QRS波或T波改变，则可诊断为“非特异性T波改变，提示心肌病变。”到此为止，只能做此诊断。

这是专家通过观察成千上万份心电图后建立的非常合理的标准。对一个聪明的内科医生来说，这还不够。有必要了解为什么T波在这些导联而不是其他导联发生改变。

图22-2解释了为何在aVR导联有时在V_1和V_2导联会出现T波倒置。把心脏内部即心腔想象为带有负电荷的。则当把电极放置到上腔静脉，记录到的

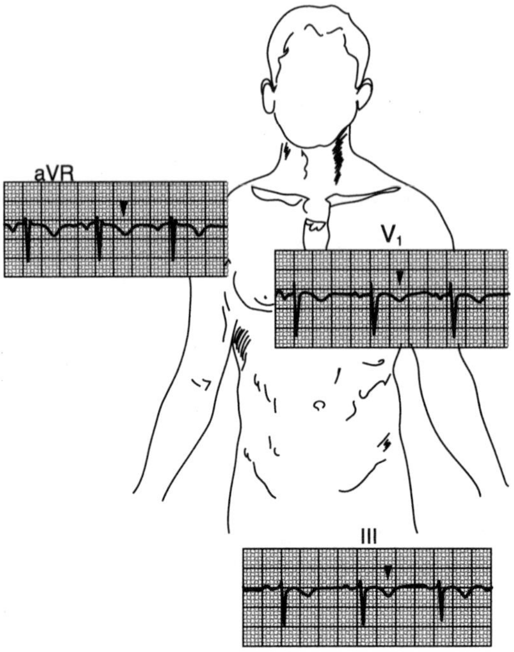

图 22–1
那些倒置的 T 波属于正常现象。

所有波形均为负向，因为是从带有负电荷的心腔记录的。换言之，所有激动波均背离记录电极，因为其位置在心脏上方。aVR 导联总是俯瞰心腔——因此形成负向波。V_1 和 V_2 导联也可记录到相同的心腔电位，取决于心脏在胸腔中的位置。

那么Ⅲ导联呢？很多心脏病专家为此迷惑不解，所以必须用相当的篇幅来解释。在大约 15%的正常个体中，在Ⅲ导联可出现明显的 Q 波。正常个体中 T 波倒置的发生率也与此相同，而且 Q 波和 T 波倒置常常同时出现——这常使人

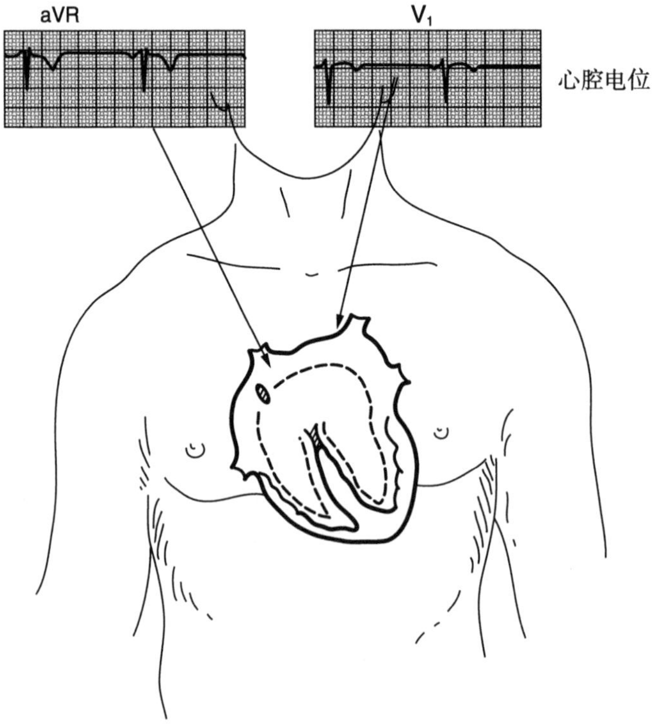

图 22–2
心腔电位的解剖基础。aVR 和 V_1 导联从上面俯瞰心腔内的阴极。它们记录了阴极电势即心腔内电势。这就是在这些导联中 T 波倒置是正常的原因。有时候 V_2 导联也记录了心腔内电势，因此会出现正常的倒置 T 波。

误诊为心肌梗死。

判断III导联的Q波或者倒置的T波是否有临床意义的最简单的方法是观察aVF导联。如果在aVF导联中没有这些改变，则无意义；尤其是仅出现在III导联的正常变异。为什么仅出现在III导联呢？思考Ⅰ、Ⅱ、III导联是如何设置的。其为双极导联，即其测量的是两个点之间的电势差，如同在高中物理课用一个正极和一个负极装配的检流计。III导联是用来测量左下肢（aVF）和左上肢（aVL）之间的电势差。左下肢是“正”极。这意味着当相当于左上肢而言，左下肢是正极时，III导联波形向上；当相当于左上肢而言左下肢是负极时，III导联波形向下。记住一个双极系统的“负”极仅仅意味着“较少的正电势”。因此如果aVF记录到1mm的电势而aVL记录到4mm的电势，那么III导联就会出现一个向下的波形。并不是因为真的存在负极，而是因为aVF比aVL记录了更小的正电势。换言之，III导联=aVF−aVL即+1−（+4）=-3，如同在五年级所学的那些“带有符号的数字运算”。若aVL的T波比aVF的T波大，则在III导联出现T波倒置，即使aVF和aVL的T波都是正向的。图22–3和图22–4显示了这种简单的原理。

这种效应不会出现在Ⅰ、Ⅱ导联或aVR导联，因为右上肢是不带电荷的，这时所有都变成负性。这就是只能在III导联看到这种奇怪效应的原因。

同样，仅在III导联中见到Q波是无意义的，除非在aVF导联中也见到。在图22–5，会注意到在部分QRS波的起始有一个小的“间隔性”q波，后面有一个小的、模糊的、缓慢升高的r波。另一方面，aVL有一个急剧上升的R波。换言之，在QRS波前半部分，aVL相比较于aVF是正极。此时III导联忠实地记录了一个向下的变异波，因此这个深的Q波并不意味着什么。就像之前所说的，通过第一部分的除极aVL比aVF是一个更强的正极。这当然是一个正常的变异，这也是为什么在15%的个体中可以见到宽的Q波的原因。

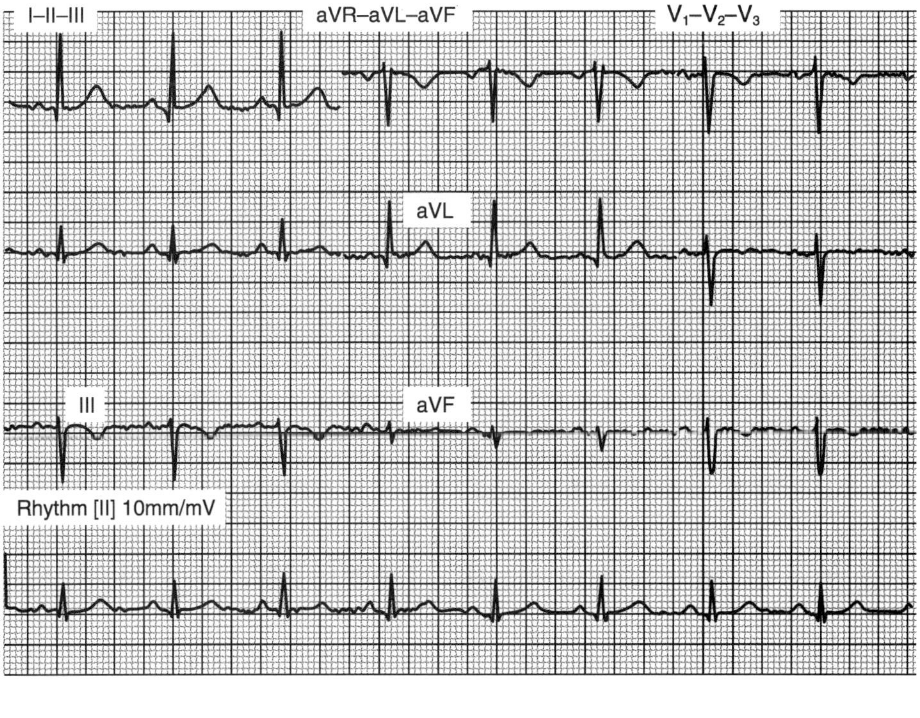

图22–3

III导联上生理性倒置T波。aVF导联的T波是平坦的，而aVL导联的T波宽大并且直立。III导联等于aVF和aVL之间的电势差。换言之，III导联的T波等于aVF的T波与aVL的T波之差。aVF的T波平坦，而aVL的T波曲线下面积大概有4.5mm²。0-4.5=-4.5，这就是在III导联中的负向T波。所有III导联中的负向T波都表示aVL中的T波比aVF中的T波要大。

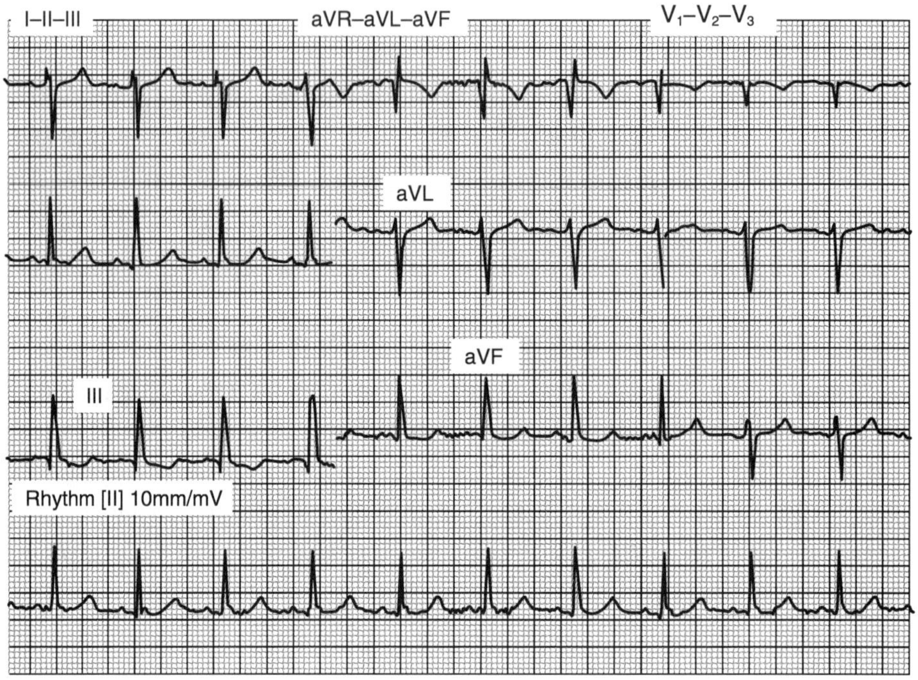

图 22-4
同样的现象。aVF 中的 T 波很小，曲线下面积为 $1.5mm^2$，aVL 中 T 波较大为 $4mm^2$。aVF 减去 aVL 就是Ⅲ导联中的负性 T 波，即使在 aVF 和 aVL 中的 T 波都是正的。

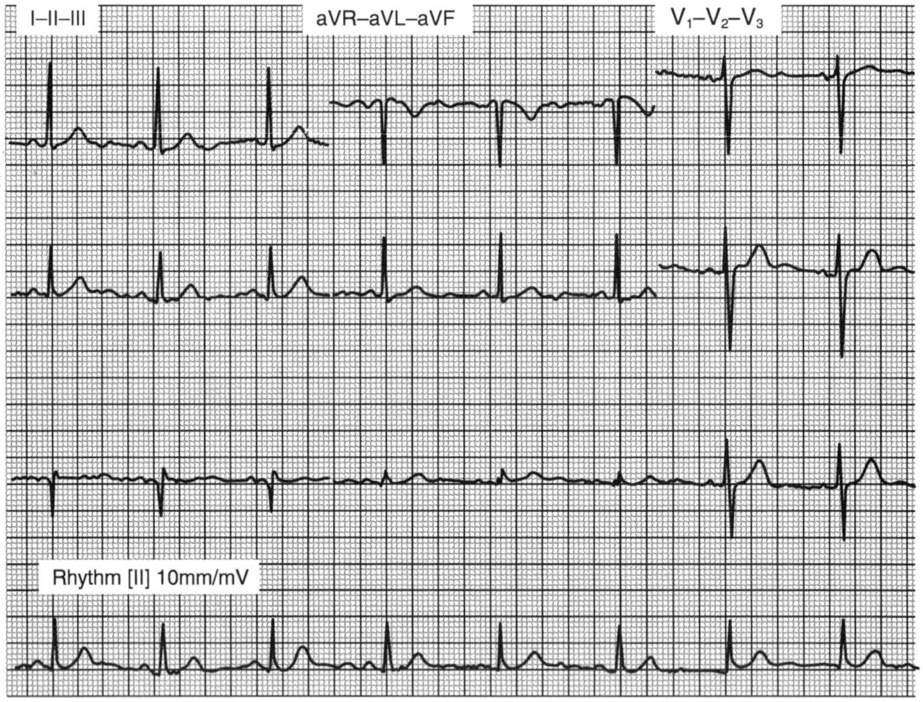

图 22-5
Ⅲ导联的“生理性 Q 波”。aVF 导联记录到一个小的起始 R 波，而 aVL 导联记录到一个高的 R 波。Ⅲ导联记录到一个负向的变异或者说是 Q 波。直到 QRS 波最后一部分在 aVL 的电势低于 aVF 为止，当在Ⅲ导联见到一个 Q 波，需要注意观察 aVF 导联，弄清楚是什么原因导致的。

也许你会问，“为什么要这么麻烦地去记录双极导联呢？为什么不仅仅记录 aVR、aVL、aVF 导联，因为它们是放置在右肩、左肩和左腿的孤立导联？”这是个好问题。加压单极肢体导联包括所有需要的信息，出于习惯我们还是继续记录Ⅰ、Ⅱ、Ⅲ导联。

图 22-6 至图 22-10 是非特异性 T 波变异的例子。很明显，心肌病变的变

异类型会影响到心室传导系统，任何一种形式的心室内的传导阻滞都会出现。这里存在一些统计学的关系——例如，在查格斯心肌病变中，右束支传导阻滞非常常见。但是总的来说，心室内的传导阻滞应该归类于非特异性现象，因为这种现象从缺血性心肌病变到利什曼病都会出现。在心电图外寻找一些明确的原因吧！

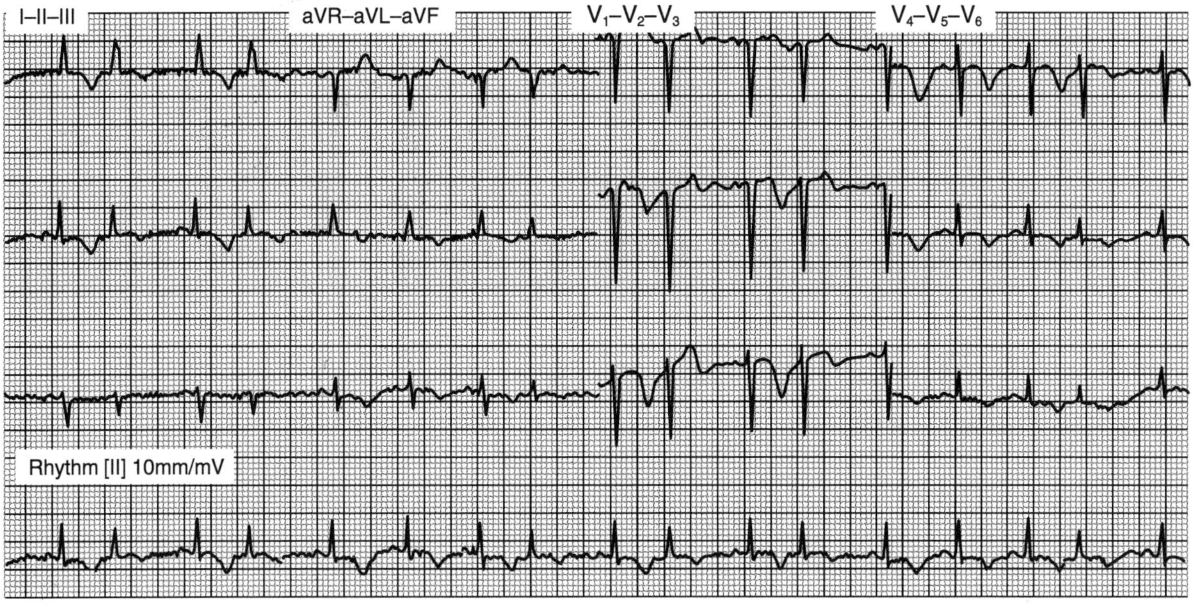

图 22–6

在侧壁、下壁、前壁导联可见到 T 波广泛性改变。注意 ST-T 的形态改变和 V_1、V_3 导联的房性搏动。图中记录的是一种一跳性的负荷试验，以更快的速度产生更多的变化。T 波对称性倒置提示"冠状 T"，但这仅仅是提示性的而不能确诊。

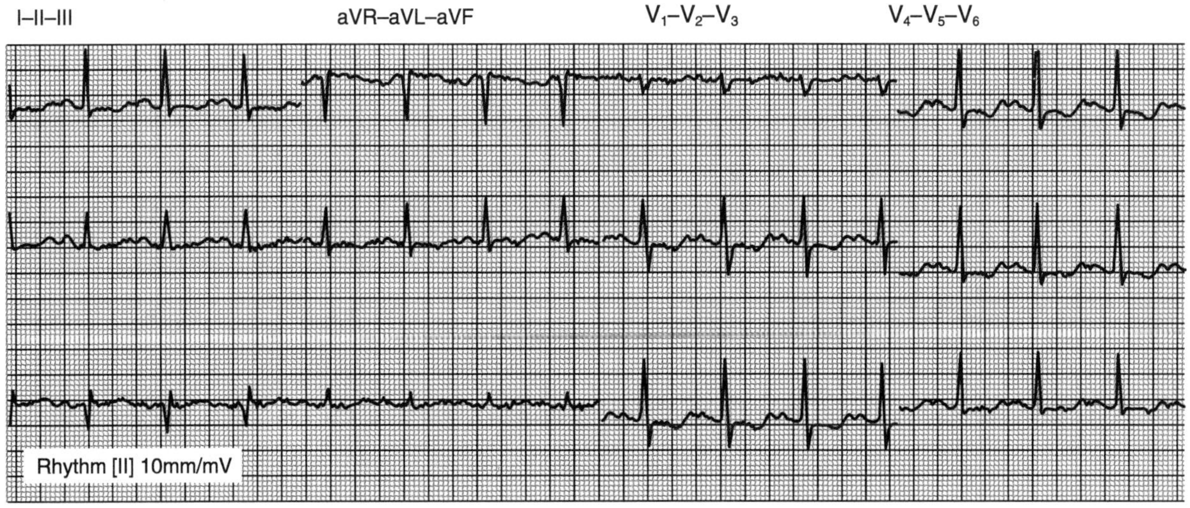

图 22–7

正确的诊断："前壁和侧壁导联 ST-T 改变与心肌病变相符。"诊断到此为止。

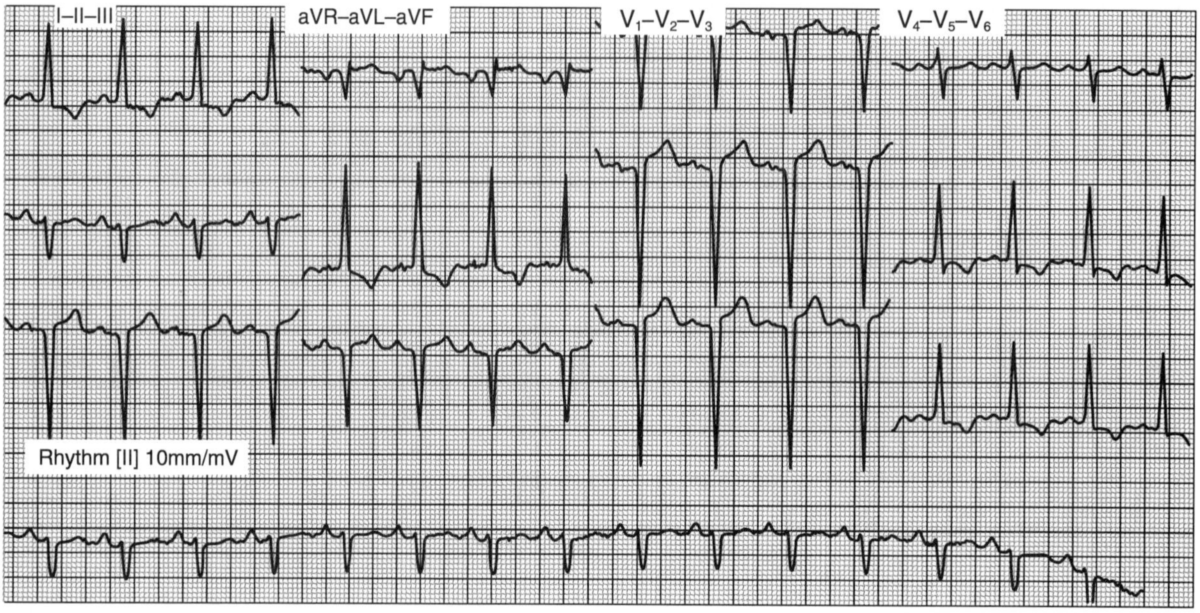

图 22–8

左室肥厚的标准：高电压，电轴左偏，曲棍球式的 ST-T 改变。诊断："具有一些左室肥厚的诊断标准。ST-T 的改变可能是由于心肌肥厚、缺血或者两者共同引起的。"

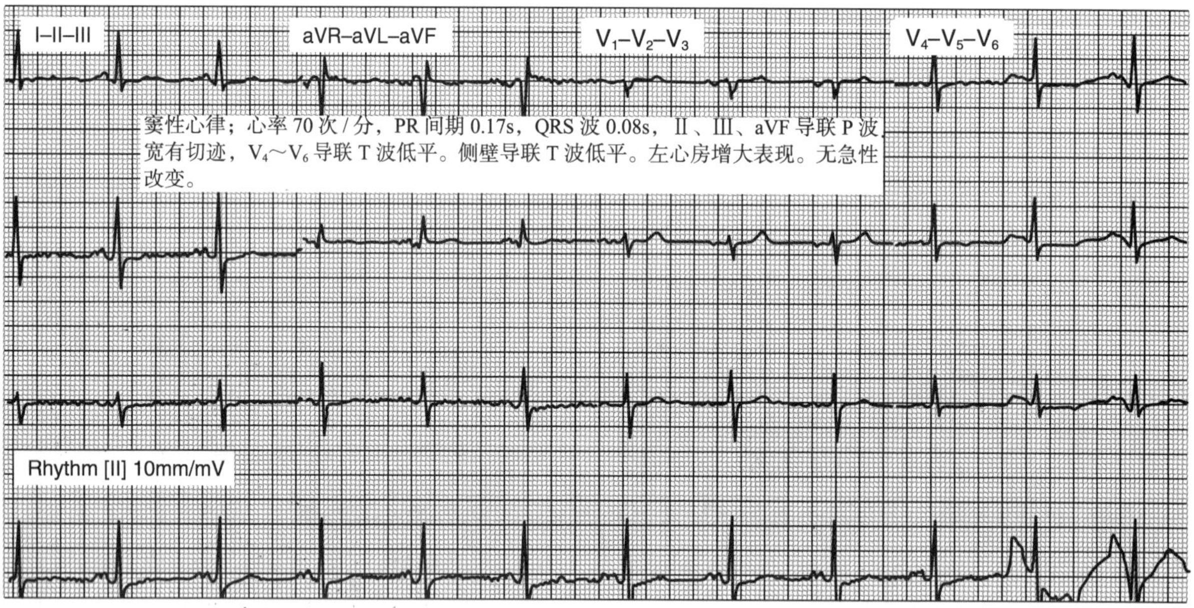

图 22–9

在侧壁、下壁、前侧壁导联可见弥漫性的 T 波低平。只在一个导联见到平坦的 T 波可能没有什么意义，但是在两个或者更多的导联的弥漫性的 T 波低平则意义重大。提示心肌病变或是心脏外疾病如代谢异常或者中毒。

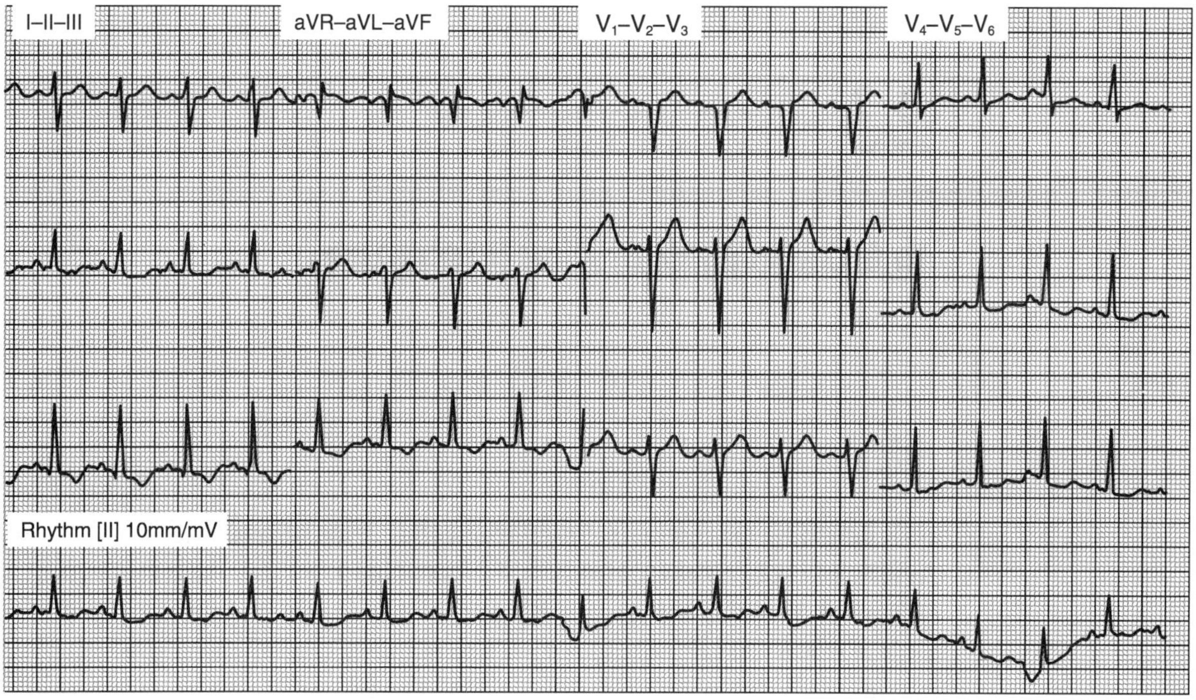

图 22–10

不正常的心电图，电轴右偏。下侧壁 ST-T 改变与心肌病变相一致。

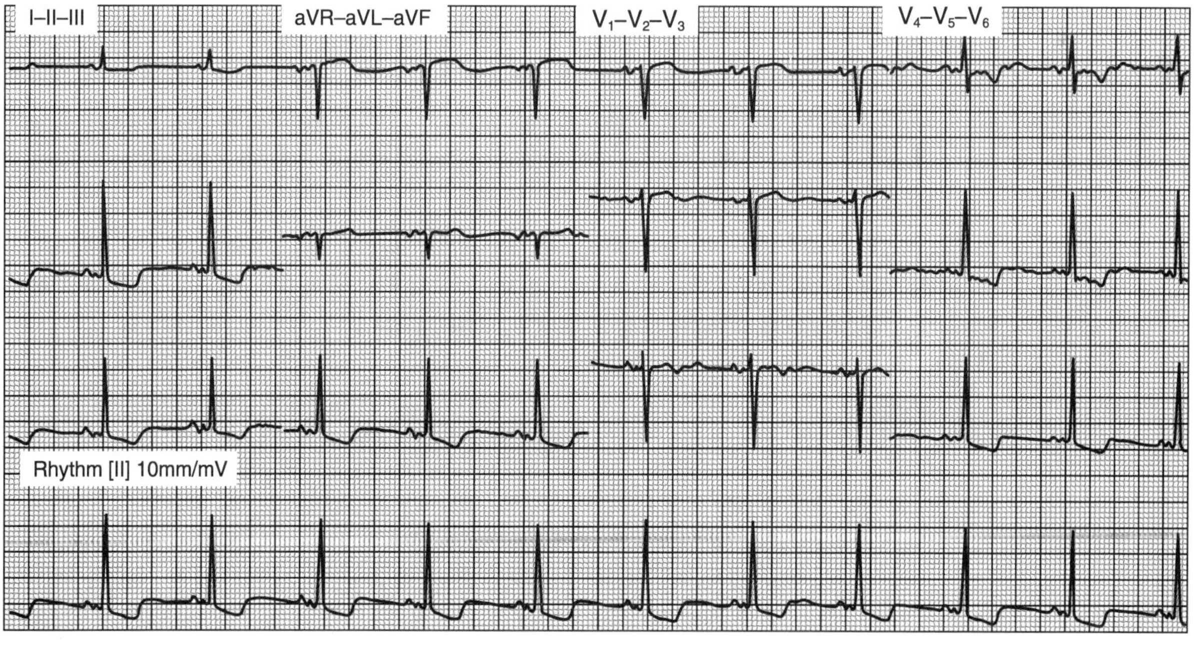

图 22–11

弥漫性 ST-T 改变合并下壁和侧壁导联 ST 段压低，V_3、V_4 导联 T 波倒置。提示心肌病变。

23

电解质和药物对心电图的影响

电解质

血清钙和钾浓度的变化可以影响心电图。钙是心脏活动的激发剂，因为正是钙离子进入心肌细胞的过程启动了心脏收缩的化学机制。随着血浆钙离子的升高，QT 间期缩短。换言之，当人体处于高血钙水平，心脏将比平常更快地被激动（图 23–1）。

低血钙作用则完全相反：QT 间期将被延长（图 23–2）。注意间期延长发生在 ST 段，而不是发生在 T 波。这一点在区分心电图的变化到底是奎尼丁的影响还是低血钙的作用有重要的价值。

钾是心脏的“安慰剂”。血钾增高会抑制心脏的起搏和传导组织。高钾血症会抑制房室传导和室内传导；如果血钾的浓度特别高，甚至会完全抑制窦房结的传导。心电图的变化可以是进行性的，这主要取决于血浆钾离子的水平。血钾浓度的中度升高将会产生高尖的 T 波（图 23–3 和图 23–4）。血钾浓度的重度升高将会抑制束支系统的传导。如果血钾浓度达到 8～9mmol/L, QRS 波时限将会出现各种类型的延长（图 23–5 至图 23–7）。如果钾离子极度升高，甚至可能出现窦房结功能被抑制，P 波很少见甚至完全消失，仅靠交界性自主心律或室性自主心律维持生命（图 23–8）。当血钾浓度上升到大约 12mmol/L 这一致命水平，心脏将会出现室颤或者停搏。

低钾血症引起的 ST 段压低和洋地黄的效应相似，此时还会出现明显的 U 波，在 T 波之后出现了巨大的 U 波造成的 QT 间期延长的错觉。然而这仅是伪差，实际的 QT 间期并没有发生变化（图 23–9）。

药物

第 16 章描述了洋地黄毒性作用引起的心律失常。由于其在临床中十分常见且非常危险，治疗又有其特殊性，故完全值得单独一章阐述。洋地黄药物通常引起 ST 段的压低呈“湿面条”状弯曲（图 23–10 至图 23–12）。这种类型的 ST 段压低并不是洋地黄中毒时的征象，只能将其描述为“洋地黄效应”。在使用洋地黄进行药物治疗时亦会出现轻微的 PR 间期延长，同样只能将其描述为“洋地黄效应”而不是“洋地黄中毒”。如果见到 PR 间期固定为 0.22～0.24s，并不意味着应停用洋地黄。

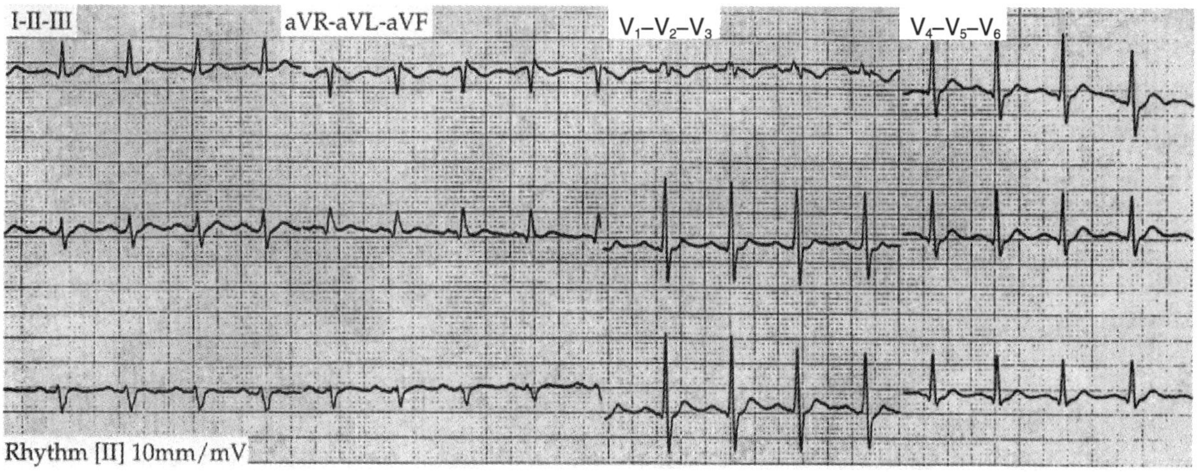

图 23–1

高钙血症，QT 间期为 0.21s。

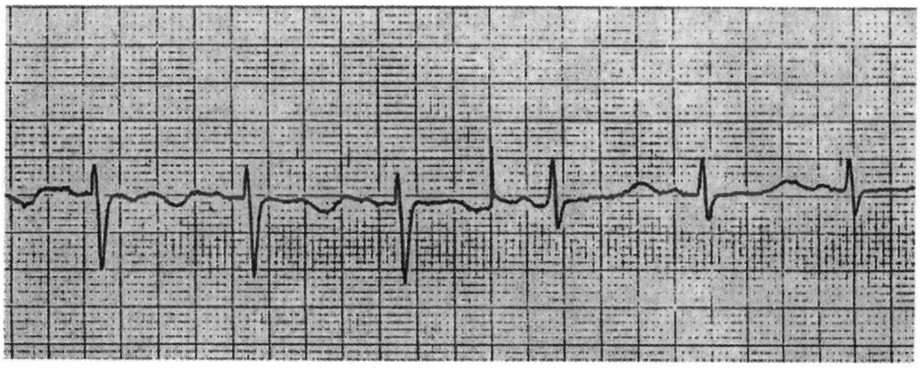

图 23–2

低钙血症，QT 间期为 0.56s。

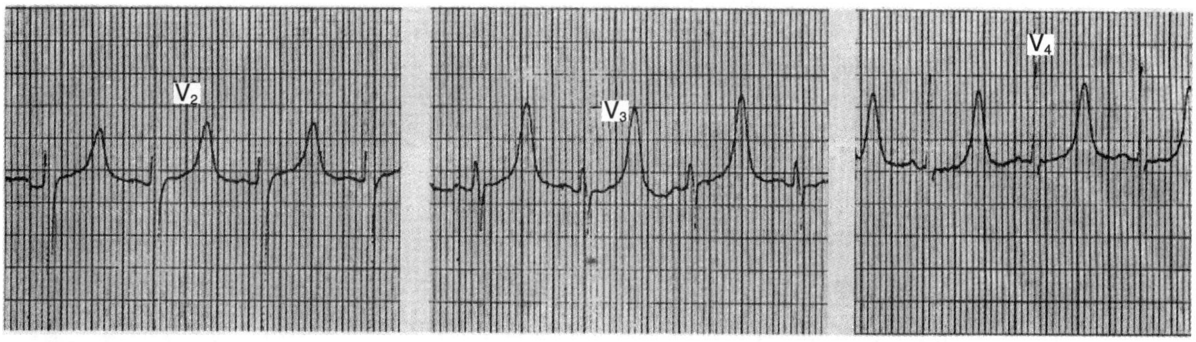

图 23–3

中度高钾血症时，在 V_2、V_3 和 V_4 导联出现高尖 T 波（经验法则：在单纯 R 波导联上，T 波高尖，振幅超过 R 波振幅的一半，亦提示高钾血症。

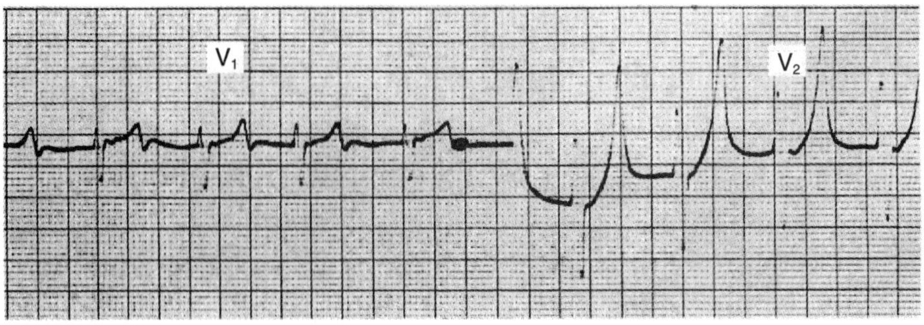

图 23-4
血钾重度升高。PR 间期延长，出现巨大、高尖的 T 波。

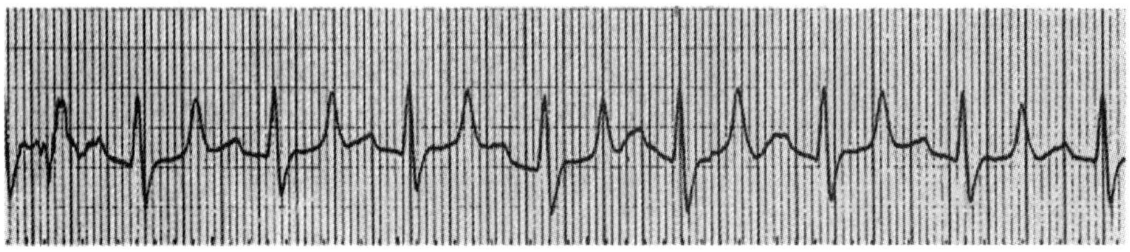

图 23-5
血钾浓度达到 8.8mmol/L 时，PR 间期延长，QRS 波增宽，T 波高尖。

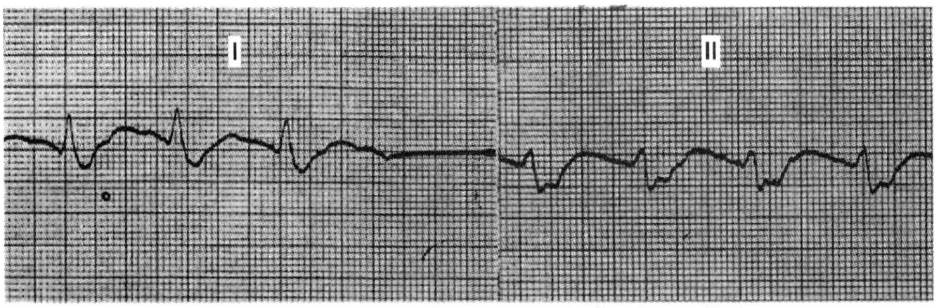

图 23-6
血钾浓度达到 10mmol/L 时，出现心室内传导的极度缓慢，QRS 波时限 0.25s。

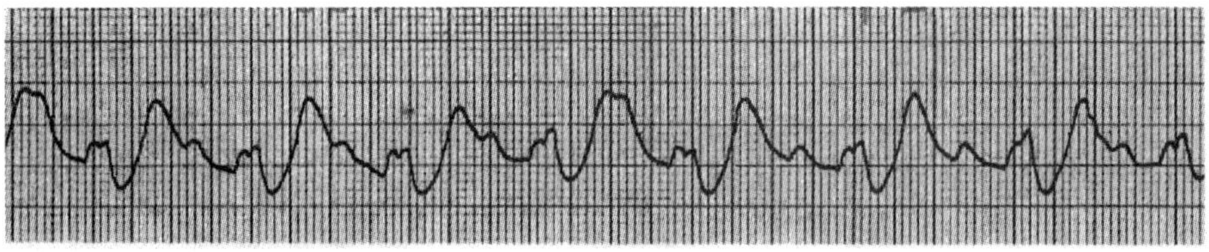

图 23-7
血钾浓度超过 10mmol/L 时，出现显著的心室内传导极度缓慢，QRS 波时限 0.26s，P-R 间期 0.26s。

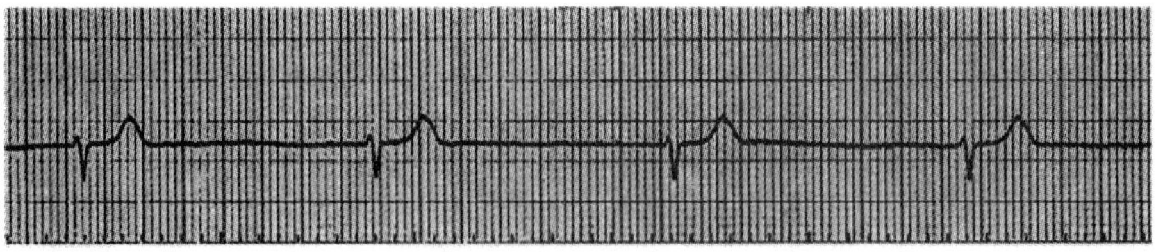

图 23-8
血钾浓度远超过 10mmol/L 时，窦房结完全被抑制，出现交界性心律。

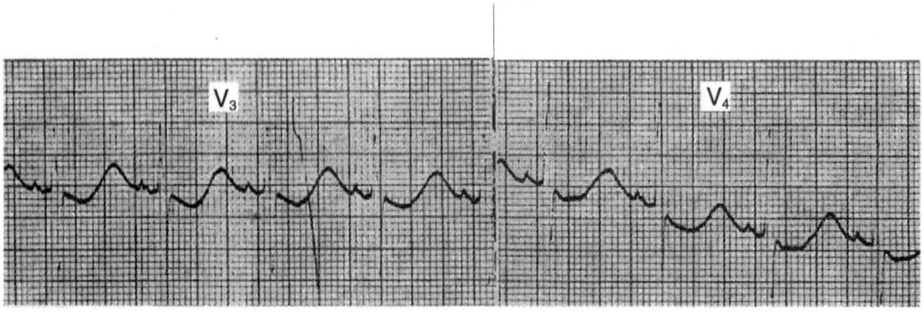

图 23-9
严重的低钾血症（2.1mmol/L）。可见 ST 段显著压低（类似于洋地黄效应），出现显著 U 波，易被误认为是 QT 间期延长。

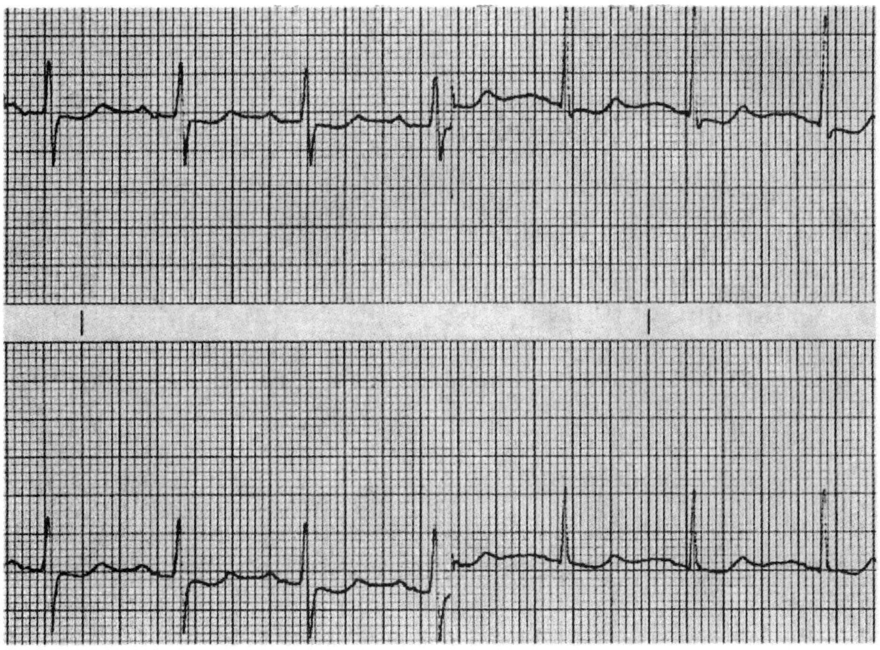

图23-10

典型的 ST 段下垂波形，几乎见于所有服用洋地黄类药物的患者。

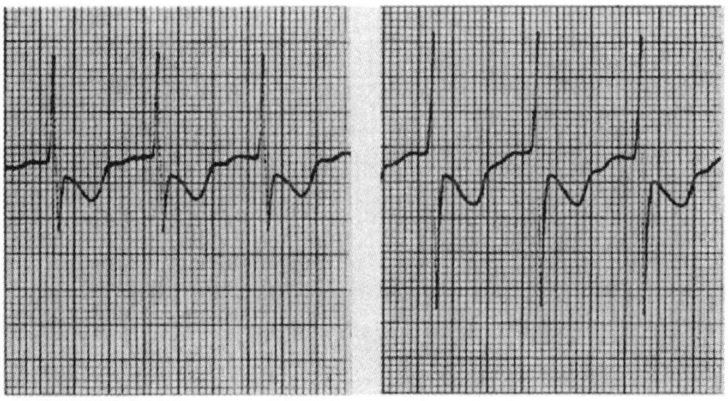

图 23-11

洋地黄效应引起的 ST-T 改变，T 波被压低的 ST 段吞没。

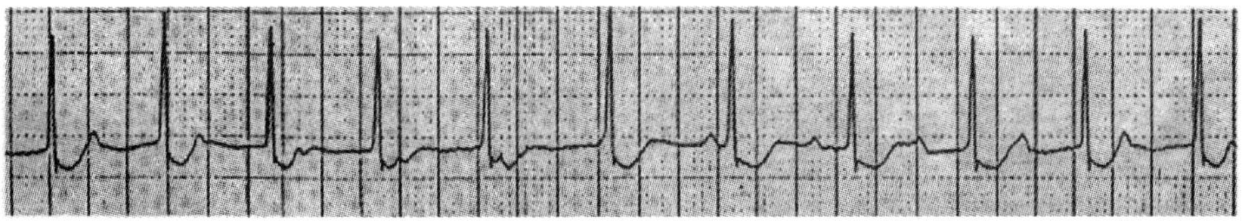

图 23-12

同时出现洋地黄效应（低垂的 ST 段）和洋地黄毒性作用（加速性交界性心律伴完全性房室分离）。

奎尼丁

奎尼丁对心脏有直接的抑制作用，可抑制心脏所有部位冲动的形成和传导。对于房室结，其作用是双向的：小剂量的奎尼丁能够对抗迷走神经，加速房室结的传导；在房颤、房扑时，可导致心室率增快。对心房扑动患者，奎尼丁有时引起 1:1 传导，引发危险后果，但此时其对抗迷走神经的作用变得十分微小。房扑时使用奎尼丁真正的问题在于其减慢房扑的频率，从而使每一个心房冲动均能传导至心室。当给房扑患者应用奎尼丁时请注意观察，可以发现患者的心房率可从 300 次 / 分下降到 215 次 / 分左右。如果给予更高浓度的药物，奎尼丁可以抑制房室结的传导，造成不同程度的房室阻滞。

奎尼丁效应在心电图中最常见的表现是 QT 间期的延长。在使用治疗水平的奎尼丁时，总会发现一些 QT 间期延长的现象，此时并不需要停止用药（图 23-13）。但是如果出现 QT 间期极度延长将会增加发生尖端扭转型室速的危险。事实上，“QT 间期极度延长”是奎尼丁对心脏有毒性作用的唯一重要根据（图 23-14）。虽然无法将“极度”这二字量化，但仍然可以作出一个合理的大致猜测，即任何 QT 间期延长超过某一性别、年龄组别 QT 间期最大值的 25%，将被视为风险较大，此时应当停药。奎尼丁也可以抑制束支系统的传导，导致心室内传导的延迟。如果 QRS 波增宽超过基线的 15%，应当停用奎尼丁。

以前对束支阻滞患者一般不用奎尼丁，以免另一支束支也发生阻滞。然而，至今该作法缺乏事实根据。我应用奎尼丁达 50 年，未曾遇到其诱发严重的室内传导抑制。假设它可能发生，但几率将非常小。我记不得最后一次是在何时遇到过哪个病例，由于使用奎尼丁造成了 QRS 波增宽。现有的研究也证实了我的经验。奎尼丁对人体的损害被夸大其词了。束支阻滞或其他室内传导延迟并不属于奎尼丁的禁忌证。再次重申奎尼丁可能会造成的危险是由 QT 间期延长引发的尖端扭转型室速。例如普鲁卡因胺和双异丙吡啶等其他 IA 类药物也可引起 QT 间期的延长，从而可继发尖端扭转型室速。

三环类抗抑郁药

该类别的所有药物均能抑制心室内传导。三环类抗抑郁药可以产生非特异性的 QRS 波增宽、明显的束支阻滞或者由于两侧束支均阻滞而引起的房室阻滞。和奎尼丁一样，这类药物可以影响房室结的传导，造成任何类型的房室结阻滞，虽然这种现象的发生并不像束支系统传导阻滞那样常见。

吩噻嗪

吩噻嗪类药物的作用与奎尼丁非常类似：QT 间期延长，心室内传导抑制，过量使用可偶尔出现房室传导阻滞。貌似健康个体服用该类药物发生猝死无疑是由于 QT 间期延长最终引起尖端扭转型室速。

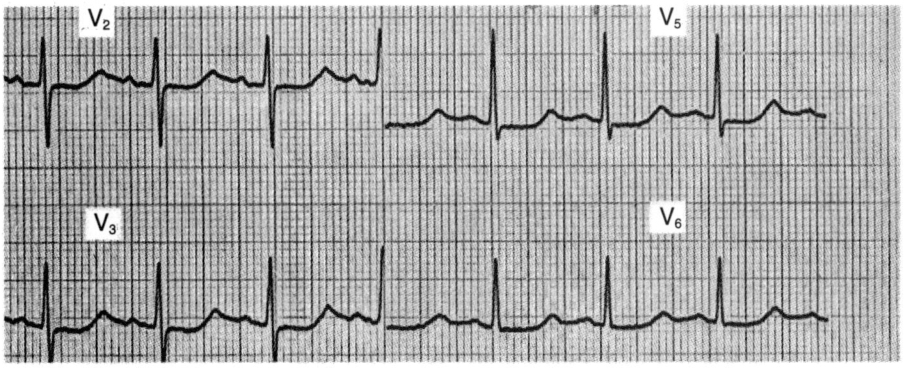

图 23–13
小剂量奎尼丁引起的QT间期延长（心率93次/分，QT间期约0.4s）。该程度的QT间期延长十分常见，无需停药。奎尼丁可以产生类似于洋地黄效应的ST段低垂波形。

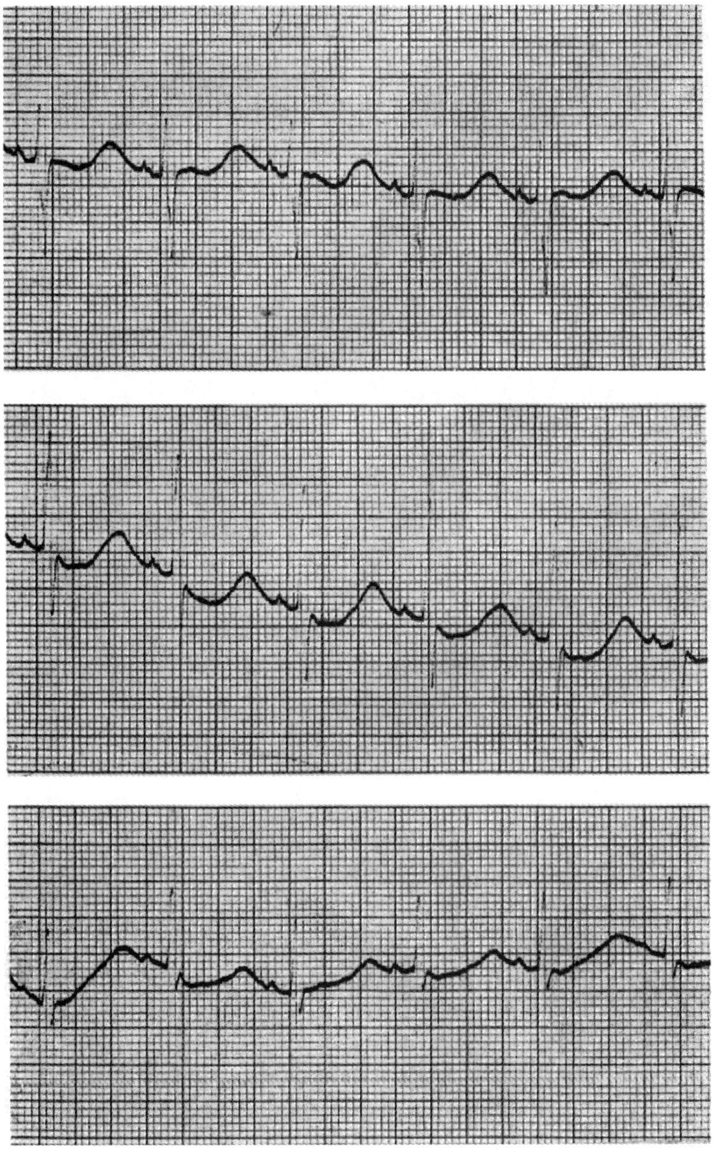

图 23–14
显著的奎尼丁作用，QT间期延长至0.54s，心率86次/分。注意图中压低的ST段。宽大的波形向前延伸至下一个P波，可能为U波与T波融合所致。

24

两种特殊的病例：肺栓塞和低温

肺动脉栓塞

对于肺动脉栓塞（肺栓塞），最重要的是要记住大部分肺栓塞对心电图根本没有影响。不能因为心电图正常而排除肺栓塞！原因很明显：肺的血液供应量非常大，栓子必须累及较大的肺段才会影响肺动脉压力，引起肺动脉和右心高压。肺循环压的突然增高将会反映在心电图上。这些改变是可预见的：

1. 电轴突然右偏，在Ⅰ导联上常常出现深S波。Ⅲ导联出现一个小的间隔性q波，在一些老的教科书上写作“SI-Q-Ⅲ”。以前长期这样命名主要是由于早期心电图只有Ⅰ、Ⅱ、Ⅲ导联，人们不知道什么是间隔性q波。事实上简单来说就是肺动脉和右心室压力突然增高而导致电轴右偏，至于Ⅲ导联是否出现间隔性q波是无所谓的。

2. 可能会出现不完全性右束支阻滞图形，常常出现在一些有明显肺动脉和右心室压力增高的极端病例。常伴有初始向量电轴右偏（图24–1）。

3. 在肢体导联中可能会看到独特的ST段压低。表现为ST段的水平型压低伴T波突然、几乎垂直上升。ST–T的形状用德语称为阶梯现象(Treppe)，实际上ST–T看起来更像楼梯。这种奇特的现象很少见于其他疾病。换言之，其灵敏度很低，但特异度高。在图24–2可见到典型的ST–T的阶梯现象，在症状发作时突然出现电轴右偏。这是较大的致命性的肺栓塞。

肺动脉栓塞也可引起在第22章中描述的非特异性的ST-T改变。

低温

低温时在心电图上可看到一种特异的变化：QRS波晚期向量产生的波形被称做Qsborne波。它表现为在R波的下降支中出现一个宽的钝挫（图24-3）。这是一个病情相对轻微的病例。有些Osborne波很庞大，占QRS波的大部分。

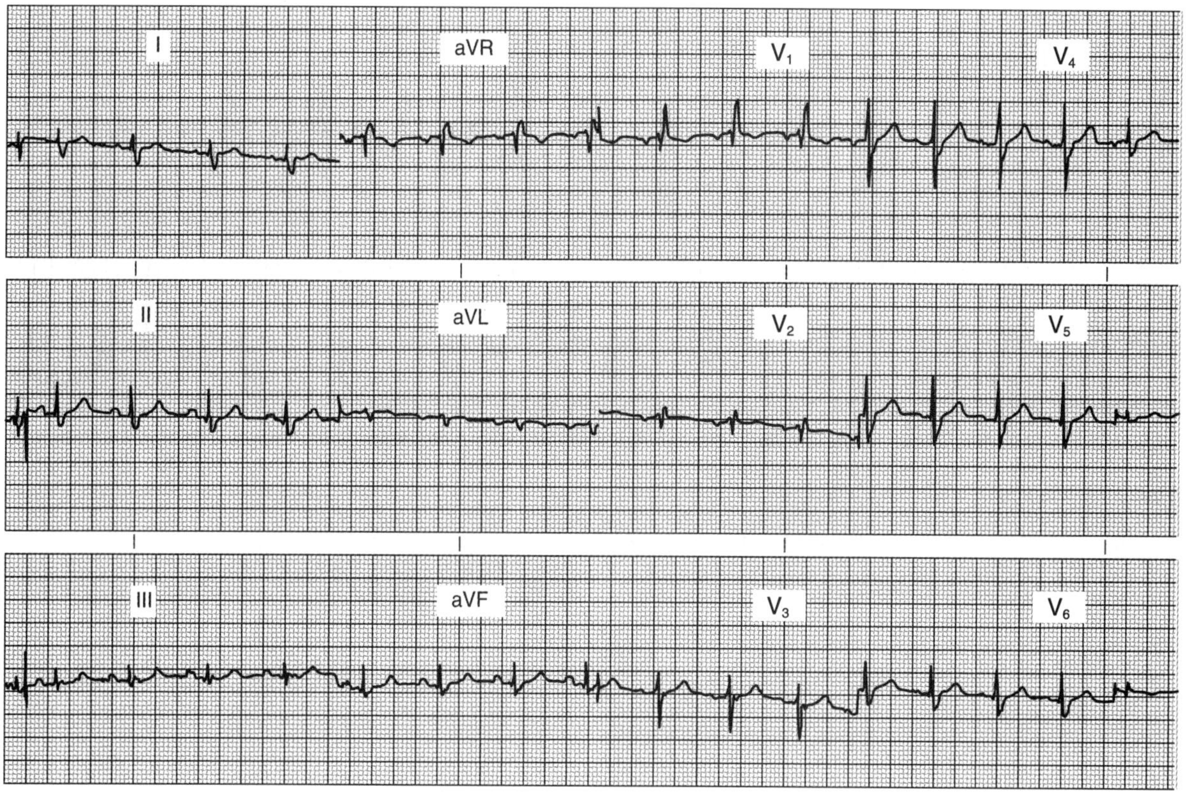

图 24–1

不完全性右束支阻滞合并在肢体导联上初始向量电轴右偏。这是典型的大面积肺栓塞的心电图特点。

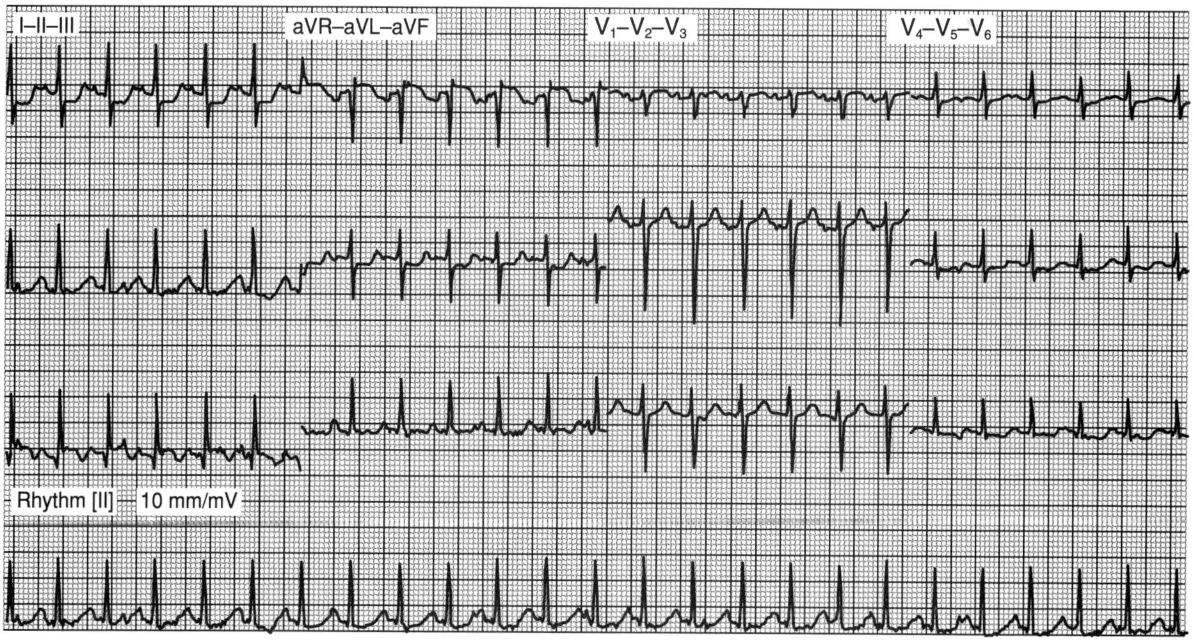

图 24–2

肺栓塞的典型心电图表现。在Ⅰ导联可见深 S 波，在Ⅲ导联可见小的间隔性 q 波。Ⅰ导联和 aVL 导联的 ST 段压低，与 T 波的成角较锐利，呈经典的阶梯现象或楼梯形改变。

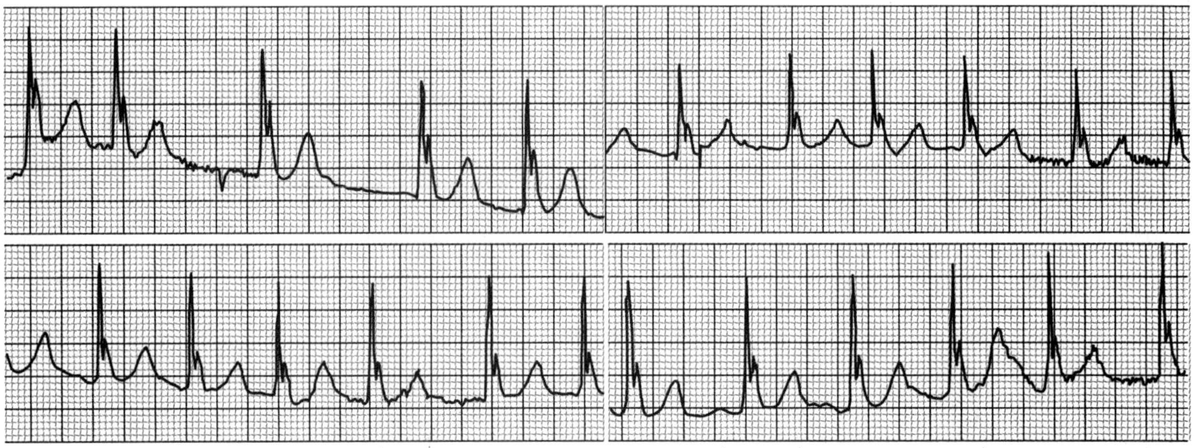

图 24-3

低温时的 V_2～V_5 导联可看到 Osborne 波。R 波的终末部分宽而钝挫，是低温时心电图特征。

自测题 III

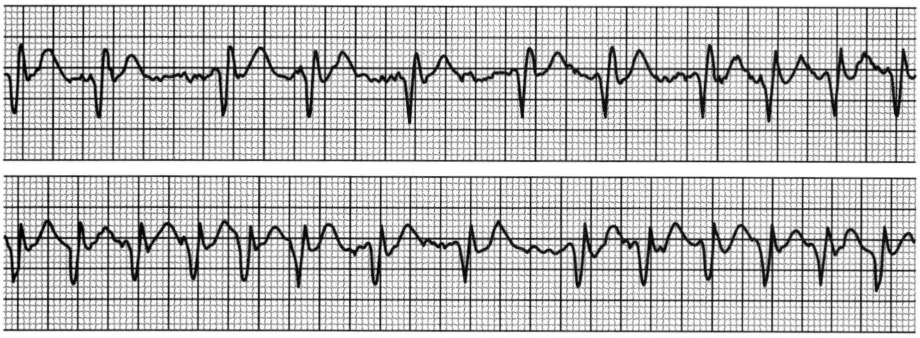

图 SAIII-1

1．一位医生请求帮助。其对一慢性房颤患者一直用地高辛治疗，目前心室率加快并有症状，地高辛加量似乎使病情加重，原因是什么？如何进一步治疗？

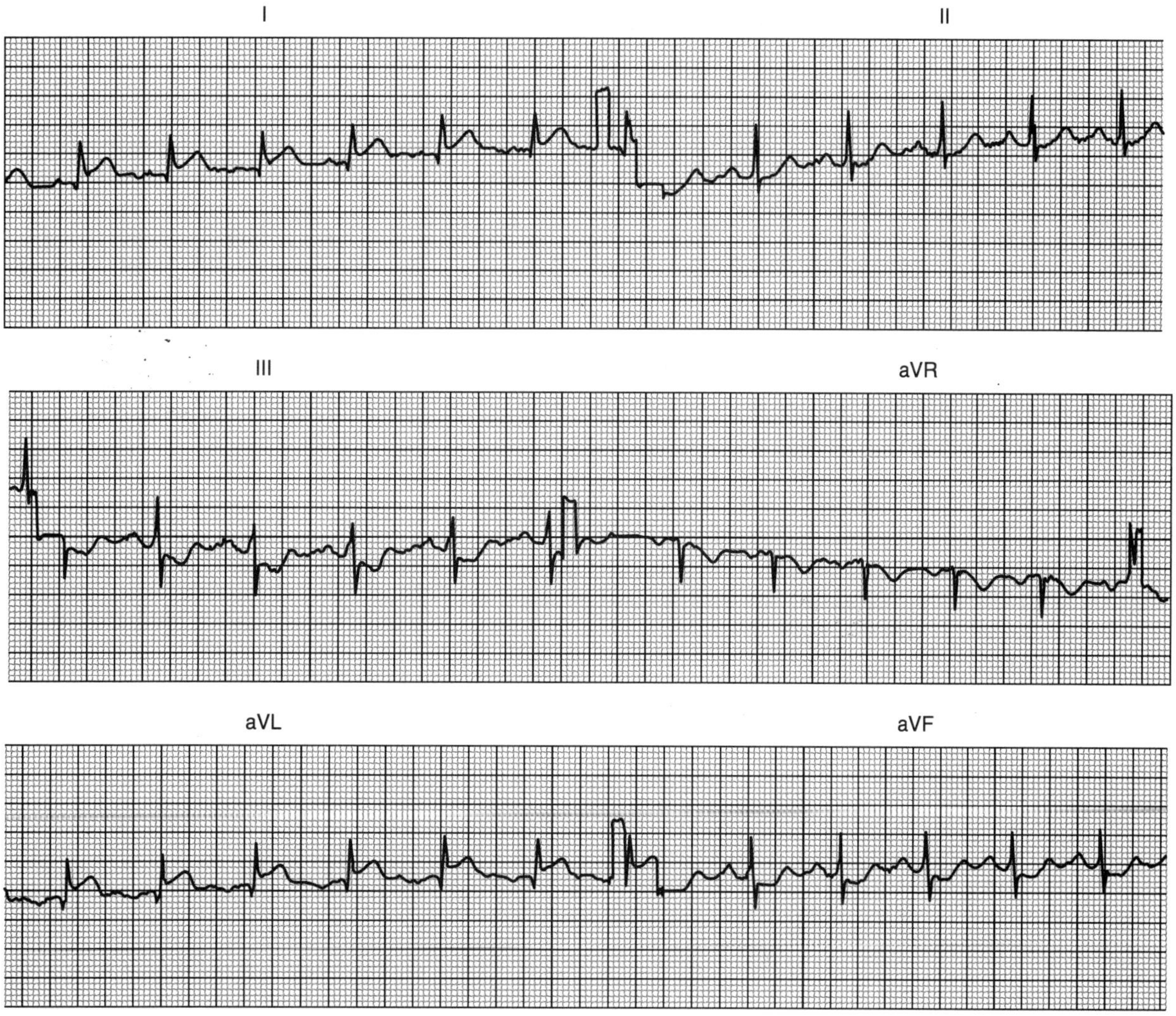

图 SAIII-2　　2．诊断以及支持诊断的标准？

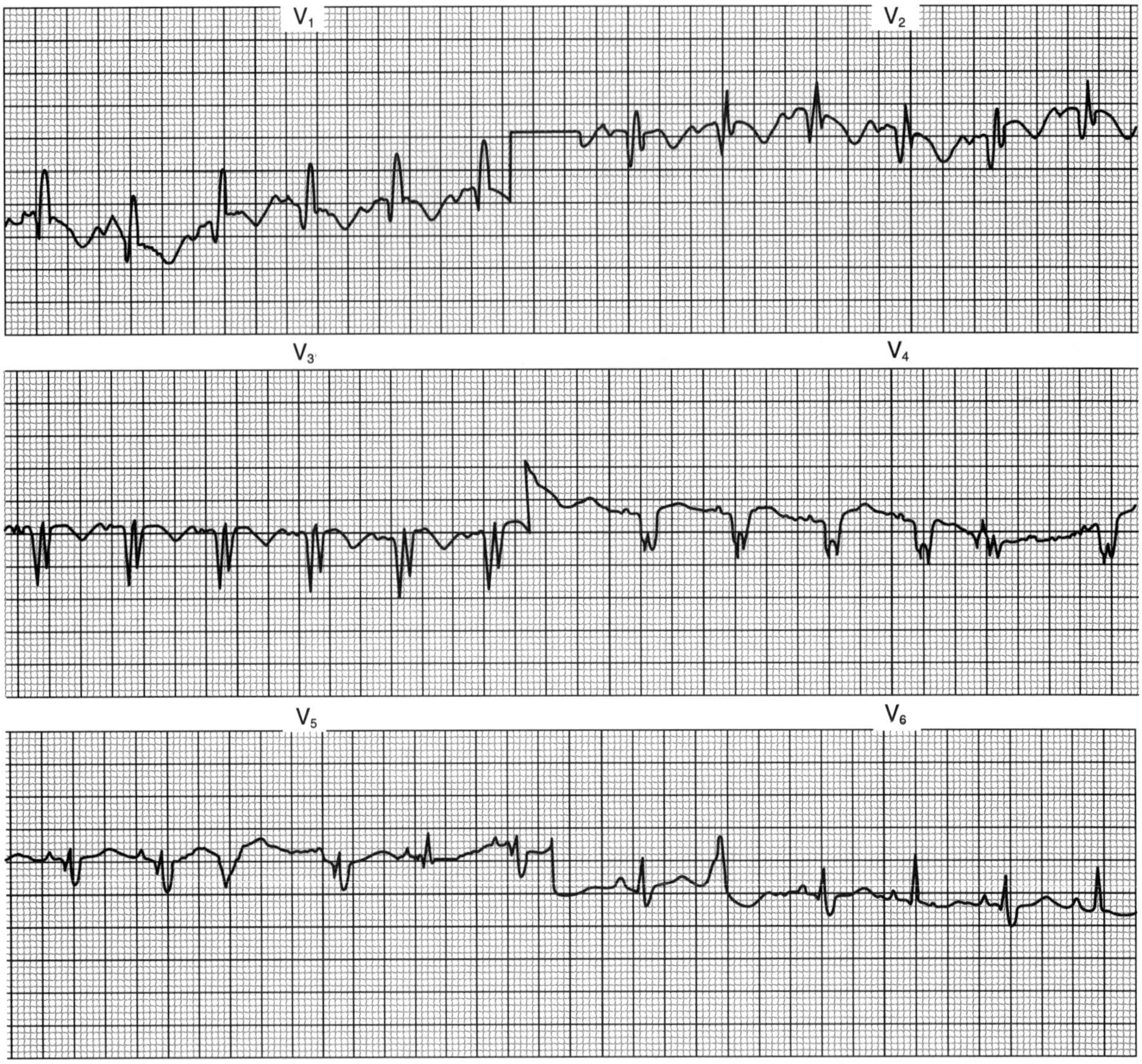

图 SAIII-3

3. 患者一个月前心电图完全正常，此心电图于胸痛发作时记录，给出两项诊断，预后如何？V_6 导联有什么改变？

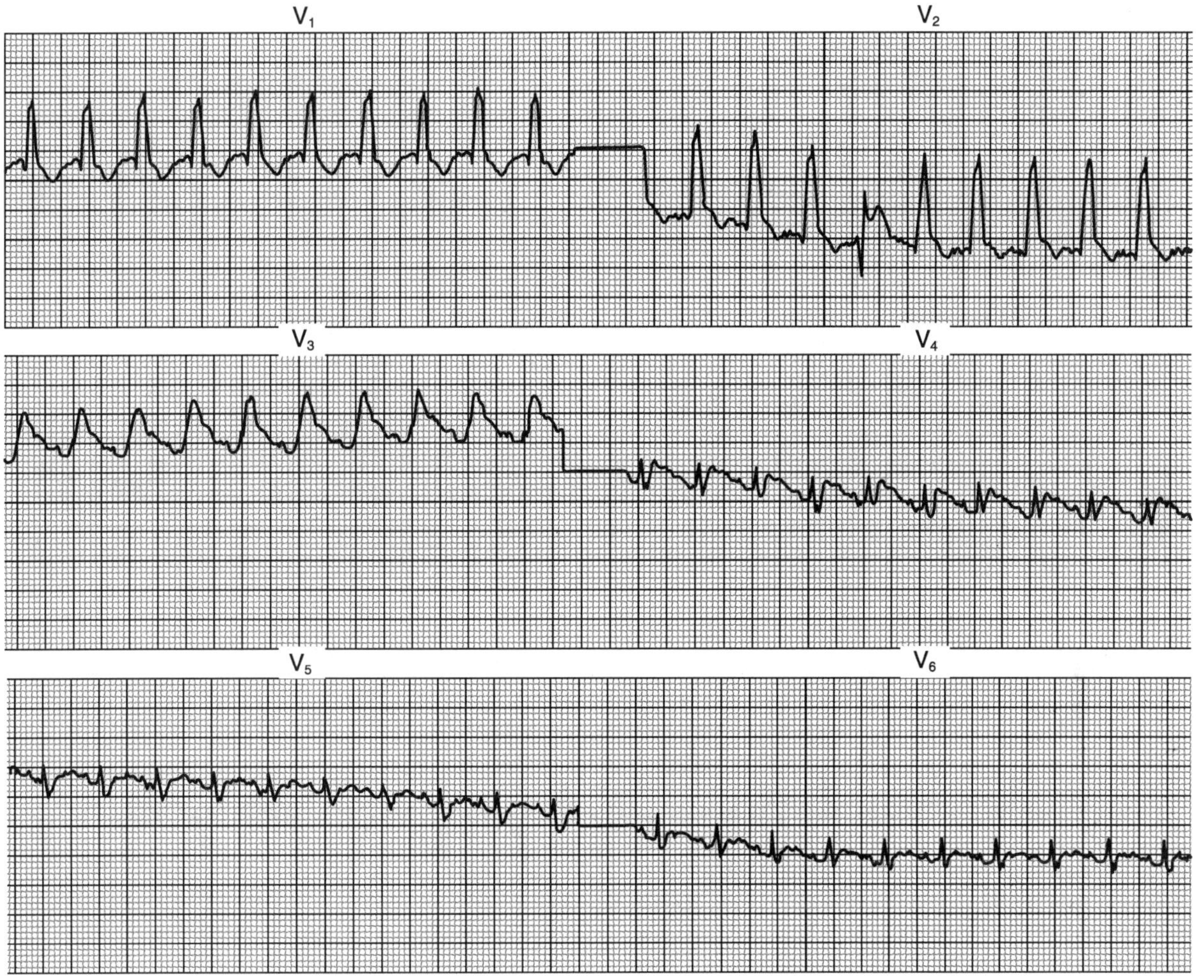

图 SAIII-4　　4．急诊室记录的心电图，给出两项诊断及诊断依据。

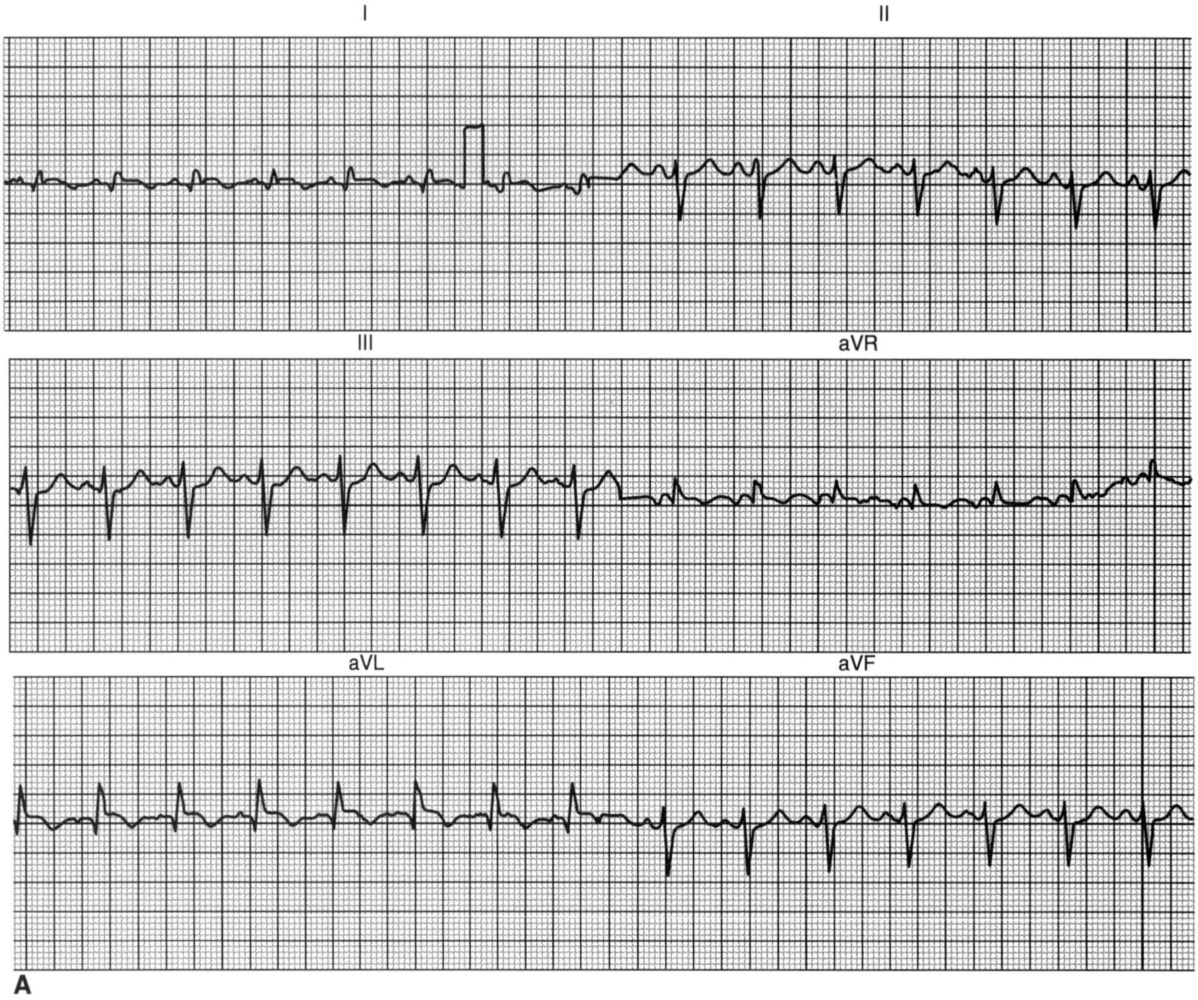

图 SAIII–5

5．两周前患者心电图正常，电轴正常，请给出诊断及诊断依据。

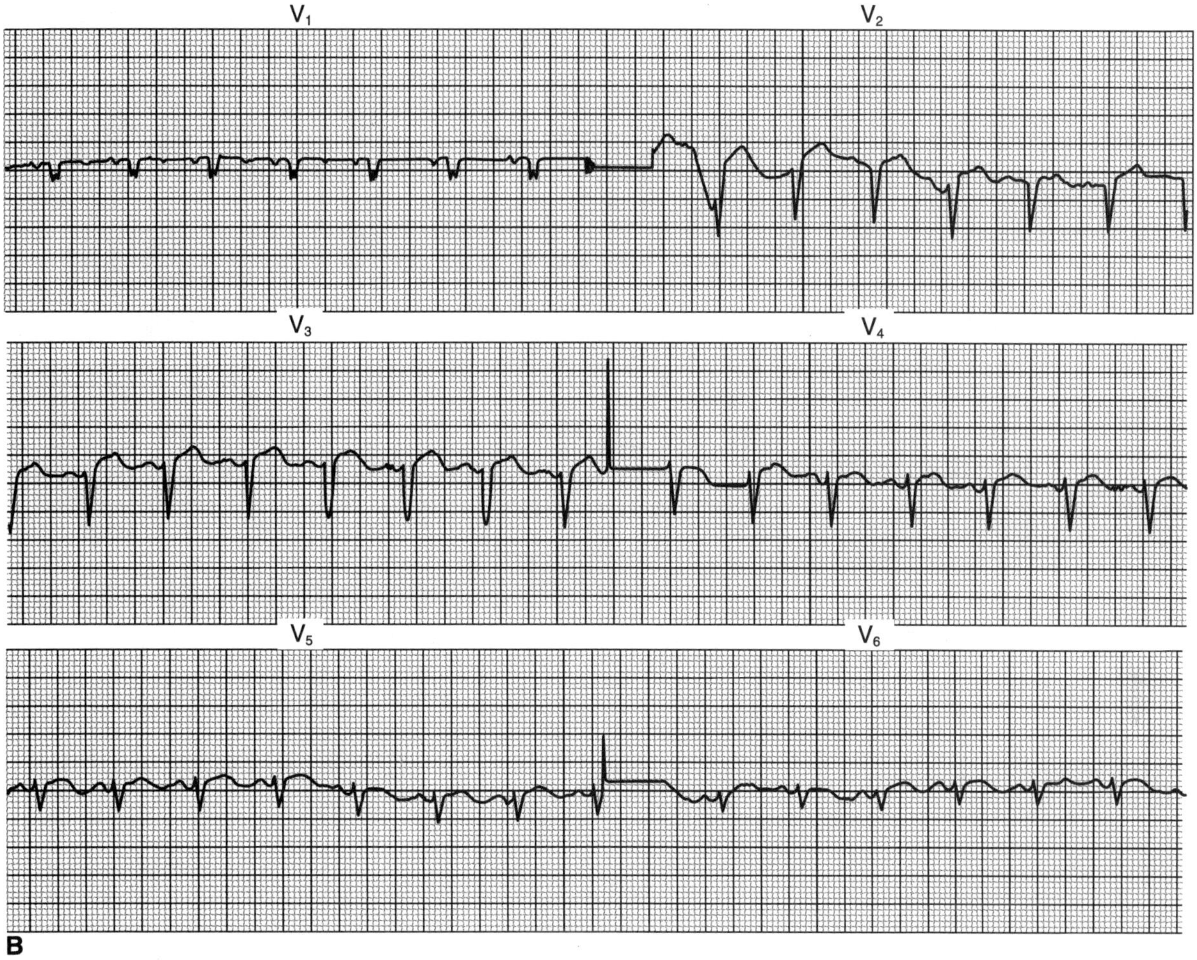

图 SAIII-5（续）

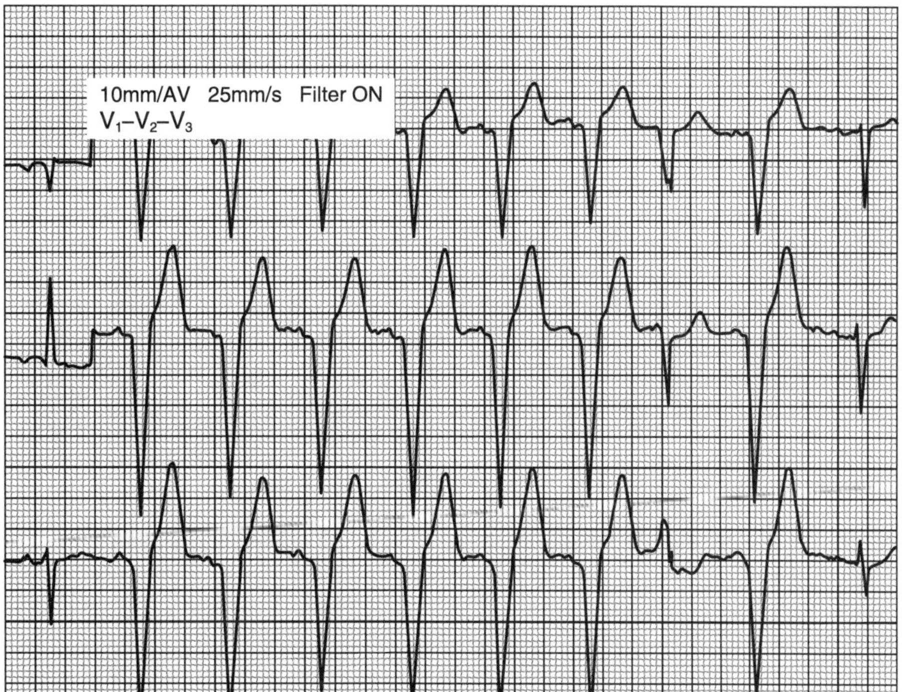

图 SAIII-6

6. V_1、V_2 和 V_3 导联记录到宽大畸形的 QRS 波后跟窄 QRS 波，作出诊断。

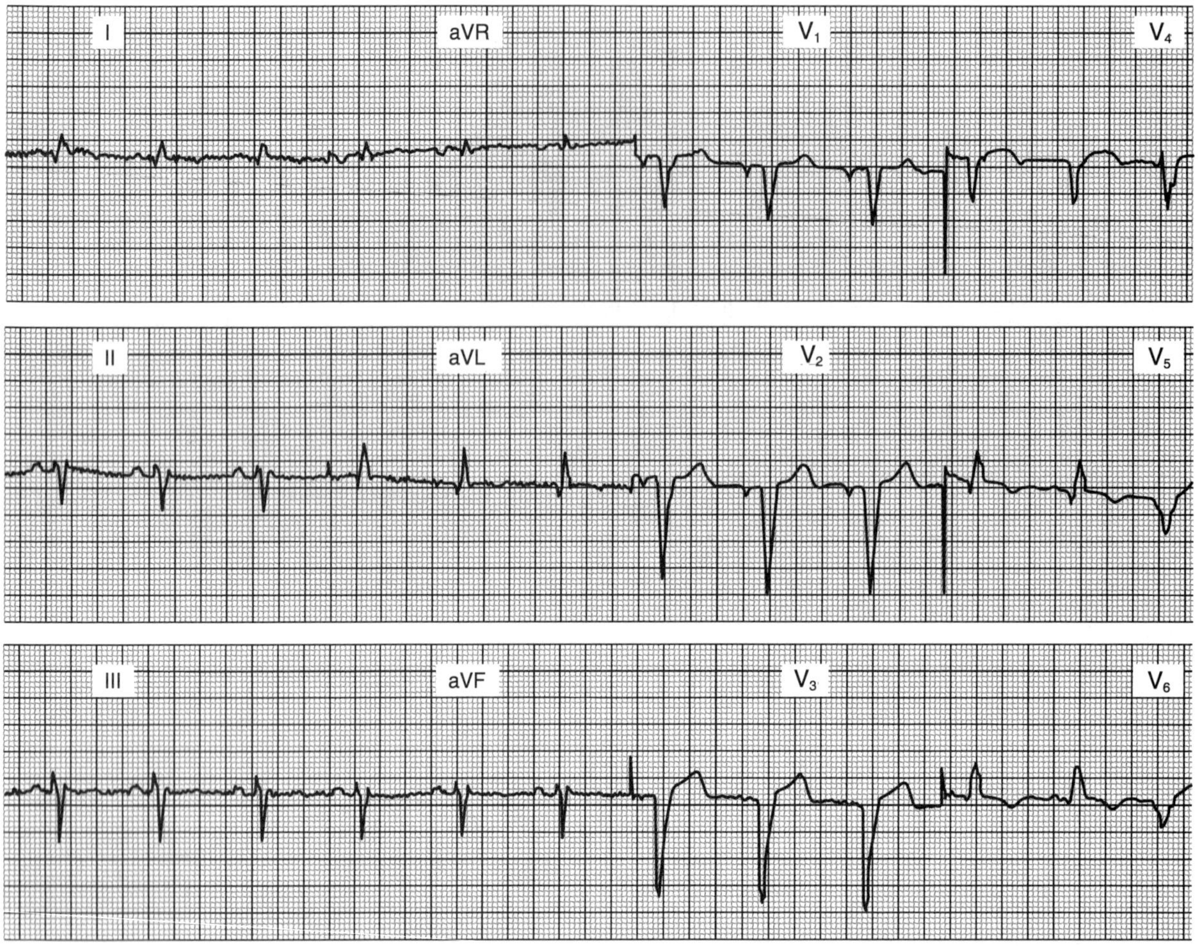

图 SAIII-7

7．作出两项诊断及依据。

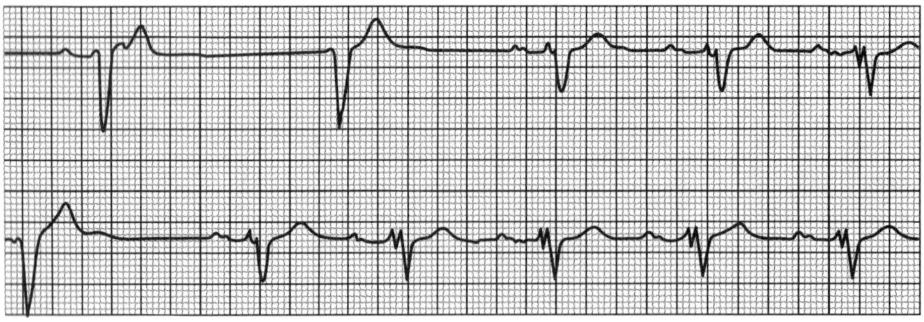

图 SAIII-8

8．仅根据此心电图，请推断患者可能的症状，临床诊断？治疗时首先排除的病因是什么？

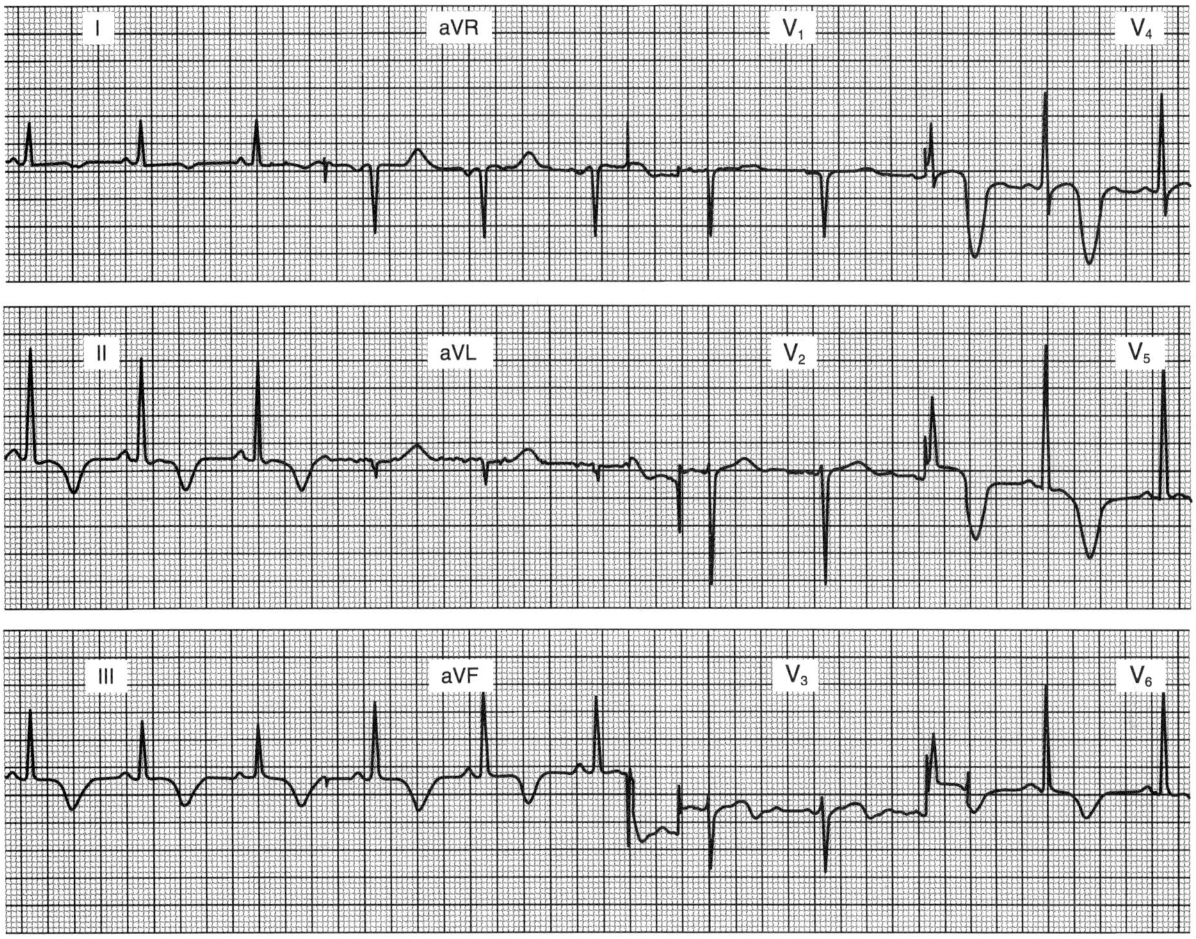

图 SAIII-9

9．可以作出的诊断是什么？不能作出的诊断是什么？

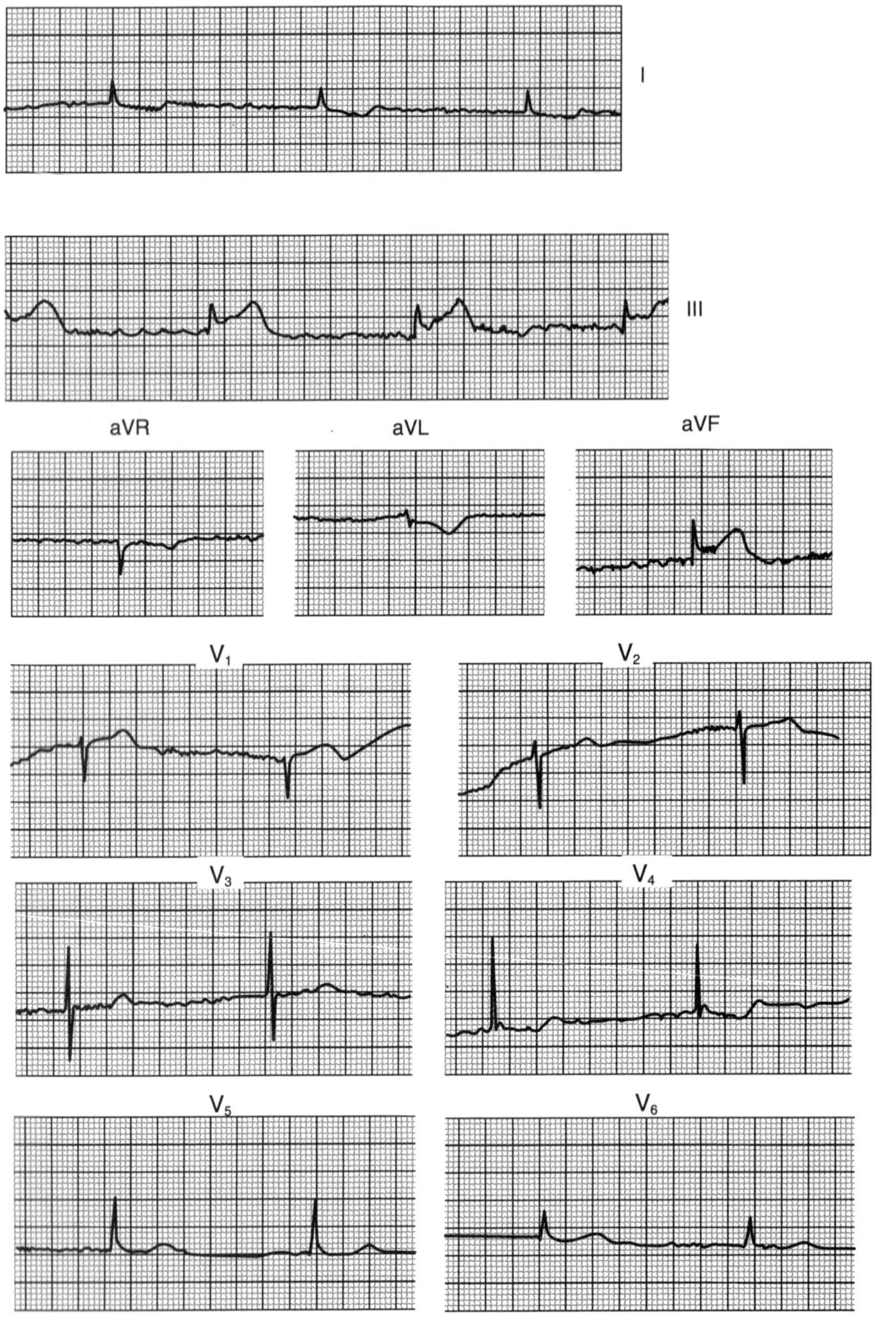

图 SAIII-10

10．完整的诊断以及可能的原因是什么？

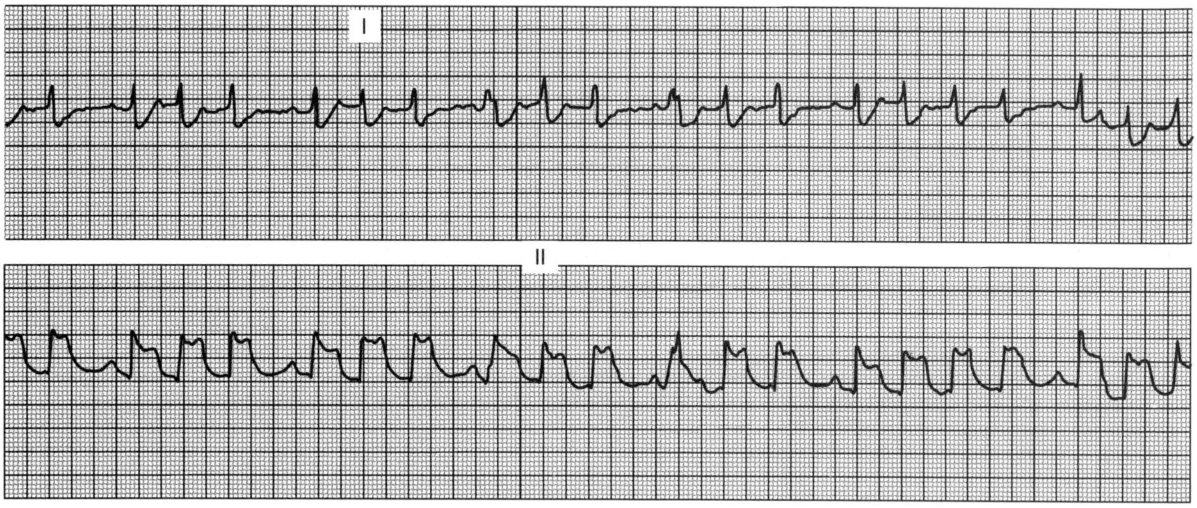

图 SAIII-11

11．快速心率，宽大畸形的 QRS-T 改变，请给出两项危及生命的心电图诊断。

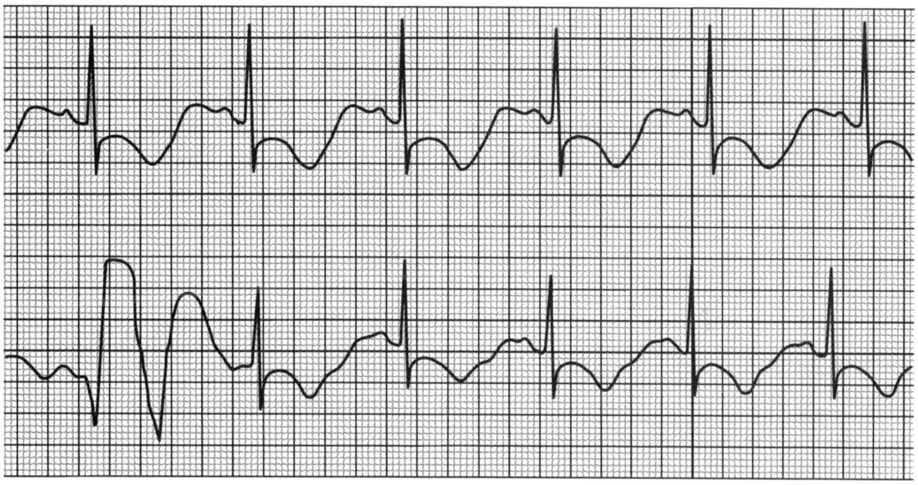

图 SAIII-12

12．监护室记录心电图，患者面临的危险以及可能的原因是什么？如何治疗？

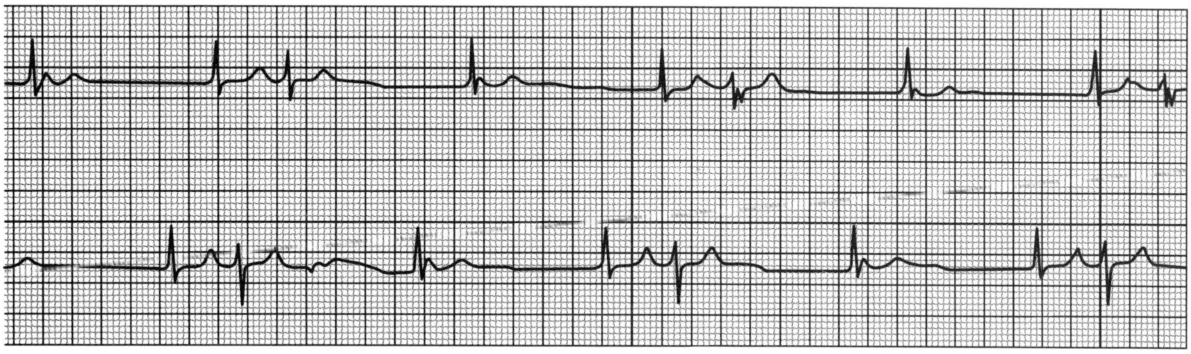

图 SAIII-13

13．本图需要仔细推断。诊断很明显，但需要按诊断流程进行推断。造成此心律失常的原因是什么？P 波起源？房室结传导情况如何？临床诊断？

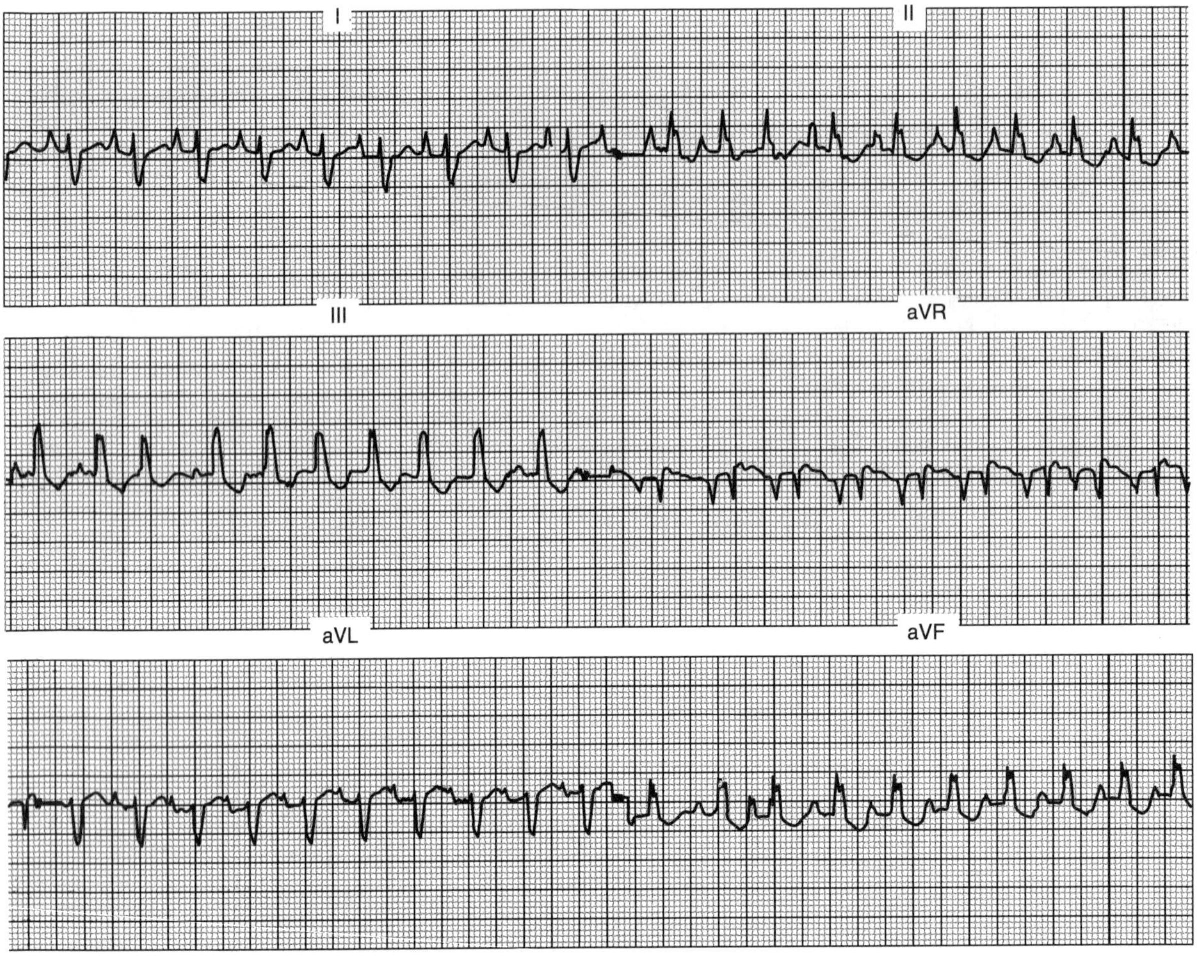

图 SAIII-14

14．凭此心电图可以推断患者血流动力学改变如何？是哪个心腔的什么病理改变？

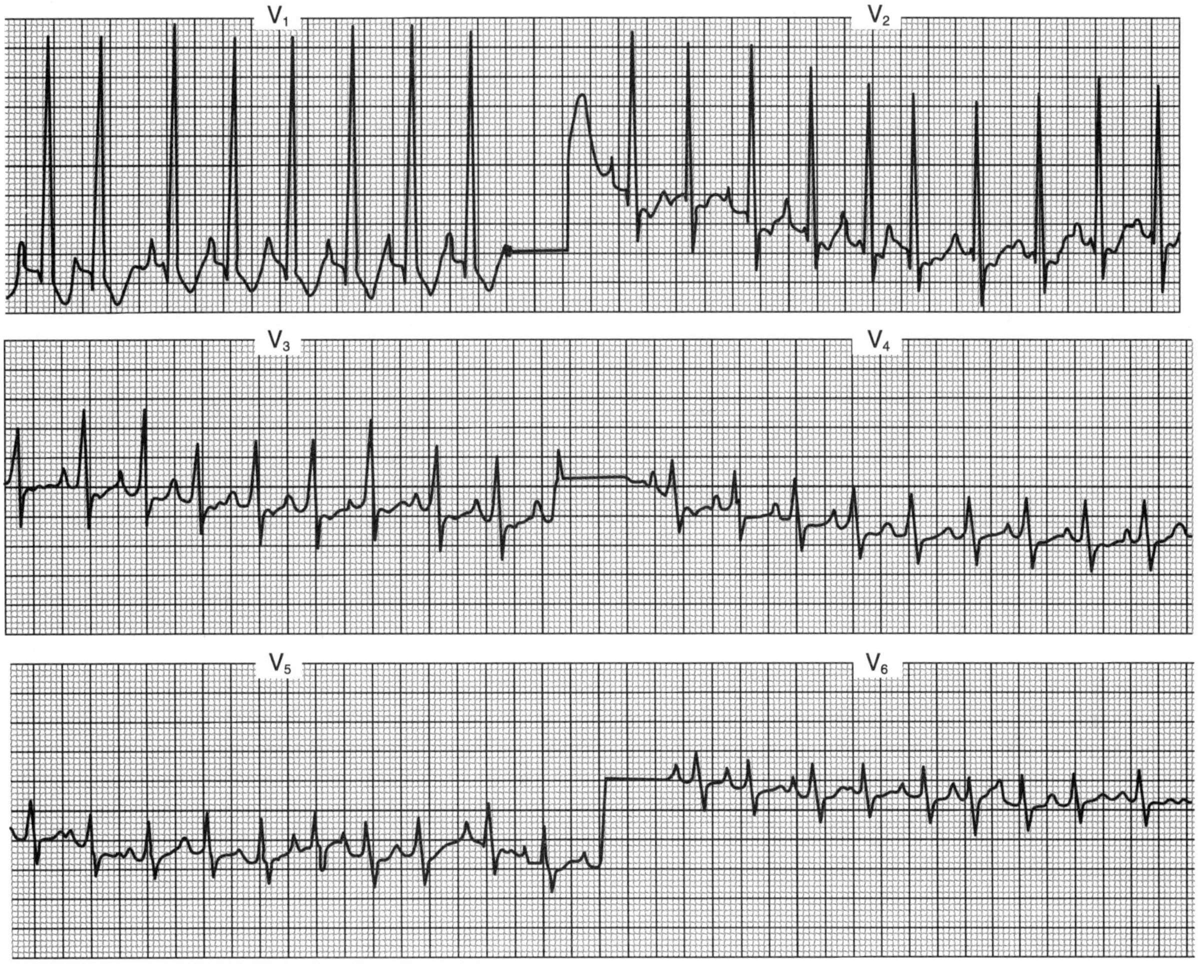

图 SAIII-14（续）

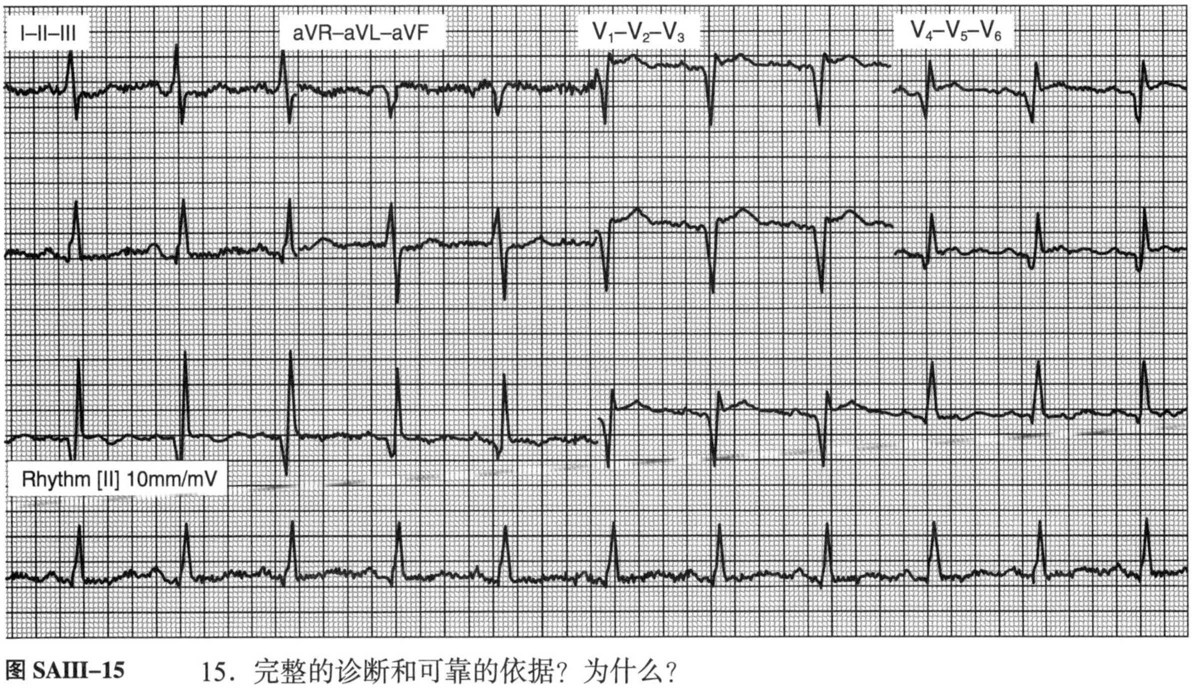

图 SAIII-15　　15．完整的诊断和可靠的依据？为什么？

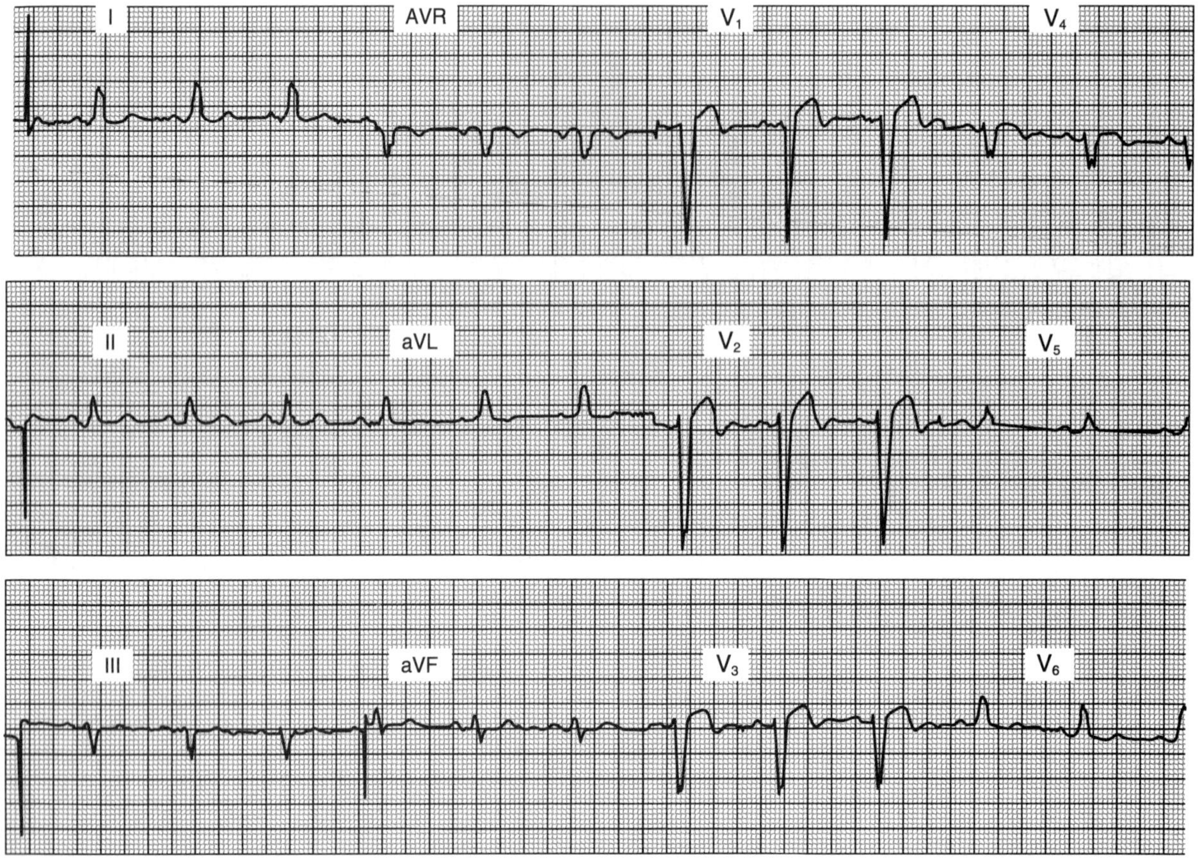

图 SAIII-16

16. 完整的诊断和可靠的依据？为什么？

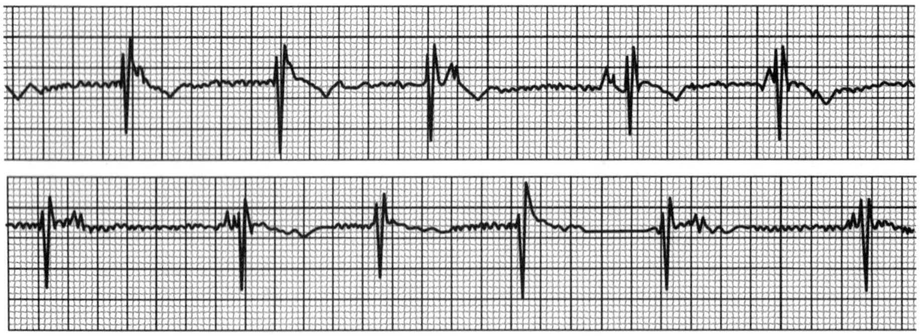

图 SAIII-17

17. 此心电图来自于另一家医院监护病房，发生机制是什么？造成长间歇的原因是什么？房室传导状况如何？

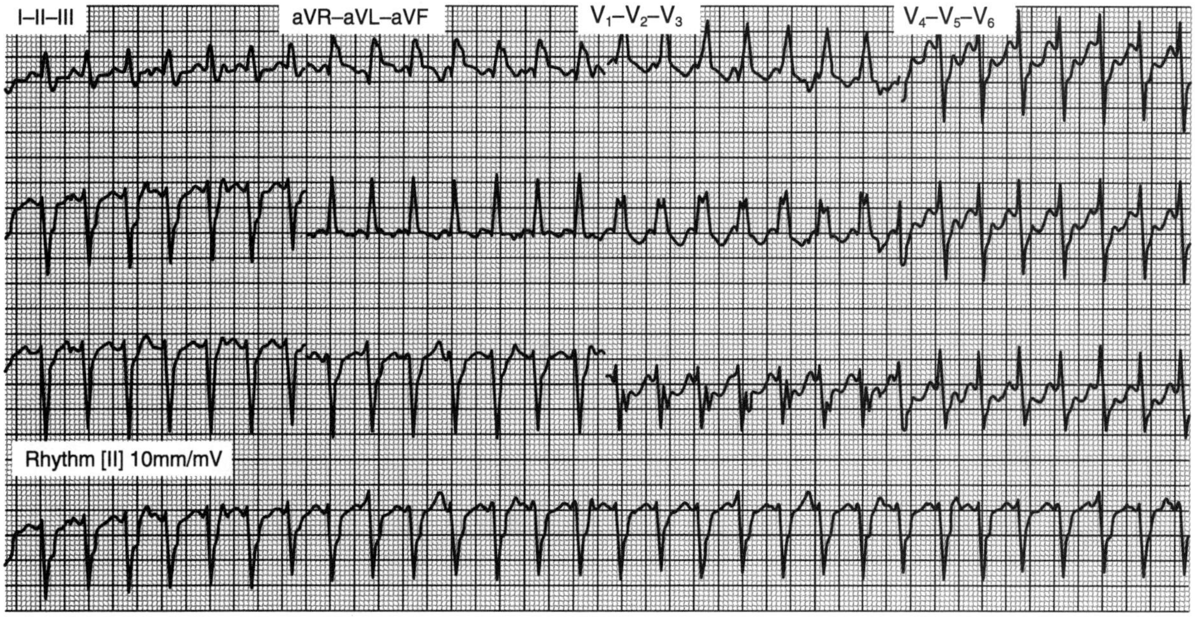

图 SAIII–18

18．宽 QRS 波心动过速。诊断？临床意义？

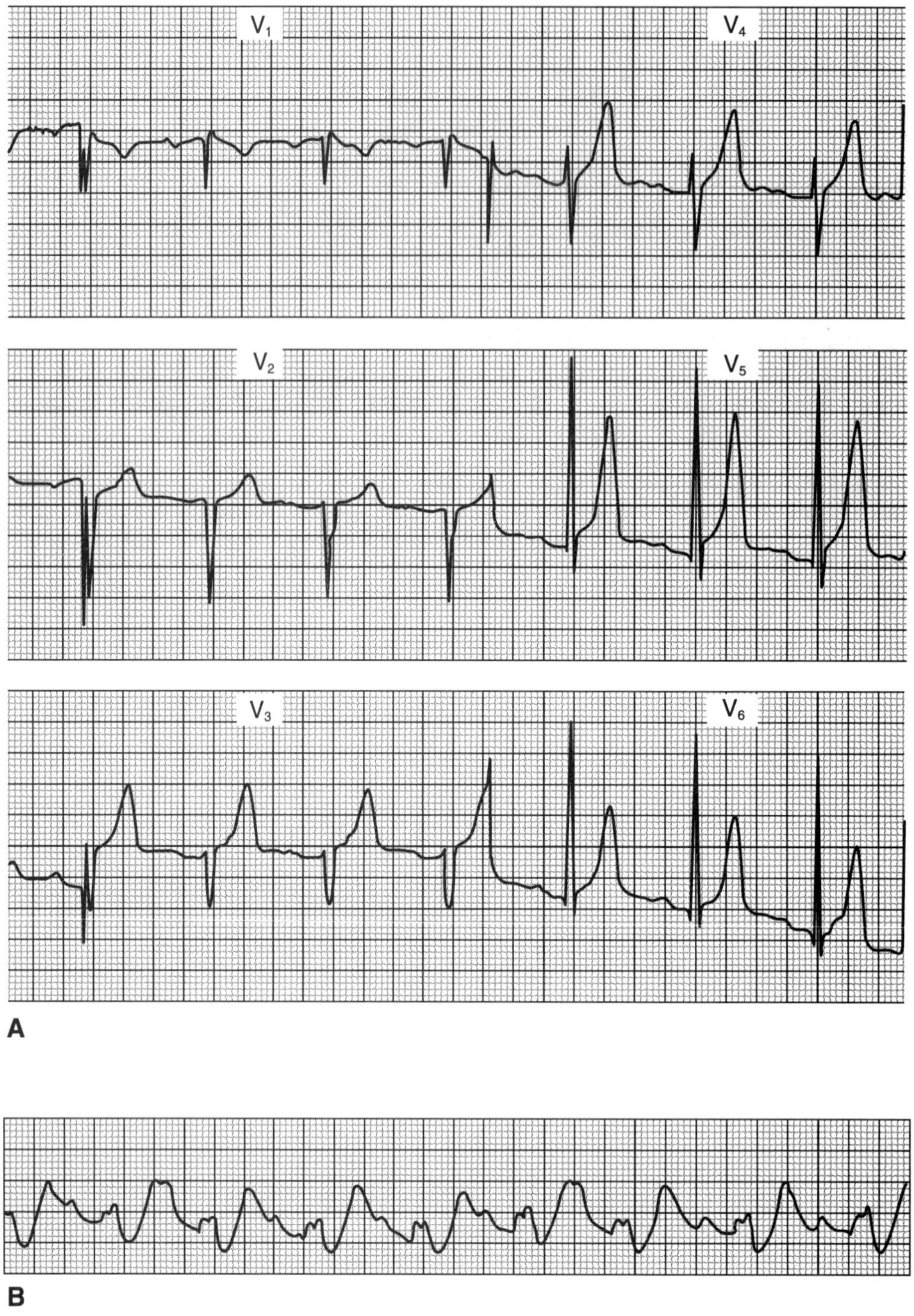

图 SAIII–19

19．A 和 B 是同一病理过程的不同阶段，诊断及治疗？

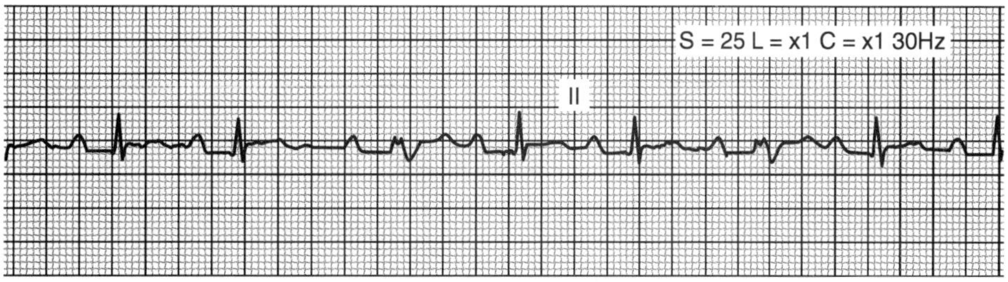

图 SAIII-20

20．宽 QRS 波和窄 QRS 波各起源于何处？两个宽 QRS 波的原因？

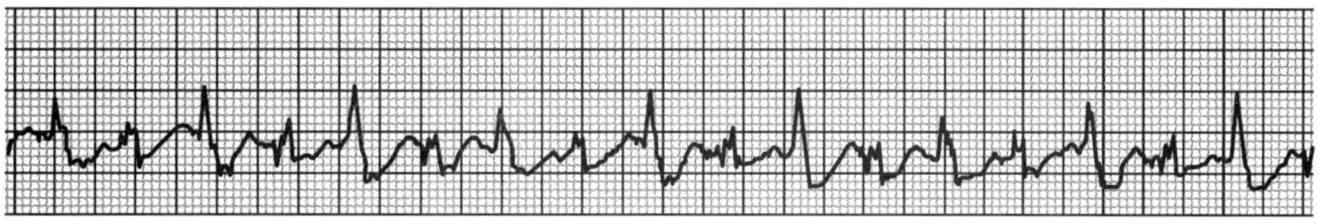

图 SAIII-21

21．以下测试你的观察力。该心律失常在本书中没有描述。请描述该心电图所见（罕见且十分危险）。

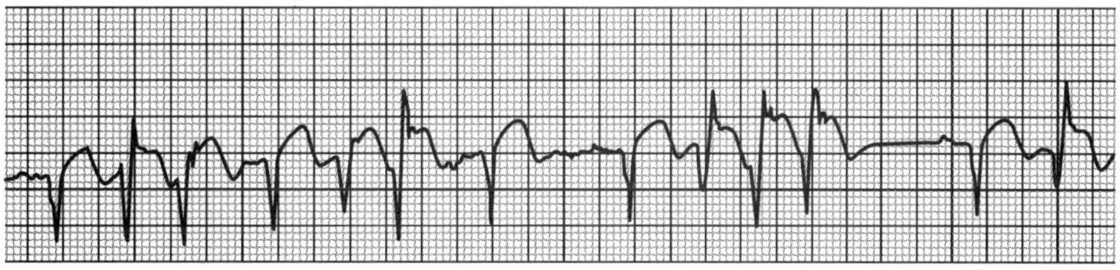

图 SAIII-22

22．监护病房心电监护仪记录的心电图，患者入院诊断是可疑急性前壁心梗。基本节律是什么？形态学改变及意义如何？

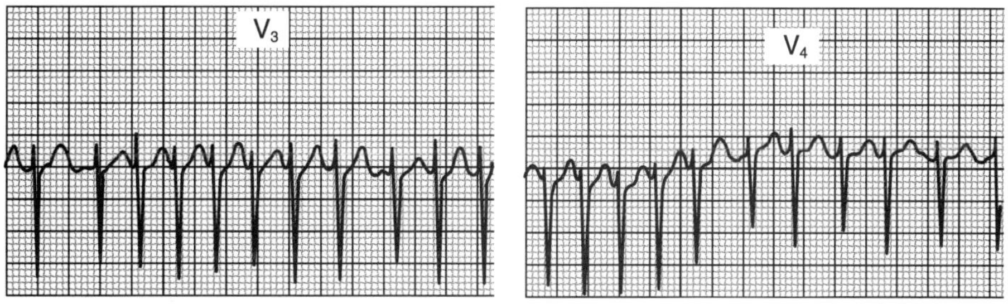

图 SAIII-23

23．急诊室记录的心电图，诊断是什么？可能的特殊病理改变是什么？诊断步骤？如何治疗？

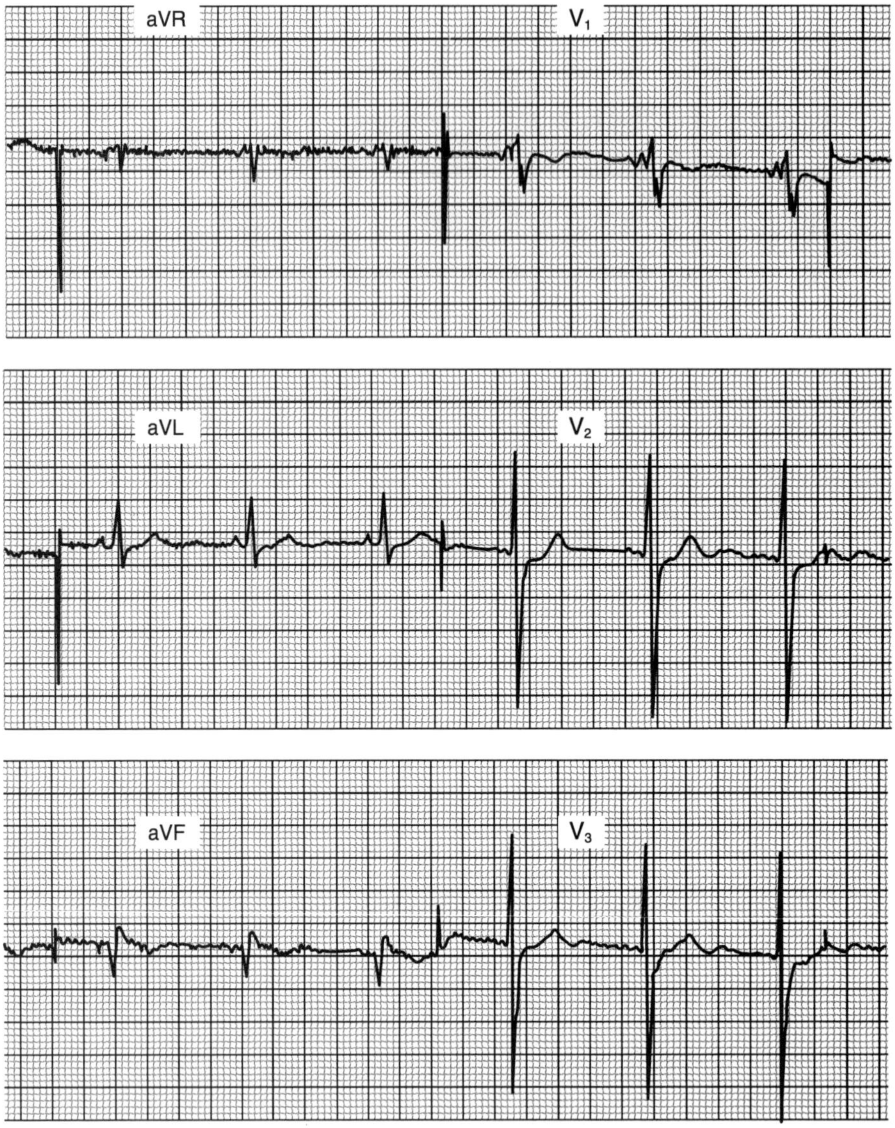

图 SAIII-24

24．对于一个无症状者如果凭这份心电图诊断为陈旧性下壁心梗，你的看法如何？

答案

1. 频率 150 次 / 分的规则的搏动很显然是心房颤动时出现的交界性心动过速。这是洋地黄中毒常见的表现之一。
2. 诊断急性侧壁心肌梗死毫无疑问，aVL 导联的病理性 Q 波和对应导联的 ST 段偏移是有力证据。
3. 右束支阻滞和急性前壁心肌梗死。病理性 Q 波是诊断依据，RBBB 本身从来不会产生病理性 Q 波，有偶发的右心室室早，V_5 导联的第 5 个搏动是形态正常的融合波。V_6 导联窄的 QRS 波可能是融合波或者是间歇性束支阻滞，预后不良，心肌梗死伴新发生的束支阻滞死亡率 50%。
4. RBBB 和急性前壁心肌梗死。V_2～V_4 导联的 ST 段抬高不可能是由 RBBB 引起的，而是前壁心肌缺血的表现。
5. 急性前壁和侧壁心肌梗死。额面导联明显的对应性 ST 段偏移，aVL 导联病理性 Q 波均提示侧壁心肌缺血。心肌梗死时出现的急性左前分支阻滞，心前区导联呈典型的等位性 Q 波，V_2～V_6 导联没有 R 波递增。虽然“前壁心前区导联 R 波递增不良”曾被过度应用和滥用，但此心电图的确表现如此，非常典型。在存在左前分支阻滞的情况下，心前区导联 R 波递增幅度减小，但在此图中即使在 V_5 和 V_6 导联也根本看不到 R 波。
6. 间歇性的 B 型 WPW 预激。注意宽 QRS 波时的短 PR 间期。
7. LBBB 伴前壁心肌梗死。诊断依据为中胸导联病理性 Q 波和 V_4～V_6 导联典型的墓碑样 ST-T 改变。这两种改变均不可能由 LBBB 引起。
8. 轻度窦房结功能障碍。症状有可能为晕眩、晕厥前兆或晕厥。心电图左侧的宽 QRS 波为室性自主心律，此时心电图中看不到 P 波。心电图右侧的窦性心搏下传时伴 I 度房室阻滞。如果患者出现症状，且非药物引起，则诊断为病窦综合征。
9. 根据这份图只可以诊断为有心肌病变的异常心电图。到此为止。不能确定是心肌缺血、心肌病或是退行性变引起的改变。可见对称性的 T 波倒置，故冠心病引起的缺血改变可能性更大一些，但这些实际上为非特异性的 T 波改变，你仅可以如此诊断。
10. 下壁心肌梗死，心房颤动伴完全性房室阻滞。引起房室结阻滞的常见原因为下壁心梗或洋地黄过量。
11. 图中每 3～4 次心搏可见明显的 P 波。仔细观察 ST-T 的形状，会发现 T 波的形态变化很大。QT 间期似乎缩短。记住豹子是不会改变其身上的斑点的，T 波本身形态也不会发生变化，QT 间期也不会发生逐搏缩短（本图如此）。无论见到哪种现象，T 波中因藏有 P 波而导致形状的改变。如果测量 T 波中这些顿挫的规律，就会发现它们正好符合房性频率 152 次 / 分。说明存在阵发性房速，而且 P 波逐渐向其前的 R 波靠近，说明 PR 间期进行性延长。存在文氏型阻滞。最终诊断为阵发性房速伴传导阻滞，对应导联明显的 ST 段偏移说明同时存在急性下壁心肌梗死。

12. QT 间期延长，危险在于尖端扭转型室速，最常见的原因是 IA 类抗心律失常药物，如奎尼丁作用。治疗：停用药物。尖端扭转型室速的治疗可静脉大剂量应用硫酸镁。心房起搏或用阿托品提高心房率。
13. 艰难的推断。图中很多窄 QRS 波很明确是交界性心律，但是可以看到 P 波，这些 P 波是窦性的吗？还是交界区逆传的 P 波？究竟有没有窦房结的活动？下图第 1 个心搏显然是交界性心律，其后的 P 波下传，第 3 个心搏也是交界性的，P 波隐藏其中，第 4 个心搏同第 1 个心搏，如此重复。换言之，交界性心律后紧接着出现 P 波，下一个 P 波距离交界性心律稍远，在该长 RP 间期后总会提前出现一个 QRS 波。这些 P 波有可能是分离的窦性 P 波吗？显然不可能，因为它们总是和交界性心律关联。如果这些是分离的窦律，则它们可在心动周期的任何时间出现，与窦性冲动不相关。这些是从交界区的逆传文氏型阻滞。第一个心搏的 RP 间期非常短，P 波几乎藏在 QRS 波中；第二个心搏的 RP 间期稍长，以至于房室结有足够的时间恢复传导，导致反复心律。最终诊断：交界性心律伴逆向文氏型传导阻滞，反复心律。房室结前传和逆传功能均正常，没有窦性冲动，窦房结功能障碍。
14. 最常见的右心室肥厚心电图（A 型）。也存在右心房增大的证据。该型右心室肥厚说明右心室的压力接近或等于动脉压力。肺动脉狭窄或者 Eisenmenger 综合征导致的严重肺动脉高压会导致这一改变的发生。
15. LBBB 伴前壁和下壁心肌梗死。不论有无 LBBB, 病理性 Q 波都是很典型的，特异的。
16. LBBB 伴 V_1～V_4 导联典型的墓碑状 ST-T 改变，而 LBBB 本身不会引起这样的改变。前壁心肌缺血，可疑心肌梗死。
17. 交界性心律，与心房活动分离，3 个长间歇。长间歇出现在 QRS 波后很长时间出现的 P 波之后。隐匿性传导！当交界区心搏之后足够长的时间出现 P 波，会落在近端房室结脱离不应期的时期；窦性激动即可通过交界区使其重整，则产生了长间歇。此时远端房室结仍处于不应期，所以窦性冲动最终不能到达心室，造成了一次长间歇。是否存在完全性房室阻滞？当然没有。窦性冲动能穿透交界区并使之重整，且交界区能到达心室，因此显然存在从心房至心室的传导路径。仅仅是计时问题。
18. 宽 QRS 波心动过速呈 RBBB 图形和显著的电轴左偏。分支性室速，其机制、预后和治疗均不同。这些心动过速常称为特发性室性心动过速，但我认为分支性室速更确切，因为其描述了冲动的起源和传导。
19. A.V_3～V_6 导联高尖 T 波。以下原则非常有用：当 T 波高度高于以 R 波为主的导联 R 波的一半时，即有意义。本例诊断高钾血症。B.窦性心律，非常宽的 QRS 波（约 0.24s）。如此宽的 QRS 波高度提示为高钾血症，而事实上患者确实存在高血钾。
20. 窦性停搏后慢频率时出现宽 QRS 波。心动过缓依赖性差异性传导。
21. 宽 QRS 波心动过速，没有 P 波。注意 QRS 波的形状、大小交替性改变。诊断：阵发性室性心动过速伴电交替现象。这是一种近终末期的洋地黄中毒所致的，非常少见也是非常危险的心律失常。

22. 窦性心律伴短阵交界性心动过速。注意快频率时出现的显著的 ST 段抬高。这似乎是快速负荷试验——心率越快，心肌缺血加重。很显然减慢心室率可挽救患者生命；患者左前降支有严重病变，患者需要严密观察或进行介入治疗。
23. 心房颤动伴快速心室率。有些 RR 间期的频率达 250 次 / 分以上。这种情况的出现高度怀疑存在预激。简单试验：注射腺苷，假如心率减慢，说明没有预激；假如心率增快，说明存在预激。如果怀疑存在预激，不能用任何减慢房室结传导的药物。警告！当怀疑有预激而用腺苷做试验时，旁边请备用除颤仪。房室结阻断 6s，旁路下传的激动会引发室颤。已有 2 例这样的报告（见第 11 章）。
24. 容易误诊! V_1 导联有明显的预激，aVL 导联也可以看到明显的 delta-R 波。aVF 导联的 Q 波实际上也是 delta 波，与 aVL 和 V_1 的 delta 波极性正相反。

25

练习题

这是小型心律失常心电图集，正确分析这些心电图并不需要学习任何新的知识，你可以根据在教科书中所学知识对每份心电图做出诊断。诊断技巧在于通过诊断流程应用这些知识。每一步分析均很简单，但最后会对一系列复杂心律失常做出正确的心电图诊断，准确判断预后，并给予恰当治疗。

图 25–1

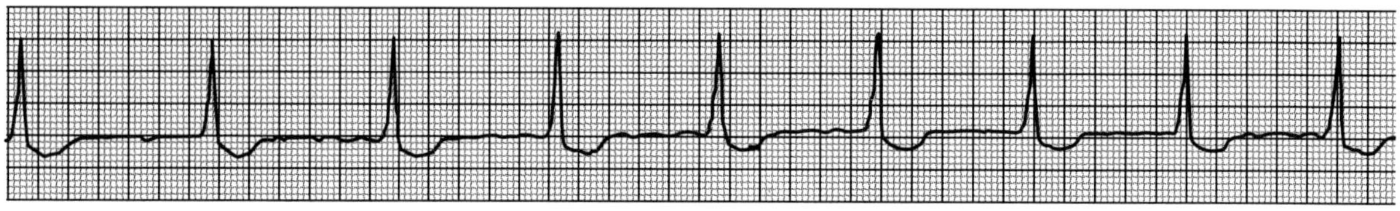

图 25–1 是一例慢性心房颤动患者的心电图表现。该患者服用了多种“心脏药物”，药名不详，患者以主诉“感觉虚弱，一过性晕厥”进急诊室。诊断程序：心房颤动的冲动是否传导到心室？如果没有，那么心律如何？心律是否规整？如果不是，有无特定规律呢？是否存在房室传导阻滞？如果存在，是哪种类型阻滞？阻滞水平如何呢？

答案：首先，这不是房颤下传至心室的极不规则的心室律。心室率较慢，几乎规整，但不十分规整。可以肯定心室活动并非心房颤动下传所致。

结论 1： 某种自主心律，可能来源于房室交界区，其与房颤是完全分离的。

问题：交界性心律应该是完全规整的，可该幅心电图心室律并不是绝对整齐，如果仔细测量，就会发现心室活动从左到右逐渐变近。即 RR 间期是非常精确地渐近，测量结果（以秒为单位）如下：1.28、1.20、1.15、1.10、1.05、1.02、1.0、1.0、0.09。当见到 RR 间期如此进行性变短，会想到什么？答案非常简单：典型的文氏型阻滞。

结论 2：完全分离的交界性心律，并且这种交界性心律在低位的房室结处发生文氏型传出阻滞。

结论 3：在心电图上，开始时 RR 间期频率为 47 次 / 分。符合完全性房室阻滞的标准：心室率缓慢，有足够的心房冲动但不能夺获心室（心房颤动的平均频率大约 425 次 / 分）。

结论 4：有双水平的房室阻滞：

1. 在心房颤动和房室交界区的起搏点之间存在着完全性的阻滞。
2. 在房室交界区的起搏点下方的低位房室结，存在文氏型传出阻滞（二度I型房室传导阻滞）。

最终结论：患者所用的“心脏药物”中几乎可以非常确定含有洋地黄，治疗的最简单方法就是停药。（注意地高辛的血药浓度是 2.2ng/dl，但是这种阻滞在停药之后就完全消失了，再次说明不能只根据血药浓度的水平来诊断洋地黄中毒，必须观察心电图和患者的症状!）

图 25–2

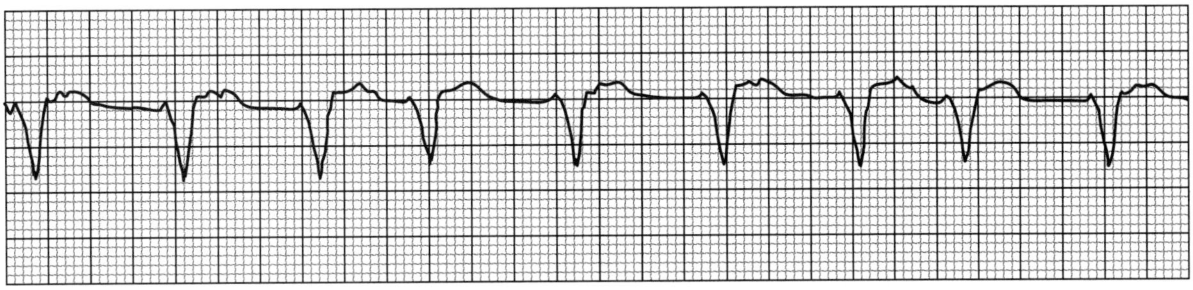

图 25–2 显示宽大的 QRS 波之前无相关 P 波，心率正常，心律有轻微不齐。该心电图是在心肌梗死 12h 后出现的，此前 QRS 波都是窄的。

鉴别诊断：有两种可能性：

1. 室性自主心律（预后好）
2. 交界性心律伴新发的束支阻滞（预后不好，50%死亡率）

鉴别诊断很关键。从该心电图可以做出判断。

观察 1： 心电图存在明显的心房波，这些双相性的心房波出现在 QRS 波之后不同距离处。仍然存在两种可能：可能是分离的窦性 P 波或者是来自异位起搏点逆行性 P 波。

答案： 如果这些是分离的窦性 P 波，它们必然与 QRS 波不相关而可以出现在 QRS 波前后的任何部位。可事实上，在这些 P 波都和 QRS 波相关：如果仔细观察，可以发现 P 波在 QRS 波之后出现的间期是逐渐延长的。换言之，RP 间期是逐渐延长的——一种逆传文氏现象，或者正如我的一个聪明的学生所命名的，“Backenwenck”。逆行性 P 波为 QRS 波后的一个顿挫，出现在第 1 个搏动 T 波的前半部，在第 2 个搏动时顿挫出现在 T 波更晚的位置，在第 3 个搏动顿挫出现在 T 波的后半部，这种周期在心电图上是循环出现，所以不可能是偶然显现。这些 P 波肯定是逆行 P 波。

观察 2： 这份心电图的关键点。周期中第 4 个心搏提前出现。每次在最长的 RP 间期之后，QRS 波会提前出现。这是反复心搏（回波现象）。逆行冲动需要经过很长的时间才能折返回心房，这使得房室的组织有足够的时间恢复不应期，冲动再次下传至心室，产生提前的心室搏动。激动顺序是心室–心房–心室。这种反复心搏在心电图上表现为和窦性心律一样的正常前传。图中反复心搏的 QRS 波是宽大的，形态和其他搏动是一样的。

结论：这种宽大的搏动是由于束支传导阻滞造成的，紧急的临床问题得到解决。患者实际上存在交界性心律伴新发的束支阻滞。反复心搏是这份心电图诊断的关键。

另一个细节：QRS 波是以 4 个搏动为一组周期性出现，最后 1 个搏动是反复心搏，当然也是提前出现的。仔细测量其他的 RR 间期，会发现第 2 个搏动和第 3 个搏动之间的 RR 间期总是小于第 1 个和第 2 个搏动之间的 RR 间期。与图 25–1 一样，存在 RR 间期逐渐变短：文氏型阻滞！在交界性起搏点下方的低位房室结存在前传文氏型阻滞。

最终诊断：交界性心律合并新发的束支阻滞，并伴有前传和逆传文氏型阻滞，反复心搏。

图 25–3

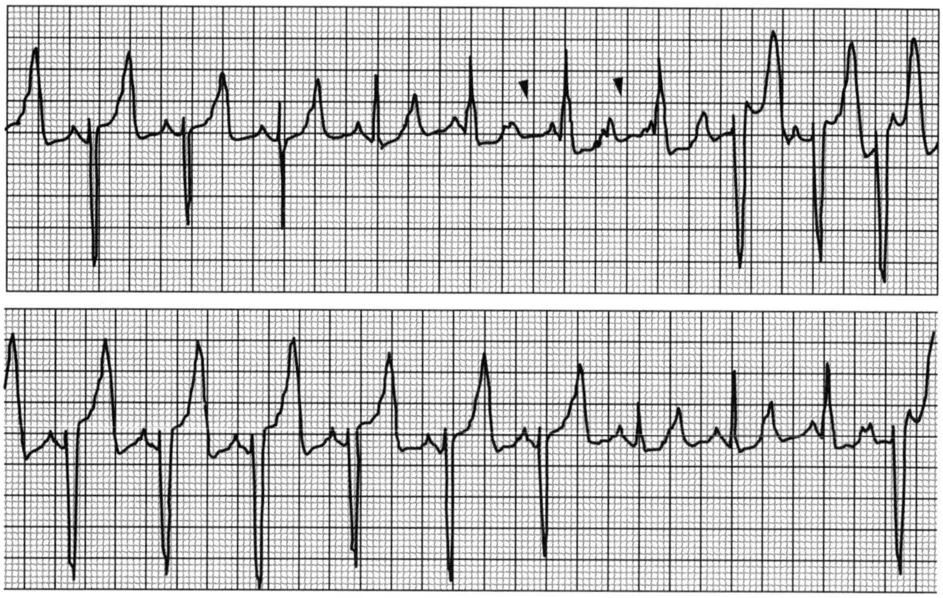

该患者多汗，低血压，外表显得非常虚弱。患者是一位来自 Tohono O'Tham 部落的老年男性（曾称巴巴哥人），不怎么会讲英文。患者曾经服用了免费诊所提供的某种药物，药名不详。心率 100 次 / 分，节律整齐。这两幅心电图都是以连续的正常的 PR 间期的搏动开始的（上图 3 个，下图 6 个）。注意 QRS 波的形状在两幅心电图上从左到右是变化的：QRS 波逐渐变窄，并且从负向变为正向波。心电图上的包含 R 波的搏动频率与其他搏动的频率是一样——而且是规整的。观察包含 R 波的这些连续搏动的 P 波，PR 间期是变化的——逐渐变短，而心室律是规整的。变化的 PR 间期伴规整的心室律意味着房室分离。心房和心室的分离只可能发生在有异位心律的时候。因此，可以比较肯定的是患者存在室性自主心律或交界性自主心律。

在这些异位搏动之间，箭头所示处，会发现有些异常——也就是该患者心律失常的诊断关键所在。相邻的两个心室律之间会发现两个 P 波，测量心房搏动的频率是 250 次 / 分。测量整幅心电图，就会发现这种快速的心房律出现在整个心电图上。在心电图上最开始的那些 S 波为主的搏动里，P 波交替出现在 T 波的上升支，形成切迹。

提出两个问题：

> **1. 心房律如何？其快速而有规则，频率 215 次/分。诊断：阵发性性房性心动过速。**
>
> **2. 是否所有的心房冲动都传导到心室？显然不是。开始时 2:1 传导，并且中间出现过长达 2s 以上的完全性房室分离。诊断：房室阻滞。**

最终诊断：阵发性房性心动过速伴房室阻滞

QRS 波形状的特殊改变是由于窦性心律和异位心室律融合造成的。融合波说明异位心律是室性自主心律。融合后 QRS 波变窄表明存在束支阻滞，即部分 QRS 波隐藏在基线中。（每幅心电图右侧是文氏阻滞周期中房室传导恢复期）。停用地高辛，补钾！

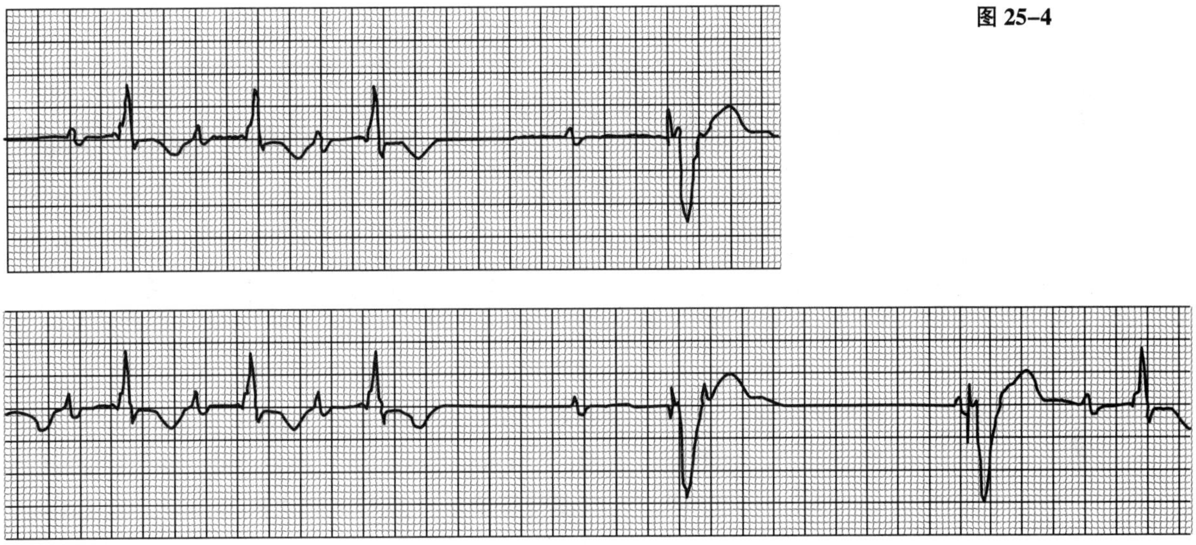

图 25–4

图 25–4 所示的患者在 2 年前植入心脏起搏器，而他自己却不知道原因（患者经常会这样的！）。现在患者表现为“先兆晕厥”—— 一个不严格的术语，表现为一过性的意识丧失或一过性的晕厥。心电图可以帮助做出诊断，心电图显示患者存在一度房室阻滞并伴束支阻滞。3 个搏动之后，出现了一个窦性停搏。长的 PP 间期基本上是窦性间期的两倍，也就是真正的窦房传导阻滞（也就是 II 型窦房传导阻滞：莫氏型阻滞，见第 15 章）。在窦性停搏之后，存在着一个被阻滞的 P 波其后伴随着一次起搏器刺激产生的搏动。在下图也出现了同样的情况——在长间歇后的 P 波被阻滞，起搏器开始发放脉冲。

奇怪的现象：出现较晚的心房冲动被阻滞，而出现较早的房波则可正常下传。这是心动过缓依赖性的不应期（见第 6 章）。这种现象导致心动过缓依赖性的差异性传导则更常见，但也会导致心动过缓依赖性传导阻滞。因为一侧束支已被阻滞，心房和心室之间仅存在一条有功能的传导通路——包括房室结和正常的束支。PR 间期延长可能是其中有传导功能的束支发生传导延迟，或者是双分支阻滞时一侧功能的分支传导延迟。如果心动过缓依赖性的不应期发生于一条功能性通路上，当心率缓慢时房室传导将会阻滞，如图中所见。

因为这是真正的间歇性双束支阻滞，事实上是莫氏 II 型传导阻滞的变异型，并且具有同样的危险性。故该患者真的很需要起搏器，但是起搏器功能已经不正常了。起搏频率过慢（约 32 次 / 分）而且发放冲动太晚（逸搏间期大约 1.8s）。患者所携带的起搏器急需调整或者更换。

图 25-5

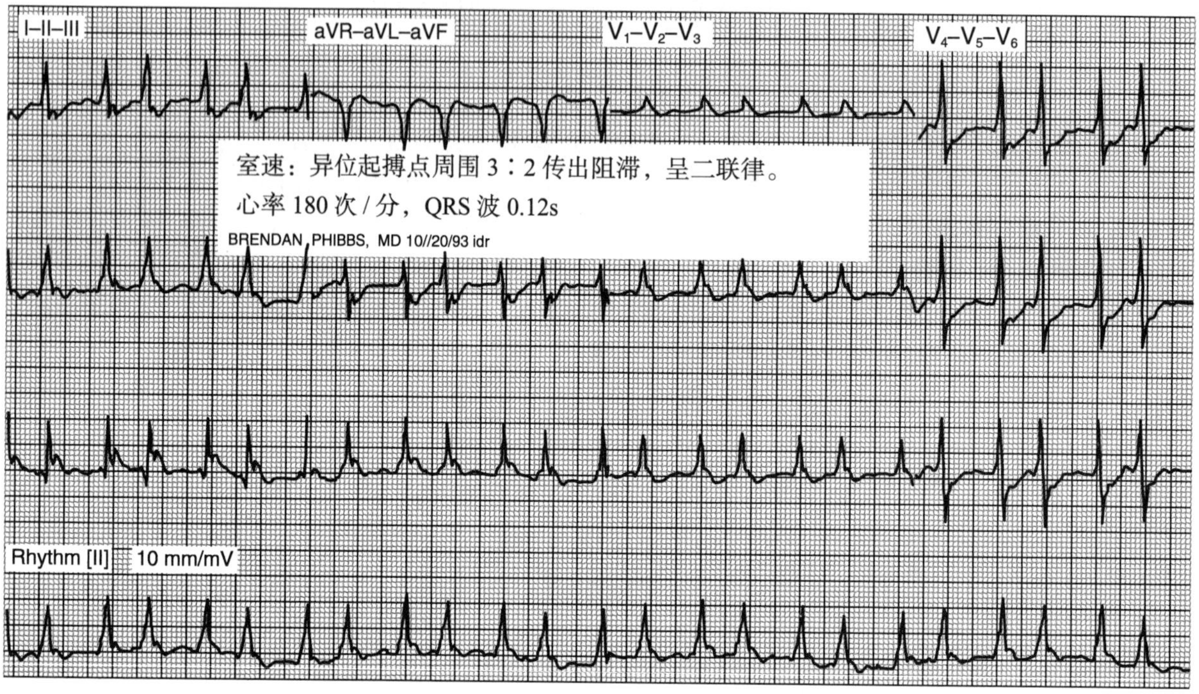

典型的难题：宽 QRS 波心动过速没有相关 P 波。图 25–5 所示的患者在几小时前记录的心电图上为正常的窄 QRS 波，心律失常发生在患者因进行性加重的心绞痛的住院期间。心电图特征简单：波形完全由成对出现的宽 QRS 波组成，不存在任何心房波。由搏动的间期可计算出心率为 166 次 / 分（9 小格），并且停搏之后的长间歇小于两个基础的搏动间期（11 小格）。

答案：室性心动过速合并文氏型传出阻滞。为什么是文氏型阻滞呢？回顾 3∶2 文氏型传导阻滞，在 2 个 QRS 波之后出现一次停搏。在任何的文氏型传导阻滞中，在停搏之后传导通常会恢复；在房室结文氏型阻滞中，PR 间期在停搏之后变短——拉近了 QRS 波之间的距离——所以停搏间期要小于前面的 2 个搏动间期之和。同样的情况出现在文氏型传出阻滞中，停搏间期总是短于基础间期的 2 倍。

思考：发生在阵发性心动过速中的传出阻滞，机制最可能是并行收缩机制，而不是折返。在单一的异位起搏点比在一个折返环里更容易形成文氏型阻滞。

以上是一个非常直观的宽 QRS 波心动过速的问题。接下来迎接下面的挑战，图 25–6 所示的患者症状比较重，伴有低血压、出汗和焦虑。患者有长期的高血压性心脏病、冠心病和充血性心力衰竭病史，经过多位内科医生和多种药物治疗。当患者到达急诊室时，不能回忆其所服用过的所有药物，但是他记

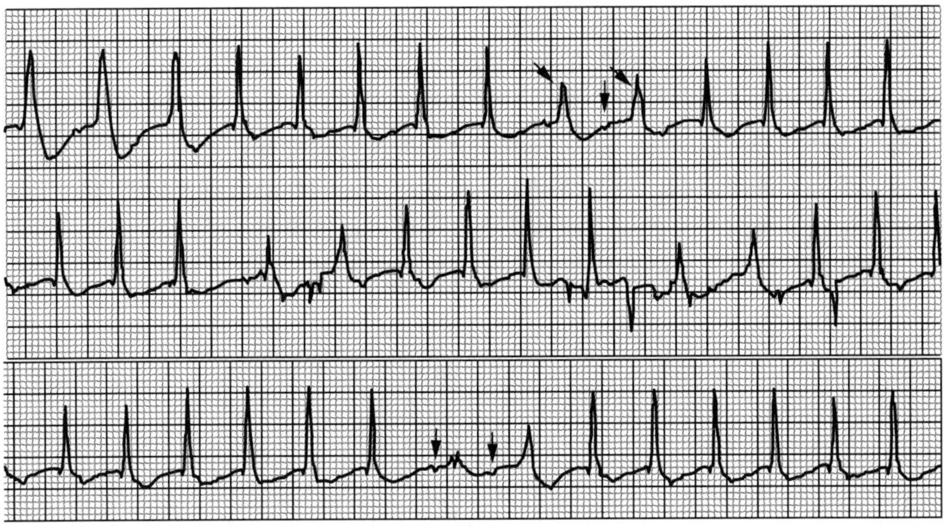

图 25–6

得服用过地高辛。

在这份心电图上，可以看到窄的和宽的 QRS 波，频率都很快。窄 QRS 波显然是来源于室上性心动过速，频率是 150 次 / 分。宽 QRS 波的频率是 125 次/ 分。这两者正是患者心律失常的关键原因。凡是宽 QRS 波可能有两种情况：室性异位起搏点或者室上性心搏伴差异性传导。常见的持续性差传类型是频率依赖性差传。这幅图上，宽 QRS 波要比窄 QRS 波的频率慢，所以不能用差异性传导解释宽 QRS 波——它们一定是室性的。

诊断 1：室上性心动过速，伴短阵室性心动过速。洋地黄中毒是可能的诊断。这是哪种类型的室上速？观察箭头处，一些很小但是很明确的 P 波可以提供一些线索，其频率和窄 QRS 波的频率相同。仔细观察会发现同样小 P 波还出现在该心电图的其他位置。两个出现明显 P 波后的 QRS 波在大小和形状上介于宽 QRS 波和窄 QRS 波之间，它们是融合波，以此可以肯定宽 QRS 波心动过速是室速。

现在观察这两种搏动的 PR 间期，是逐渐变长的。文氏型阻滞！观察连续的 5 个窄 QRS 波心搏的 T 波，会发现十分明显的改变，P 波与其前的 T 波越来越近，直至被阻滞。PR 间期逐渐延长，并且 RP 间期在此过程中逐渐缩短。再次证明是文氏型阻滞。

现在可以诊断这个复杂的心电图为阵发性房性心动过速伴房室阻滞，合并间歇性室性心动过速。这些具有潜在致命性的复杂心律失常是由于洋地黄中毒引起的。

治疗：通过补钾治疗伴有房室阻滞的阵发性房性心动过速，苯妥英治疗室性心动过速。（在这种情况下有特效。）

心房扑动伴二联律：房扑患者中有 1/3 心室律是不规则的。心房冲动下传到心室的比率每一秒都是变化的，使得脉搏“极不规整”，因而在临床体格检查中难以和房颤的患者区分。这个患者是房扑伴二联律或者说是成对出现的心律，它不是因为心脏的额外收缩（期前收缩）引起的，因为在整个心电图上房扑波和 QRS 波之间存在着精确联系。在每个二联律的第 1 个 QRS 波距其前的房扑波为0.23s，而第 2 个 QRS 波距其前房扑波的间距是 0.08s。这个精确的重复绝对不是偶然。到底是什么原因呢?

先从常见的2∶1下传的房扑开始分析，第2个房扑波在房室交界区没有被下传，因为它正落在房室交界区组织的不应期——这对患者来说是好事。如果每个房扑波都可以下传，那么心脏就会过度疲劳最终导致死亡。未下传的房扑波并没有穿透房室结。通常情况下沿房室结下传的冲动遇到某种程度的传导阻滞。诊断这种阻滞，就应该把注意力放在可以穿透房室结的房扑波上；换言之，交替的房扑波。忽略在房室交界区消失的房扑波。

图 25-7

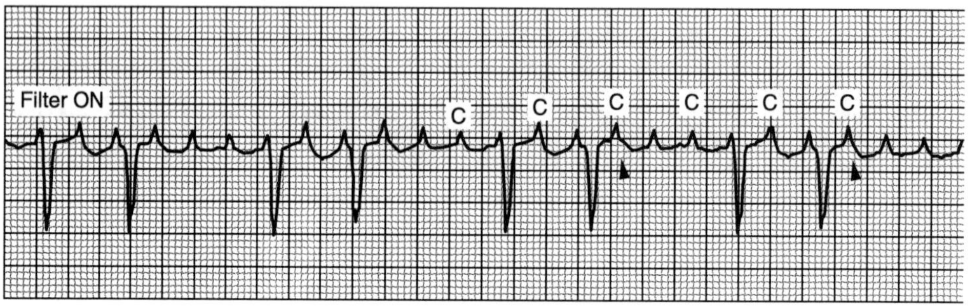

在图25-7中，能沿房室结下传的房扑波被标记为C。观察这些波和QRS波的关系，要忽略其他的房扑波，因为它们根本就没有离开心房下传到心室。第1个C后的PR间期是0.23s，第2个C后的PR间期是0.25s，第3个被阻滞（箭头处）。同样的情况在接下来的3个被标记C的搏动周期中重复出现。可见文氏型阻滞出现在交替下传到房室结的房扑波中。换言之，这是“间隔传导的文氏型阻滞”。

除此之外，还可见到双水平的阻滞：一个出现在心房和房室结之间，另一个位于房室结自身。

图 25-8

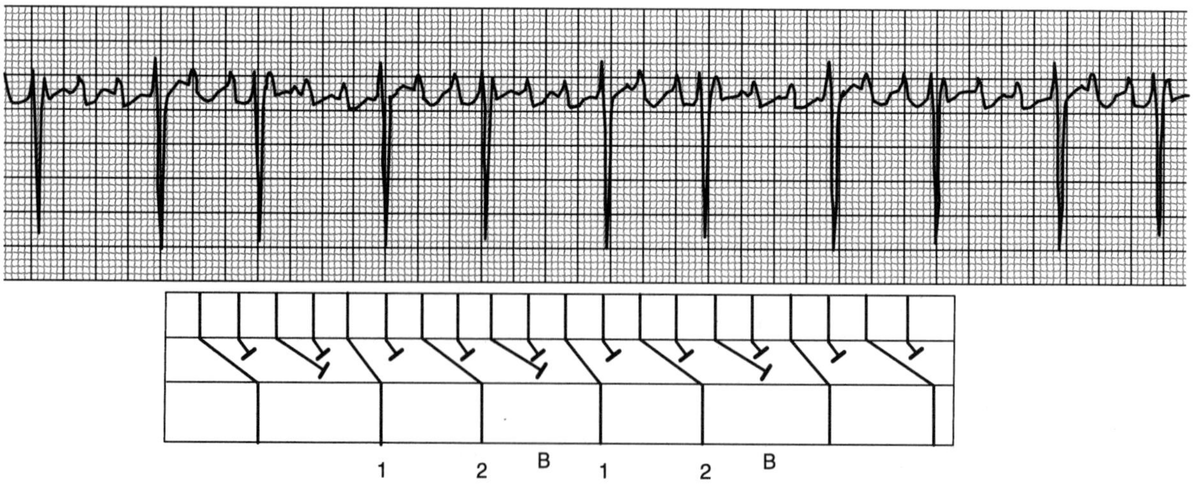

图25-8是上述同样情况的示意图，标记1是文氏型阻滞周期中的第1个搏动，标记2是第2个搏动，被阻滞的搏动标记为B。同样也要忽略没有下传到房室结的那些房扑波，当研究房扑中的房室结阻滞时，就必须要记住这点。

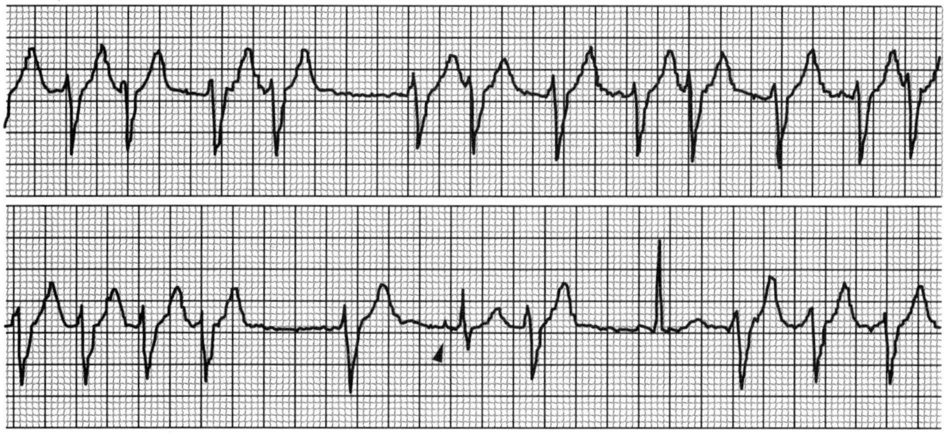
图 25-9

图 25-9 所示心电图是非常罕见的。类似的这样的情况我以前从未见过。对此份心电图分析让我们了解诊断宽 QRS 波心动过速的一些基本原则。患者女性，因主诉“心悸伴眩晕”而就诊。

心电图显示大部分为完全不规则的无相关 P 波的宽 QRS 波心动过速。第一印象可能会认为这是房颤并束支阻滞。再仔细观察，在整个心电图的大约 2/3 处（在下图）可见窄 QRS 波的窦性搏动。

另一个逻辑性问题：为什么不是阵发性房颤合并频率依赖性束支阻滞？仔细观察上面一幅图第4 和第 5 个搏动之间的那个停顿，会发现一个长的 RR 间期——比后面是窄 QRS 波的窦性搏动的长间歇要长很多。如果频率依赖性束支阻滞引起了宽 QRS 波的搏动，那么它应该在停搏之后消失。在下图中也有一个长间歇，但是之后宽 QRS 波搏动仍在继续。因此可以排除频率依赖性的差传是导致宽QRS 波的原因。在分析间歇性宽 QRS 波搏动时一定要进行这样的观察。

仅有另一种可能性是宽 QRS 波是由室性异位心律引起的。不规则的室性心动过速？这个看起来不可能存在，但是仔细观察由箭头标出的搏动。它是窄的，但是 QRS 波的形状与两个正常的搏动明显不同，其 PR 间期也比两个正常搏动 PR 间期短。

答案：融合波！你已经找到了 100%诊断室性异位节律的证据。尽管十分罕

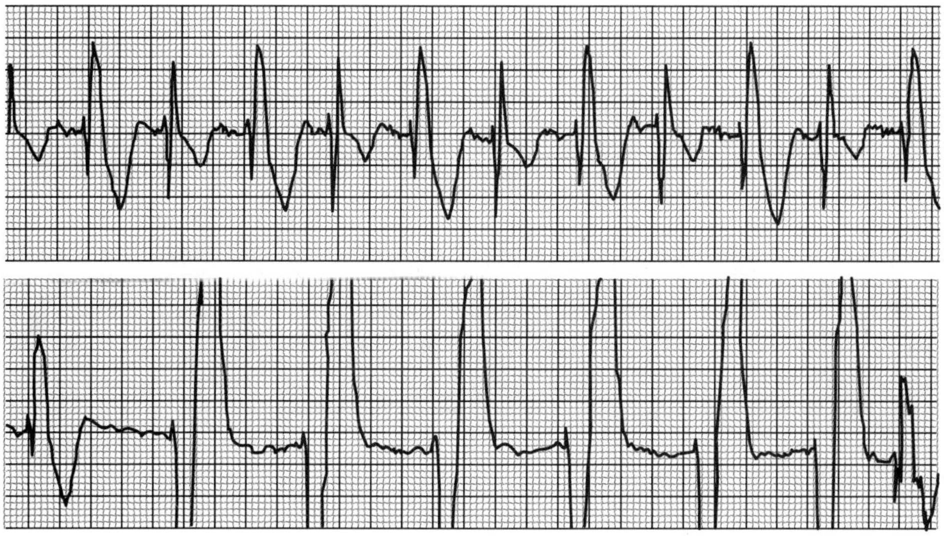
图 25-10

见，但诊断非常明确："不稳定的或者说可变化的或者说是变频的室性心动过速"。其机制可能是并行节律点合并不同程度的传出阻滞。诊断这幅复杂罕见的心电图的原则，与分析其他复杂的宽 QRS 波心动过速的基本原则是一样的。

假设一位实习生或者是同事向你展示图 25-10 所示的心电图，并倾向于将该宽 QRS 波心动过速诊断为某种类型的室性心动过速。心电图来自一位有严重高血压性心脏病并伴有严重充血性心力衰竭的老年患者。患者曾在其他医院就诊，服用过多种药物，其中包括抗高血压药、地高辛和利尿剂等。无法得到以前的心电图。浏览这幅心电图，宽、窄 QRS 波搏动交替出现。第二幅图为频率较慢的、非常宽的、形态不同的 QRS 波。诊断？可能引起的原因？治疗？

1. 在这幅心电图上见不到 P 波，即使在足够长的应该出现 P 波的时间段内也没出现。推测诊断：心房颤动。

2. 测量心电图上刚开始时段的宽窄交替的 QRS 波，会发现心律是绝对规则的。

结论：宽、窄 QRS 波搏动可能来自同一个起搏点。窄 QRS 波由于宽度太窄说明它不可能来自心室，所以它们很可能来自房室交界区。

这是加速性交界区性心律合并 2∶1 的 RBBB。在宽、窄 QRS 波交替时 RBBB 也是在完全性阻滞和不完全性阻滞之间变化。加速性交界性心律是十分常见的洋地黄中毒引起的持续性快速型心律失常。

在第二幅图中的停搏区会看到慢频率的、非常宽的 QRS 波。看起来非常像典型的房颤，但是如果仔细观察，会发现除了最后一个 QRS 波，其他的 QRS 波都非常规则，最后一个 QRS 波出现略早。显然，这个并不是房颤波的随机下传，而是室性自主节律。心率只有 68 次 / 分，说明一定还存在着高度房

图 25-11

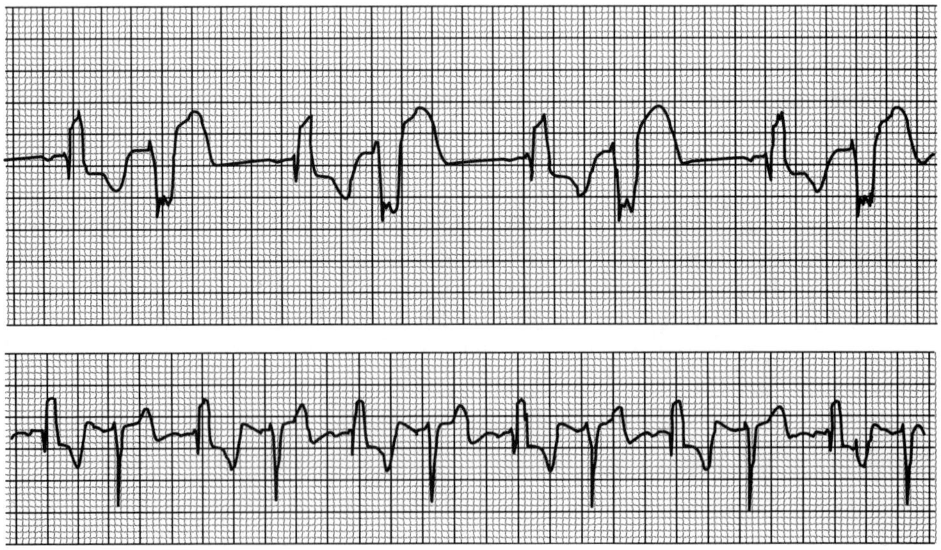

室传导阻滞——否则如果房室交界区组织是正常的，应该有足够的时间允许房颤冲动到达心室。但事实上，这幅心电图没有证据证明房颤波到达心室。这个心律是由于两个异位起搏点控制的——一个在房室交界区，另一个在心室内。再次证明：洋地黄中毒。

图 25-11 的上图是 V_1 导联，显示了 RBBB。是二联律的室性异位搏动还是交界性异位搏动伴有Ashman 差异性传导？

第 2 天：下图仍然是 V_1 导联，仍然显示的是 RBBB，但是期前收缩的波是窄的！

分析：上图中窦性心率是缓慢的。数一数可见的 P 波——小而倒置，位于 RBBB 搏动之前——心率是 40 次 / 分。可能会有一个 P 波隐藏在室早中，由此推算窦性心率是 80 次 / 分。在下图中，心率明显加快，约 106 次 / 分。右束支是阻滞的。室早却是呈左束支阻滞的形态，提示来源于右心室。

发生机制：在下图中，心率很快。心房的冲动比室早提前到达心室，所以当正常的冲动沿右束支下传激动右心室，同时室早激动了左心室。两边的心室同时激动，就抵消了束支阻滞的影响。

这肯定是正常化的融合波（见第 5 章）！和所有的融合波一样，融合波的 PR 间期要小于窦性心搏的 PR 间期。这些期前收缩是绝对来自心室的。

训练结束！

26

如何准备资格考试

如果你是一位实习医生正在准备执业医生资格考试，或者是一位心脏病专科医生在准备心电图专业资格考试，或者想要在医院具有解读心电图的权利，那么就必须得参加心电图资格考试。有这个想法就要为此做准备。

我是在 20 世纪 70 年代在美国心脏病学会（ACC）心电图资格考试的发起人。那时我在 ACC 担任继续教育委员会委员，作为 ACC 心电图解读委员会的成员，在该计划的早期阶段，我帮助策划此项目。在后来几位能干的领导者的努力下，如 Nancy Flowers 以及 Jay Mason 博士，这个考试最终变为一种制度。这个计划现在变成了授予具有资格的医务人员阅读心电图的权利，这也是我策划此项目的初衷。H.J.C.Marriott 博士给全国的医院提供类似的服务也已有时日，应者云集，说明其非常必要。

这里有一些参加这类考试的忠告。

描述心电图上的每一个细节。考试题常常会有若干个诊断，考官是按你所回答的内容按条给分。

先看图 26–1。

诊断：

1. 完全性房室结阻滞
2. 急性下壁心肌梗死

这个很简单。

图 26–2 的诊断有点困难，除非你注意到了心电图下方的心律条图。第 1 个心搏是正常的窦性心律。其后是 3 个室性心搏，频率为 150 次 / 分。观察整个心电图，偶有窦性搏动，之后有短阵室性异位性搏动和许多融合波。现在观察 QRS-T 形态。所有的诊断如下：

1. 窦性心律
2. 反复发作的短阵室性心动过速
3. 频发的融合波
4. 前壁心肌梗死，超急性期

当然，超急性这个术语是指极度的 ST 段抬高；有趣的是，该现象在室性异位搏动中也存在，在室早中 ST 段抬高是非常少见的。

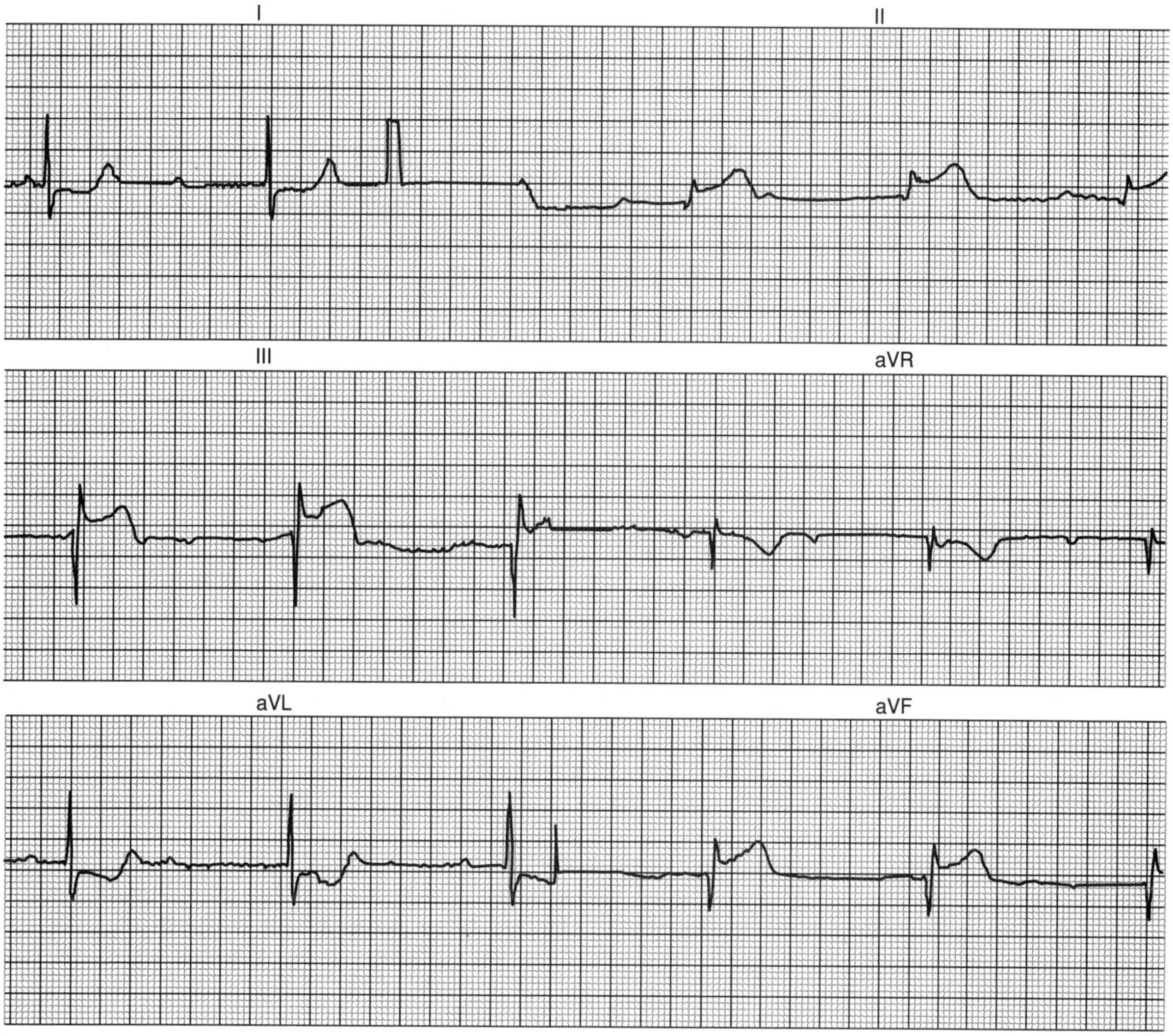
I
II
III
aVR
aVL
aVF

图 26–1

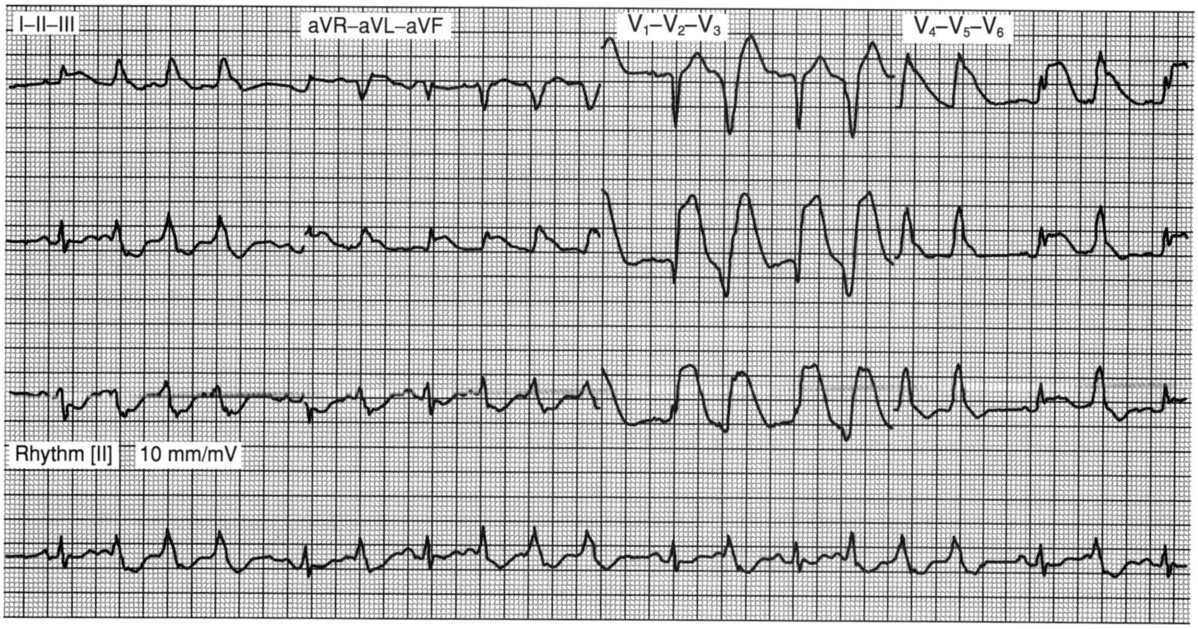
I–II–III
aVR–aVL–aVF
V1–V2–V3
V4–V5–V6
Rhythm [II]
10 mm/mV

图 26–2

图 26-3

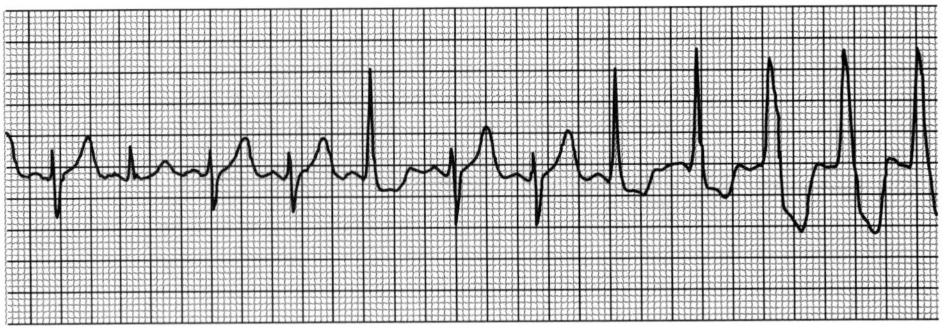

图 26-3 所示的心电图较复杂，错误的诊断会影响其治疗措施。患者无症状。诊断？病理生理机制？治疗？

1. 窦性心律
2. 合并室性异位性搏动：
   a. 5 个心搏的加速性室性自主心律合并由Ⅰ型传出阻滞引起的 RR 间期缩短。
   b. 大量融合波
3. 并行收缩机制。注意耦联间期和异搏间期不固定。
4. 治疗：不需要特殊治疗。（可能有人建议应用异丙肾上腺素或起搏。千万别糊涂。）

图 26–4

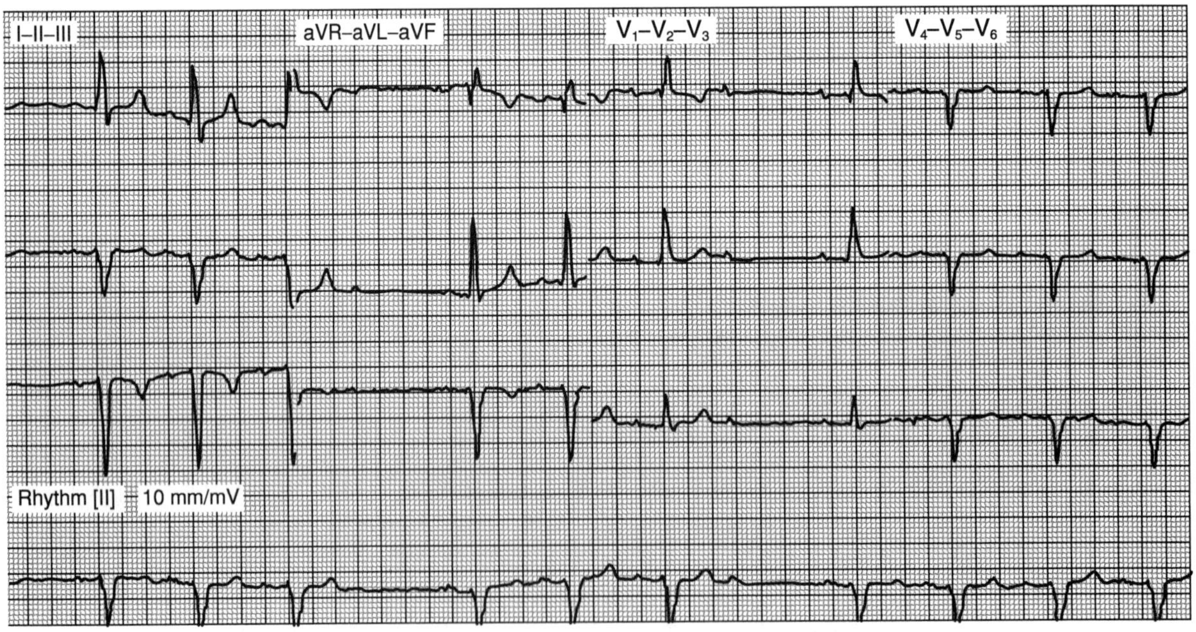

图 26–4 所示的是一例主诉头晕的患者的心电图。

1. 右束支阻滞（RBBB）
2. 左前分支阻滞
3. 莫氏Ⅱ型阻滞（见节律条图）

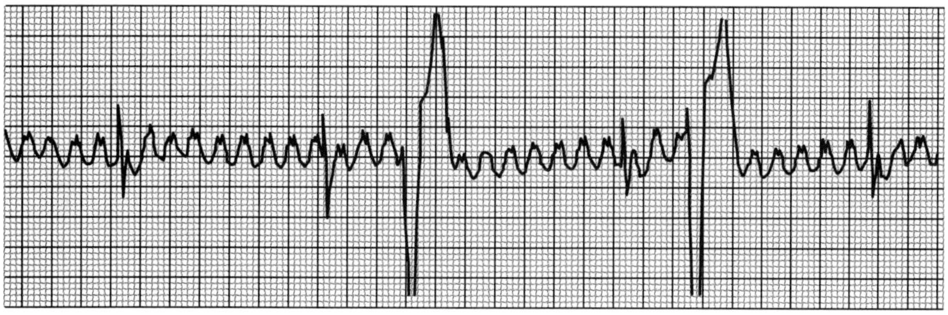

图 26-5 中莫氏Ⅱ型阻滞是间歇性三分支阻滞引起。患者只有一个分支可以传导，并且偶尔发生阻滞。

1. 心房扑动
2. 高度或者完全性房室结阻滞
3. 室性异位性搏动

注意：不论是房扑还是房颤，一定要评估房室阻滞的程度——这里常常会有陷阱。

图 26-6

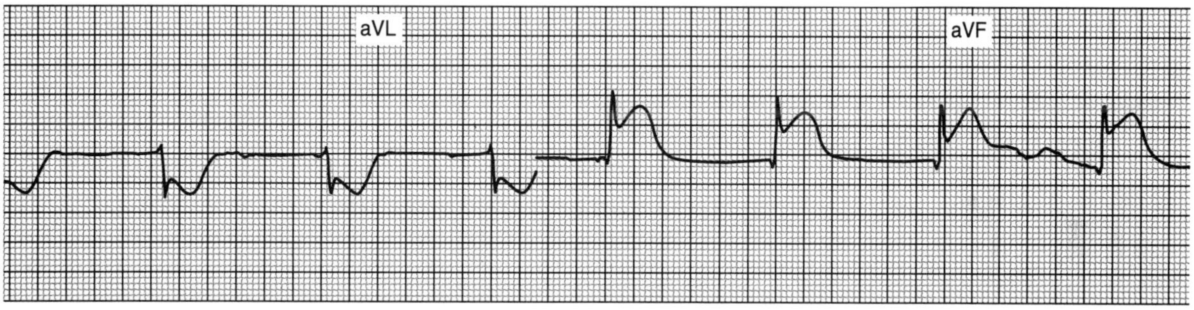

图 26-6，重点是识别急性窦房结停搏，产生交界性心律的真正原因是——下壁心肌梗死的常见并发症。

1. 交界性心律
2. 急性下壁心肌梗死
3. 完全性窦性停搏

图 26–7

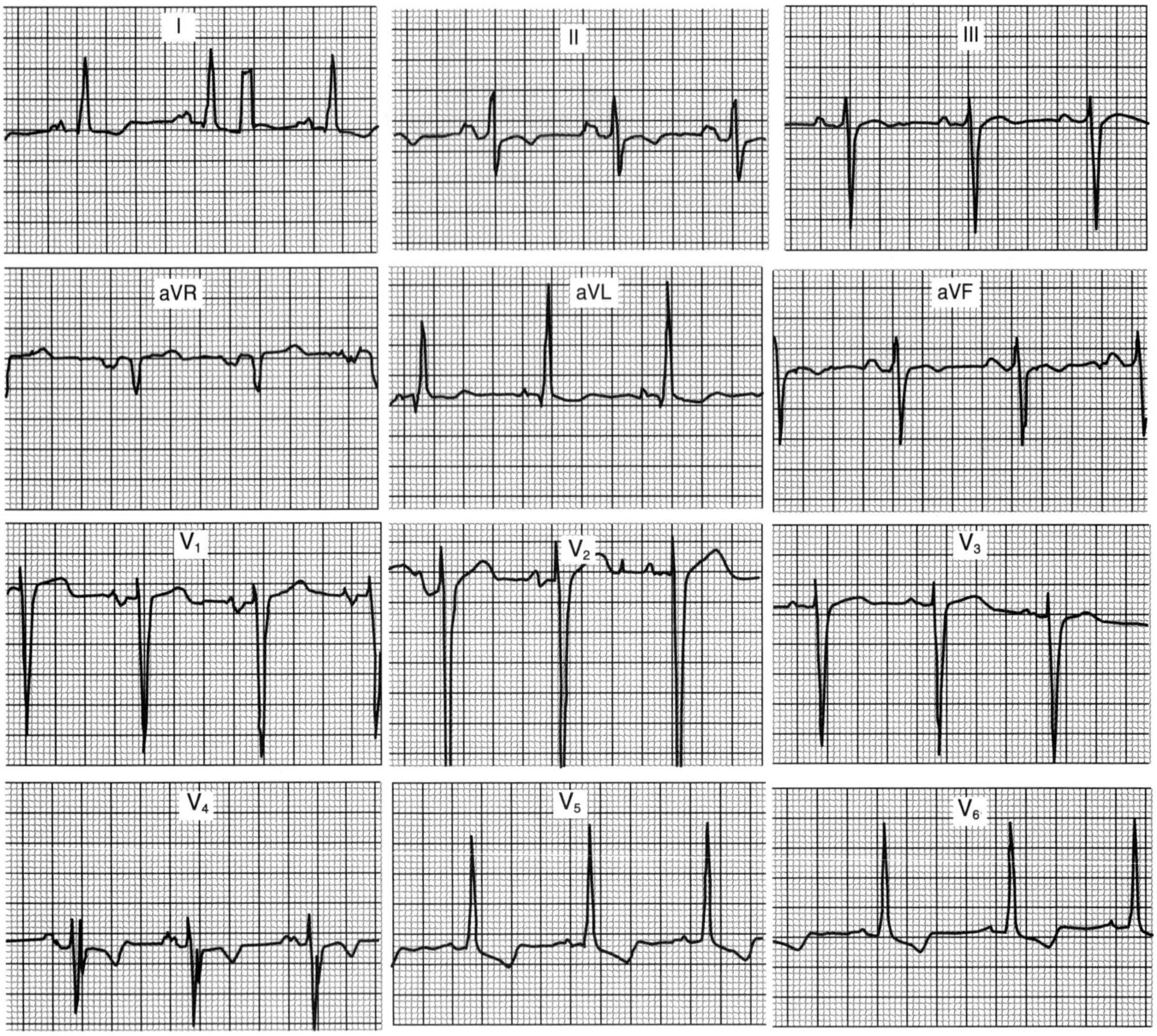

图 26–7 显示左心室肥厚，依据：

1. 高电压
2. ST–T 劳损样改变
3. 电轴左偏（+30°）
4. 左心房增大

不要忘记左心房增大是最后诊断的一部分，否则就会丢分。

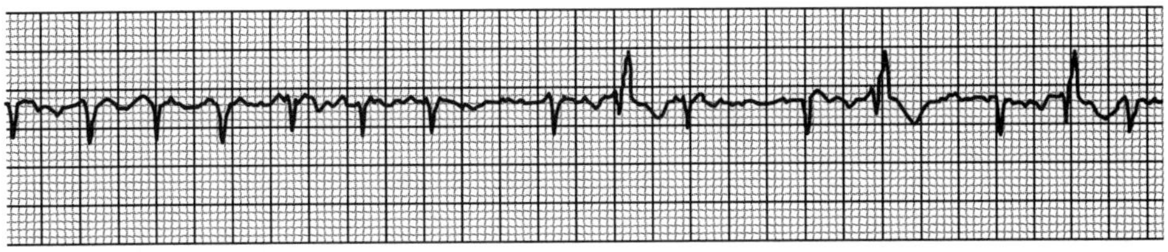

图 26–8

看图 26-8：

1. 心房颤动
2. 阵发性交界性心动过速（注意在心电图的前部分的心率为 150 次/分，绝对规则的心动过速）
3. 交界性异位心律差异性传导（Ashman 现象）。注意宽 QRS 波的心搏与其前的窄 QRS 波的心搏之间的间期固定——提示是折返性的交界性搏动，而不是房颤波随意下传的。
4. 可能诊断：洋地黄中毒

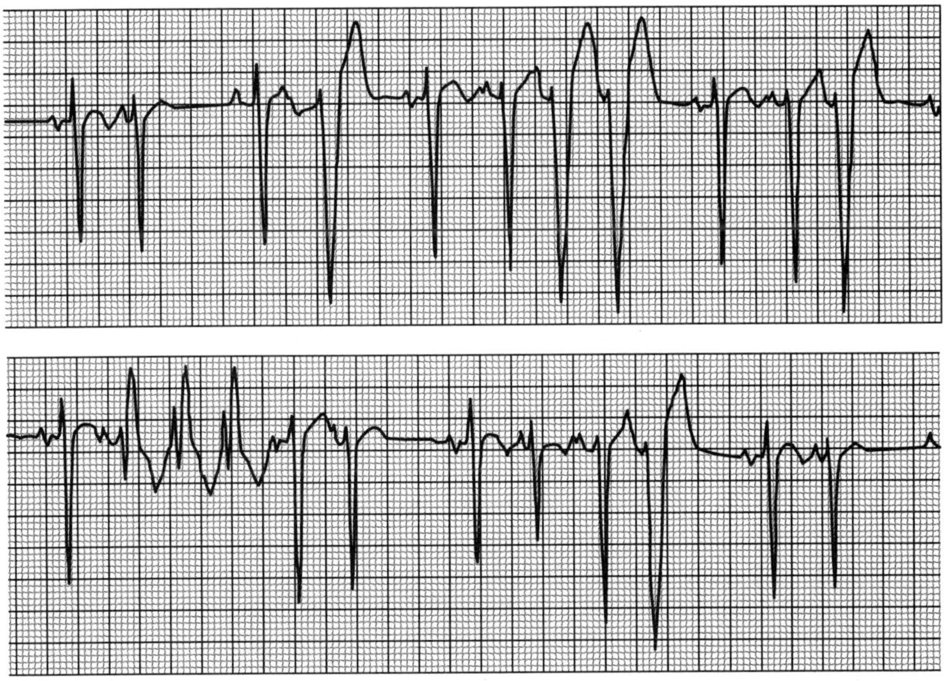

图 26–9

图 26–9 显示的是阵发性房性心动过速合并呈 RBBB 以及 LBBB 差传。注意在每一阵房速开始前的明显的 P 波以及呈 LBBB 心动过速时众多明显的 P 波。在左下图中，呈 RBBB 型心动过速符合 Ashman 现象，3 个心搏之后 QRS 波正常，虽然频率相同；而 LBBB 型差传通常是频率依赖性的。如果考试问的是差传的类型，则两者均要指出。

图 26-10

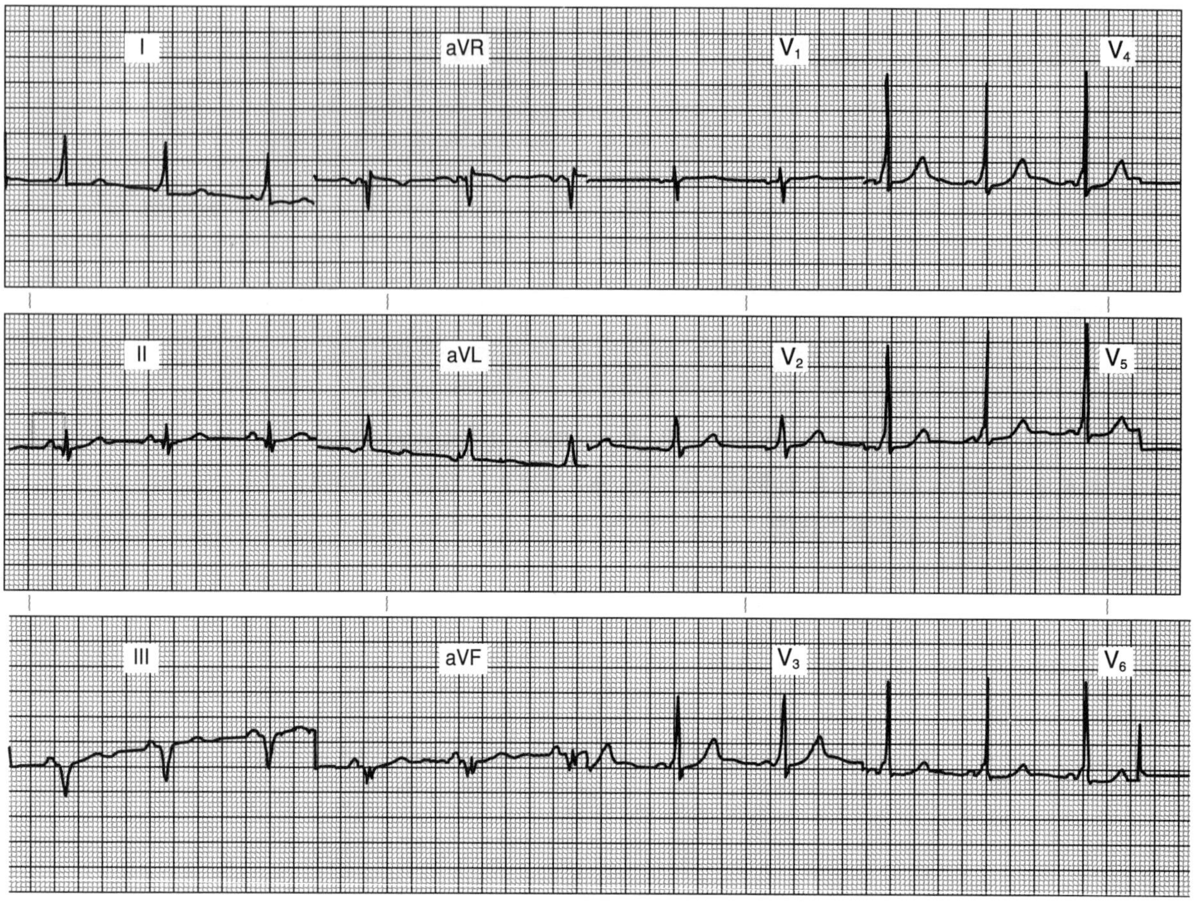

陷阱：不要把图 26-10 误诊为下壁心肌梗死。它是 WPW 型预激，而在III导联和 aVF 导联上明显的病理性 Q 波是预激的 delta 波。

图 26-11

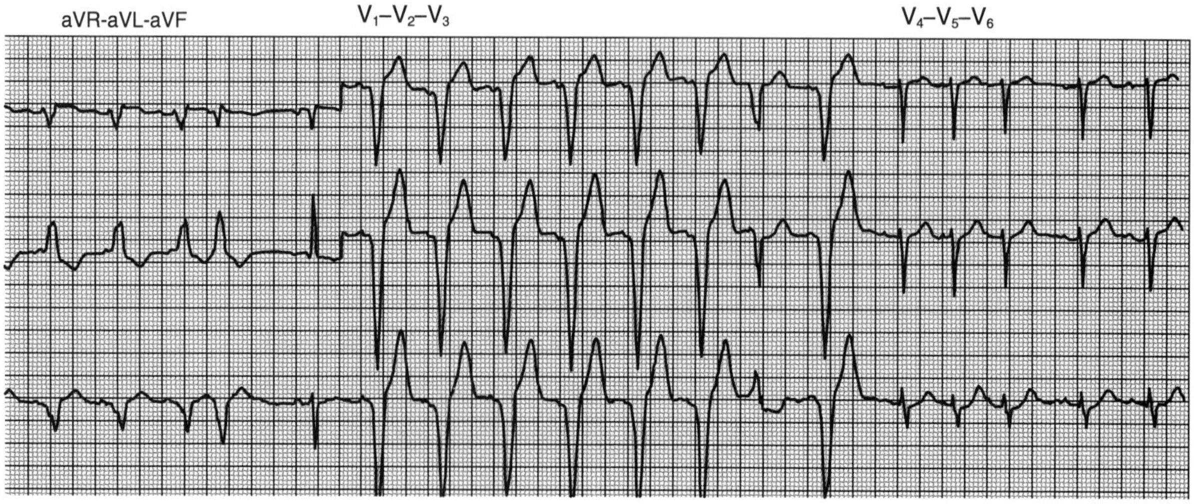

主考官喜爱提问间歇性预激。不要误以为图 26-11 是室性心律，注意较短的 PR 间期和宽大的 QRS 波，则预激的诊断是很明显的。

图 26-12

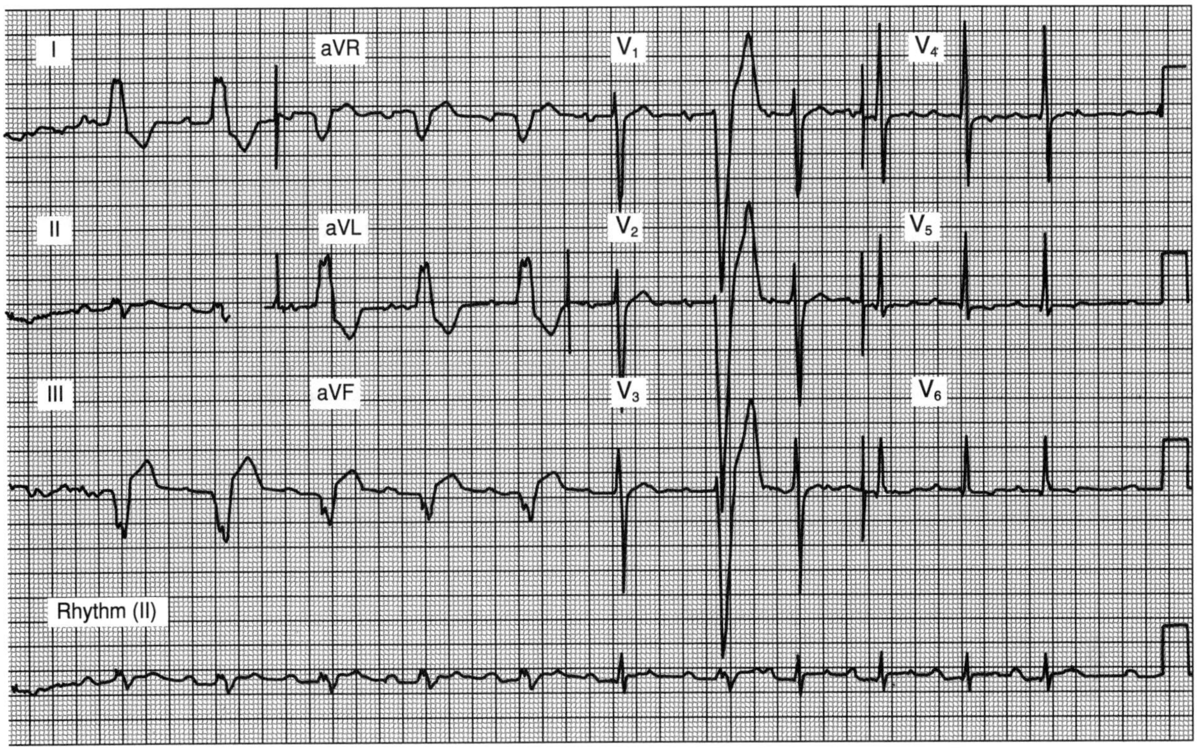

更多关于差传的：图 26-12 显示的是 12 导联心电图。当心率为 68 次 / 分时出现宽 QRS 波；当心率上升到 88 次 / 分时，QRS 波变得正常。这是心动过缓依赖性差传，不是固定型 LBBB。

图 26-13

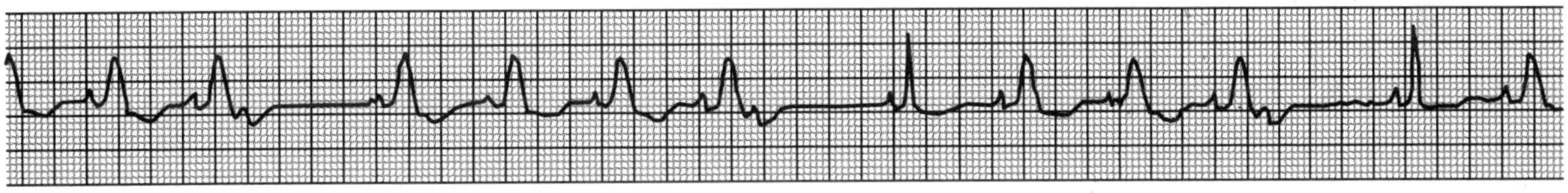

图 26-13 仍旧是关于差传的。

1. 没有下传的房早
2. 频率依赖性差传

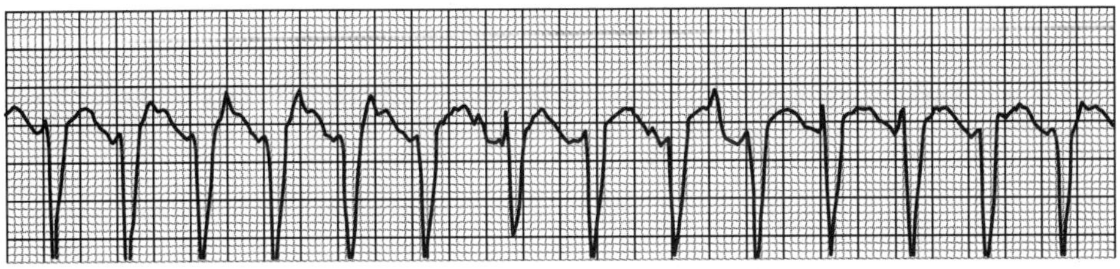

图 26-14

室性心动过速。在每一个宽 QRS 波心动过速中，一定要寻找有无房室分离和夺获融合波的证据，这些证据支持室性心动过速而排除差传。分离的 P 波是很明显的，同时在心电图的中部有一个相当明显的夺获融合波。

图 26–15

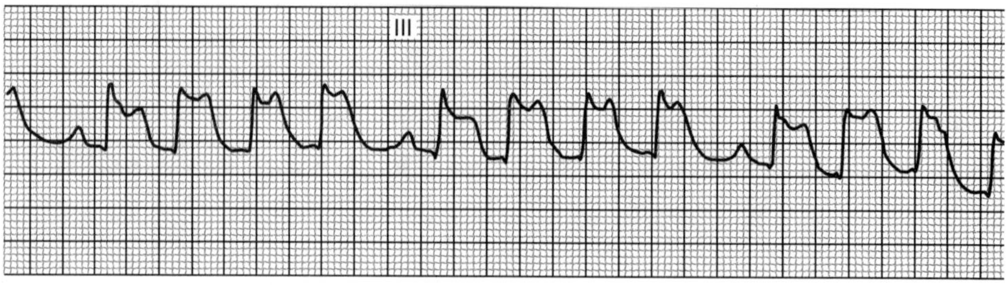

现在的心脏病学资格考试出题可能也有一定难度，如图 26-15。首先，注意停搏期间的明显的 P 波。其次，注意 QT 间期缩短的特征。随着 PR 间期逐渐延长，T 波中的 P 波逐渐向其前的 QRS 波靠近。同时也要注意 RR 间期是怎样缩短的。文氏现象！

1. 窦性心动过速
2. 二度 I 型（文氏型）房室阻滞
3. 下壁心肌梗死，超急性期

图 26–16

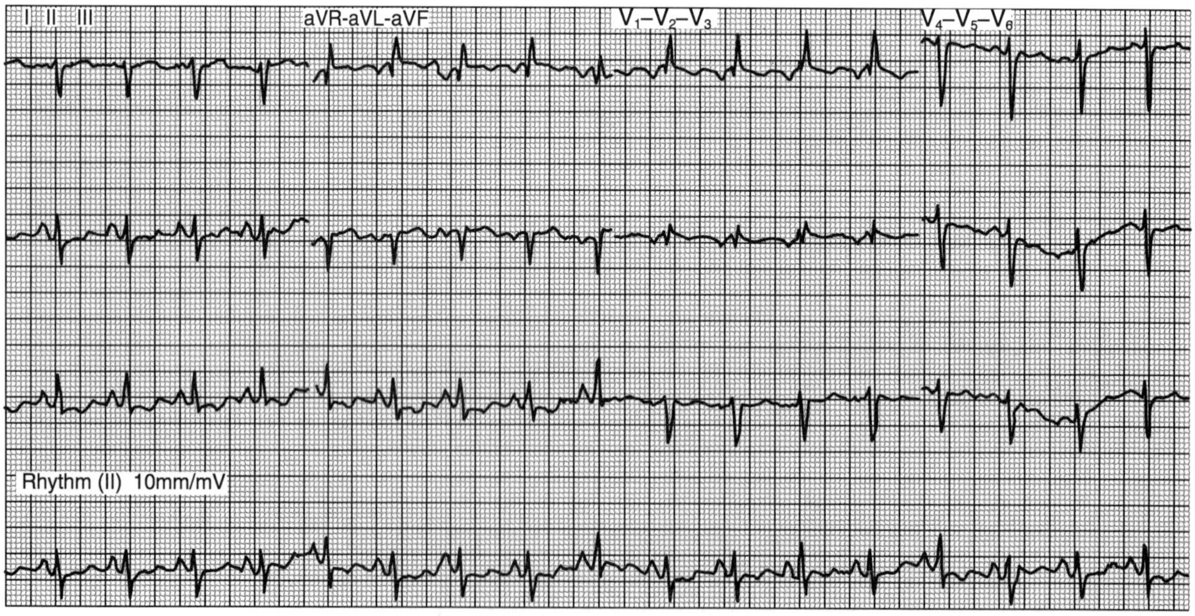

1. 右心室肥厚
2. 右心房肥厚

A 型右心室肥厚，符合严重的肺动脉高压改变。

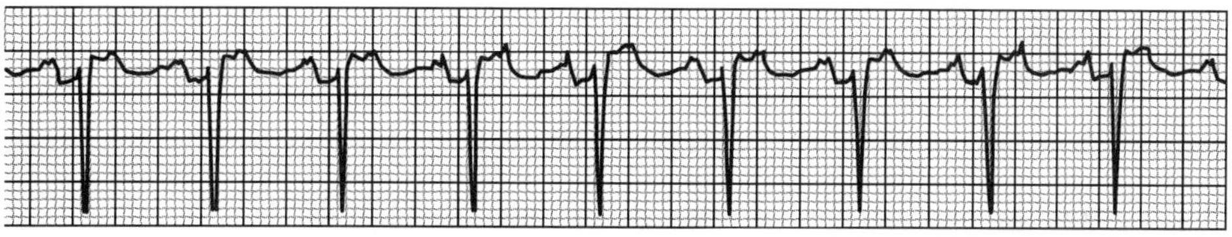

图 26–17

你肯定会遇到像图 26–17 的心电图。寻找这两大要素：

1. 150~250 次/分的快速规则的心房率
2. 任何程度的房室阻滞，本例是 2:1 下传。

阵发性房速合并阻滞！
再来一例：图 26–18。

图 26–18

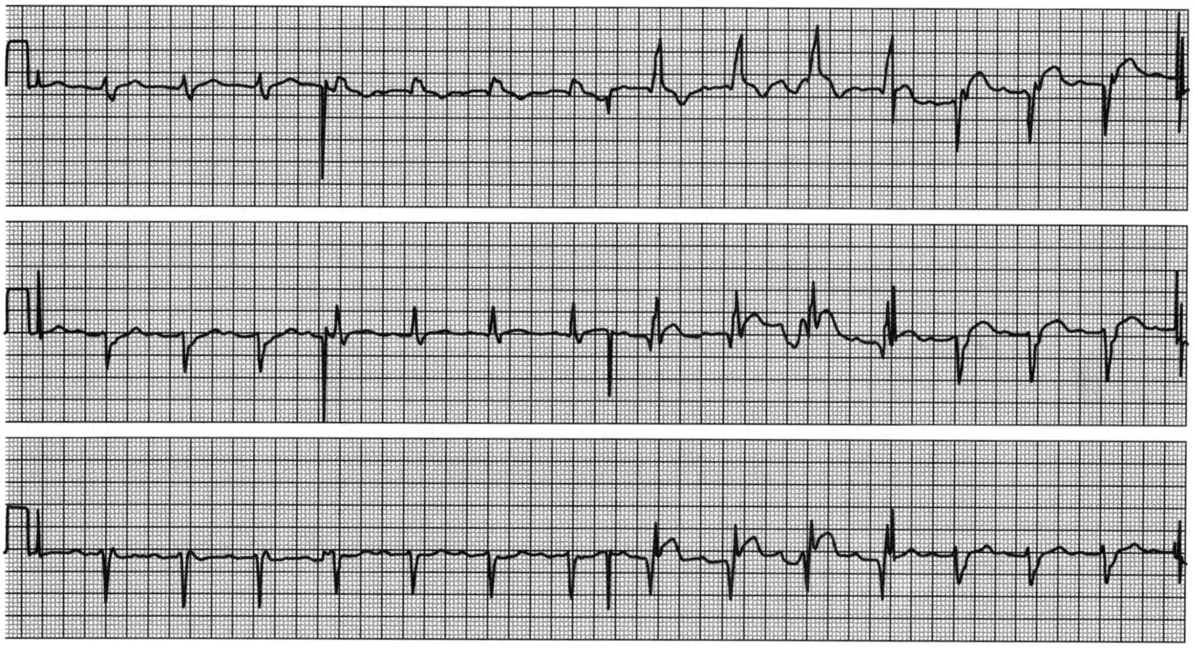

1. RBBB
2. 左前分支阻滞——左前半阻滞
3. 一度房室阻滞——三分支阻滞
4. 前壁心肌梗死

不要遗漏任何一条诊断！
要复习所有的心梗类型以及主要的心律失常。所有的考试都是由这些类型联合组成的。祝大家好运！

附录 I

起搏治疗缓慢性心律失常的适应证

现代复杂的起搏器是技术进步的成果。起搏器可以感知患者心房或心室的电活动，当正常心律在一定的时间内不能发出时其能按需发放脉冲。起搏器还能跟踪患者自身窦性心律，按照预设的 PR 间期刺激心室。也可在出现各种快速性心律失常时，按程控要求改变起搏模式，从而防止心室率过快。对没有起搏器的时代的人来说，起搏器真是神奇极了。

同样，任何事物都有两面性。植入人体一种异物必然会带来一定比率的并发症。永久性起搏器是将一个电源组件植入皮下，并将 1 根或 2 根（更常见）导线放到心脏中。这样偶尔会发生菌血症，在异物周围容易发生凝血，这些情况现代科学尚不能克服。因此，起搏器感染和血栓形成一定要考虑为可能的并发症。

多数心室起搏导线需要永久附着在心室壁上。如任何异物引发的周围感染一样，起搏器导线周围的感染通常用抗生素治疗无效，仅能通过拔除电极导线来控制。幸运的是，通过特殊导管拔除电极导线的新方法可以降低拔除导线带来的危险。

H. J. C. Marriott 和我在 New England Journal of Medicine（1985; 312: 1428-1432）上发表了一篇综述，指出在不同的报告中，起搏器植入晚期感染的危险率为 1%～7%不等。后来另一位在起搏技术领域的著名专家 Seymour Furman 博士在其综述中指出，在 130 余例患者中，右心室起搏导线感染的危险可高达 8%。

血栓形成可导致上腔静脉阻塞、大面积桡动脉阻塞或肺动脉栓塞，其总危险率可达 4%。

社会经济问题也很严重。起搏器患者不能取得生命保险或个人健康保险。很多雇主不愿雇佣起搏器患者。患者必须避免高频能源（包括微波）。

换言之，永远不要轻易做出植入起搏器的决定。该决定可能改变患者的整个一生。

早在 20 世纪 80 年代，我担任了心脏病学专家委员会的主席。该委员会通过了“起搏治疗缓慢性心律失常的适应证”的报告，发表在美国医学会杂志（1984; 252: 1307-1311）上。随后的指南主要根据该报告制定的。

若要决定植入永久性起搏器，需要：

1. 排除药物影响。默念此句 100 遍。很多常用的药物可以抑制窦房结功能和房室及室内传导。在心脏阻滞和病窦综合征等章节中，已经强调这些药物的影响。

2. 确保病情是永久性的。很多暂时的病情变化可以影响冲动的形成和传导。右冠状动脉相关的梗死常引起房室结阻滞，也能抑制窦房结。这些影响总是短暂性的，患者通常不需永久性起搏器。
3. 排除心脏外原因。电解质异常和甲状腺功能极度低下是明显的例子。

简单地说，确保病情是稳定的、永久性的、是心脏的固有病变，然后再作决定。

若患者无症状，仅有两种情况需要永久性起搏：

1. 束支系统的莫氏 II 型阻滞。
2. 完全性心脏阻滞，阻滞部位在束支系统。

这两种情况均能引起生命危险：首发症状也可能是最后的症状。例如，真正的莫氏 II 型房室阻滞每年发生灾难性事件约为 30%。不论有无症状，均为永久性起搏的适应证。（因此在本书心脏阻滞一章中用较多篇幅讨论这两种诊断。）

对于下列疾病，只有在出现症状或影响血流动力学时才考虑植入起搏器。此处所谓的症状是指眩晕或晕厥，有时心率持续缓慢会导致乏力。血流动力学影响是指左心功能降低，通常有充血性心衰的证据。

完全性房室结阻滞

与束支系统的完全性阻滞相比，完全性房室结阻滞的预后略好，即其导致晕厥或猝死的危险性相对较小。即使如此，完全性房室结阻滞通常需要起搏治疗，因为完全性心脏阻滞的标准包括心室率为 45 次 / 分或以下。没有人能耐受如此低的心率，这样的患者迟早要发生症状的。只要能肯定阻滞是永久性的，且不是由心脏外因素如药物等引起，起搏治疗是合理的。

二度房室结阻滞

众所周知，二度房室结阻滞可以表现为文氏型阻滞或固定比率的阻滞（2:1 或其他比率）。在这种情况下，只有当阻滞引起明显的症状时才考虑起搏治疗。

一度房室结阻滞

一度房室结阻滞永远不需要起搏治疗。

房颤伴缓慢心室率

复习房颤时房室阻滞的诊断。如果心室率非常缓慢，并引起症状，并且这种情况是永久性的时候，需要起搏治疗。

特殊情况

双分支阻滞伴晕厥

若存在双分支阻滞，从心房至心室的传导仅依靠一束传导组织——左束支残存功能的分支。若患者有晕厥复发，你可能认为是否该束传导组织发生间歇性传导障碍。然而研究表明，这种传导障碍的发生率非常小。双分支阻滞时的晕厥罕为房室传导障碍引起。双分支阻滞合并晕厥不是起搏适应证。

三分支阻滞伴晕厥

若患者存在右束支阻滞和左半分支阻滞，并且出现PR间期延长，有可能房室传导阻滞位于残存分支，则称为三分支阻滞。研究表明其进展为莫氏Ⅱ型阻滞或完全性阻滞的危险较小。只有在发生完全性房室阻滞时才是起搏器的适应证。

病窦综合征

真正的病窦综合征是起搏适应证。没有其他的合适治疗。当考虑慢－快综合征时，一定要在快速性心律失常的间歇期见到明显的“缓慢性”心律失常阶段。若在阵发性房速、房颤或房扑发作间期，见到的是正常的窦性心律，则患者肯定不需要起搏器治疗！

颈动脉窦性晕厥

比较罕见。通过头部或颈部活动或偶然的按压（如剃须时）刺激颈动脉窦时，会突然产生窦性静止，患者出现晕厥。颈动脉窦刺激也可引起血压下降，导致晕厥。如确实存在心动过缓型颈动脉窦性晕厥，则需要植入起搏器。

忠告：颈动脉窦按摩常可导致窦性心率的长间歇。这并不意味着存在颈动脉窦性晕厥。健康、从来没有发生晕厥的人进行颈动脉窦按摩时，也常常见到3s或以上的停搏。在一项大系列研究中，按摩颈动脉窦后出现3s或以上的停搏的患者临床上仅5%证实颈动脉窦综合征。拟迷走作用的药物如洋地黄或β受体阻滞剂可以延长颈动脉窦刺激后的停搏时间。

只有在正常活动偶然刺激颈动脉窦后引起心率出现停搏或血压下降，才能诊断颈动脉窦性晕厥。

非适应证、不必要的治疗和陷阱

在20世纪70和80年代，人们曾热衷于用侵入性电生理学的方法来评估晕厥。这导致了起搏的伪适应证，现在认为这些是无价值的。

H–V 间期延长

应用电生理技术可以测量从希氏束激动的起点至心室激动的起点之间的间期。该间期也称为 H–V 间期，约为 PR 间期的后 1/3。无疑 H-V 间期延长本身无特殊临床价值。即使在发生双分支阻滞时，H-V 间期的延长并不提示危险性增高，也不是起搏的适应证。

房室结功能的侵入性电生理检查

心房起搏引起的文氏周期。若将起搏导线放在右心房，并起搏心脏，几乎每个人均可产生 I 型房室阻滞。一些人在起搏频率低至 75～80 次 / 分时出现房室阻滞，而另一些人在 150 次 / 分以上时才出现房室阻滞。人工起搏导致的文氏型阻滞无临床意义。其与房室结固有的阻滞无关。文氏周期时的频率——称为文氏数字——对实际生活中的房室结功能的意义不大。

侵入性电生理检查测定房室结功能性不应期和有效不应期。若体表心电图 PR 间期是正常的，且任何心率下 PR 间期仍然正常，则房室结没有问题。关于房室结了解这些就足够了。侵入性测定房室结不应期作用不大，没有任何预测或预后价值。

变时性功能不全。这是数年前评估是否植入起搏器时常用的一个概念。该理论认为窦房结不能按需加速，所以患者活动后感到乏力或头晕；因为心率太缓慢，不能满足机体需要。没有证据支持这种观点，目前已被摒弃，但是仍然一些这样的患者被植入了起搏器。

侵入性电生理检查测定窦房结功能。对于可疑病窦综合征患者，有几种方法可以测定窦房结功能，包括快速起搏后测定长间歇，估计从窦房结至心房的传导时间。这些方法均不十分可靠，事件记录器的问世使这些方法变得陈旧。为诊断病窦综合征，可以用 Holter 监测或用事件记录器记录患者症状发作时窦房结的电活动是否缓慢。侵入性的测定方法无用，甚至可以误导。

附录 II

如何测量心电轴

你已经学习了测量额面心电轴的一些简单方法。电轴一定与呈等电位线的导联成直角——即该导联振幅之和为零。该方法是正确的，但是有限。有时不存在这样的导联。你也许学过如何根据 I 和 aVF 导联计算电轴，但是如果把标准导联与加压肢体导联结合在一起，如同将厘米与英寸放在一起：导联代表不同的电的振幅，整整差 10 度。有时这可以引起显著误差。

这里有解决方法。从三轴系统开始，所有的导联简化为一个共同中心（图 A–1）。观察图 A–2 的心电图，遵循图中描述的步骤。仅需计算任意两个导联波形振幅的代数和，并在相应的导联标出其数值。牢记 I 导联正极在左上肢，II 和III导联正极在左下肢。从所测量的点作垂线并相交，从中心画一箭头至相交点，这就是平均电轴。这实际上是中学学过的计算两个力的平均向量方法。

图 A–1
三轴导联系统，所有导联简化为一个共同中心。

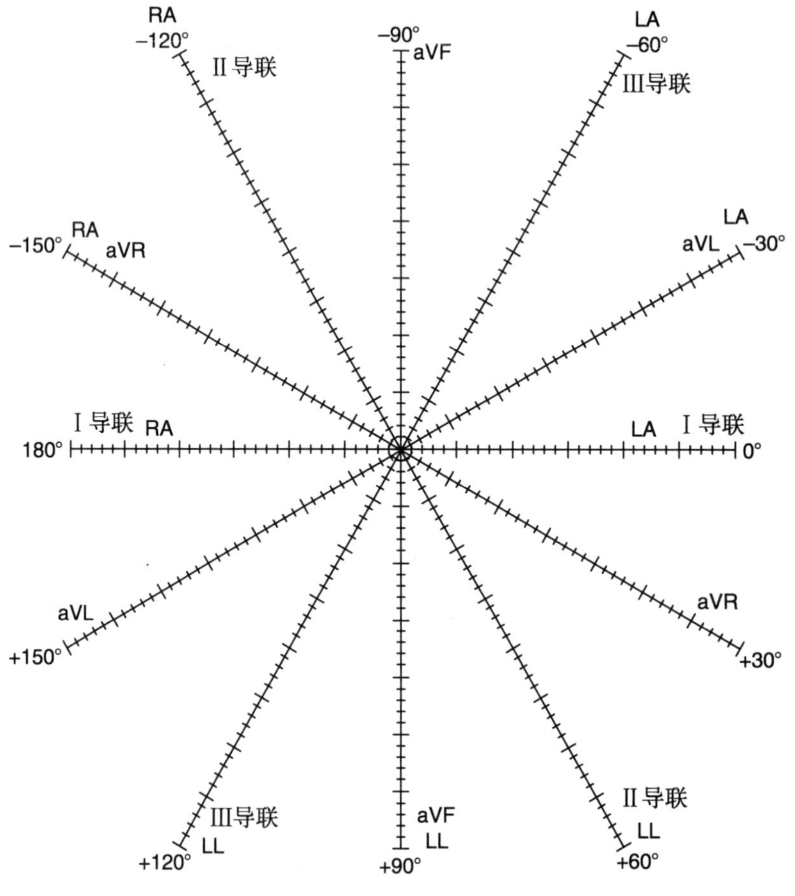

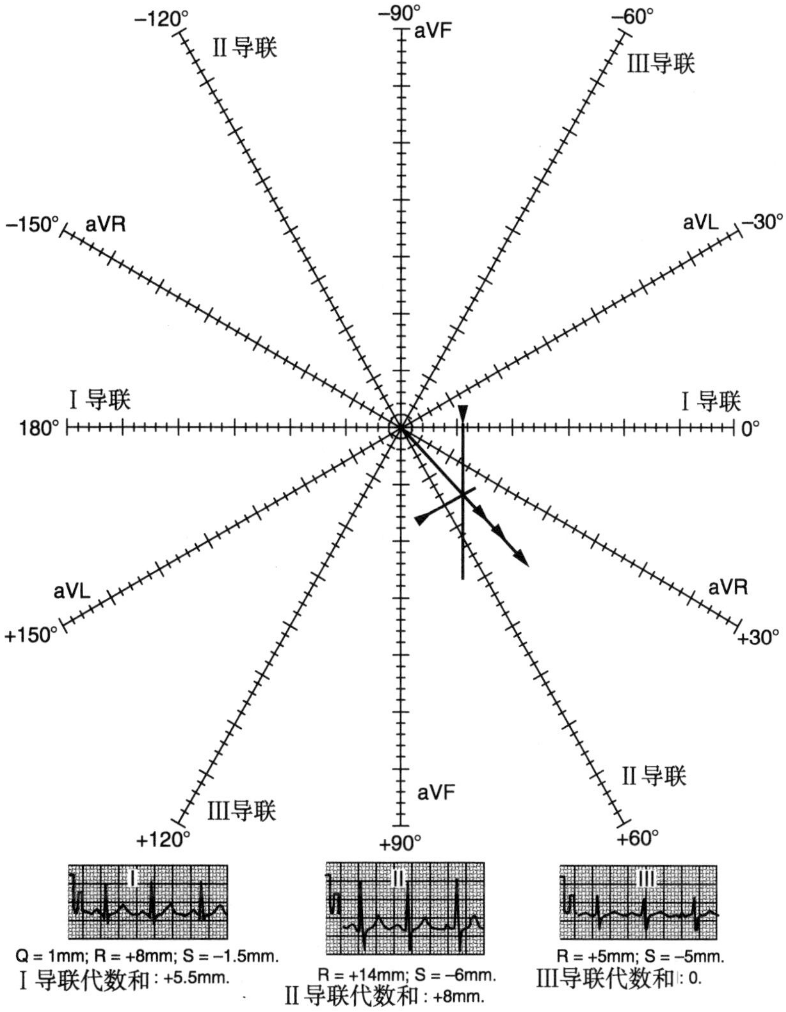

图 A–2

这是“正常”电轴。很多教科书认为“正常”电轴应在 0～90°之间。这是非常错误的。应该根据年龄和体型进行校正，然后才能判定电轴是否正常。

现在分析图 A-3 中的电轴左偏。Ⅰ和Ⅲ导联计算的值完全相等，但Ⅰ导联为正，Ⅲ导联为负。标出计算的值，作垂线，就会发现垂线将 0° 和–60° 之间的角平分：-30° 。另一个重要问题：Ⅱ导联的代数和为 0。自Ⅱ导联的 0 点作垂线，则指向–30° 。此次等电位线导联方法就不准确了。

图 A–4 显示的是极度电轴左偏。法则：当Ⅲ导联的负值大于Ⅰ导联的正值时，电轴左偏大于–30° 。此时Ⅱ导联总是负的。尝试在三轴系统上计算各种数值，则可以发现该方法的用途。

电轴右偏（图 A–5）。一些简单法则：

1. 如果Ⅰ导联等于 0，电轴一定垂直指向上或下，正或负 90° 。

2. 若Ⅱ和Ⅲ导联为正，则电轴一定指向下，约为 90° 。

3. 如果Ⅰ导联为负，Ⅱ和Ⅲ导联为正，则电轴一定位于 +90° 的右侧本例中为 +120° 。

4. 若Ⅱ导联等于 0，Ⅰ导联为负，Ⅲ导联为正，则电轴为Ⅱ导联的右侧，即 +150° 。

如此类推。在三轴导联系统表上，用一些数字进行计算，用简单观察法计算电轴。

图 A–3
电轴左偏。Ⅰ导联的正值与Ⅲ导联的负值相等。平均电轴正好将Ⅰ导联（0）与Ⅲ导联（–60°）之间的角平分。Ⅱ导联QRS波的代数和等于0°。从Ⅱ导联作出的垂线沿着-30°线。这也可以帮助判定电轴为–30°。电轴总是与代数和等于0°的导联成直角，如同本例。若Ⅱ导联为0°，电轴为–30°。若Ⅰ导联为0°，电轴为±90°。其他导联可立即帮助判定该值是正的还是负的。

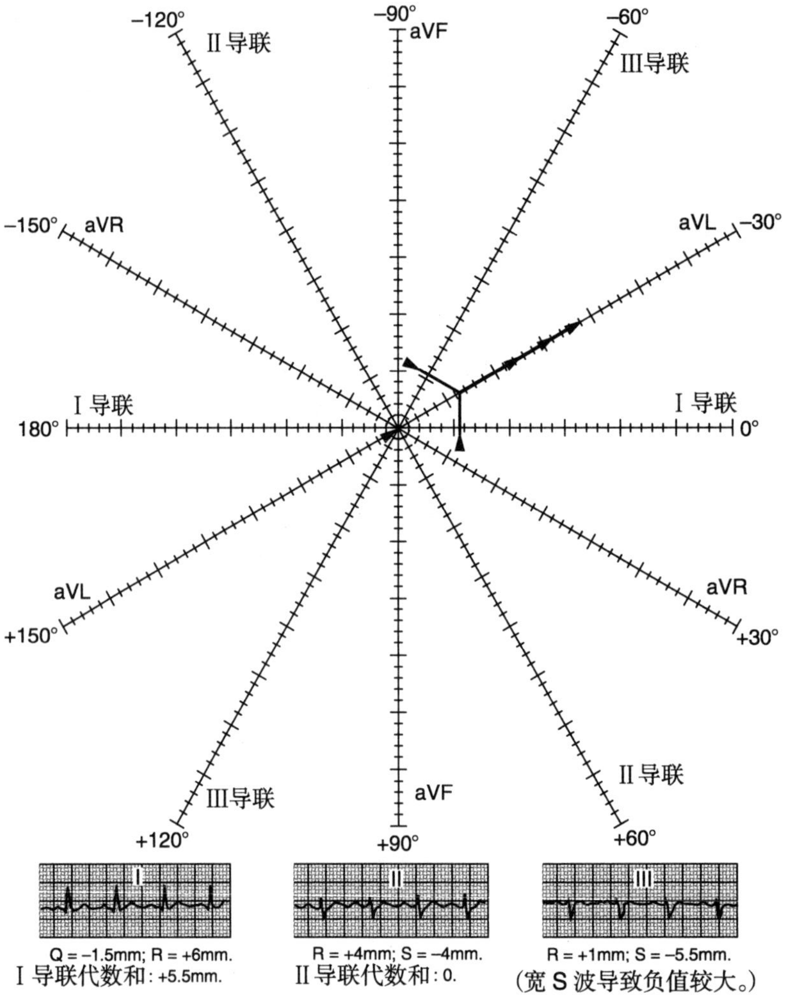

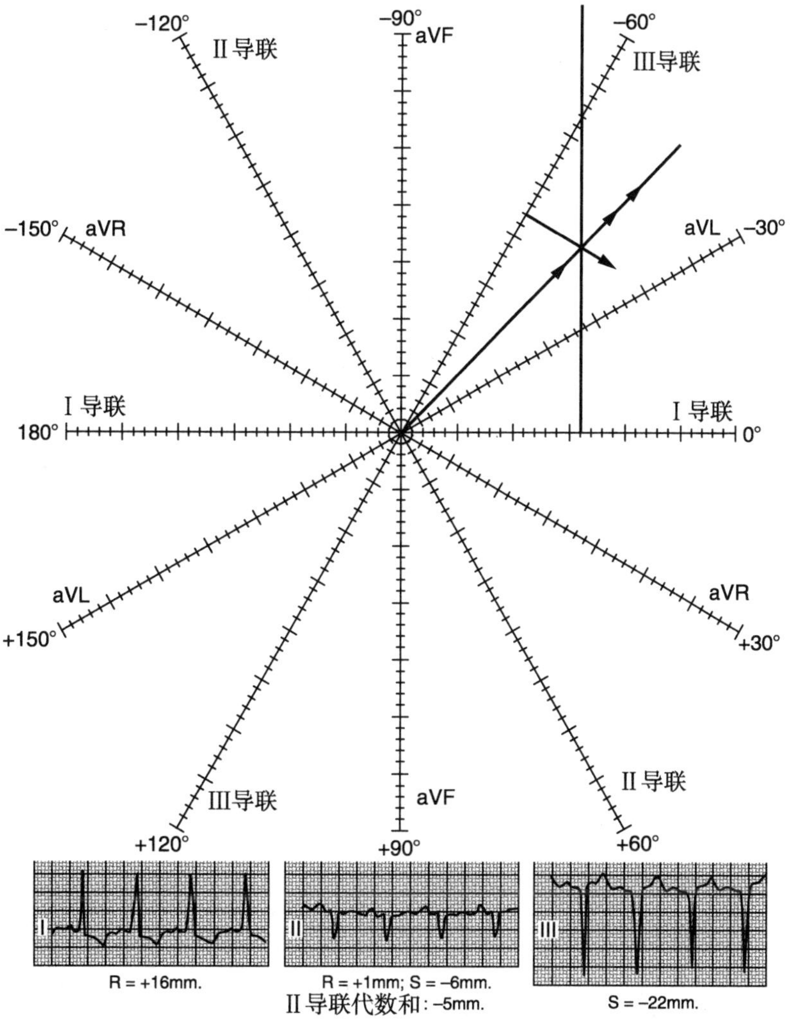

图 A–4

极度电轴左偏。Ⅲ导联的负值大于Ⅰ导联的正值，Ⅱ导联为负，通过观察电轴图，可以立即发现电轴左偏-30° 增加至-45°或更高。（记住，更高是指更左偏。）

图 A-5

电轴右偏。若Ⅰ导联为负，Ⅱ和Ⅲ导联为正，如本例，电轴应在+90°的右侧。试着将Ⅰ导联的负值移向更负侧，则值为 +110°、+120°等。这些是简单的概念。

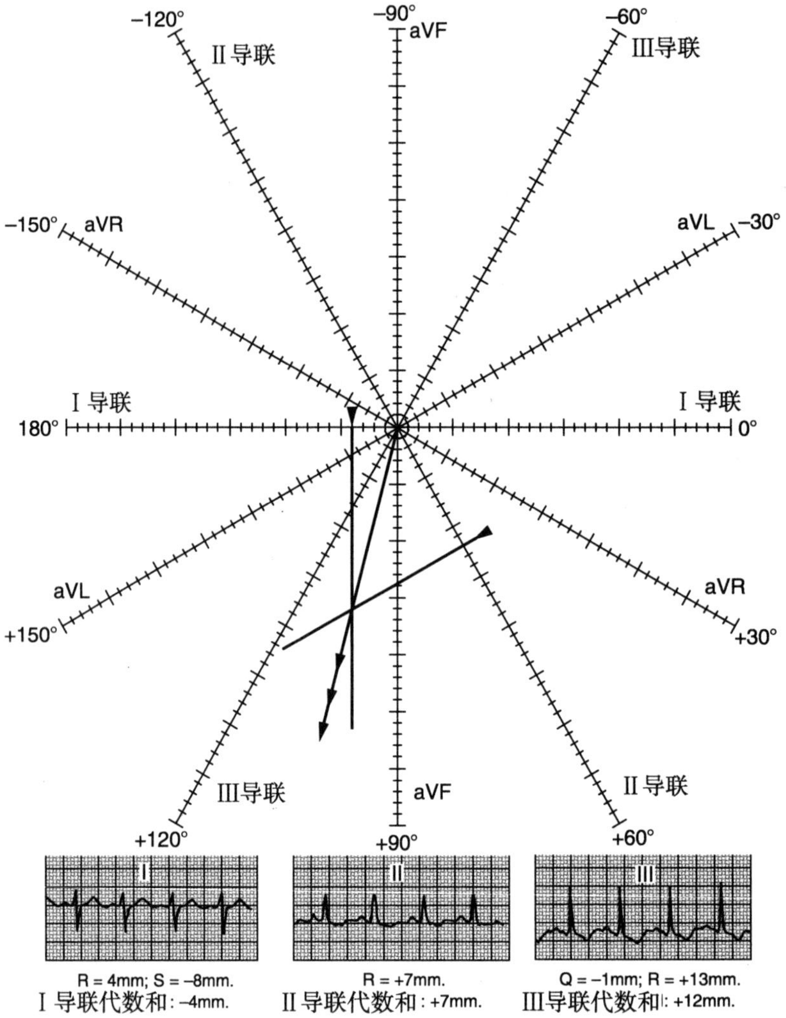